# 小儿脑性瘫痪的神经发育学治疗法

（第2版）

主编　陈秀洁

河南科学技术出版社

·郑州·

**图书在版编目（CIP）数据**

小儿脑性瘫痪的神经发育学治疗法/陈秀洁主编. —2 版. —郑州：河南科学技术出版社，2012. 8（2020. 12 重印）
ISBN 978-7-5349-5628-7

Ⅰ. ①小…　Ⅱ. ①陈…　Ⅲ. ①小儿疾病-脑病-瘫痪-治疗
Ⅳ. ①R748. 05

中国版本图书馆 CIP 数据核字（2012）第 128312 号

---

出版发行：河南科学技术出版社
　　　　　地址：郑州市郑东新区祥盛街 27 号　　邮编：450016
　　　　　电话：（0371）65737028　65788613
　　　　　网址：www. hnstp. cn
策划编辑：马艳茹
责任编辑：李明辉
责任校对：崔春娟　王晓红
封面设计：张　伟
版式设计：栾亚平
责任印制：张　巍
印　　刷：河南省环发印务有限公司
经　　销：全国新华书店
幅面尺寸：185 mm×260 mm　　印张：27　　字数：568 千字
版　　次：2012 年 8 月第 2 版　　2020 年 12 月第 10 次印刷
定　　价：75. 00 元

---

# 本书参编人员名单


**主　编**　陈秀洁

**副主编**　姜志梅　范艳萍　历　虹

**编　者**　(以姓氏笔划排序)

历　虹　佳木斯大学康复医学院

吕　洋　佳木斯大学康复医学院

吴绪波　上海中医药大学康复医学院

陈秀洁　佳木斯大学康复医学院

邵银进　赣州市人民医院

范艳萍　佳木斯大学康复医学院

庞　伟　佳木斯大学康复医学院

姜志梅　佳木斯大学康复医学院

慕德英　佳木斯大学康复医学院

# 序

陈秀洁教授是我的学生与助手，从20世纪60年代中期开始一直在我身边学习、工作。今天，我能为她的著作作序，倍感欣慰。

在我任佳木斯医学院附属医院儿科主任期间，她从一名住院医生做起，努力钻研业务，不断积累临床经验，如期晋升主治医师。由于她本人的努力，比同龄人提前晋升副主任医师与正主任医师，并成为一名教授。

20世纪70年代末，在我的推荐下，她参与了“全国智能筛查与癫痫协作组”的工作，在佳木斯城镇与农村进行了全国性的“丹佛智能筛查”和“学前能力五十项调查”的常模制订工作，并因此获北京市科技进步奖。在我的指导下编译了“铃木智能测定法”，并组织相关人员在黑龙江省内进行了大面积测查后修订了量表。为小儿神经专业的学术研究做出了一定的贡献。

1983年以后，她开始从事小儿脑性瘫痪的诊疗工作。1986年我带领她和另一名学生赴日本研修，主修引导式教育疗法。回国后在国内首先开展应用此疗法治疗脑性瘫痪，取得了良好的疗效，受到日本专家的赞誉，并于五年后再次邀请她前去研修。两年前，她将应用此法的体会总结出来，写入我主编的《小儿脑性瘫痪》一书中。

在“黑龙江省小儿脑性瘫痪防治疗育中心”（以下简称“中心”）建立的过程中，她作为创始人之一，与大家一道历经磨难，为“中心”的建立作出了很大贡献。“中心”建立后，她作为一个业务骨干，领导着一个病区的工作，以后因工作需要，又任“中心”副主任，主管中心的业务工作，为“中心”的发展与建设，以及其后在“中心”的基础上成立的“佳木斯大学康复医学院”的组建都作出了相应的贡献。

在此期间，她又两次东渡日本，学习Vojta与Bobath法，并参加了在日本京都举办的由Vojta教授本人主讲的“Vojta法讲习班”，日语水平也有了很大的提高。

陈秀洁教授已连任三届中国残疾人康复协会脑瘫康复专业委员会常务理事兼副秘书长，在2002年召开的“第七届全国小儿脑瘫学术研讨会”上，又当选为副主任委员兼秘书长，多年来为学会及学会举办的历届学术会议做了大量工作。

目前她作为硕士研究生导师，正在培养本专业硕士研究生。作为“中心”的业务骨干仍活跃在科研、教学、临床第一线。

陈秀洁教授所著书中介绍的神经发育学治疗法是目前世界上公认的治疗中枢性运动障碍的有效方法，目前国内尚没有一本专门论述该治疗法的书籍，相信这本书会成为从事脑性瘫痪诊疗的康复工作者的一本工具书，也会成为指导患儿家长对脑性瘫痪患儿进行家庭疗育的参考书。

**中国残疾人康复协会脑瘫康复专业委员会顾问**

**佳木斯大学康复医学院名誉院长　李树春**

2002 年 10 月

# 再版前言

随着我国康复学事业的飞速发展，小儿脑性瘫痪的康复也日益被重视。近几年，我国治疗脑性瘫痪的医疗机构迅速增多，医务人员的队伍不断壮大，医疗水平不断提高，为无数的患儿解除了疾苦，也给家长以莫大的精神慰藉。小儿脑性瘫痪的康复为脑性瘫痪患儿开辟了通向功能学习、学习文化知识、将来步入社会的道路。也为提高我国的人口素质作出一定的贡献，因此说，脑性瘫痪康复医学事业是利国利民的千秋功业。

1999年，佳木斯大学率先在我国建立了康复医学院，在原有培养康复医学硕士学位的基础上，又开始培养康复治疗师，多年来为全国各地输送了大批康复治疗的专门人才。在我国培养康复医师和治疗师的医学院校逐渐增多。同时，成立了发育与行为儿科，专门治疗孤独症、多动症、学习障碍、语言障碍等儿童精神疾病；成人康复等其他领域的康复工作也在逐步地发展，且康复技术越来越趋向成熟。

于2004年在黑龙江省佳木斯市成立了以黑龙江省小儿脑性瘫痪防治疗育中心暨佳木斯大学康复医学院为主任委员单位的“中国康复医学会儿童康复专业委员会”，正引领着全国的儿童康复医学事业向蓬勃发展的方向前进。可以说，我国的儿童康复医学事业正在迈向一个新的高峰。

当前，国际上对康复的理念不断更新，康复治疗更加人性化。以促使患儿学习各种功能为中心和尽可能应用减少患者痛苦的康复手段等理念已经日益为广大康复医学工作者所接受。不仅要重视促进患儿运动功能的发育，还要注重患儿的其他合并障碍的康复，即语言、智能、日常生活的各项功能等方面康复。同时，随着对患儿实施康复的手段不断的成熟和更新，治疗的效果越来越好。

笔者于2004年出版的《小儿脑性瘫痪的神经发育学治疗法》一书受到广大读者的厚爱，不胜欣慰。为了使该书更适应康复医学的需要，应出版社的要求对此书进行了改版，增添了部分新的内容，且对书中的部分图进行了改动，以方便读者的阅读。

愿此书能对读者有一定的启迪，但肯定会因其不足而有一定的缺憾，诚恳地希望得到读者的批评指正。

陈秀洁

2007年12月

# 前　言

小儿脑性瘫痪是目前致小儿残疾的主要疾病之一，它严重影响着人口素质，给社会与家庭带来相当的经济负担，也给患儿及其家长带来沉重的心理负担。虽然当前临床医学、保健医学飞速发展，但是并未使此病的发病率明显降低。所以提高对脑性瘫痪的诊疗技术，最大限度地使患儿康复，使其重返社会，是康复医学工作者义不容辞的责任。

我作为一名儿科医生，从20世纪80年代起跟随中国脑性瘫痪康复事业的奠基人，我们尊敬的李树春教授潜心研究小儿脑性瘫痪的诊疗技术，至今已经20余年。20年只是历史长河的一瞬，而我与我的同仁们却历经了艰辛与坎坷。我们经历了创业初期无人理解我们为之奋斗的事业，且甚有微词的时期；战胜了创业期间的诸多困难与艰辛，胜利地走出了守业期间的低谷时期。在此期间，面对困难也曾有过动摇，但是每当眼前浮动着患儿那无助的眼神和家长那期待的面容时，就会将艰辛置之度外，就会增添力量与勇气，所以一直走下来，直至今天。

今天当我回顾这20余年的历程之时，我心情激荡。值得我们骄傲与自豪的是，我们大家的努力结出了丰硕成果，1987年建立的“黑龙江省小儿脑性瘫痪防治疗育中心”，在全国治疗小儿脑性瘫痪的领域开辟了先河，带动了全国脑性瘫痪康复医学事业的发展。现在我们又迈出了新的一步，3年前，在此基础上建立了佳木斯大学康复医学院，开始正式培养我国的康复医学专业人才。而且报考我院的硕士研究生逐年增加，我们的队伍不断发展壮大。作为中国残疾人康复协会脑瘫康复专业委员会的主任委员单位，我院仍然在为全国的脑性瘫痪事业引航，与国际的交流不断加深与扩大。所有这些都有我付出的劳动与心血，我深感付出的快慰，这些也是我人生的积累，当我垂暮之年回首往事之时，会为之欣慰的。

神经发育学治疗法是目前世界上公认的治疗脑性运动障碍的有效方法，多年来临床实践也证明了这一点。为了总结我20余年读书的心得和多年积累的临床经验，花了近两年时间将其付于纸面，愿与同道们共同切磋，希望此书能对读者有所裨益，为我国小儿脑性瘫痪的诊治技术的提高抛砖引玉。

由于本人水平有限，书中不妥之处敬请读者批评指正。

陈秀洁

2002年12月

# 目　　录


第一章　脑性瘫痪概论 …………………………………………………………………（1）
　第一节　脑性瘫痪定义 …………………………………………………………（1）
　　一、脑性瘫痪定义的历史变迁 ……………………………………………（1）
　　　（一）Little 病称谓时期 ………………………………………………（1）
　　　（二）脑性瘫痪称谓时期…………………………………………………（2）
　　二、不同时期的脑性瘫痪定义 ……………………………………………（2）
　　　（一）脑性瘫痪定义的进展………………………………………………（2）
　　　（二）对脑性瘫痪定义中诸问题的认识 ………………………………（3）
　　　（三）脑功能障碍综合征的概念 ………………………………………（4）
　第二节　脑性瘫痪的患病率 ……………………………………………………（6）
　　一、脑性瘫痪的发病与相关因素的关系 …………………………………（6）
　　二、各国脑性瘫痪的患病率 ………………………………………………（6）
　　三、我国脑性瘫痪的患病率 ………………………………………………（7）
　　四、脑性瘫痪占残疾儿童的比例 …………………………………………（7）
　第三节　脑性瘫痪的病因 ………………………………………………………（8）
　　一、小儿在不同时期脑损伤的比率 ………………………………………（8）
　　二、各时期脑损伤的原因 …………………………………………………（8）
　　三、对主要病因的分析 ……………………………………………………（9）
　　　（一）出生前原因 ………………………………………………………（9）
　　　（二）围生期原因…………………………………………………………（10）
　　　（三）出生后的原因 ……………………………………………………（12）
　第四节　脑性瘫痪的神经病理学…………………………………………………（13）
　　一、中枢神经系统的发生异常………………………………………………（13）
　　　（一）初期诱导过程至蛛网膜形成时期的发生异常……………………（13）
　　　（二）细胞增殖时期的发生异常 ………………………………………（14）
　　　（三）神经细胞移动期的发生异常………………………………………（14）
　　二、脑的破坏性病变…………………………………………………………（15）
　　　（一）脑损伤部位与脑性瘫痪类型的关系 ……………………………（15）
　　　（二）病因、临床症状与脑病变…………………………………………（16）
　　　（三）病因与病理学改变 ………………………………………………（16）

第五节　脑性瘫痪的预防对策 ……………………………………………………（17）
第六节　脑性瘫痪的合并障碍 ……………………………………………………（18）
一、癫痫 ……………………………………………………………………（19）
二、视、听觉障碍 …………………………………………………………（19）
三、智能障碍 ………………………………………………………………（20）
四、行为异常 ………………………………………………………………（20）
五、语言障碍 ………………………………………………………………（21）
（一）语言障碍的原因与表现 …………………………………………（21）
（二）脑性瘫痪患儿语言障碍类型 ……………………………………（21）
**第二章　脑性瘫痪的症状与诊断** ………………………………………………（23）
第一节　脑性瘫痪的分型 …………………………………………………………（23）
一、其他国家的分型 ………………………………………………………（23）
二、我国的分型 ……………………………………………………………（24）
（一）根据临床特点分型 ………………………………………………（24）
（二）根据瘫痪部位分型 ………………………………………………（25）
第二节　脑性瘫痪的诊断标准 ……………………………………………………（26）
一、脑性瘫痪的诊断条件及要点 …………………………………………（26）
（一）诊断条件 …………………………………………………………（26）
（二）诊断要点 …………………………………………………………（26）
二、高危儿筛查 ……………………………………………………………（26）
（一）妊娠、分娩、新生儿期的异常 …………………………………（26）
（二）早期症状 …………………………………………………………（27）
（三）姿势与运动异常 …………………………………………………（27）
三、发育诊断 ………………………………………………………………（28）
（一）正常运动发育 ……………………………………………………（28）
（二）运动发育异常 ……………………………………………………（28）
（三）发育评定 …………………………………………………………（28）
四、神经系统症状 …………………………………………………………（29）
（一）反射、反应 ………………………………………………………（29）
（二）肌张力检查 ………………………………………………………（48）
五、各型脑性瘫痪的临床症状 ……………………………………………（50）
（一）痉挛型 ……………………………………………………………（50）
（二）不随意运动型 ……………………………………………………（52）
（三）共济失调型 ………………………………………………………（53）
（四）肌张力低下型 ……………………………………………………（54）
（五）强直型 ……………………………………………………………（54）
（六）震颤型 ……………………………………………………………（54）
（七）混合型 ……………………………………………………………（54）

（八）无法分类型 …………………………………………………………………（55）
**第三章　脑性瘫痪的辅助诊断与鉴别诊断** ……………………………………（56）
第一节　脑性瘫痪的辅助诊断 …………………………………………………（56）
一、头部 CT 与 MRI ………………………………………………………（56）
（一）脑性瘫痪的病因与头部 CT 及 MRI ……………………………（56）
（二）脑性瘫痪的病型与头部 CT 及 MRI ……………………………（59）
二、脑电图 ……………………………………………………………………（61）
（一）新生儿缺血缺氧脑病的脑电图 …………………………………（61）
（二）脑性瘫痪患儿的脑电图 …………………………………………（61）
三、脑干听觉诱发电位 ………………………………………………………（61）
（一）BAEP 在儿科临床应用的主要价值 ……………………………（61）
（二）脑干听觉诱发电位在脑性瘫痪及相关疾病中的应用 …………（62）
四、皮-肌反射 ………………………………………………………………（62）
（一）皮-肌反射主要记录指标 …………………………………………（62）
（二）皮-肌反射的临床意义 ……………………………………………（63）
（三）对皮-肌反射的临床研究结果 ……………………………………（63）
第二节　脑性瘫痪的鉴别诊断 …………………………………………………（63）
一、精神运动发育迟滞 ………………………………………………………（63）
二、脑发育畸形 ………………………………………………………………（64）
三、婴儿期低紧张 ……………………………………………………………（64）
（一）先天性肌营养不良（福山型） ……………………………………（64）
（二）Duchene 型肌营养不良 ……………………………………………（64）
（三）脊肌萎缩症 …………………………………………………………（65）
（四）Lesch-Nyhan disease 综合征 ……………………………………（65）
（五）异染性脑白质营养不良 ……………………………………………（65）
（六）Canavan 病 …………………………………………………………（66）
（七）Alexander 病 ………………………………………………………（66）
（八）产伤 …………………………………………………………………（66）
（九）环椎脱臼 ……………………………………………………………（66）
（十）Angelman 综合征 …………………………………………………（67）
第三节　脑性瘫痪的功能预后 …………………………………………………（67）
一、从早期诊断看功能预后 …………………………………………………（68）
（一）脑性瘫痪早期诊断的困难性 ………………………………………（68）
（二）在早期对脑性瘫痪分型的困难性 …………………………………（68）
二、脑性瘫痪患儿步行能力的预后 …………………………………………（69）
（一）获得步行能力的可能性与时期的预测 ……………………………（69）
（二）步行功能的退化 ……………………………………………………（73）
三、日常生活动作的预后 ……………………………………………………（73）

（一）功能障碍与日常生活动作能力的关系 …………………………………（73）
（二）与自立地进行饮食动作相关的因素 ……………………………………（73）
（三）日常生活动作能力与脑性瘫痪的分型、智能、合并障碍等因素的关系 ……………………………………………………………………（73）
（四）日常生活动作能力与患儿家长对患儿的态度的关系 …………………（73）
四、脑性瘫痪患儿运动障碍向重症发展的过程及预防对策 ……………（74）
**第四章　正常小儿的姿势、运动发育** ……………………………………………（75）
第一节　概论 ……………………………………………………………………（75）
一、姿势与运动的概念 ……………………………………………………（75）
二、了解姿势与运动发育的意义 …………………………………………（75）
第二节　小儿姿势、运动发育的规律 …………………………………………（76）
一、姿势、运动发育是抗重力的发育过程 ………………………………（76）
二、姿势、运动发育的顺序 ………………………………………………（77）
三、神经反射的发育顺序是由原始水平向高层次水平 …………………（77）
四、姿势、运动发育螺旋式上升 …………………………………………（78）
五、运动发育顺序 …………………………………………………………（78）
六、姿势发育顺序 …………………………………………………………（78）
七、重心位置 ………………………………………………………………（78）
第三节　各年（月）龄正常儿的姿势、运动发育 ………………………………（79）
一、仰卧位、俯卧位姿势、运动发育 ……………………………………（79）
（一）仰卧位 ……………………………………………………………（79）
（二）俯卧位 ……………………………………………………………（80）
二、坐位姿势、运动发育 …………………………………………………（82）
三、立位、步行姿势、运动发育 …………………………………………（83）
四、手功能的发育 …………………………………………………………（84）
（一）各月龄手功能的发育 ……………………………………………（84）
（二）握笔方式的发育 …………………………………………………（86）
五、各月龄应存在的反射、反应 …………………………………………（87）
第四节　各种体位上的姿势、运动发育 …………………………………………（90）
一、姿势垂直化发育过程的阶段区分 ……………………………………（90）
二、粗大运动发育过程的阶段区分 ………………………………………（90）
三、各体位的姿势调节与运动模式的发育 ………………………………（90）
（一）仰卧位的姿势调节 ………………………………………………（90）
（二）俯卧位的姿势调节 ………………………………………………（91）
（三）头控制的运动模式 ………………………………………………（93）
（四）翻身运动模式 ……………………………………………………（93）
（五）用上肢负荷体重的模式 …………………………………………（94）
（六）坐位姿势的发育与运动模式 ……………………………………（95）

（七）爬运动模式 …………………………………………………………………（96）
（八）立位发育的运动模式 ……………………………………………………（98）
（九）步行运动模式 ……………………………………………………………（100）
四、摄食模式的发育过程 ………………………………………………………（103）
（一）各种摄食模式的发育 ……………………………………………………（103）
（二）摄食功能发育各个阶段的特征性动作 …………………………………（104）
**第五章　脑性瘫痪患儿姿势、运动的异常发育** ……………………………（105）
第一节　脑性瘫痪患儿异常发育概述 ………………………………………（105）
一、学习姿势、运动异常发育的意义 …………………………………………（105）
二、不同时期的异常发育特点 …………………………………………………（106）
三、神经学方面的异常发育特点 ………………………………………………（106）
四、异常发育的顺序 ……………………………………………………………（106）
（一）从头向尾的发育 …………………………………………………………（106）
（二）身体各个面异常发育的顺序 ……………………………………………（106）
第二节　各种体位上的姿势、运动异常发育 ………………………………（107）
一、头部控制的异常发育 ………………………………………………………（107）
（一）原始的模式 ………………………………………………………………（107）
（二）异常的屈肌紧张 …………………………………………………………（107）
（三）异常伸肌紧张及非对称性 ………………………………………………（107）
二、俯卧位姿势、运动的异常发育 ……………………………………………（108）
（一）异常姿势紧张 ……………………………………………………………（108）
（二）伸展活动与屈曲活动的统合不充分 ……………………………………（108）
（三）下肢原始的屈肌模式 ……………………………………………………（109）
三、仰卧位的姿势、运动异常发育 ……………………………………………（109）
（一）姿势的非对称性 …………………………………………………………（109）
（二）姿势紧张亢进 ……………………………………………………………（109）
（三）缺乏抗重力的肌紧张（肌紧张低下） …………………………………（109）
四、上肢负荷体重模式的异常发育 ……………………………………………（109）
（一）肩胛骨内收 ………………………………………………………………（109）
（二）缺乏肩胛带的稳定性 ……………………………………………………（110）
（三）肩胛骨与上臂的联合运动 ………………………………………………（110）
五、坐位姿势、运动的异常发育 ………………………………………………（110）
（一）缺乏抗重力伸展活动 ……………………………………………………（110）
（二）脊柱过伸展与下肢的异常模式 …………………………………………（110）
（三）代偿性屈曲 ………………………………………………………………（111）
（四）体重负荷的非对称性 ……………………………………………………（111）
（五）矫正反应与平衡反应发育障碍 …………………………………………（111）
六、移动模式的异常发育 ………………………………………………………（111）

（一）匍匐爬行 …………………………………………………………… (112)
（二）体重负荷的非对称性 ……………………………………………… (112)
（三）近位部的不稳定 …………………………………………………… (112)
（四）坐位姿势移动的异常发育 ………………………………………… (112)
七、立位与步行的异常发育 ………………………………………………… (113)
（一）异常肌紧张占优势 ………………………………………………… (113)
（二）低紧张 ……………………………………………………………… (113)
八、摄食模式的异常发育 …………………………………………………… (113)
（一）摄食模式异常的弊端 ……………………………………………… (113)
（二）各种摄食功能的异常发育 ………………………………………… (114)
第三节　各类型脑性瘫痪患儿姿势、运动的异常发育 …………………… (115)
一、掌握各类型脑性瘫痪的异常发育过程的目的和意义 ………………… (115)
二、各类型患儿的运动模式变化的阶段区分 ……………………………… (116)
三、以瘫痪部位分型及特点 ………………………………………………… (116)
（一）双瘫 ………………………………………………………………… (116)
（二）四肢瘫 ……………………………………………………………… (116)
（三）偏瘫 ………………………………………………………………… (116)
（四）单瘫 ………………………………………………………………… (116)
（五）截瘫 ………………………………………………………………… (116)
（六）重复偏瘫 …………………………………………………………… (117)
（七）三肢瘫 ……………………………………………………………… (117)
四、痉挛型双瘫姿势、运动的异常发育 …………………………………… (117)
（一）双瘫患儿异常发育的主要特点 …………………………………… (117)
（二）各阶段的异常发育特点 …………………………………………… (117)
五、痉挛型偏瘫姿势、运动的异常发育 …………………………………… (124)
（一）偏瘫患儿异常发育的主要特点 …………………………………… (124)
（二）各阶段的异常发育 ………………………………………………… (124)
六、痉挛型四肢瘫姿势、运动的异常发育 ………………………………… (129)
（一）重度痉挛型四肢瘫异常发育的主要特点 ………………………… (129)
（二）轻、中度痉挛型四肢瘫的异常发育 ……………………………… (130)
七、不随意运动型四肢瘫姿势、运动的异常发育 ………………………… (135)
（一）姿势、运动异常发育主要特点 …………………………………… (135)
（二）各阶段的异常发育 ………………………………………………… (136)
**第六章　神经发育学治疗法概论** ………………………………………… (141)
第一节　神经发育学治疗法的发展史 ……………………………………… (141)
第二节　神经发育学治疗法的理论基础 …………………………………… (143)
一、未熟性与异常性的概念及在治疗中对其的认识 ……………………… (143)
二、运动的构成与意义 ……………………………………………………… (144)

（一）单纯运动 …………………………………………………………（144）
（二）涉及生存功能的运动 ………………………………………………（144）
（三）目的运动 …………………………………………………………（145）
三、正常姿势反应机构 ……………………………………………………（145）
（一）姿势紧张 …………………………………………………………（145）
（二）相反神经支配 ……………………………………………………（149）
（三）运动模式的多样性…………………………………………………（152）
第三节 小儿脑性瘫痪的 Bobath 分型及各型特点 ………………………（154）
一、分型 …………………………………………………………………（155）
二、各型的特点 …………………………………………………………（155）
（一）重症痉挛型 ………………………………………………………（155）
（二）中度痉挛型 ………………………………………………………（156）
（三）中度痉挛型手足徐动………………………………………………（157）
（四）重度痉挛型手足徐动………………………………………………（157）
（五）舞蹈样手足徐动 …………………………………………………（158）
（六）单纯型手足徐动 …………………………………………………（159）
（七）失调型 ……………………………………………………………（160）
（八）弛缓型 ……………………………………………………………（160）
（九）过剩运动型 ………………………………………………………（161）
第四节 促通 ………………………………………………………………（162）
一、促通的概念 …………………………………………………………（162）
二、促通的特点 …………………………………………………………（162）
三、张力影响模式的目的 ………………………………………………（162）
四、张力影响模式的原则 ………………………………………………（163）
五、促通的手法 …………………………………………………………（163）
（一）关键点 ……………………………………………………………（163）
（二）参照系 ……………………………………………………………（164）
（三）基底支持面 ………………………………………………………（164）
六、促通的工具 …………………………………………………………（166）
七、促通的练习 …………………………………………………………（166）
（一）促通练习的内容 …………………………………………………（166）
（二）在促通练习中治疗师需考虑的问题…………………………………（166）
八、安置（placing）反应 ………………………………………………（167）
九、促通技术 ……………………………………………………………（167）
**第七章 小儿脑性瘫痪的评定** ……………………………………………（169）
第一节 评定的目的与原则 ………………………………………………（169）
一、评定的目的 …………………………………………………………（169）
二、评定的原则 …………………………………………………………（169）

(一) 全身性的、综合性的评定 …………………………………………(169)
(二) 随年龄变化进行不断的评定 ……………………………………(170)
(三) 定期的评定 …………………………………………………………(170)
(四) 评定与治疗一体化……………………………………………………(171)
(五) 对患儿周围环境等的评定 ………………………………………(171)
三、参加评定的人员 ……………………………………………………(172)
第二节　神经发育学评价的思考方法 …………………………………(172)
一、整体的评定方针 ……………………………………………………(172)
(一) 观察分析要点 ………………………………………………………(172)
(二) 姿势模式与运动模式…………………………………………………(172)
(三) 运动模式的性质 ……………………………………………………(172)
(四) 姿势肌紧张 …………………………………………………………(173)
(五) 自律的姿势反应 ……………………………………………………(173)
二、适应行为 ……………………………………………………………(173)
(一) 对刺激的阈值 ………………………………………………………(173)
(二) 行动的多样性 ………………………………………………………(173)
(三) 精神反应性 …………………………………………………………(174)
(四) 与环境的相互作用……………………………………………………(174)
(五) 运动的精细性与发育指标 ………………………………………(174)
三、各种功能动作的评定要点 …………………………………………(174)
(一) 头的控制和躯干的控制 ……………………………………………(174)
(二) 上肢功能 ……………………………………………………………(174)
(三) 姿势的变换 …………………………………………………………(175)
(四) 前进移动 ……………………………………………………………(175)
(五) 支持立位 ……………………………………………………………(175)
四、对运动模式质量的评定 ……………………………………………(175)
(一) 姿势肌紧张 …………………………………………………………(175)
(二) 运动反应的多样性……………………………………………………(176)
(三) 运动的阶段化 ………………………………………………………(176)
(四) 运动的连续性 (顺序性) …………………………………………(177)
(五) 原始反射群的统合……………………………………………………(177)
(六) 姿势的对称性 ………………………………………………………(177)
(七) 姿势的直线化 ………………………………………………………(178)
(八) 姿势的稳定性与运动性 ……………………………………………(179)
(九) 运动的分离 (成熟的运动模式与原始的运动模式) ……………(180)
五、原发异常模式与代偿异常模式 ……………………………………(181)
六、挛缩与变形 …………………………………………………………(182)
第三节　评定的具体内容 ………………………………………………(183)

一、患儿的整体像 ……(183)
(一) 观察与询问 ……(183)
(二) 设定场景进行观察……(183)
二、原始的、正常的运动模式的评定 ……(184)
三、姿势肌紧张的评定 ……(184)
(一) 评定方法 ……(184)
(二) 姿势肌紧张的种类……(184)
(三) 姿势肌紧张程度的判定 ……(184)
四、异常姿势模式与异常运动模式的评定 ……(184)
(一) 评定的顺序 ……(184)
(二) 评定中的重点内容……(185)
(三) 评定中应用的名词解释 ……(185)
五、基本的自律反应的评定 ……(186)
六、挛缩与变形的评定 ……(186)
(一) 常见的挛缩与变形……(186)
(二) 对挛缩与变形应采取的对策 ……(188)
七、口腔功能的评定 ……(189)
(一) 与摄食功能有关的姿势的评定 ……(189)
(二) 摄食模式的观察 ……(189)
(三) 各种摄食障碍的观察方法 ……(190)
(四) 口腔的检查 ……(190)
第四节 评定的程序与具体方法 ……(192)
一、整体的印象 ……(192)
二、感觉障碍及其他相关资料 ……(193)
三、运动功能评定 ……(193)
(一) 观察自发运动及运动、姿势模式 ……(193)
(二) 检查诱发的反应与运动 ……(195)
(三) 运动性与姿势肌紧张的检查 ……(196)
四、运动行为的整体特征 ……(198)
五、占优势的运动模式 ……(198)
六、被限制的运动性、挛缩与变形的危险性 ……(199)
七、对运动觉、触觉、视觉等感觉刺激的反应 ……(199)
八、总结 ……(199)
(一) 评定要点 ……(199)
(二) 评定后确定的问题……(200)
九、设定治疗目标 ……(200)
十、制订具体的治疗方法 ……(200)
第五节 评定的量表及记录方法 ……(201)

一、发育商评定法 …………………………………………………………………（201）
二、粗大运动功能测试量表 ………………………………………………………（201）
（一）粗大运动功能测试量表的作用 ……………………………………………（201）
（二）粗大运动功能测试量表的组成 ……………………………………………（202）
（三）评分标准 ………………………………………………………………………（202）
（四）评分结果计算方法……………………………………………………………（202）
（五）粗大运动功能测试量表测试的要求…………………………………………（203）
（六）粗大运动功能测试量表应用的工具…………………………………………（204）
（七）举例说明测试方法……………………………………………………………（204）
三、Bobath 的记录法 ………………………………………………………………（205）
四、远城寺式乳幼儿分析的发育检查表 …………………………………………（205）
五、PALCI 评定表 …………………………………………………………………（208）
六、日常生活动作评定表 …………………………………………………………（210）
七、简便的评定记录法 ……………………………………………………………（212）
八、0~6 岁小儿神经心理检查 ……………………………………………………（212）
**第八章　脑性瘫痪的神经发育学治疗法总论** ……………………………………（214）
第一节　神经发育学治疗法概述 …………………………………………………（214）
一、神经发育学治疗法的治疗原则 ………………………………………………（214）
（一）促通运动模式的协调性 ……………………………………………………（214）
（二）利用运动、姿势与姿势肌紧张的相关性进行治疗 …………………………（214）
（三）促通自律运动与随意运动 …………………………………………………（214）
（四）利用各种运动模式间的相互关系进行治疗 …………………………………（215）
（五）通过控制感觉刺激的传入来促通自律反应或抑制异常姿势反应 ……（215）
（六）正确理解正常协调性的发育 ………………………………………………（215）
（七）对治疗技术的认识……………………………………………………………（215）
（八）为患儿准备功能性的精细动作 ……………………………………………（216）
（九）脑性瘫痪患儿的感觉-运动问题 ……………………………………………（216）
（十）姿势性肌张力的变化…………………………………………………………（216）
（十一）治疗团队 ……………………………………………………………………（216）
二、神经发育学治疗法的治疗方法和注意事项 …………………………………（217）
（一）评定与再评定 …………………………………………………………………（217）
（二）患儿对自身整体像的修正 …………………………………………………（217）
（三）阶段性地给予刺激手法 ………………………………………………………（217）
（四）应用运动构成要素进行治疗 …………………………………………………（218）
（五）对肌肉痉挛的处理原则 ………………………………………………………（218）
（六）增加姿势肌紧张 ………………………………………………………………（218）
（七）促进整体性模式的分离 ………………………………………………………（218）
（八）避免联合运动 …………………………………………………………………（218）

（九）正确选择治疗手法 …………………………………………………………（219）
（十）应用动态的治疗手法 ………………………………………………………（219）
（十一）通过操作手法促通运动行为的形成 ……………………………………（220）
（十二）针对每个患儿的个别治疗 ………………………………………………（220）
（十三）医生与治疗师要与患儿形成正反馈关系 ………………………………（221）
（十四）根据患儿的生活年龄、生长发育及智能状况进行评定与治疗 ………（221）
（十五）患儿性格、情绪及家庭环境与治疗的关系 ……………………………（222）
（十六）治疗中要援助患儿的学习 ………………………………………………（222）
（十七）姿势肌紧张和姿势模式的关系在治疗中的运用 ………………………（223）
三、设定治疗程序 ……………………………………………………………（224）
第二节　神经发育学治疗法的操作手法 ……………………………………（225）
一、控制关键点 ………………………………………………………………（225）
（一）头部关键点的控制 …………………………………………………………（225）
（二）肩胛带及上肢关键点的控制 ………………………………………………（226）
（三）躯干（脊柱）部关键点的控制 ……………………………………………（227）
（四）骨盆带及下肢关键点的控制 ………………………………………………（228）
（五）各种体位上关键点的控制 …………………………………………………（229）
二、促通自律的姿势反应的手法 ……………………………………………（230）
（一）促通颈矫正反应的操作手法 ………………………………………………（230）
（二）注意事项 ……………………………………………………………………（232）
三、本体感受器及体表感受器的刺激手法 …………………………………（233）
（一）刺激手法的适应证 …………………………………………………………（233）
（二）刺激手法的种类及操作方法 ………………………………………………（233）
第三节　治疗手法的应用 ……………………………………………………（235）
一、关于抑制过紧张 …………………………………………………………（235）
二、关于同时收缩的治疗原则 ………………………………………………（236）
三、关于促通矫正反应、平衡反应、保护伸展反应 …………………………（236）
四、治疗手法要适应患儿的性格 ……………………………………………（236）
**第九章　脑性瘫痪的神经发育学治疗法各论** ……………………………（237）
第一节　促通头部控制能力的治疗方法 ……………………………………（237）
一、头部控制能力发育的必需条件 …………………………………………（237）
二、阻碍头部控制能力发育的因素 …………………………………………（238）
三、促通头部控制能力的神经发育学治疗法 ………………………………（238）
（一）促通头部抗重力伸展的操作手法 …………………………………………（238）
（二）促通头部向侧方矫正活动的操作方法 ……………………………………（244）
（三）促通颈部伸展的操作方法 …………………………………………………（245）
（四）促通头部和两只手正中位指向的操作方法 ………………………………（245）
（五）促通头部回旋的操作方法 …………………………………………………（246）

（六）促通作用于头部的身体的矫正反应的操作方法 ……………………（249）
（七）促通身体对身体的矫正反应的方法……………………………………（249）
第二节　促通躯干控制能力的治疗方法 ……………………………………（250）
一、促通俯卧位上躯干伸展与屈曲统合的操作方法 ……………………（250）
二、促通仰卧位上屈曲与伸展统合的操作方法 …………………………（250）
（一）床上仰卧位 ………………………………………………………（251）
（二）治疗师膝上仰卧屈曲体位 ………………………………………（251）
三、促通坐位上头与躯干的矫正反应的操作方法 ………………………（251）
第三节　促通坐位控制能力的治疗方法 ……………………………………（253）
一、坐位控制能力发育的必需条件 ………………………………………（253）
二、阻碍坐位控制能力发育的因素 ………………………………………（253）
三、促通坐位控制能力的神经发育学治疗方法 …………………………（253）
（一）促通从俯卧位向坐位转换的操作方法……………………………（253）
（二）促通坐位躯干稳定与回旋的操作方法……………………………（254）
（三）促通伸腿坐位平衡的操作方法 …………………………………（257）
（四）侧坐位上的各种治疗操作方法 …………………………………（258）
（五）对患儿家长的指导…………………………………………………（260）
第四节　促通翻身运动的治疗方法 …………………………………………（262）
一、翻身运动发育的必需条件 ……………………………………………（262）
二、阻碍翻身运动发育的因素 ……………………………………………（262）
三、促通两栖类反应的操作方法 …………………………………………（263）
（一）治疗目标 …………………………………………………………（263）
（二）体位与操作方法 …………………………………………………（263）
四、促通躯干回旋的操作方法 ……………………………………………（265）
（一）治疗目标 …………………………………………………………（265）
（二）体位与操作方法 …………………………………………………（265）
五、促通翻身运动的操作方法 ……………………………………………（266）
（一）球上翻身运动的促通手法 ………………………………………（266）
（二）仰卧位上促通手法…………………………………………………（266）
六、对患儿家长的指导 ……………………………………………………（267）
第五节　促通用上肢负荷体重的治疗方法 …………………………………（268）
一、促通俯卧位上控制骨盆和髋关节伸展的操作方法 …………………（268）
（一）治疗目标 …………………………………………………………（268）
（二）体位与操作方法 …………………………………………………（269）
二、促通肩胛带、头部和躯干间的运动分离性的操作方法 ……………（269）
（一）治疗目标 …………………………………………………………（269）
（二）体位和操作方法 …………………………………………………（269）
三、促通坐位上向后方倾斜时用上肢负荷体重的操作方法 ……………（270）

(一) 治疗目标 …… (270)
(二) 体位和操作方法 …… (270)
四、促通上肢保护伸展反应的操作方法 …… (270)
(一) 构成上肢保护伸展反应的要素 …… (270)
(二) 影响脑性瘫痪患儿上肢保护伸展反应发育的因素 …… (271)
(三) 促通肩胛带稳定性的操作方法 …… (271)
(四) 伸腿坐位上促通上肢支持能力的操作方法 …… (271)
(五) 治疗师膝上侧坐位的操作方法 …… (272)
第六节 促通四点支持位及四爬移动的治疗方法 …… (273)
一、四点支持位及四爬移动发育的必需条件 …… (273)
二、阻碍四点支持位及四爬移动发育的因素 …… (273)
三、促通操作方法 …… (273)
(一) 四点支持位准备的操作方法 …… (273)
(二) 促通骨盆的控制和四点支持位平衡反应的操作方法 …… (275)
(三) 促通四爬移动的操作方法 …… (276)
四、对患儿家长的指导 …… (277)
第七节 促通膝立位、立位的治疗方法 …… (278)
一、立位发育的必需条件 …… (278)
二、阻碍立位发育的因素 …… (278)
三、促通立位发育的治疗方法 …… (278)
(一) 促通足部与眼睛的协调性手法 …… (278)
(二) 促通各种体位上足部负荷体重的操作方法 …… (279)
(三) 促通足部平衡反应的手法 …… (280)
(四) 促通用屈曲体位负荷体重的手法 …… (280)
(五) 促通立位平衡的操作方法 …… (281)
(六) 促通膝立位的操作方法 …… (282)
(七) 促通立位的操作方法 …… (285)
(八) 对家长的指导 …… (286)
第八节 促通步行的操作方法 …… (287)
一、步行发育的必需条件 …… (287)
二、阻碍步行发育的因素 …… (288)
三、促通步行的操作方法 …… (288)
四、对家长的指导 …… (289)
第十章 各类型脑性瘫痪的神经发育学治疗法 …… (290)
第一节 痉挛型脑性瘫痪的神经发育学治疗法 …… (290)
一、痉挛型脑性瘫痪的共同问题 …… (290)
二、痉挛型四肢瘫的神经发育学治疗法 …… (290)
(一) 治疗目标 …… (291)

（二）应抑制的模式 …………………………………………………………（291）
（三）应促通的要素 …………………………………………………………（291）
（四）手法操作范例介绍……………………………………………………（291）
三、重症痉挛型四肢瘫的神经发育学治疗法 ……………………………（295）
（一）治疗原则 ………………………………………………………………（295）
（二）治疗目标 ………………………………………………………………（295）
（三）应抑制的模式 …………………………………………………………（295）
（四）应促通的要素 …………………………………………………………（295）
（五）手法操作范例介绍……………………………………………………（295）
四、痉挛型双瘫或轻度痉挛型四肢瘫的神经发育学治疗法 ……………（297）
（一）治疗目标 ………………………………………………………………（297）
（二）应抑制的模式 …………………………………………………………（297）
（三）应促通的要素 …………………………………………………………（297）
（四）手法操作范例介绍……………………………………………………（297）
五、痉挛型偏瘫的神经发育学治疗法 ……………………………………（301）
（一）治疗目标 ………………………………………………………………（301）
（二）应抑制的模式 …………………………………………………………（301）
（三）应促通的要素 …………………………………………………………（301）
（四）手法操作范例介绍……………………………………………………（301）
第二节　不随意运动型脑性瘫痪的神经发育学治疗法 ……………………（305）
一、不随意运动型脑性瘫痪的共同问题 …………………………………（305）
二、各类型不随意运动型脑性瘫痪的治疗原则 …………………………（305）
（一）中度痉挛型不随意运动 ………………………………………………（305）
（二）重度痉挛型不随意运动 ………………………………………………（305）
（三）舞蹈样不随意运动与单纯不随意运动 ………………………………（305）
三、重度紧张性不随意运动型患儿的手法操作范例介绍 …………………（306）
四、中度紧张性不随意运动型患儿的神经发育学治疗法 …………………（309）
（一）治疗目标 ………………………………………………………………（309）
（二）应抑制的模式 …………………………………………………………（309）
（三）应促通的要素 …………………………………………………………（309）
（四）手法操作范例介绍……………………………………………………（309）
第三节　痉挛型与不随意运动型脑性瘫痪患儿治疗的不同点 ……………（312）
一、姿势肌紧张方面特点 …………………………………………………（312）
（一）不随意运动型 …………………………………………………………（312）
（二）痉挛型 …………………………………………………………………（312）
二、相反神经支配方面特点 ………………………………………………（312）
（一）不随意运动型 …………………………………………………………（312）
（二）痉挛型 …………………………………………………………………（313）

三、自律姿势反应方面特点 …………………………………………………… (313)
(一) 不随意运动型 …………………………………………………………… (313)
(二) 痉挛型 …………………………………………………………………… (313)
四、挛缩与变形 ……………………………………………………………… (313)
(一) 不随意运动型方面特点 ………………………………………………… (313)
(二) 痉挛型 …………………………………………………………………… (314)
五、性格特征方面特点 ……………………………………………………… (314)
(一) 不随意动动型 …………………………………………………………… (314)
(二) 痉挛型 …………………………………………………………………… (314)
第四节 共济失调型脑性瘫痪的神经发育学治疗法 ……………………… (314)
一、共济失调型脑性瘫痪的主要特点 ……………………………………… (314)
二、共济失调型脑性瘫痪的治疗原则 ……………………………………… (315)
三、手法操作范例介绍 ……………………………………………………… (315)
第五节 各类型脑性瘫痪患儿的步行训练 ………………………………… (318)
一、痉挛型四肢瘫患儿的步行训练 ………………………………………… (318)
(一) 治疗目标 ………………………………………………………………… (318)
(二) 步行准备及步行训练方法 ……………………………………………… (318)
二、痉挛型双瘫患儿的步行训练 …………………………………………… (320)
(一) 临床特点 ………………………………………………………………… (320)
(二) 步行准备及步行训练方法 ……………………………………………… (321)
三、痉挛型偏瘫患儿的步行训练 …………………………………………… (323)
(一) 临床特点 ………………………………………………………………… (323)
(二) 步行准备和步行训练方法 ……………………………………………… (323)
四、不随意运动型患儿的步行训练 ………………………………………… (325)
(一) 临床特点 ………………………………………………………………… (325)
(二) 步行准备及步行训练方法 ……………………………………………… (325)
**第十一章 治疗应用的器具** ……………………………………………… (327)
第一节 小型训练器具 ……………………………………………………… (327)
一、Bobath 球 ………………………………………………………………… (327)
(一) 构造与规格 ……………………………………………………………… (327)
(二) 应用方法及作用 ………………………………………………………… (327)
二、滚筒 ……………………………………………………………………… (328)
(一) 构造与规格 ……………………………………………………………… (328)
(二) 应用方法及作用 ………………………………………………………… (328)
三、三角垫 …………………………………………………………………… (329)
(一) 构造与规格 ……………………………………………………………… (329)
(二) 应用方法及作用 ………………………………………………………… (329)
四、木箱 ……………………………………………………………………… (330)

（一）构造与规格 …… （330）
（二）应用方法及作用 …… （330）
五、平衡板 …… （331）
（一）构造与规格 …… （331）
（二）应用方法及作用 …… （331）
六、木棒 …… （333）
（一）构造与规格 …… （333）
（二）应用方法及作用 …… （333）
七、圆环 …… （334）
（一）构造与规格 …… （334）
（二）应用方法及作用 …… （334）
八、球 …… （334）
（一）构造与规格 …… （334）
（二）应用方法及作用 …… （335）
九、握力器 …… （335）
十、沙袋 …… （335）
第二节　大型训练用器具 …… （335）
一、平行杠 …… （335）
（一）构造与规格 …… （335）
（二）应用方法及作用 …… （335）
二、异常步行姿势矫正用具 …… （336）
（一）足内旋矫正板 …… （336）
（二）步行训练用平行梯子 …… （336）
（三）足内、外翻矫正板 …… （337）
（四）足内收矫正板 …… （337）
三、训练用阶梯 …… （337）
（一）构造与规格 …… （337）
（二）应用方法及作用 …… （337）
四、肋木 …… （338）
（一）构造与规格 …… （338）
（二）应用方法及作用 …… （338）
五、姿势镜 …… （339）
（一）构造与规格 …… （339）
（二）应用方法及作用 …… （339）
六、起立训练用梯子 …… （339）
（一）构造与规格 …… （339）
（二）应用方法及作用 …… （339）
七、垫子、训练台 …… （339）

八、功率自行车 …………………………………………………………………………（340）
第三节　坐位辅助具 ……………………………………………………………………（340）
一、椅子 ……………………………………………………………………………（340）
二、圆筒状坐位辅助具 ………………………………………………………………（341）
三、便携式坐位辅助具 ………………………………………………………………（341）
四、保持伸腿坐位的辅助具 …………………………………………………………（342）
第四节　立位辅助具 ……………………………………………………………………（342）
一、立位促通板 ………………………………………………………………………（342）
二、下肢矫形器固定台 ………………………………………………………………（342）
三、箱型站立桌 ………………………………………………………………………（343）
四、泡沫支持具 ………………………………………………………………………（343）
第五节　移动用器具 ……………………………………………………………………（343）
一、爬行器 ……………………………………………………………………………（343）
二、坐位移动辅助用具 ………………………………………………………………（344）
（一）四轮车 ……………………………………………………………………（344）
（二）轮椅 ………………………………………………………………………（344）
三、步行移动辅助用具 ………………………………………………………………（345）
（一）助行器 ……………………………………………………………………（345）
（二）其他步行辅助用具 …………………………………………………………（345）
四、手杖、拐杖 ………………………………………………………………………（346）
第六节　矫形器 …………………………………………………………………………（346）
一、应用矫形器的目的 ………………………………………………………………（346）
二、矫形器的分类 ……………………………………………………………………（347）
三、下肢矫形器 ………………………………………………………………………（347）
（一）下肢矫形器的分类 …………………………………………………………（347）
（二）下肢矫形器的作用 …………………………………………………………（347）
四、矫形鞋与鞋底矫形器 ……………………………………………………………（348）
五、上肢和手矫形器 …………………………………………………………………（348）
第十二章　脑性瘫痪患儿的家庭疗育 ……………………………………………………（350）
第一节　家庭疗育的必要性 ……………………………………………………………（350）
一、家庭疗育的意义 …………………………………………………………………（350）
二、脑性瘫痪患儿家长要端正心态 …………………………………………………（351）
三、医务人员与患儿家长在家庭疗育中的作用 ……………………………………（352）
第二节　矫正异常姿势与运动模式的方法 ……………………………………………（353）
一、对头部及肩部的控制方法 ………………………………………………………（353）
二、对上肢的控制方法 ………………………………………………………………（355）
（一）痉挛型脑性瘫痪 ……………………………………………………………（355）
（二）不随意运动型脑性瘫痪 ……………………………………………………（356）

三、对下肢与足的控制方法 …………………………………………………… (356)
四、手的控制方法 ………………………………………………………………… (357)
五、全身的控制方法 ……………………………………………………………… (357)
六、坐位的控制方法 ……………………………………………………………… (359)
（一）不随意运动型患儿的控制方法 ………………………………………… (359)
（二）痉挛型患儿的控制方法 ………………………………………………… (361)
（三）肌张力低下型患儿的控制方法 ………………………………………… (361)
七、立位与步行的控制方法 ……………………………………………………… (361)
第三节　睡眠姿势的控制 …………………………………………………………… (362)
一、床、枕与被的选择 …………………………………………………………… (363)
二、睡眠姿势 ……………………………………………………………………… (363)
（一）姿势肌紧张亢进患儿的睡眠姿势 ……………………………………… (363)
（二）姿势肌紧张低下患儿的睡眠姿势 ……………………………………… (364)
第四节　排泄动作训练方法 ………………………………………………………… (365)
一、尿布的应用 …………………………………………………………………… (366)
二、便盆的应用 …………………………………………………………………… (366)
（一）应用便盆时体位的选择 ………………………………………………… (366)
（二）便盆的种类 ……………………………………………………………… (366)
三、自立地排泄 …………………………………………………………………… (367)
（一）自立排泄动作所需要的功能动作 ……………………………………… (367)
（二）训练自立地排泄的方法 ………………………………………………… (367)
第五节　穿、脱衣物的训练方法 …………………………………………………… (368)
一、穿、脱衣物需要的功能 ……………………………………………………… (368)
二、脑性瘫痪患儿穿、脱衣物的原则 …………………………………………… (369)
（一）选择的体位 ……………………………………………………………… (369)
（二）做好准备工作 …………………………………………………………… (369)
（三）对患儿的要求 …………………………………………………………… (369)
三、穿、脱衣物的方式 …………………………………………………………… (369)
（一）伸展模式、角弓反张的患儿 …………………………………………… (369)
（二）不随意运动型患儿 ……………………………………………………… (369)
（三）伴有中度肌肉痉挛的患儿 ……………………………………………… (370)
（四）偏瘫患儿 ………………………………………………………………… (372)
（五）重症患儿 ………………………………………………………………… (372)
四、穿、脱衣物时注意事项 ……………………………………………………… (373)
五、促进患儿自己站立地穿、脱衣物的方法 …………………………………… (373)
（一）穿、脱衣物必需的功能 ………………………………………………… (373)
（二）对患儿自立穿衣的指导与训练 ………………………………………… (374)
六、衣物的样式与质地 …………………………………………………………… (375)

第六节　洗浴的动作与训练 ……………………………………………………（376）
一、婴儿的洗浴 ……………………………………………………………（377）
二、年长患儿的洗浴 ………………………………………………………（377）
第七节　脑性瘫痪患儿的抱法 …………………………………………………（379）
一、痉挛型脑性瘫痪患儿的抱法 …………………………………………（379）
（一）易出现角弓反张的痉挛型患儿的抱法……………………………（379）
（二）呈屈曲模式的痉挛型患儿的抱法 ………………………………（380）
二、不随意运动型患儿的抱法 ……………………………………………（382）
三、肌张力低下患儿的抱法 ………………………………………………（383）
第八节　摄食功能障碍的训练方法 ……………………………………………（383）
一、摄食功能障碍的原因 …………………………………………………（384）
二、摄食功能障碍的特征性症状 …………………………………………（384）
三、摄食障碍的矫治与训练方法 …………………………………………（385）
（一）摄食时的姿势控制…………………………………………………（385）
（二）对口腔的控制方法…………………………………………………（386）
（三）指导摄食模式 ……………………………………………………（387）
（四）口腔护理 …………………………………………………………（391）
（五）改善摄食功能训练方法……………………………………………（391）
第九节　游戏的指导 ……………………………………………………………（392）
一、游戏的作用 ……………………………………………………………（392）
二、正常小儿游戏的能力的发育 …………………………………………（392）
三、脑性瘫痪患儿的游戏障碍的原因与后果 ……………………………（393）
（一）游戏障碍的原因 …………………………………………………（393）
（二）游戏障碍的后果 …………………………………………………（393）
四、脑性瘫痪婴幼儿的游戏方式与指导方法 ……………………………（393）
（一）婴幼患儿的游戏特点………………………………………………（393）
（二）婴幼患儿的游戏方法与协助 ……………………………………（394）
五、痉挛型双瘫患儿的游戏方式 …………………………………………（395）
（一）痉挛型双瘫患儿游戏的特点 ……………………………………（395）
（二）痉挛型双瘫患儿游戏方式与指导 ………………………………（395）
六、痉挛型偏瘫患儿的游戏方式 …………………………………………（397）
（一）痉挛型偏瘫患儿游戏的特点 ……………………………………（397）
（二）痉挛型偏瘫患儿游戏的方式与指导………………………………（397）
七、不随意运动型患儿的游戏方式 ………………………………………（399）
（一）不随意运动型患儿游戏的特点 …………………………………（399）
（二）不随意运动型患儿游戏的方式与指导……………………………（399）
参考文献 …………………………………………………………………………（402）

# 第一章　脑性瘫痪概论

## 第一节　脑性瘫痪定义

### 一、脑性瘫痪定义的历史变迁

脑性瘫痪首先由英国医生 William J. Little 于 1841 年发现，经过 160 多年的漫长历史，人们对这一疾病的认识由浅逐渐深入，并不断更新及完善。

Little 当时发现的是痉挛型双侧瘫痪的患者，他对此类病例所撰写的论文于 1843 年首次发表于《柳叶刀》杂志。之后，他注意到这类患者常常合并智能障碍与癫痫，也可以说 Little 还是最早发现脑性瘫痪是一种具有多方面功能障碍的复杂病症的学者。他建议对这一疾病进行分型（其分型依据是患者临床上所表现出的不同障碍），并对各型进行了统计分析。他对曾经做过矫形手术的 7 533 例患者进行了分析，发现其中有 138 例患者具有因神经系统疾病而表现出的一侧或双侧的肌肉痉挛、瘫痪、肌力低下的症状。1861 年，Little 在他的讲演中论述了脑性瘫痪的发生与分娩时难产、未熟儿及新生儿窒息而致的中枢神经系统损伤有关。这一论点在当时的产科、外科界引起了强烈的反响。1888 年，Rupprecht 首次将此病命名为 Little 病（Little's disease）。同一年，Burgess 发表的题为《分娩致脑性瘫痪的病例》的论文中首先应用了脑性瘫痪（cerebral palsy）这一疾病名称。1896 ~ 1907 年，对脑性瘫痪相关问题的研究进入高潮，很多有关脑性瘫痪定义、病因、症状等内容的论文得到发表。进入 20 世纪，开始了对脑性瘫痪治疗手法的研究，至 1947 年，在美国设立了专门研究脑性瘫痪的机构。

回顾脑性瘫痪这一疾病的发现及逐渐认识过程可分以下两个阶段。

#### （一）Little 病称谓时期

Little 病称谓时期对脑性瘫痪的认识可总结以下几点。

**1. 病因**

（1）孕妇疾病、未熟儿。

（2）出生时外伤。

（3）缺氧等。

**2. 临床症状**

（1）生后数月内正常发育。

（2）不能竖颈、哺乳困难、扶站时下肢硬直伸展并内收。

（3）由于肌紧张及下肢内收和缺乏平衡而致步行发育延迟。

（4）有时上肢也表现硬的症状，手的动作笨拙，有的患儿可见手足徐动症状。

（5）因肌肉痉挛而使腱反射检查困难。

（6）多数患者伴有智能障碍。

**3. 预后**

（1）轻度与中度患儿可存活至幼儿期以后。

（2）各种异常症状可以有某种程度的改善，但6～7岁后这一改善过程就会停止。

**（二）脑性瘫痪称谓时期**

经过众多学者多年的潜心研究，对脑性瘫痪相关知识的认识基本趋于统一，集中于以下观点。

**1. 定义**

脑性瘫痪是包括围生期在内的幼儿期脑损伤的结果，是具有脑性运动障碍的一组残留瘫痪的综合征。

**2. 原因**

脑性瘫痪主要是由出生前、后的各种问题引起。

**3. 并发症**

脑性瘫痪常合并发生智能障碍、语言障碍、癫痫等复杂病症。

## 二、不同时期的脑性瘫痪定义

### （一）脑性瘫痪定义的进展

有关脑性瘫痪的定义，是随着医学的进展而不断改变的，以下按时间顺序逐次介绍各家的定义。

1948年Phelps：具有随意运动障碍，其原因是基于大脑各个部分病变状态的总称。

1957年Kurland：从受孕至新生儿期（生后1个月以内）期间内，由于各种不定或不明的原因而产生的中枢性运动功能障碍，其异常常发现在乳儿期末（2周岁）之前，其中要除外已知的疾病与进行性疾病。

1959年Little Club Memorandum：在人生初期，由于大脑的非进行性病变所引起的永久性但可变化的运动与体位的异常。如果病儿仅仅表现为运动发育迟滞，婴儿期的运动模式持续存在，不能诊断为脑性瘫痪，应诊断为精神运动发育迟滞。

1961年福山幸夫：从受孕至新生儿期（生后1个月以内）期间内，由于大脑的非进行性病变而引起的永久性的但可变化的运动及体位（posture）异常。其症状发现于2周岁之前。需要除外进行性疾病、一过性运动障碍或将来可以正常化的运动发育迟滞。

1964年Edinburgh meeting：未成熟脑的缺陷乃至病变而引起的运动与体位异常。但要除外一过性疾病与进行性疾病或者单纯精神薄弱引起的运动与体位异常。

1966年Berlin meeting：脑性瘫痪是由于脑在生长发育完成之前，由于脑的功能障碍引起的永久的但可变化的体位与运动异常，常常合并发生许多其他障碍。

1968年日本厚生省脑性瘫痪研究班：从受孕开始至新生儿（生后4周之内）期间，由于脑的非进行性病变而引起的永久性的、但可变化的运动与姿势异常。其症状发现于2周岁之前。需除外进行性疾病、一过性运动障碍或认为将来可以正常化的运动发育迟滞。

1988 年中国首届小儿脑性瘫痪座谈会的定义：脑性瘫痪是出生前至出生后 1 个月内发育时期非进行性脑损伤所致的综合征，主要表现为中枢性运动障碍与姿势异常。

1988 年我国首次制订的脑性瘫痪定义和分型，十几年来，它在指导临床诊断和治疗方面起到了一定的作用。随着对脑性瘫痪病因、病理等方面的深入研究和了解，对其定义和分型有了许多新的认识。

为了与国际接轨及更确切的表述，2006 年 8 月，在长沙召开的第二届全国儿童康复、第九届全国小儿脑瘫康复学术会议讨论（以下简称为长沙会议）通过了中国新的脑性瘫痪定义：脑性瘫痪是自受孕开始至婴儿期脑发育阶段非进行性脑损伤和发育缺陷所导致的综合征，主要表现为运动障碍及姿势异常。

综上所述，脑性瘫痪的定义衍变至今，主要包括以下几个方面：①致病原因：非进行性脑损伤和发育缺陷。②脑损伤的时期：受孕至新生儿期乃至婴儿期。③临床症状：中枢性运动功能障碍与姿势异常。④需除外一过性运动功能障碍、进行性疾病及认为将来可以正常化的运动发育迟滞。

这种定义方法包含了疾病原因、症状及疾病状态，因此它不是一个独立的"疾病概念"，而是一种"包括概念"。随着医学的进展，脑性瘫痪的病因与症状应该会更加明确，或许就不需要这种包括概念了。从另一个角度来看，尽管脑性瘫痪患儿的临床症状千差万别，但从康复医学、教育、社会保障等立场出发都是共同的，所以从这种意义上看，这种包括概念的脑性瘫痪的表达语言又是不容易被取消的。

为了能充分理解脑性瘫痪的全面情况，在记录时常常是对其诊断应用包括概念、病因应用疾病概念。我国所定的诊断条件中，要求临床诊断要说明脑性瘫痪的类型、瘫痪部位、有无并发症，有明显病因者要注明其病因（图 1－1）。

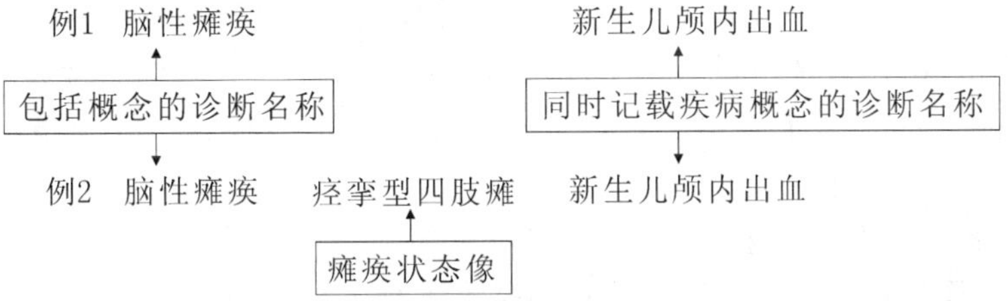


**图 1－1　脑性瘫痪的标记方法**

### （二）对脑性瘫痪定义中诸问题的认识

目前世界各国学者对脑性瘫痪定义的认识并未完全统一，尚有许多有待商讨的问题。

#### 1. 关于脑损伤的时期问题

已经公认的脑性瘫痪致病原因是在发育途中的脑受到损伤，但是对"发育途中"至几岁为宜，各有不同的见解，其中有 7 岁之前、4 岁之前、3 岁之前、1～2 岁、生后 1 个月以内等。日本定为受孕开始至生后 4 周，我国在 1988 年时则定为出生前至生后 1 个月。之所以这样人为划定这一时期，是因为在新生儿医学不断发展进步的今天，生后 4 周之内其原因容易解释。当时，日本与我国都规定，将生后 1 个月之后发生的中枢性运动障碍称为“×××后遗症”，如脑炎后遗症等。至于如此考虑是否完全正确，有待今后进一步研究。

另外，这定义中不包含受精前的原因，因为多数的遗传性神经疾病是进行性的，极少有非进行性的，由于其进行速度非常缓慢，所以就目前的诊断水平尚难以掌握。目前，有很多人正在致力于家族性脑性瘫痪的研究，这也是今后应注意的问题。

鉴于上述诸多原因，我国在2006年修订了脑性瘫痪的定义。当然，随着对脑性瘫痪的研究的进一步深入，今后仍可能修订这一定义。

**2. 脑损伤是否非进行性的问题**

在脑性瘫痪定义中结论性的意见是脑损伤为非进行性病变，也就是说脑损伤的病症不恶化也不扩大，不像脑肿瘤和代谢遗传病那样会出现恶化和扩大的症状。但是，实际上，曾受损伤部分的脑与残留的正常部分的脑常常会发生相互作用，发生再构成，往往会扩大脑损伤的影响。

临床上常可见到，脑损伤后无论是病理学所见，还是临床症状及疾病经过，都有很大的变化。例如，头部X光片中所见到的大理石状态，不可能是在出生时就已经形成，它是在出生前、后脑因缺氧受到损伤后，在其修复过程中经过数月乃至数年逐渐形成的。同样，临床症状也是随着年龄的增长而不断发生着变化。所以，当说明非进行性时应该更为具体，应说明是指作为疾病基础的病理学、生理学、生物化学的病变是非进行性的，还是指临床症状是非进行性的，并且，确实是否都是非进行性的。这些问题均尚待进一步研究。

**3. 临床症状发现时期问题**

在临床实践中，在婴儿期所见到的症状仅仅是肌张力改变、姿势反射与原始反射的异常，多数情况下肌肉痉挛与不随意运动症并不多见。Polani认为不随意运动出现的时期一般是2.5~3.5岁。Jarvis & Hey认为，障碍越轻症状发现越晚，因此脑性瘫痪的诊断必然就晚。由此看来，轻度至中度的脑性瘫痪最早诊断时间可能是2.5岁之后，极轻的有可能5~6岁才能确诊，因此诊断时期定在2.5岁之前有可能漏诊一些患儿，所以此构想也尚待商讨。

**4. 关于永久性障碍问题**

对于脑性瘫痪永久性障碍这一点目前基本上被公认，因为，如脑炎可以呈现一过性的明显症状，但以后大部分患儿可以恢复到正常化，即使有遗留的障碍也诊断为脑炎后遗症而不诊断为脑性瘫痪。同样，精神运动发育迟滞的患儿，虽然在婴儿期即表现出明显的运动发育迟滞，但不出现脑性瘫痪的症状，也不能诊断为脑性瘫痪。这两者都是一过性障碍，而非永久性障碍，易与脑性瘫痪区分。脑性瘫痪的运动障碍经过治疗虽可改善，但消失的概率极小，因此可以说，障碍为永久性的。

### （三）脑功能障碍综合征的概念

Denhoff（1951）将脑性瘫痪的定义分为3种，可根据不同的目的各自应用。

**1. 标准的定义**

标准的定义采用Perlstein的定义，即脑性瘫痪是大脑的运动中枢病变而引起的瘫痪、肌力低下、协调运动障碍及其他的运动功能异常。

**2. 限定的定义（limited definition）**

限定的定义为：由于分娩时损伤的病灶而致的中枢性运动障碍。

**3. 实用的定义（practical definition）**

实用的定义为：脑性瘫痪是较大范围的脑损伤综合征（brain damage syndrome）的一个侧面，即只不过是运动功能方面的障碍。在当时，Denhoff 认为这是最值得考虑的定义。

其后经过若干年，Denhoff 认识到脑性瘫痪不是一个特殊的疾病，是脑的多方面障碍的一个侧面。1960 年 Denhoff 和 Robinault 开始以脑功能障碍综合征（syndromes of cerebral dysfunction）取代脑损伤综合征。他们是这样论述的："脑性瘫痪是由于中枢神经系统异常的构成、生长、发育而引起的一种乃至一群神经功能障碍的表现。形成广范围的偏差乃至异常的原因也是多种多样的，通过身体以及精神等各种功能障碍表现出来，包含着从既往的遗传背景至将来具有潜在能力的个体的一生。"他们认为，脑功能障碍综合征不只表现在脑性瘫痪，也包含精神薄弱，癫痫，运动性行为异常，中枢性视、听觉的认知障碍，之所以出现这一些不同的障碍是因为存在着各自特有的病理学基础。认为将这些与神经学密切相关的疾病单独分离开是无意义的，因而试图将这些一起并入脑性瘫痪的定义，有利于充分理解脑性瘫痪和相关疾病。其后 Denhoff 考虑要加上如孤独症类的小儿器质性的精神疾病，进一步加入语言障碍、微细脑功能障碍（minimal brain dysfunction，MBD），成为广义的脑功能障碍综合征，可通过表 1-1 与图 1-2 进一步理解以上论点。

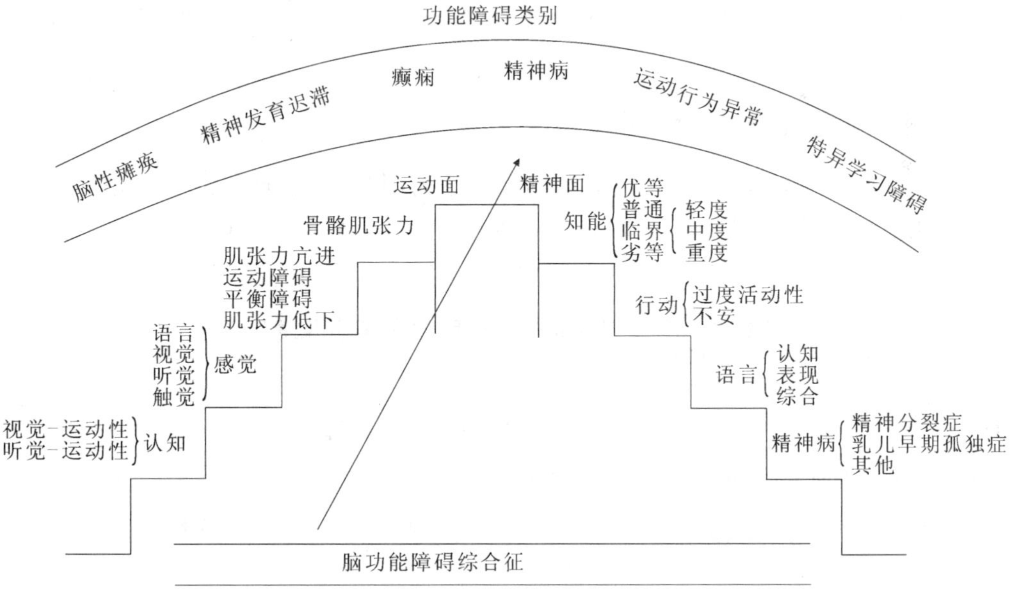


**图 1-2 脑功能障碍综合征的思考方法（Denhoff，1967）**

**表 1－1　脑功能障碍综合征的诊断与临床表现**

| 功能方面 | 临床诊断 | 临床表现 |
|---|---|---|
| 运动 | 脑性瘫痪，有各种类型 | 粗大及精细的神经肌肉协调运动障碍 |
| 智能 | 精神发育迟滞，器质性 | 理解力、学习能力低下 |
| 意识水准 | 痉挛性疾病 | 皮质和/或皮质下电活动不稳定，由此产生意识障碍 |
| 知觉 | 知觉障碍 | 神经源性的视力、听力障碍 |
| 行为 | 运动性行为异常 | 注意力涣散、触觉、听觉异常及因此产生的学习困难 |
| 精神病 | 小儿精神病 | 逃避环境 |

注：脑的损伤、发育障碍、成熟延迟或强烈的情感刺激，成为表中各种障碍或各组障碍的原因。

虽然目前没有应用脑功能障碍综合征这一名称，但这一概念的构想为今天全面理解和掌握脑性瘫痪的临床表现及合并障碍等提供了思路，已经为很多人所借鉴。

## 第二节　脑性瘫痪的患病率

### 一、脑性瘫痪的发病与相关因素的关系

相关资料证明，脑性瘫痪的患病率与经济状况、地理因素及社会地位无关，男女发病无差异。发病无流行趋势，每年有大致相同的发病人数。有许多学者对此发病率进行了调查，据 1941～1969 年一些学者的调查，新生小儿中脑性瘫痪的发病率为 0.6‰～5.9‰（表 1－2）。

### 二、各国脑性瘫痪的患病率

脑性瘫痪的患病率是指每出生 1 000 名存活的小儿中发生脑性瘫痪的人数。有许多学者对此进行了调查，据 1941～1969 年调查结果，此患病率为 0.6‰～5.9‰（表 1－2）。

**表 1－2　新生儿 1 000 人中脑性瘫痪患儿发生率**

| 著者 | 国家 | 发生率（‰） |
|---|---|---|
| Phelps（1941） | 美国新泽西州、马里兰州 | 4.0 |
| New York State Joint Legislature（1949） | 美国斯克奈塔第 | 5.9 |
| Pohl（1950） | 美国明尼亚波利斯 | 1.8 |
| Asher & Schonell（1950） | 英国 | 0.9 |
| Nilsonne（1951） | 瑞典 | 0.6 |
| Jhomsen（1952） | 丹麦 | 1.6 |
| Barclay（1956） | 芬兰 | 2.5 |

续表

| 著者 | 国家 | 发生率（‰） |
|---|---|---|
| Andersen（1957） | 挪威 | 1.9 |
| Hansen（1960） | 丹麦 | 1.9 |
| Henderson（1961） | 英国 | 2.04（1941～1950）<br>1.54（1951～1955） |
| Woods（1963） | 英国 | 2.5（1943～1953）<br>1.6（1953～1958） |
| Ingram（1964） | 英国 | 1.99 |
| Griffiths & Barrett（1967） | 英国 | 1.72（1950～1954）<br>1.5（1955～1959） |
| Juuteri，et al（1967） | 芬兰 | 2.0 |

## 三、我国脑性瘫痪的患病率

在我国，黑龙江省小儿脑性瘫痪防治疗育中心曾在桦南县对 89 991 名 0～14 岁的儿童进行筛查，查出残疾儿 1 042 名，其患病率为 18.14‰。其中脑性瘫痪患者占调查总人数的 2.74‰。“九五”国家攻关项目——“全国脑瘫流行病学调查”，对江苏省 7 个城市 388 192 名 0～6 岁小儿进行了调查，其结果为脑性瘫痪男性患病率为 1.95‰，女性为 1.22‰，1 岁以下组患病率为 2.15‰，6 岁组为 1.04‰。上述两项结果，与世界上其他报道相符。“全国脑瘫流行病学调查”目前尚未全面完成，我们期待着最后公布的结果。

## 四、脑性瘫痪占残疾儿童的比例

从日本对小儿残疾发生原因的调查结果（表 1－3）中也可了解脑性瘫痪所占比例。

**表 1－3　日本肢残养护学校学生致残原因统计（1987 年）**

<table>
<tr><th colspan="2">病因</th><th>本型人数</th><th>本型占本病比例（%）</th><th>总人数</th><th>占总数（%）</th></tr>
<tr><td rowspan="5">脑性瘫痪</td><td>痉挛型</td><td>6 134</td><td>62.2</td><td rowspan="5">9 861</td><td rowspan="5">56.4</td></tr>
<tr><td>不随意运动型</td><td>1 974</td><td>20</td></tr>
<tr><td>强直型</td><td>132</td><td>1.3</td></tr>
<tr><td>肌张力低下型</td><td>455</td><td>4.6</td></tr>
<tr><td>混合型</td><td>1 166</td><td>11.9</td></tr>
<tr><td colspan="2">其他中枢性肢体残疾</td><td></td><td></td><td>3 285</td><td>18.8</td></tr>
<tr><td colspan="2">脊柱、脊髓疾病</td><td></td><td></td><td>840</td><td>4.8</td></tr>
<tr><td colspan="2">肌源性疾病</td><td></td><td></td><td>848</td><td>4.84</td></tr>
<tr><td colspan="2">骨骼系统疾病</td><td></td><td></td><td>288</td><td>1.63</td></tr>
</table>

续表

| 病因 | 本型人数 | 本型占本病比例（%） | 总人数 | 占总数（%） |
|---|---|---|---|---|
| 代谢性疾病 | | | 34 | 0.19 |
| 弛缓性瘫（小儿麻痹等） | | | 48 | 0.27 |
| 四肢畸形，变形 | | | 99 | 0.57 |
| 骨关节疾病 | | | 637 | 3.6 |
| 其他 | | | 1 556 | 8.9 |
| 合计 | | | 17 496 | 100 |

资料中，17 496 人中脑性瘫痪人数占 56.4%，可见小儿脑性瘫痪是目前主要致小儿肢体残疾的疾病。

## 第三节　脑性瘫痪的病因

### 一、小儿在不同时期脑损伤的比率

Little 于 1862 年在论文《异常分娩、难产、未熟儿及新生儿窒息对小儿精神及身体状态的影响》中，阐述了产科的并发症是致脑性瘫痪的原因之一。经过多年的临床实践研究，目前大多数学者对脑性瘫痪病因的认识已经趋于一致，即由于在受孕开始至脑发育早期各种原因所致脑损伤是导致脑性瘫痪的主要原因。为了便于理解，将这些原因分为出生前、围生期、出生后（新生儿后期）3 个时期来说明。1969 年 Mathes 总结了各学者统计的这 3 个时期发生脑损伤的比率（表 1－4）。

**表 1－4　各时期发生脑损伤的比率（%）**

| 著者 | 出生前 | 围生期 | 出生后 | 不明 |
|---|---|---|---|---|
| Denhoff & Robinault | 10～40 | 33 | 16 | — |
| Andersen | 16.5 | 66 | 9.5 | 8 |
| Haike & Schultze | 20.5 | 46.8 | 19.5 | 13.2 |
| Mcintire | 23 | 54.6 | 9 | 13.4 |

由上表可见，以围生期发生脑损伤的比率为最多。

### 二、各时期脑损伤的原因

各种致脑损伤的原因如表 1－5。

**表 1－5　脑损伤的原因**

| 出生前 | 围生期 | 出生后（29 天至 1 岁） |
| --- | --- | --- |
| 基因病<br>遗传性神经疾病<br>妊娠早期<br>孕母接受 X 线照射<br>感染：TORCH 综合征、梅毒螺旋体、唾液腺病毒、李斯特菌属、流感病毒等<br>药物影响：激素类、氨甲蝶呤、甲巯咪唑等<br>妊娠中、晚期<br>宫内缺氧<br>孕母低血糖<br>胎儿红细胞症<br>中毒：铅、CO 等<br>母亲因素<br>妊娠中毒症、孕期反复阴道流血、妊娠中手术、子痫、过量饮酒和/或吸烟、初产年龄大于 34 岁或小于 20 岁 | 胎龄及出生体重异常<br>早产儿、未熟儿、低出生体重儿、巨大儿、过期产、新生儿期疾病<br>窒息、缺血缺氧性脑病<br>核黄疸和黄疸迁延<br>低血糖、低血钙<br>硬膜下血肿<br>感染：肺炎、脐炎、皮肤感染等<br>胎盘异常<br>前置胎盘、胎盘早剥、胎盘老化<br>脐带、羊水异常<br>脐带脱垂、绕颈、羊水混浊、羊水早破<br>异常分娩<br>高、低位产钳，胎头吸引助产，因滞产等原因剖宫产，臀或足位、第二产程 >4 h、全产程 >30 h、急产等 | 各种中枢神经系感染<br>脑炎<br>脑膜炎<br>脑膜脑炎等<br>中毒<br>铅<br>一氧化碳<br>药物等<br>疾病<br>惊厥<br>颅内出血<br>脑血管栓塞<br>颅脑外伤<br>中毒性脑病等 |

## 三、对主要病因的分析

### （一）出生前原因

**1. 基因病**

目前尚无法统计因基因病引起的脑性瘫痪占脑性瘫痪患者的比率，但各学者根据临床观察可做出推测，Perlstein 推测为 <2%，日本的有马正高推测为 4% ~6%，而 Denhoff 则认为是 10% 以上。这其中不包括进行性的遗传性神经疾病如 Taysachs 病、Wilson 病及遗传性失调症等。

**2. 妊娠早期**

孕妇受 X 线照射、病毒感染、长期用药如激素类、氨甲蝶呤、甲巯咪唑等，可以导致中枢神经系统的畸形，进而发生脑性瘫痪。

**3. 妊娠中、晚期**

（1）感染：孕妇的各种感染都会经过胎盘感染胎儿，致胎盘功能不全，可以引起分娩阵痛前的无氧性脑损伤，导致脑性瘫痪。

（2）缺氧、低血糖、新生儿红细胞症：胎儿低血糖多因母亲患糖尿病所导致。低血糖、新生儿红细胞症也是引起缺氧的原因。这些危险因素若从神经细胞水平来考虑，原因发生在出生前，而伤害因素的作用是在出生后。

### （二）围生期原因

#### 1. 早产、未熟儿

早产、未熟儿都不是直接引起脑损伤的伤害因素，而是一种间接因素。

未熟儿是指胎龄不满 37 周的活产新生儿，由于其神经系统发育尚未成熟，容易发生脑损伤。有许多学者对未熟儿进行了追踪观察。Knobloch 等对 500 例未熟儿与 492 例成熟儿在生后 40 周进行了再次检查，发现疑有神经系统或精神方面的缺陷的小儿在未熟儿组占 51%，而成熟儿组只有 13%。Grewer 等证明了脑性瘫痪与精神发育迟滞的患病率与出生体重相关，体重越低发生率越高。上述疾病在体重 2 000 g 以上的未熟儿中患病率为 5%，而出生体重为 1 000 ~ 1 500 g 的未熟儿的患病率为 17%。由此可见，在未熟儿中发生脑性瘫痪的主要原因应为低出生体重。英国的 Mc Donald 在 1951 ~ 1953 年对 19 所未熟儿设施中接受的出生体重在 1 814 g 以下的未熟儿，在其 6 ~ 8 岁时进行了随访研究，结果发现有 22.6% 的未熟儿发生了神经系统或眼科的异常，其中存活者脑性瘫痪的发生率为 6.6%，智商（IQ）<50 的重度智力低下者有 2.7%，明显高于当时统计的全部人口脑性瘫痪 0.3%、重度智能障碍 0.6% 的发生率。

资料统计，欧洲 1980 年 ~ 1990 年出生体重大于 2 500 g 的小儿中脑性瘫痪的患病率为 1 ~ 1.4‰，而小于 1 500 g 者为 52 ~ 91‰。日本冲绳 1963 年 ~ 1998 年脑性瘫痪患病率为 0.6 ~ 2.4‰。对不同出生体重患病率调查的结果是：出生体重大于 2 500 g 者为 0.7‰，小于 1 500 g 者为 74. 2 ~ 117.5‰。

#### 2. 过期产、巨大儿

胎龄大于 42 周的新生儿为过期产儿，出生体重大于 4 000 g 的新生儿为巨大儿。过期产可以减低胎盘的透过性，使胎儿易发生缺氧，巨大儿在分娩时易发生脑外伤。所以两者同样是不可忽视的脑性瘫痪发生原因。Alberman 对脑性瘫痪患儿的妊娠周数进行了回顾性调查，结果为一双峰曲线，两峰顶分别为 32 周与 41 周。他又对 159 名痉挛型脑性瘫痪患儿进行了调查，其结果出生时超过预产期 14 d 以上者占 10%。可见早产与过期产在脑性瘫痪的致病中占同样作用。

#### 3. 新生儿窒息（asphyxia of newborn）

新生儿窒息是指出生时无呼吸或呼吸抑制者。临床上常以 Apgar 评分来评定新生儿的窒息程度，一般分别于生后 1 min 和 5 min 时进行评定并评分。如果 5 min 评定时评分仍低于 6 分者，神经系统将会受到较大影响，所以许多学者认为应用 Apgar 5 分值（5min 时评定的分数）对新生儿神经系统疾病的预测最为恰当。Drage 等对 14 115 例新生儿测定了 Apgar 5 分值，并对这组小儿在生后 1 年进行了复检，结果是有 1.9% 的小儿有明确的神经系统异常。将被检儿按出生体重与 Apgar 评分分组，计算出神经系统异常的发生率（表 1 -6）。

**表 1－6　Apgar 5 分值，出生体重与生后 1 年神经系统异常发生率**

| 出生体重 \ 神经系统异常发生率 \ Apgar | 0～3 分 | 4～6 分 | 7～10 分 |
|---|---|---|---|
| 1 001～2 000 g | 18.8% | 14.3% | 8.8% |
| 2 001～2 500 g | 12.5% | 4.6% | 4.0% |
| >2 501 g | 4.3% | 4.2% | 1.4% |

由上表可见，Apgar 分值越低，出生体重越低，神经系统异常发生率越高。

Fisch 等对 34 792 例新生儿中有明确新生儿呼吸窘迫综合征（neonatal respiratoty distress，NRDS）的患儿进行了追踪观察，生后 1 年时发生神经系统损害情况见表 1－7。

**表 1－7　NRDS 患儿神经系统损害发生率**

| 出生体重 | 神经系统损害发生率 |
|---|---|
| <1 500 g | 27.3% |
| 1 501～2 500 g | 20.6% |
| >2 501 g | 15.4% |

**4. 新生儿缺血缺氧性脑病（hepoxic－ischemic encephalopathy，HIE）**

由于各种围生期因素致脑血流减少或血流暂停引起的缺氧，可导致胎儿和新生儿的脑损伤，幸存者常遗留重症伤残。因母亲因素、分娩因素及胎儿因素引起的新生儿窒息均可能发生此症。这也是引起脑损伤的主要原因之一。

**5. 核黄疸与迁延性黄疸**

所有病理性黄疸都可能导致核黄疸和迁延性黄疸。

（1）病理性黄疸的概念：

1）新生儿黄疸出现于生后 24 h 之内。

2）重症黄疸［血清胆红素 >205 μmol/L（12 mg/dL）］。

3）黄疸持续过久（足月儿 >2 周，早产儿 >4 周）。

4）黄疸退而复现。

（2）病理性黄疸发生原因：新生儿肝炎、败血症或其他感染、ABO 系统血型不合溶血、Rh 系统血型不合溶血、胆道闭锁等。

（3）病理性黄疸的后果：常有发生胆红素脑病的可能，胆红素脑病常后遗手足徐动症、高频失听等听力障碍、智能落后、眼球运动障碍及牙釉质发育不良等。另外，临床上可见许多脑性瘫痪患儿新生儿期并无核黄疸，但是黄疸持续时间长，甚至 1 个月以上。

患儿血清胆红素的值、出生体重与脑性瘫痪的发病率有直接关系，Boggs 总结了这一关系，结果见表 1－8。

**表1-8 新生儿血清总胆红素与生后8个月时的运动发育**

| 出生体重 / 血清总胆红素 | ≤2 000 g | | 2 001~2 500 g | | 2 501~3 000 g | | ≥3 000 g | |
|---|---|---|---|---|---|---|---|---|
| | 被检数 | 落后（%） | 被检数 | 落后（%） | 被检数 | 落后（%） | 被检数 | 落后（%） |
| ≤10 mg/dL | 175 | 74（42.3） | 1 101 | 180（16.3） | 4 371 | 379（8.6） | 12 391 | 739（5.9） |
| 11~15 mg/dL | 127 | 56（44.0） | 219 | 52（23.7） | 377 | 48（12.7） | 868 | 70（8.5） |
| 16~19 mg/dL | 46 | 27（58.6） | 72 | 27（37.5） | 124 | 26（20.9） | 212 | 24（11.3） |
| ≥20 mg/dL | 31 | 20（64.5） | 37 | 10（27.0） | 44 | 13（29.5） | 97 | 10（10.3） |

**6. 低血糖症**

（1）概念：当新生儿全血血糖低于2.2 mol/L（40 mg/dL）时诊断为新生儿低血糖症。

（2）原因：

1）多见于窒息、败血症、先天性心脏病、先天性内分泌代谢缺陷病等。

2）与母亲患糖尿病和妊娠中毒症有关。

3）子宫内营养失调和子宫内发育延迟也可发生低血糖症。

（3）低血糖症常引起的后果：痉挛、青紫、不安等，是新生儿死亡和脑损伤的危险因素。

Brown观察了10例新生儿低血糖症患儿，有2例死亡，4例正常发育，4例出现神经系统疾病，其中，第1例为婴儿痉挛症，脑电图上有明确的高峰失律波，同时有精神发育迟滞；第2例为肌阵挛癫痫伴痉挛性四肢瘫；第3例为脑功能障碍；第4例为癫痫肌阵挛，脑电图呈现高峰失律，且有小头畸形。

Jynan观察13例低血糖症患儿，其中有5例死亡，尸检结果如下：第1例为颅内出血、肺扩张不全、肺出血；第2例为硬膜下出血、肺扩张不全；第3例为肺出血与脑水肿；第4例为肺出血；第5例为呕吐物误咽而死亡。

**7. 异常分娩**

异常分娩有时可导致新生儿产生机械性外伤或导致颅内出血等，致脑性瘫痪等中枢神经系统疾病。

**（三）出生后的原因**

新生儿痉挛在新生儿中发生率为0.5%，多发生于重症的中枢神经系统疾病，如颅内出血、无氧性脑损伤、核黄疸、低血糖症及脑膜炎、脑炎等，与以脑性瘫痪为代表的中枢神经系统后遗症有直接关系。Mcinery和Schubert等报道，新生儿痉挛患儿的预后，1/3死于新生儿期、1/3有脑损伤、1/3发育正常。

基于我国目前脑性瘫痪的定义，婴儿期各种原因脑损伤导致的运动障碍与姿势异常，均可诊断为脑性瘫痪。

笔者对1988~1996年在黑龙江省小儿脑性瘫痪防治疗育中心住院的1 455例脑性瘫痪患儿进行了各项分析及回顾性调查，可查到高危因素29项，其中具有一项高危因素者581例，具体情况是：新生儿窒息231例，早产86例，黄疸迁延或核黄疸86例，新生儿感染38例，新生儿颅内出血29例，宫内缺氧29例，异常分娩25例；其次为高龄初产与妊娠中毒症，各 12 例，巨大儿与母孕期用药各 11 例；少于 10 例的为以下因素：过期产、第二产程 >4 h、早破水、脐带绕颈、母患子痫、先兆流产、一氧化碳中毒、ABO 溶血、急产、羊水混浊等。尚有许多患儿具有 2 ~4 项高危因素，主要以窒息、黄疸、早产为主，并有异常分娩、新生儿痉挛、低出生体重等已述的高危因素。

全国脑瘫流行病学调查组，对江苏省七市调查的结果中，多胎儿童 2 875 人，其中脑性瘫痪患儿 28 例，脑性瘫痪患病率为 9. 74‰，而单胎儿童仅为 1. 53‰。早产儿 6 073人，脑性瘫痪患病率 24. 7‰；非早产儿脑性瘫痪患病率为 1. 21‰。低出生体重儿（ <2 500 g）脑性瘫痪患病率为 19. 44‰，其中体重 1 500 ~1 999 g 者为 60. 0‰，2 000 ~2 499 g 者为 13. 6‰。

总结以上资料，目前公认的脑性瘫痪病因主要为以下几种：

（1）新生儿窒息、缺血缺氧性脑病。

（2）核黄疸及迁延性黄疸。

（3）早产、未熟儿。

（4）新生儿痉挛。

（5）新生儿脑血管障碍。

其中第（4）、（5）两项见于最近资料报道。

目前很多学者关注胚胎学发育的生物学领域与脑性瘫痪的发病关系，也很重视受孕前后与孕妇相关的环境及遗传因素。而妊娠早期绒毛膜、羊膜及胎盘的炎症、双胎等与脑损害的关系需今后进一步探讨。

另外，近年来，有的学者将脑性瘫痪区分为先天性脑性瘫痪和后天性脑性瘫痪，具体内容在《儿童运动障碍和精神障碍的诊断与治疗》一书中叙述。

## 第四节　脑性瘫痪的神经病理学

脑性瘫痪的神经病理学改变因病因繁多而有多种多样表现，总结为两个方面，即中枢神经系统的发生异常与脑的破坏性病变。

### 一、中枢神经系统的发生异常

中枢神经系统的发生异常是指在胚胎发生期，因各种原因而致中枢神经系统某一部位的发育异常，出现畸形。因部位的不同及胚胎发育时期的各异而出现各种各样的病理改变。

以下根据胚胎发生的不同时期来介绍在中枢神经系统发生的形态异常。

#### （一）初期诱导过程至蛛网膜形成时期的发生异常

初期诱导过程至蛛网膜形成时期的发生异常即在胎儿 2 ~8 周发生的形态异常，又称之为胚胎期发生的形态异常，统称为胚胎病。

**1. 全前脑无裂畸形**（holoprosencephaly）

患全前脑无裂畸形的重症患儿很难成活，轻症者临床常表现为重症心身障碍。常合并有面部畸形、无眼畸形、小眼畸形、独眼畸形、鼻中隔发育不全或完全未发育、腭裂与唇裂等。

**2. 胼胝体缺损症（agenesis of corpus callosum）**

胼胝体缺损症是发生于胎儿6周的畸形，有多种形式。其中值得注意的是 Aicardi 综合征，是一种伴有胼胝体缺损的综合征，其临床特点有以下几点：

（1）多发生于女婴。

（2）以点头癫痫形式起病。

（3）有重症的精神发育迟滞。

临床上在女婴患点头癫痫时，应该确认是否有胼胝体缺损。

**3. Amold－Chiari 畸形**

Amold－Chiari 畸形的特点是在胎龄第8周时形成了第四脑室下端的孔（第四脑室正中孔），使脑脊液流入椎管中，在这期间若有任何障碍都会造成脑脊液的潴留，即形成了所谓的 Amold－Chiari 畸形。如果这种畸形同时伴有中脑导水管狭窄和闭塞，则会形成脑积水。

**（二）细胞增殖时期的发生异常**

由于胚胎时期的脑室系统细胞，即未分化细胞的增殖，逐渐形成神经芽细胞，细胞增殖时期（cell proliferation）的障碍将形成以下两种异常。

**1. 细胞异常增殖**

当某种组织细胞异常增殖时会形成神经皮肤综合征（neurocutaneous syndrome），其中包括有结节性硬化症（tuberous sclerosis）、神经纤维瘤（recklinghausen disease）、脑面血管瘤病（Sturge－Weber）。

这种病的特征是伴有各种皮肤症状的精神发育迟滞、癫痫等。

**2. 细胞增殖受阻**

若组织细胞增殖不全，可出现小脑发生不全，其中主要的是 Dandy－Walker 综合征。其主要特征为第四脑室囊样扩大，第四脑室孔的形成不全或缺失。若 Dandy－Walker 综合征再伴有脑积水，会出现明显的中枢神经性运动障碍。

**（三）神经细胞移动期的发生异常**

在胎儿的第7周以后，上述的神经芽细胞向侧方移动，如这时发生细胞移动的障碍就会形成所谓的移动障碍（migration disorder），会发生以下畸形：

（1）无脑性脑积水畸形（hydranencephaly）。

（2）脑穿通畸形（congenital porencephaly）。

（3）无脑症。

广义的移动障碍所形成的中枢神经系统发生异常主要是无脑性脑积水畸形和脑穿通畸形。

前述3种病症的主要临床表现是重症的精神运动发育迟滞与癫痫。

上述的脑发生异常在临床上常常出现脑性瘫痪的症状，主要是中枢性运动障碍，由于发生于胎儿期，所以据脑性瘫痪的定义，这类病症可诊断为脑性瘫痪。但也有的学者从脑发生的角度对此类患儿做诊断，如诊断为脑穿通畸形等。

## 二、脑的破坏性病变

脑性瘫痪患儿所表现出的脑的破坏性病变因病因及类型的不同表现出各异的病变。

**（一）脑损伤部位与脑性瘫痪类型的关系**

**1. 锥体系损伤**

从大脑额叶的皮质运动区开始，经过脑干，至颈髓最上端的各个水平的锥体系损伤，引起随意运动障碍，主要为痉挛型患者（图 1－3a）。

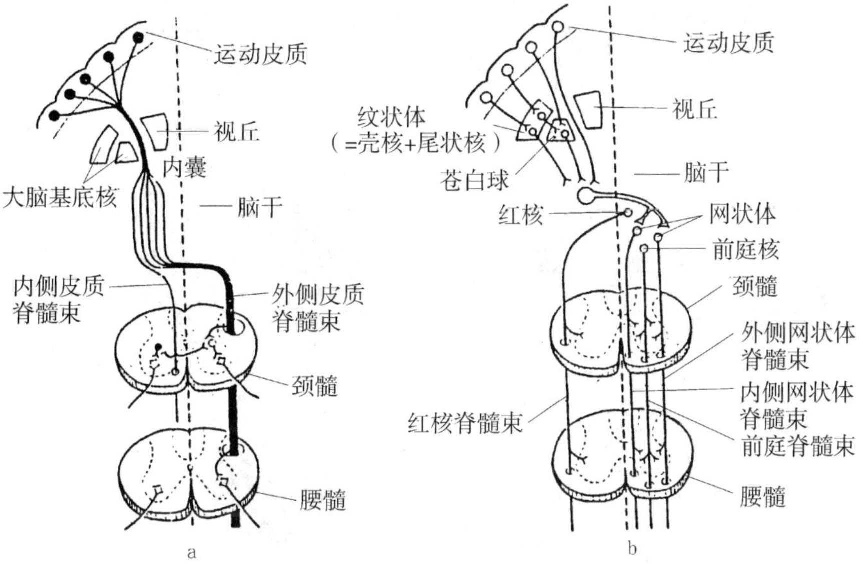


**图 1－3　锥体路与锥体外路示意**

a. 锥体路（皮质脊髓束）　b. 锥体外路（运动性）

**2. 锥体外系损伤**

锥体外系结构十分复杂，包括大脑皮质、纹状体、背侧丘脑、底丘脑、红核、黑质、脑桥核、前庭核、小脑与脑干网状结构等以及它们的纤维联系，最后经红核脊髓束、网状脊髓束等中继下行终止于脑神经运动核和脊髓前角运动细胞。主要功能是调节肌张力、协调肌肉活动、维持体态姿势和习惯动作。锥体外系路径损伤，引起异常的不随意运动：

（1）肌紧张异常亢进：强直型脑性瘫痪，活动减少或不活动。

（2）运动过多：震颤，舞蹈症，手足徐动症，肌阵挛。

在临床上，（1）与（2）两者常有混合存在，而且在运动过多的自体中本来就存在着肌肉的强直。

锥体路与锥体外路的构成见图 1－3。

**3. 小脑损伤**

小脑损伤可出现肌紧张的异常低下、意向性震颤、失调等症状的小脑性脑性瘫痪，即共济失调型脑性瘫痪。

（二）病因、临床症状与脑病变

脑性瘫痪的临床症状与脑病变未必都是相辅相成的，临床症状重者未必脑病变亦重，常有重症患儿脑病变轻微，而轻症患儿脑病变严重的病例。一般来说，皮质障碍与痉挛型相对应，基底核障碍与不随意运动型相对应。Zülch 将基本的脑病变与临床症状、病因用模式图表示，见图 1－4。

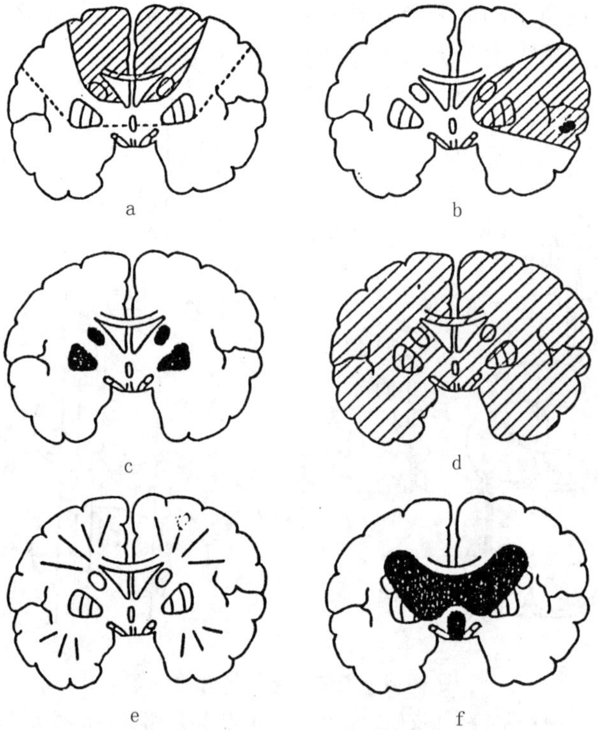


**图 1－4　幼儿期大脑损伤原因疾病与损伤部位（选自 Zülch）**

a. 斜线部分损伤在临床上形成轻症的痉挛型双瘫。如果扩展至点线部分表示损伤部位波及基底核，所以出现颜面及上肢的手足徐动症状，为较重症患者。b. 由于分娩障碍而致痉挛型偏瘫　c. 核黄疸而致的变化，以颜面与四肢的手足徐动为主症，不伴有锥体系症状　d. 滞产及缺氧而致最重症病例，为不随意运动型四肢瘫，伴有精神发育迟滞、癫痫　e. 静脉周围性脑炎（种痘后、风疹等引起），广泛的损伤，症状不定　f. 潜在性脑积水，可能由硬膜的瘢痕化等引起

另外，就成熟新生儿与未熟儿相比，病变的多发部位也不相同，见图 1－5。

（三）病因与病理学改变

**1. 缺血缺氧性脑病**

缺血缺氧性脑病常导致大脑皮质梗死，丘脑、基底节和间脑等部位深部灰质核坏死，脑干坏死，脑室周围或脑室内出血及白质软化或（和）变性，可见坏死变性区及囊腔改变。经过内囊的支配下肢的神经纤维常受累，锥体束常有变性。

近年来注意到早产儿缺血缺氧致侧脑室周围白质软化（periventricularleukornalacia，PVL），是指侧脑室旁的分水岭区（Watershed）脑白质的损伤，是因为这一部分血液供应丰富，在缺氧状态下易发生血液分布减少，缺血致脑组织坏死囊变，该症 85% 见于

低出生体重（900～2 200 g）而存活的早产儿。PVL 与皮质脊髓束的关系见图 1－6。

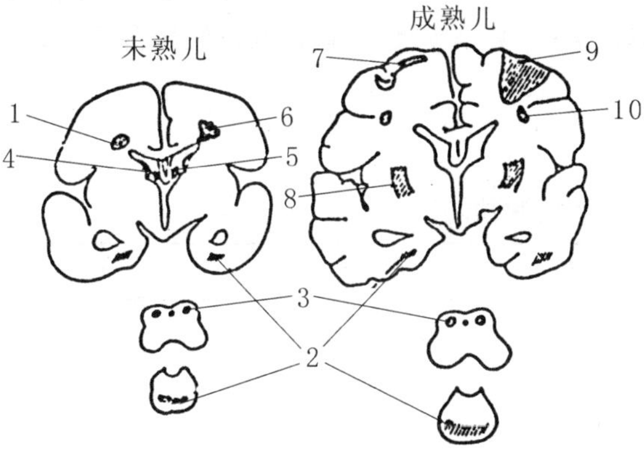


**图 1－5　未熟儿及成熟儿好发病变部位**

1. 脑室周围白质软化　2. 钩状回坏死　3. 脑干坏死　4. 脑室室管膜下出血　5. 脑室内出血　6. 脑室周围白质出血　7. 皮质层状坏死　8. 基底核坏死　9. 大脑梗死　10. 皮质下白质软化

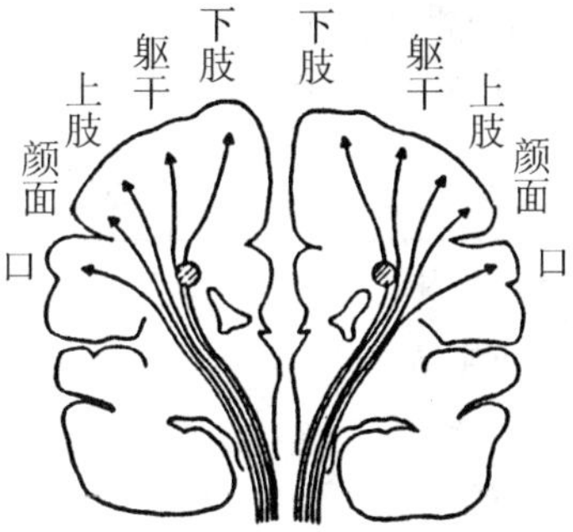


**图 1－6　PVL 与皮质脊髓束**

（Volpe，1987）

**2. 分娩窒息**

分娩窒息常导致脑组织内髓鞘形成异常，形成显微镜下的大理石斑纹状态（status marmoratus），病灶主要在新纹状体，特别是尾状核的外侧和豆状核壳的背外侧。上述改变常见于新生儿窒息及分娩时窒息的脑性瘫痪患儿，大理石斑纹状态是由于生后异常的神经纤维再生和髓鞘形成过多的修复状态形成的。

1993 年笔者与原佳木斯医学院附属医院病理科合作，对一例因肺炎死亡的痉挛型＋不随意运动的混合型 6 岁男患儿进行了尸检，并进行了神经病理学及超微结构观察，发现其病变主要位于脑干、基底节、小脑，中央前回运动区也被累及。主要组织学改变为神经胶质纤维增生，神经细胞多为变性性变化，某些神经细胞发生坏死，胶质细胞也有变性性改变，但增生不明显。病变不仅累及脑干神经核、脑皮质、灰质团块，也累及相邻的白质及远离灰质的白质区。胶质纤维增生病灶多为圆形、椭圆形小灶，少数病灶较弥漫。白质髓鞘无显著改变，似有节段性脱髓鞘现象。电子显微镜下观察见神经细胞及髓鞘变性，以及髓鞘分离。病变主要累及前庭神经核、下橄榄核、迷走神经核以及上丘、基底节、脑桥、小脑、皮质运动区，动眼、滑车等神经核也有变化。所见病变为损伤性修复的结果。

## 第五节　脑性瘫痪的预防对策

脑性瘫痪的病因复杂，所以预防比较困难，要针对其多方面的病因采取相应的预防措施。

脑性瘫痪的预防，要考虑到孕妇与胎儿期、新生儿期各种危险因素的因果关系。例如，妊娠中毒症是导致脑性瘫痪的原因之一，要清楚知道妊娠中毒症除本身因素外，还会引起胎盘早剥和胎盘功能不全而致胎儿缺氧性脑损害，而且有时会导致生后低血糖等，所以预防脑性瘫痪不能单独针对妊娠中毒症，还要注意到上述的诸多因素，针对其采取多种预防对策。

脑性瘫痪的预防对策如表 1－9 所示。

**表 1－9　脑性瘫痪的预防对策**

| 分娩前因素 | 预防对策 |
|---|---|
| 1. 近亲结婚<br>2. 家族性遗传病 | 优生学的对策 |
| 3. 感染 | 预防感染 |
| 4. 糖尿病 | 积极治疗，使孕妇血糖正常 |
| 5. X 线照射 | 尽量避免，选择适当对策 |
| 6. Rh 不合 | 测定抗体效价，行换血疗法 |
| 7. 妊娠中毒症 | 产科治疗，新生儿注射葡萄糖 |
| 8. 儿头与母骨盆不称 | 剖宫产 |

| 分娩时因素 | 预防对策 |
|---|---|
| 1. 早产 | 产科预防措施 |
| 2. 过期产 | 尽早剖宫产 |
| 3. 臀位分娩<br>4. 滞产<br>5. 产钳，胎头吸引<br>6. 生后窒息 | 给新生儿投以止血剂、吸氧，纠正酸中毒，注射葡萄糖 |

新生儿因素与预防对策

| 新生儿异常 | 检查项目 | 治疗对策 |
|---|---|---|
| 低出生体重 | $PCO_2$、pH 值、胆红素、血糖 | 给予葡萄糖、碳酸氢钠、换血、保温等 |
| 胎盘不全综合征 | $PCO_2$、pH 值、血糖 | 纠正酸中毒、低血糖 |
| 窒息、NRDS | $PO_2$、$PCO_2$、pH 值 | 复苏术，保温，纠正呼吸性酸中毒 |
| 痉挛 | 血糖、钙、镁、脑脊液 | 葡萄糖、钙、维生素 $B_6$ 等 |
| 黄疸 | 血清胆红素 | 换血疗法、蓝光照射、药物治疗等 |

## 第六节　脑性瘫痪的合并障碍

脑性瘫痪是脑损伤的结果，除了运动与姿势异常的主要症状外，必然会有许多与脑损伤相关的合并障碍。常见的合并障碍有癫痫、智能障碍，认知行为障碍及视、听觉障碍等。此外，还有脑性瘫痪本身的继发障碍，如挛缩、变形、心理问题等。在治疗脑性瘫痪时必须了解这些合并障碍及继发障碍的因果关系，予以适当的治疗，才能保证患儿的全面康复。

## 一、癫痫

癫痫是小儿神经系统障碍的代表疾病，其患病率在我国报道为3‰~6‰，日本报道为5‰~8‰。脑性瘫痪患儿的癫痫发病率的报道则有很大差异，最低为15%，高者甚而达60%。

脑性瘫痪患儿的癫痫初发年龄与非脑性瘫痪患儿患癫痫的初发年龄有明显不同。前者发病明显的早，95%以上于1岁内发病，50%于2岁内发病，极少6岁以上发病。而后者95%以上为6岁以后发病。临床资料证明，脑性瘫痪患儿中的癫痫有许多是继发于新生儿痉挛。

各种类型脑性瘫痪患癫痫的比率也不同，一般来说，偏瘫患儿有27%~40%，痉挛型双瘫患儿有16%~27%，四肢瘫患儿最高，为50%~90%。肌张力低下型的统计数字为32%，不随意运动型为11%。脑性瘫痪患儿癫痫的临床发作类型以全身性阵挛发作、部分发作、继发性大发作为多。

癫痫对脑性瘫痪的重症度有明显影响。有人曾做过实验，患有癫痫的脑性瘫痪患儿组中合并语言障碍、精神发育迟滞、肌肉骨骼系统障碍、步行困难等的比率明显高于不伴有癫痫的脑性瘫痪患儿组。

1999年D. I. Zafeiriou等曾对合并癫痫的脑性瘫痪患儿与不合并癫痫的脑性瘫痪患儿的计算机断层扫描（CT）与磁共振成像（MRI）所见进行了对比，两组分别为178例与150例，可见合并有癫痫组患儿的CT与MRI正常者只有16例，其余均呈现大脑皮质萎缩、脑积水、脑梗死等改变。对照组则有124例患儿头部CT或MRI为正常影像。

对于脑性瘫痪合并癫痫的患儿治疗，应尽早应用相应药物控制发作，以防脑的继发损伤。上述178名脑性瘫痪患儿中有116例（86.6%）合并癫痫的患儿经治疗后癫痫发作得到控制，停药后观察6年没有再发作，说明治疗效果是较理想的。

## 二、视、听觉障碍

视、听觉障碍在脑性瘫痪合并障碍中占第二位，一般发生率为10%左右，上述D. I. Zafeiriou等的资料中视觉障碍占38.9%，听觉障碍占15%左右。而脑性瘫痪合并癫痫的患儿中合并视觉障碍和听觉障碍分别为42.1%与19.1%。在脑性瘫痪的诊断，特别是早期诊断时一定要注意发现患儿的视觉和听觉障碍。

视觉障碍主要表现为内、外斜视，视神经萎缩，动眼神经麻痹，眼球震颤及皮质盲（chronic cortical visual impartment）。据R. Huo. 等报道，皮质盲在小儿眼科就诊患儿中占2.4%，其主要原因是围生期的缺氧、脑血管障碍、脑膜炎、后天的缺氧症等。皮质盲患儿的神经学并发症有癫痫、脑性瘫痪等疾病。

当脑性瘫痪患儿就诊时疑有视觉障碍时，一定要详细地进行眼科检查，早期采取相应治疗措施。

听觉障碍也是脑性瘫痪患儿常见的合并障碍，在脑性瘫痪的早期诊断方面，掌握这一症状是非常重要的。难听的定义是，在无助听器的纯音检查时，在 500 Hz、1 000 Hz、2 000 Hz 情况下，40 dB 以上的听觉脱失称之为难听。一般情况下难听的患病率为 1. 1%，其中 90% 为感音性难听。难听的小儿 30. 4% 有各种神经学异常的并发症，其中 86. 4% 是精神发育迟滞，35. 2% 脑性瘫痪，32. 0% 癫痫，9. 6% 视觉障碍。

值得注意的是，听觉障碍确定的时间问题，1 岁时可确诊的难听，无论是重度还是中度，只占总数的 30%；重度难听 90% 确诊时间超过 4 岁，而中等度的则 90% 超过 6 岁始能确诊。对于听觉障碍儿治疗的最重要时期是 3 ~ 6 岁，而在这一时期有 25% ~ 50% 的听力障碍儿未被确诊，所以对听力障碍儿的筛查是相当重要的。

## 三、智能障碍

智能障碍也是脑性瘫痪合并障碍中较多见的一种，日本旭川肢体不自由儿疗育中心对在该中心住院的脑性瘫痪患儿进行了智能指数的测定，结果见各类型脑性瘫痪患儿的智能指数的平均值明显不同。痉挛型四肢瘫的患儿为 32，双瘫为 67，偏瘫为 54。那么这种智能指数与认知功能有何关联呢？他们又对本组患儿进行了 Wechsler 学前及初小儿童智能量表（Wechsler preschool and primary scale of intelligence，WPPSI）的测查。结果是，痉挛型双瘫组总 IQ、语言性 IQ、动作性 IQ 分别为 67、72、54；痉挛型四肢瘫组为 32、41、30，两者都表现为语言性 IQ 优于动作性 IQ。

为了探讨 Wechsler 儿童智能量表中语言性及动作性检查的意义，该中心院长长和彦先生亲自对 81 名学习障碍儿进行了该量表的测查，中心目的是想探明在施行 Wechsler 儿童智能量表检查中，学习障碍儿为完成量表中的项目究竟动员了什么样的能力？其结果是可以分成明显的三种类别的能力，即语言的功能、视觉与空间的功能和中间型。为什么会出现这种结果呢？这是因为人的大脑分为左、右两个半球，分别管理着人的各种能力，左半球主要与语言、概念、算术等功能有关，而右半球主要是非语言性和音乐性的，主管感觉及几何学空间功能。所以 Wechsler 智能检查中的语言性检查是反映左半球功能，动作性检查是反映右半球功能。上述的疗育中心中的脑性瘫痪患儿明显的动作性智能指数低值，表明其右半球的功能障碍更为明显，所以导致认知功能障碍。

## 四、行为异常

随着康复医学的不断发展，以脑性瘫痪为主的障碍儿的行为异常不断显现，常常出现不适应康复设施的表现，比如腹痛，腹泻及呕吐等消化道症状与睡眠障碍。另外，有自残行为如咬自己的指甲、剥自己的皮肤、以头撞墙等，还有的出现暴力倾向。这些症状多发生于 10 岁以上脑性瘫痪患儿。以运动能力低下儿中出现为多，这是与相对运动能力较高的脑性瘫痪患儿相对比而言的。另外自伤与他伤行为及与他人交流能力低下密切相关。比如因语言障碍而不能表达自己的要求，不能与他人交谈等。

要注意观察患儿的行为异常，防止意外伤害，同时要积极进行矫治，避免症状加重而导致心理障碍。

## 五、语言障碍

小儿脑性瘫痪患儿的语言障碍发生率为 70% ~75%。语言障碍的症状轻重程度不等，临床表现相对复杂。

**（一）语言障碍的原因与表现**

**1. 运动障碍**

由于运动障碍使患儿活动范围狭小，接触外界的领域小，语言环境受限，导致言语获得障碍，表现语言发育迟缓，如语迟、词汇量的增加速度缓慢等。

**2. 发音器官运动障碍**

脑瘫儿童的口唇、舌、下颌、软腭、鼻咽腔等构音器官运动障碍，均直接影响言语的流畅度及清晰度。同时，因构音器官运动障碍而导致呼吸不规则、呼吸调节困难，也可引起发音困难。尤其是不随意运动型脑性瘫痪患儿，因头部的控制发育障碍、姿势的非对称性及发音器官明显的运动障碍，绝大多数患儿均产生发生构音障碍。

**3. 残存与发音有关的原始反射**

如觅食反射、口唇反射、吸吮反射、咬合反射等，不仅阻碍了摄食功能的发育，也阻碍了音声语言的发育。

**4. 听觉障碍**

脑瘫患儿听觉障碍率很高，因听觉异常导致语言输入过程受阻，而影响到语言输出困难，临床上可表现为听力低下、吐字不清等。因此，脑瘫儿童的听力检查应作为临床常规检查。

**5. 智力障碍**

部分脑瘫患儿伴有不同程度的智力障碍，可导致对语言的理解及表达能力低下。这些患儿还常伴有注意力不集中、多动、语言交流欲差等，阻碍了语言发育。

**6. 脑损伤部位的影响**

大脑皮质某一特定区域受损伤，会产生与该部位相对应的某种障碍，如额叶损伤出现言语障碍，颞叶损伤有多动障碍，丘脑下部损伤一般少动，而颞叶、顶叶、枕叶损伤的多有视听障碍及认知、学习障碍。

**7. 视觉和认知障碍**

视觉和认知障碍影响患儿学习和对物体的认识等功能，间接影响语言发育。

**（二）脑性瘫痪患儿语言障碍类型**

（1）运动性构音障碍：脑瘫儿童主要的语言障碍即运动性构音障碍，其发病机制是神经病变导致与语言活动有关的肌肉麻痹或运动不协调，影响到语言产生的各种因素，如发声质量、发音、呼吸、共鸣和语言的韵律，导致语言障碍。

（2）语言发育迟缓。

（3）其他语言发育异常：

1）声音异常。

2）言语异常。

3）流畅度异常。

（陈秀洁）

# 第二章　脑性瘫痪的症状与诊断

## 第一节　脑性瘫痪的分型

### 一、其他国家的分型

目前世界各国对脑性瘫痪的分型意见并未统一，各国有各自的分型方法。1950 年美国脑瘫协会（American Academy for cerebral palsy）根据脑性瘫痪的神经学症状、障碍部位、原因及伴随症状进行了分型，如表 2－1 所示。

**表 2－1　美国脑瘫协会的脑性瘫痪分型**

1. 生理学的（运动）[physiologic（motor）] 分型
   （1）痉挛型（spastic type）
   （2）手足徐动型（athetotic type）
     A. 紧张性（tension）
     B. 低紧张性（nontension）
     C. 张力失调（dystonia）
     D. 震颤（tremor）
   （3）强直型（rigid type）
   （4）共济失调型（ataxic type）
   （5）震颤型（tremor type）
   （6）弛缓型（atonia type）
   （7）混合型（mixed type）
   （8）不明分型（unclassified）
2. 按部位（topographic）分型
   （1）单瘫（monoplegia）
   （2）截瘫（paraplegia）（在脑性瘫痪中不存在）
   （3）偏瘫（hemiplegia）
   （4）三肢瘫（triplegia）
   （5）四肢瘫（quadriplegia）
   （6）双瘫（diplegia）
   （7）双重偏瘫（double hemiplegia）

1983 年，Baird 和 Gordon 将脑瘫临床症状与障碍部位组合进行了病型分类，如表

2－2所示。

表2－2 脑性瘫痪的病型分类

| | |
|---|---|
| 痉挛型脑性瘫痪 | 肌张力低下脑性瘫痪 |
| 偏瘫 | 弛缓性双瘫 |
| 双瘫 | 肌张力低下＋失调 |
| 四肢瘫 | 肌张力低下＋手足徐动 |
| 截瘫 | |
| 单瘫 | 失调型脑性瘫痪 |
| 三肢瘫 | |
| 运动障碍脑性瘫痪 | 混合型 |
| 手足徐动 | 痉挛＋失调 |
| 张力失调障碍 | 痉挛＋手足徐动 |

## 二、我国的分型

### （一）根据临床特点分型

#### 1. 佳木斯会议分型

1988年在佳木斯召开的我国首届“全国脑性瘫痪座谈会”上（以下简称为佳木斯会议），制定了我国的脑性瘫痪分型，基本上参照美国的分型，具体如下。

（1）痉挛型。

（2）手足徐动型。

（3）强直型。

（4）共济失调型。

（5）震颤型。

（6）肌张力低下型。

（7）混合型（注明何种类型混合）。

（8）无法分类型。

#### 2. 长沙会议分型

（1）痉挛型（spastic type）：以锥体系受损为主。

（2）不随意运动型（dyskinetic type）：以锥体外系受损为主，不随意运动增多，表现为手足徐动（athetotic）、舞蹈样动作（choreic）、张力失调（dystonia）、震颤（tremor）等。

（3）强直型（rigid type）：以锥体外系受损为主，呈齿轮、铅管样持续性肌张力增高。

（4）共济失调型（ataxia type）：以小脑受损为主。

（5）肌张力低下型（hypotonic type）。

（6）混合型（mixed types）：同一患儿表现有两种或两种以上类型的症状。

**（二）根据瘫痪部位分型**

**1. 佳木斯会议分型**

（1）单瘫。

（2）双瘫。

（3）三肢瘫。

（4）四肢瘫。

（5）偏瘫。

（6）截瘫。

（7）重复偏瘫（双重性偏瘫）（图2－1）。

如图2－1所示，单瘫指一个肢体瘫痪，多半为上肢，截瘫为双下肢瘫，原则上脑性瘫痪不应有截瘫，但也有报道的病例。偏瘫指一侧上、下肢瘫而另一侧上、下肢正常。双瘫是指四肢瘫，但上半身障碍轻于下半身（上肢轻于下肢）。三肢瘫指三个肢体瘫痪，一般是两下肢与一上肢。四肢瘫为四肢瘫痪程度基本一致。双重性偏瘫有两种情况：①四肢瘫，但上肢重于下肢。②四肢瘫，一侧上、下肢障碍轻于另一侧上、下肢。临床诊断时需说明何种类型、瘫痪部位、有无并发症。有明显病因者，应注明何种原因所致。

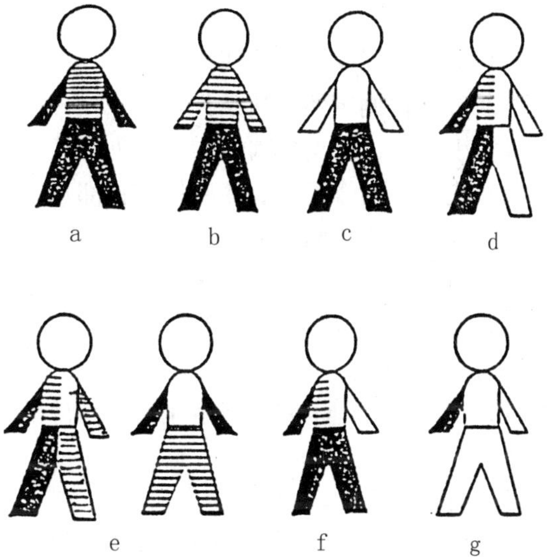


**图2－1 按瘫痪部位分型**

a. 四肢瘫 b. 双瘫 c. 截瘫 d. 偏瘫
e. 双重性偏瘫 f. 三肢瘫 g. 单瘫

**2. 长沙会议分型**

（1）单瘫：单个肢体受累。

（2）双瘫：四肢受累，上肢轻，下肢重。

（3）三肢瘫：三个肢体受累。

（4）偏瘫：半侧肢体受累。

（5）四肢瘫：四肢受累，上、下肢受累程度相似。

## 第二节　脑性瘫痪的诊断标准

### 一、脑性瘫痪的诊断条件及要点

#### （一）诊断条件

**1. 既往认识的诊断条件**

根据脑性瘫痪的定义可以确定，诊断脑性瘫痪的条件有以下 4 点。

（1）中枢性（脑性）运动障碍。

（2）非进行性脑病变。

（3）运动障碍为永久性。

（4）症状出现在发育早期。

**2. 长沙会议制定的诊断条件**

（1）引起脑性瘫痪的脑损伤为非进行性。

（2）引起运动障碍的病变部位在脑部。

（3）症状在婴儿期出现。

（4）可合并智力障碍、癫痫、感知觉障碍、交流障碍、行为异常及其他异常。

（5）须除外进行性疾病所致的中枢性运动障碍及正常小儿暂时性运动发育迟缓。

#### （二）诊断要点

（1）母孕期、围生期、新生儿期有高危因素的病史（高危因素如病因中所述）及特异症状。

（2）具有发育神经学症状：

1）整体发育的延迟，特别是运动发育的延迟，低于正常平均发育水平 3 个月或以上。

2）原始反射残存。

3）自律的姿势反应出现时间延迟。

（3）神经学症状：姿势与运动异常、肌紧张异常、肌力异常、腱反射异常、病理反射出现、感觉异常等特异的神经学症状。

（4）一过性的运动发育异常及神经系统进行性疾病需除外。

### 二、高危儿筛查

#### （一）妊娠、分娩、新生儿期的异常

通过询问病史确定患儿有无产生脑损伤的因素及可能的产生时期。

未熟儿常出现侧脑室室管膜细胞边缘的出血，导致其后的痉挛型双瘫。分娩时的缺血缺氧及新生儿核黄疸，常引起小脑、大脑基底核、脑干部位的神经核损伤，而导致其后的不随意运动型脑性瘫痪。分娩时的外伤常引起脑内的局灶性出血，而导致其后的痉挛型偏瘫。各种原因的脑积水可导致其后的共济失调型、强直型脑性瘫痪。上述基本上是围生期的高危因素，可以说围生期高危因素与脑性瘫痪发生的关系最为密

切，它的有无可以为早期发现脑性瘫痪提供原因线索。

日本的妇产科与小儿科医生认为以下8项围生期高危因素最为重要。

（1）多胎。

（2）臀位产。

（3）新生儿窒息。

（4）异常黄疸（血清胆红素值15～20 mg/dL以上）。

（5）呼吸困难，特别是呼吸暂停发作。

（6）痉挛。

（7）哺乳力不足。

（8）Moro反射阙如。

对有以上高危因素的婴儿，要严密观察其发育过程和临床症状的变化。这些也是早期诊断脑性瘫痪的重要依据。

**（二）早期症状**

婴儿期，尤其是婴儿早期出现以下症状应提高警惕，注意追踪观察。

新生儿期哺乳困难，异常哭闹，好打挺或易角弓反张；2～3个月后仍然紧握拳；4个月后仍然拇指内收和仍然不能竖颈、全身过软或过硬；5个月后仍然可以见到身体姿势的非对称，持续出现一侧或双侧上肢的后伸，仍然不会伸手抓物；6个月仍然手、口、眼不协调，如不能抓物入口等。

以上症状并非脑性瘫痪的特异症状，仅能为早期诊断脑性瘫痪提供参考依据。当一个6个月的婴儿仍然具有以下症状应高度怀疑脑性瘫痪诊断。

（1）明显的左右不对称体位和活动。

（2）当头部向一侧回旋时肯定受ATNR反射的影响。

（3）能从俯卧位向仰卧位，但不能从仰卧位向俯卧位。

（4）下肢见不到屈曲、伸展的共同运动模式以外的其他运动模式。

（5）仰卧位上两手不能到正中方向（即使是在母亲怀抱中小儿也不能伸出手，不能将蒙在脸上的手帕拿下）。

（6）在俯卧位上，当将头部垂直上举时，不能取得躯干的伸展和四肢的外展、伸展。

（7）从仰卧位向坐位拉起时头部仍然有或多或少的后垂。

（8）在坐位上可见明显的腰椎部位的后突（圆背），小儿特别讨厌伸腿坐位。

（9）见不到立位上的足踢蹬活动。

（10）立位见髋关节内收、内旋，以及尖足内翻倾向。

**（三）姿势与运动异常**

当幼儿与正常同龄儿相比，身体与四肢发软或发硬，活动笨拙，出现异常的姿势与运动，如非对称体位、有左右差异、只用一种固定的模式运动、出现联合反应或代偿性运动、未出现分离运动或抗重力性运动、有尖足或交叉步态、不随意运动、其他步态异常等可疑症状时，要及早进行神经学及发育学检查，必要时进行头部CT或MRI与脑电图检查，尽早发现异常。

## 三、发育诊断

当成熟的脑发生损伤时，可以表现出与其损伤部位相关的功能障碍，即神经学定位症状。但未成熟、未分化的脑，即发育途中的脑损伤时，由于内、外因素的影响，使脑发生了神经通路及分化过程的变化，具体表现在发育障碍上。脑性瘫痪的诊断要从两方面进行，其一是运动发育异常，其二是作为决定运动与姿势的因素的肌肉活动性异常。运动发育异常表现在随着中枢神经系统的成熟过程而不断变化的各种症状，包括自发活动性（自发运动）、姿势反应、发育性肌紧张、抗重力机构等。肌肉活动性异常表现在牵张反射和肌紧张的异常、不随意运动的出现等。

### （一）正常运动发育

发育是指生命体根据自身的遗传信息，适应自己所处的环境，获得已成熟个体的行动方式的过程。判断脑的发育是否成熟要依据三个方面：一是从构造上，即肉眼观察其形态，测量其重量；二是在显微镜下观察神经轴索的髓鞘化、树突的成长状态；三是在功能上通过观察作为统合、分化作用的姿势反应、自发运动的发育阶段来进行。

中枢神经系统的成熟过程是从脊髓开始向脑干、大脑发育，即从低级中枢向高级中枢发育的过程。新生儿时期，脊髓的发育已经完成，脑干与中脑出现部分发育，而大脑皮质中除了系统发生的古老部分外均呈未分化的状态，所有运动都是反射性的。与中枢神经系统的成熟相关的运动功能的发育顺序分为两个阶段。第一阶段是受孕开始的脊椎动物共有的系统发生的发育阶段。第二阶段是作为人类，生后至获得立位步行的个体发生的发育阶段。

运动发育包括粗大运动及精细运动两方面，小儿从竖颈至翻身、腹爬、坐、四爬而至独立站、走、跑的粗大运动的发育，以及从新生儿的握持反射至尺侧握、手掌握、桡侧握、两指捏的精细运动发育过程都遵循一定的规律，这些神经运动发育学知识将在第四章中叙述。

### （二）运动发育异常

发育异常可从两方面来看，即发育的迟滞与解离。脑性瘫痪，精神发育迟滞，先天性神经肌肉疾病中发育的迟滞是必然的。所谓解离，是指在与发育相关的各个领域上的发育阶段有明显差异。例如，脑性瘫痪患儿运动发育与精神发育的阶段并不均衡，出现两者的解离。另外，如步行发育延迟儿，过了1岁6个月后，智能发育正常，神经学方面也无异常，姿势反应的发育也未见明显迟滞，尽管如此，仍见不到下肢抗重力肌的活动性和交替运动的发育，坐位的移动方式也是通过屈肌的两侧同时运动向前蹭行（shuffling），可见到运动发育与精神发育的明显解离。自发运动发育迟滞与解离都有一定的范围，这是由于发育的个体差异及环境差异而致，所以除了明显的迟滞与解离，要慎重诊断婴儿期的病态发育迟滞。Vojta博士认为发育迟滞诊断标准是发育落后于正常发育阶段3个月以上。日本诸冈启一则认为，达不到相应月龄发育水平第90百分位的运动指标时则可疑为异常。

### （三）发育评定

在脑性瘫痪的诊断中对运动发育的评定是非常重要的环节，通过这方面评定可以确定患儿发育的阶段、发育中的异常，找到治疗的关键点，对治疗的正确性起到指导性作用。目前对发育的评定方法种类繁多，各个疗育设施、各国都有各自的评定方法，尚无统一的评定方法。

Millani Comparetti 从两方面诊断与评定姿势、运动的发育，即自发运动及姿势反应两项。

Vojta 通过 7 种姿势反射来判断由于脑的障碍而出现的异常反应，这种异常反应被诊断为中枢性协调障碍（zentrale koordination störung，ZKS），将来可能是脑性瘫痪患儿，也可能正常化。

必须注意的是，脑性瘫痪是未成熟脑的损伤，其障碍并不单纯表现在运动方面，常同时有精神、语言等方面的障碍，同时有癫痫等的并发障碍，治疗时应该采取综合的治疗方法，所以评定时要包括心理、社会、语言等方面，也要注重并发障碍的诊断。目前常用的一些婴幼儿发育诊断量表，如日本的远城寺式乳幼儿分析的发育检查法等。这些内容将在第七章中介绍。

## 四、神经系统症状

### （一）反射、反应

**1. 反射（reflex）、反应（response）的概念**

反射是最简单也是最基本的神经活动，它是机体对刺激的非自主反应。反射的解剖学基础是反射弧。反射弧包括感受器、传入神经元（感觉神经元）、一个或数个联络神经元、传出神经元（脊髓前角或脑干的运动神经元）、效应器五部分。反射由刺激引起，如触觉、痛觉、突然牵拉肌肉等刺激；反应可为肌肉的收缩、肌肉张力的改变、腺体分泌或内脏反应。临床上，脑性瘫痪的诊断中主要应用的是肌肉收缩的反射。反射必须依靠完整的反射弧，反射弧本身或中枢神经尤其是锥体束病变均可引起反射的改变。反射可根据刺激部位的不同分为浅反射、深反射；根据控制中枢的不同分为脊髓反射、脑干反射、中脑反射、皮质反射；根据神经系统成熟度而分为原始反射、各种姿势反射（反应），另外还有在正常情况下诱发不出的病理反射。

原始反射是正常发育中不可缺少的重要反射，小儿可通过对这些反射的反应维持生命，如吸吮、觅食反射等，并为今后的运动发育做准备。原始反射由脊髓和脑干支配，随神经系统的成熟而逐渐消退。随之出现由中脑控制的矫正反应，使小儿竖颈、翻身等运动发育得以实现。继而出现更高层次的皮质水平的平衡反应，保证小儿协调地完成站立、步行，以及各种姿势中的运动。

这些反射的发育是系统发生的过程，自然界的生物由无足动物进化至四足动物，最后成为人类用两足站立。其反射的发育也适合这一进化过程。

无足动物（apodal）是以原始的脊髓反射和脑干反射占优势，所以说这两类反射是只处在俯卧位与仰卧位水平的动物发育中存在的，在人类也同样存在于 3 ~ 4 个月之前的小儿。

四足动物（quadrupedal）以中脑的发育占优势，出现矫正反应，可以独自完成对身体姿势的矫正、翻身、爬与坐，相应于人类的 6 ~ 10 个月的发育水平。

两足动物（bipedal）是脑皮质水平的发育，平衡反应出现，可立，可用双足步行，1岁以后的小儿可达此水平。具体的各发育水平的反射、反应见图2-2。

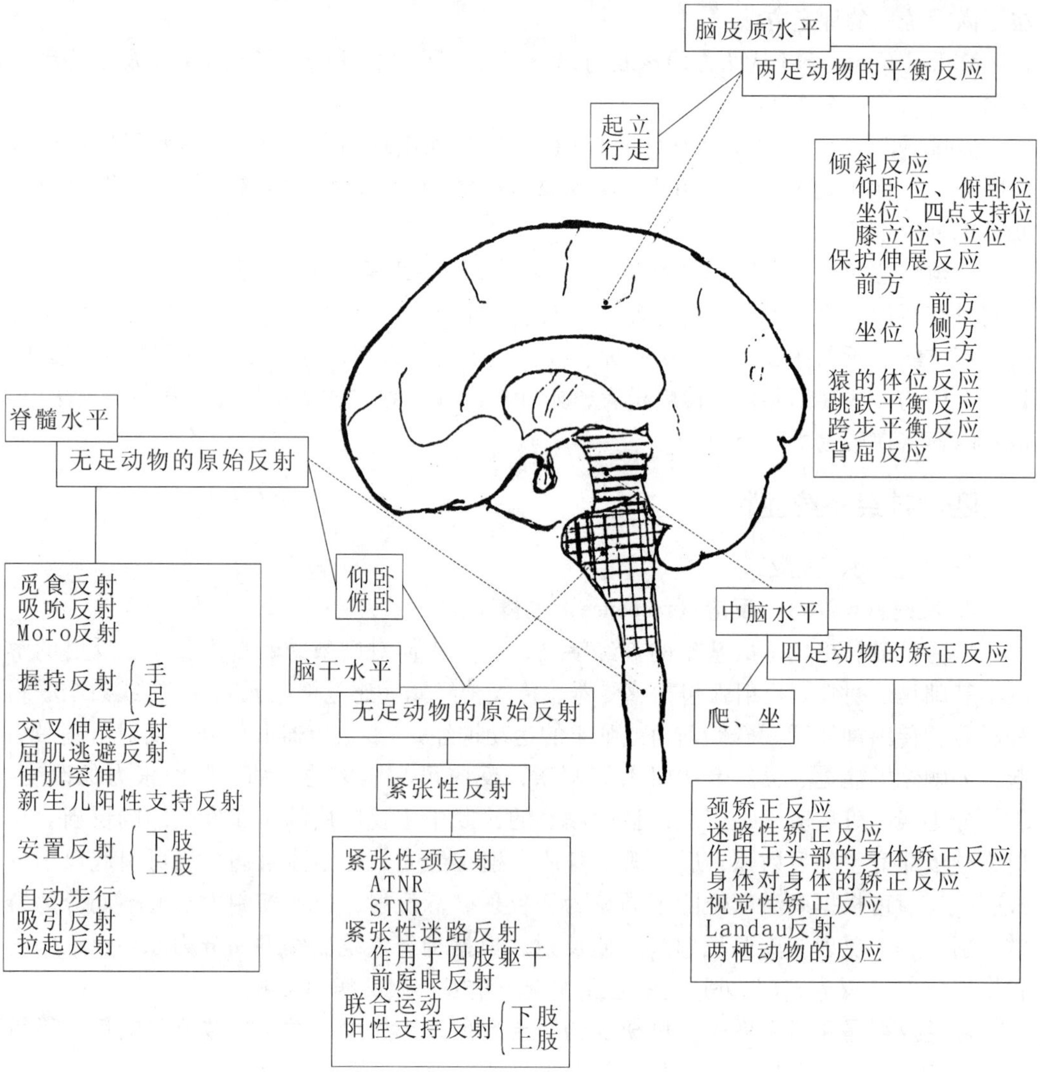


**图2-2　各种水平反射示意**

神经学的功能障碍源于中枢神经系统的特殊病变，由于这种病变使高层次中枢的抑制作用被破坏，使原始的、异常的反射被释放，甚至长期残存于患者的机体。自律的姿势反应出现时间延迟影响其正常的运动与姿势，脑性瘫痪患儿则表现为影响其正常的运动与姿势发育过程，而且产生异常的运动与姿势，异常姿势长期存在，会进一步导致挛缩与变形，成为一个恶性循环的结果。

**2. 各种反射、反应的检查方法与临床意义**

（1）脊髓水平的反射：M. R. Fiorentino将脊髓水平与脑干水平的反射，统统归纳为原始反射，浅田美江则将中脑水平反射称为姿势反射（反应）。笔者认为两者的认识方法无原则上的区别。本文采用后者的归类方法。对于反射的出现与消失的时间各家有不同的看法，本书中采用的是 Millani Comparetti 与日本的浅田美江的论述。

原始反射是指出生时即有，但在生后 4～6 个月消失的反射。此反射的存在代表脊髓与脑干发育的成熟。在脑性瘫痪的治疗实践中，用于诊断新生儿期的脑损伤和判断婴幼儿脑的成熟度，是必须检查的反射。

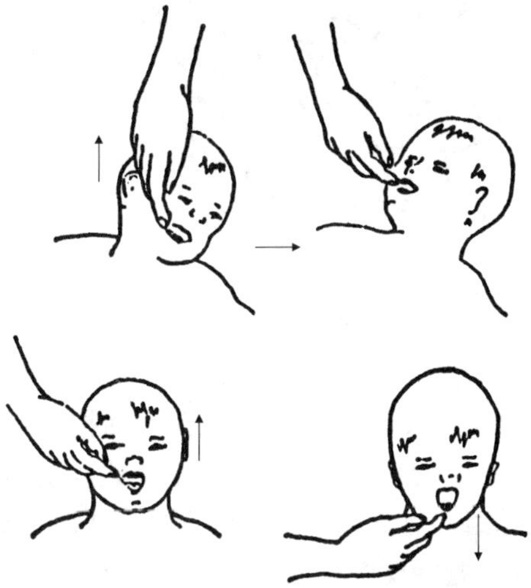

图 2－3　觅食反射

1）觅食反射（rooting reflex）：

检查方法：用手指轻触小儿口唇左右两侧、正中线的上下部分。

反应：唇与舌向刺激侧牵拉，同时头部屈曲或伸展，回旋至刺激侧（图 2－3）。

2）吸吮反射（sucking reflex）：

检查方法：将手指放入小儿口中。

反应：小儿用唇与舌吸吮手指（图 2－4）。

临床意义：觅食反射与吸吮反射是与哺乳和摄食相关的反射，出现于胎龄 28 周，生后 3～4 个月消失，未熟儿反应不完全或反应减弱。此反应若在新生儿期减弱或消失，可疑脑损伤，6 个月以后仍存在为异常。

3）拥抱反射（Moro 反射）：也称惊吓反射，是一种由于小儿头部与上背部位置关系突然变化时，在上肢产生的反应，是由于颈部深层肌肉的本体感受器受刺激而产生的。

A. 检查方法：可以应用以下几种方法中的一种。

a. 小儿仰卧，抬起他的头部至与床面呈 30°角，然后急速使之落下。

b. 小儿仰卧，握住两腕关节，向上牵拉使头部离开检查台，然后突然放手，使头部回到原来位置。

c. 小儿仰卧，急速牵拉其身下的床单或被褥，使之水平移动。

d. 叩打小儿枕的枕头。

B. 反应：

a. 拥抱型：两上肢对称的外展、伸展、举向上方，然后两上肢屈曲内收呈拥抱状（图 2－5）。

b. 伸展型：上肢外展，伸展或轻度屈曲，手指伸展或拇指和食指屈曲呈爪状手。

C. 异常反应：

a. 亢进：活动过剩，伴有手的震颤。

b. 减弱：肌张力亢进型：因肌张力亢进使运动受到抑制，又分三种程度：①反射运动的极期，见不到手张开。②上肢反应动作不完全。③未出现反应的动作。

肌张力低下型也表现减弱。

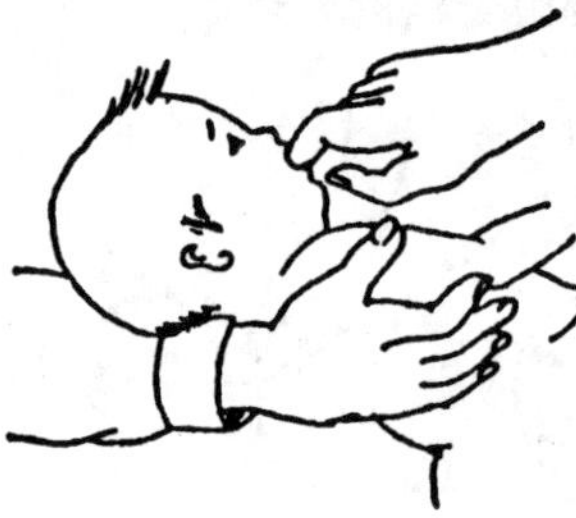

图 2-4 吸吮反射

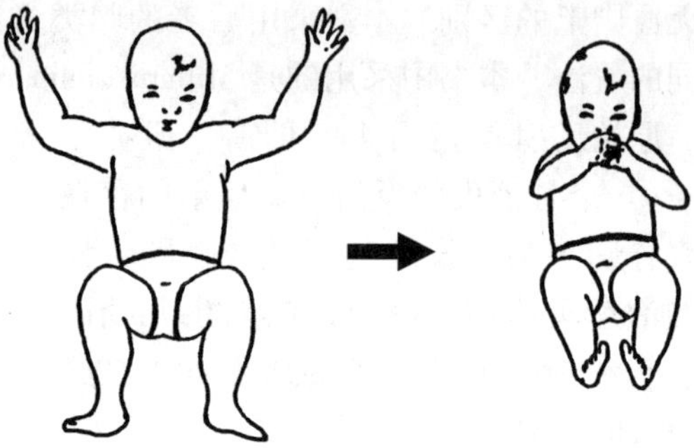

图 2-5 Moro 反射

c. 左右两侧反应不对称：

临床意义：新生儿期存在，拥抱型反应存在于 0～3 个月，伸展型存在于 4～6 个月，4～6 个月时消失。新生儿期此反射减弱或消失，可疑中枢神经系统障碍，脑性瘫痪患儿因非对称性紧张性颈反射（ATNR）支配，常出现两侧不对称的反应。

4）握持反射（grasp reflex）：

A. 手掌握持反射（palmar grasp reflex）：

检查方法：将手指从小儿手的尺侧放于小儿手掌中。

反应：小儿握住检查者手指，然后轻轻向上方牵拉患儿的手，可见紧张性反应，从整个上肢扩展至颈部并可以支撑小儿体重（图 2-6）。

临床意义：胎儿期即可观察到此反应，生后 2 个月开始减弱，即此反射存在于手的随意抓握活动发育之前。脑性瘫痪患儿上位中枢对下位中枢的抑制消失或减弱，使该反射残存，影响抓握动作的发育。

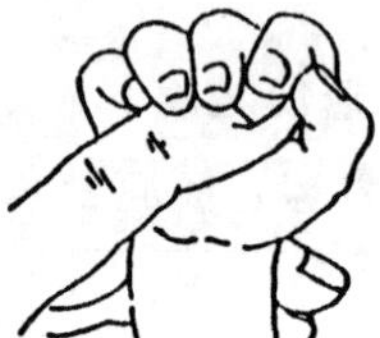

图 2-6 手握持反射

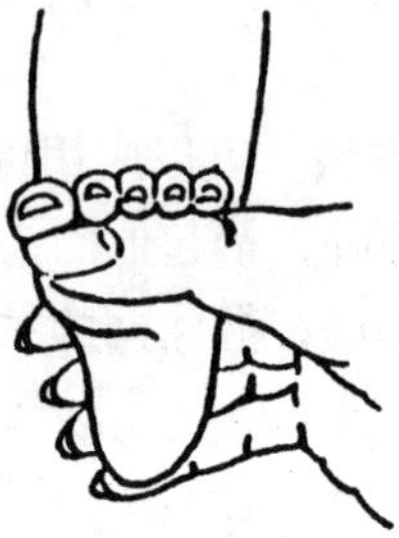

图 2-7 足握持反射

B. 足底握持反射（plantar grasp reflex）：

检查方法：用手指按压足底部足趾的根部。

反应：足趾屈曲，似握持检查者的手指。诱发部位以趾与第 2 趾间的趾根部最有效（图 2-7）。

临床意义：从新生儿期出现，10 个月左右存在，在步行开始，背屈反应出现后消失。该反射不出现或残存时，说明中枢神经系统功能低下或感觉、运动功能不全。

5）侧弯反射（side-bending reflex）或 Galant 反射：

检查方法：用手掌托住患儿的胸腹部使其呈空间俯卧位，用另一只手的指尖或棉棒沿脊柱两旁轻轻下划。

反应：被刺激侧背肌收缩产生脊柱向刺激侧的侧弯（图 2－8）。

临床意义：新生儿期存在，由头向尾方向逐渐减弱，出生 9 个月后，Landau 反射完成时完全消失。脑性瘫痪患儿中除了躯干支持的稳定性尚未获得者外，此反射在不随意运动型患儿表现异常亢进。

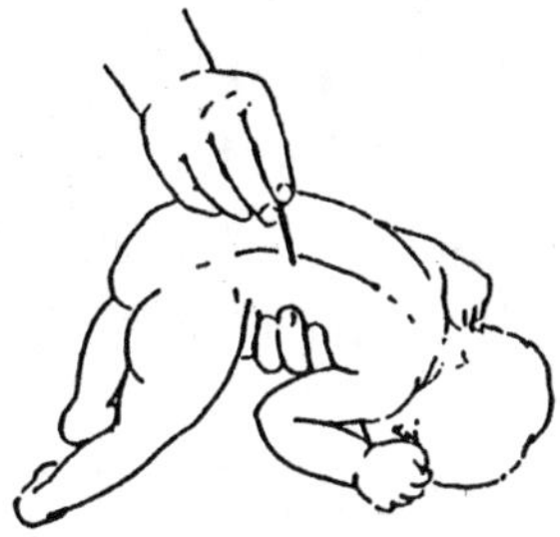

图 2－8　侧弯反射

6）交叉伸展反射（crossed extension reflex）：

检查方法：患儿仰卧位，两下肢伸展或者使一侧下肢的膝关节屈曲，固定该侧（屈曲侧）下肢后，给予该侧足底以刺激。

反应：两种检查方法同样出现另一侧下肢先屈曲，然后内收、伸展（图 2－9）。

临床意义：出现于胎儿 28 周，生后 1～2 个月消失。若 2 个月后仍存在，表示反射性成熟迟滞。

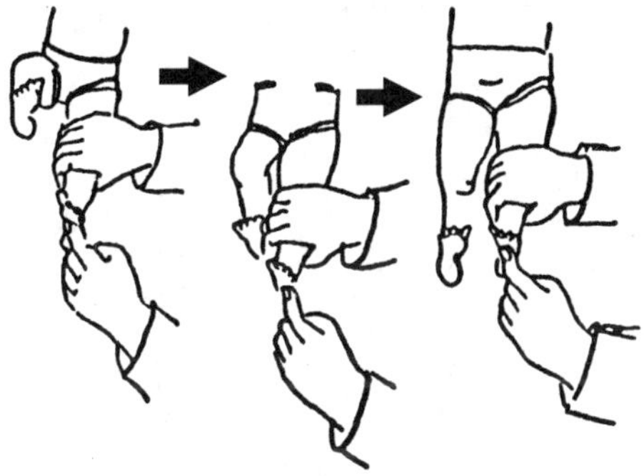

图 2－9　交叉伸展反射

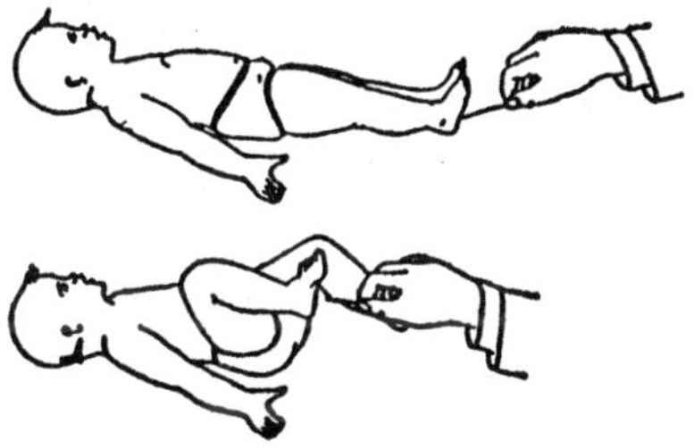


图 2－10　屈肌逃避反射

7）屈肌逃避反射（flexor withdrawal reflex）：

检查方法：患儿仰卧位，头正中，两下肢弛缓伸展，用针刺激一侧足底。

反应：被刺激侧下肢屈曲（图 2－10）。

临床意义：此反射又称防御反射、逃避反射，是婴儿对有害刺激的自身防御方法。新生儿期存在，生后 1～2 个月消失。2 个月后仍存在表示反射性成熟的迟滞。

8）伸肌突伸（extensor thrust）：

检查方法：患儿仰卧位，头正中，一侧下肢伸展，另一侧下肢屈曲。刺激屈曲侧下肢的足底。

反应：撤出刺激的控制后，被刺激侧下肢伸展（图 2－11）。

临床意义：新生儿存在，2 个月左右消失。2 个月以后仍为阳性，为反射性成熟迟滞的表现。

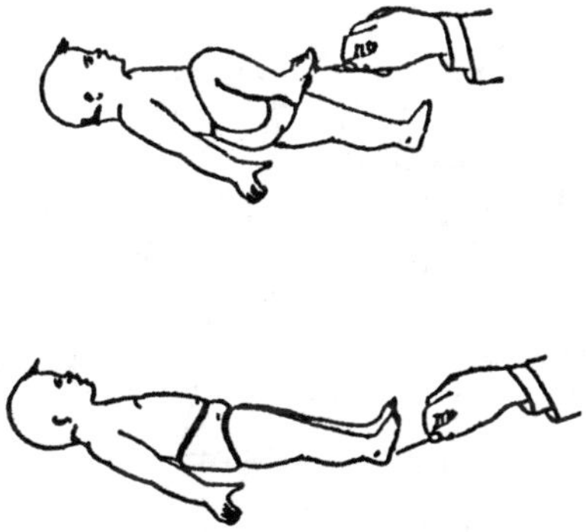


图 2－11　伸肌突伸

9）新生儿阳性支持反射（neonatal positive supporting reflex)：

检查方法：扶持小儿两侧胸腹壁，使小儿双足底着床，使体重支持在双下肢。

反应：由于对足底的皮肤刺激，骨间肌伸展，下肢屈肌、伸肌同时收缩，下肢硬如棒状似支持体重（图2－12）。

临床意义：出生时即存在，生后2个月左右消失。当脑损伤时上位中枢的控制被阻断，反应增强。当有异常的低紧张状态、屈曲模式占优势的发育障碍时，不能诱发出这一反应。

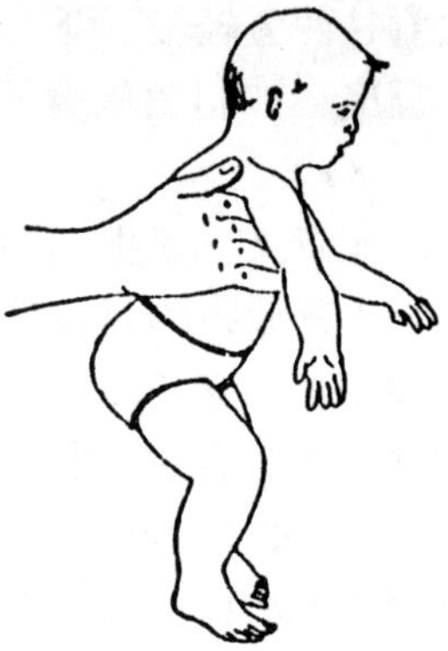

图2－12 新生儿阳性支持反应

10）掌颌反射（Babkin 反射）：

检查方法：小儿仰卧位，检查者用两拇指同时按压小儿两侧手掌。

反应：向前低头、张口、闭眼的动作。

临床意义：新生儿期即出现，6周后逐渐减弱。生后6个月仍持续存在为异常，提示脑部病变。

11）安置反射（placing reflex）：

A. 下肢安置反射：

检查方法：扶持小儿于竖直位，将一侧足背抵于桌面边缘。

反应：小儿将该侧下肢抬到桌面上（图2－13）。

临床意义：于胎儿35周时出现，生后6周至2个月逐渐消失。

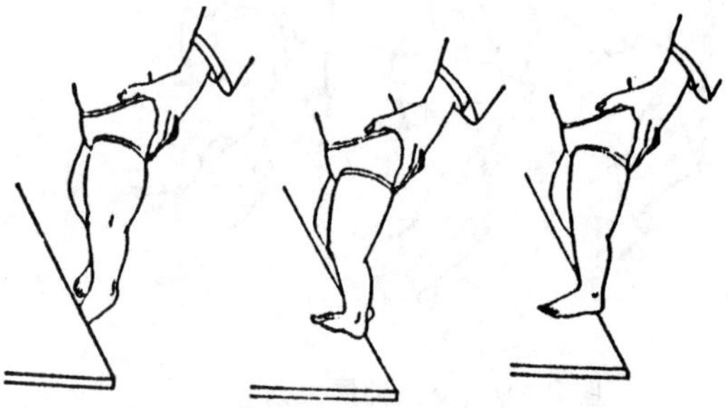

图2－13 下肢安置反应

B. 上肢安置反射：

检查方法：扶持小儿两腋下，使一侧手背抵于桌面边缘。

反应：首先肩、肘屈曲，继而伸展，手指伸张，手拿到桌面上（图2－14）。

临床意义：出生时出现，2个月时消失。

注意两手、两足的对称性，不对称时，不能拿到桌面的一侧有障碍。

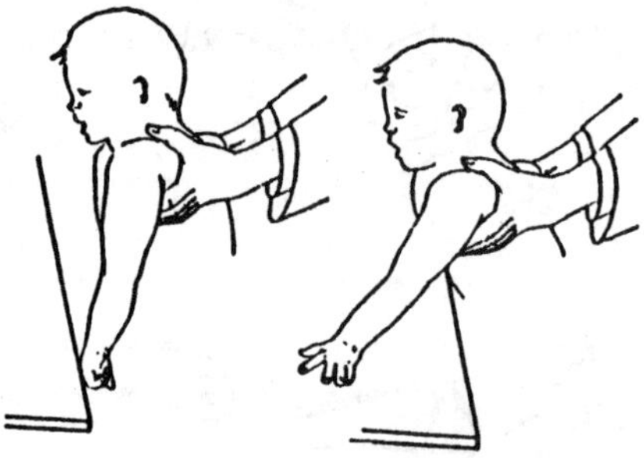

图2－14 上肢安置反射

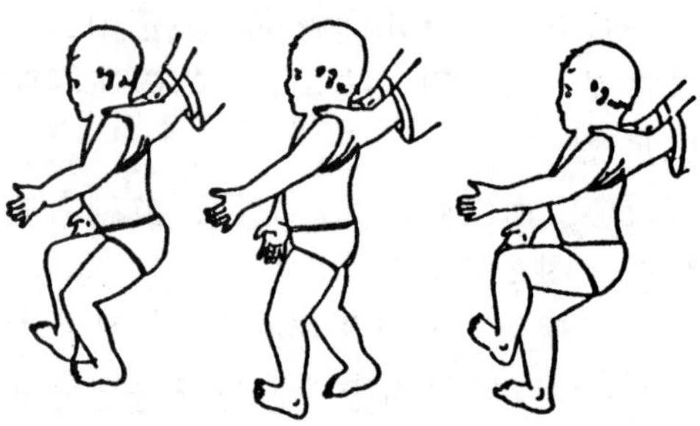

图2－15 自动步行

12）自动步行（spontaneous stepping）或称反射性踏步（automatic walking）：

检查方法：扶持小儿腋下使之呈直立位，让两足接触支持面，使其身体前倾。

反应：小儿持续地两下肢似交替向前迈步样缓慢向前方移动（图2－15）。

临床意义：出生即有此反射，早产儿也可引出此反射，但往往是足尖接触支持面，足月儿则用整个脚掌接触支持面，2～3个月后消失。消失过晚说明中枢神经系有障碍。

13）吸引反射（magnet reflex）：又称磁石反射。

检查方法：小儿仰卧位，用手指轻推小儿足底。

反应：可见小儿的髋、膝屈曲，当检查者缩回推足底的手时，小儿的脚又追随检查者手指移动，髋、膝伸展。

临床意义：生后1～2个月反应最为明显，以后逐渐消失，注意两侧是否对称。

14）拉起反射（traction response）：

检查方法：小儿仰卧，头正中位。①新生儿时，两手牵引小儿两前臂向坐位拉起。②2～5个月小儿，触摸其手掌，而不必向坐位拉起。

反应：产生前臂的整体屈曲反应，见肘、腕、手指的屈曲，这是由于肩的内收肌群、屈肌群的伸张而引起的。这种屈曲模式能充分支持小儿的体重（图2－16）。

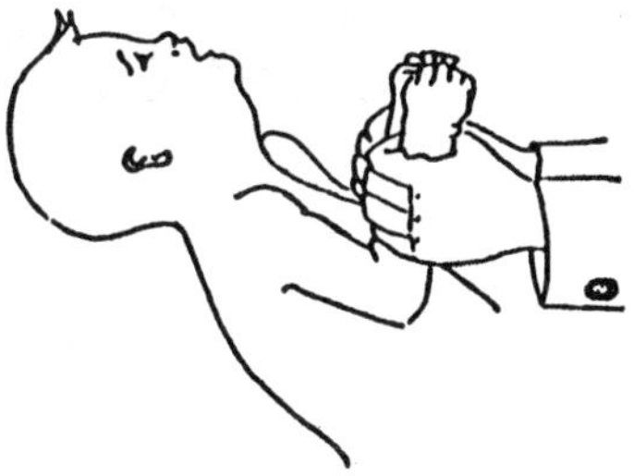

图2－16　拉起反射

临床意义：此反射出现于妊娠28周，生后2～5个月逐渐消失。当有偏瘫、臂丛神经麻痹时，患侧见不到此反应。

（2）脑干水平的反射：脑干水平的反射是“静态的”姿势反射（“static”postural reflexes），由于头部与身体的体位在空间上发生变化而对迷路产生刺激，或者头部与身体关系的变化对颈肌的本体感受器的刺激，反射性地产生全身性肌肉紧张度分布的变化。这群反射存在于正常小儿生后4～6个月，超过6个月仍残存，表示中枢神经系统的成熟迟滞。此类反射是众多反射中较重要的反射。

1）紧张性颈反射：是由于头部与躯干间的相对位置发生变化而产生的四肢的肌紧张及眼位的变化。在颈部肌肉、关节的本体感受器产生的感觉冲动，从第1、2颈髓的后根进入颈髓，在第1颈髓－脑干内进行统合，产生在四肢的应答反应，即四肢肌紧张的变化。冲动还可到达中脑的动眼、滑车、展神经核，使眼球产生与头部回旋相反方向转动的变化。

A. 非对称性紧张性颈反射（asymmetrical tonic neck reflex，ATNR）：

检查方法：患儿仰卧，头正中位，检查者向一侧回旋其头部。

反应：颜面侧上、下肌的伸肌的肌紧张增高，呈伸展位，后头侧上、下肌的屈肌肌紧张增高，呈屈曲位（图2－17）。

临床意义：正常新生儿在生后第1周即可见到，2～3个月时明显，4个月以后消失。此反射在仰卧位最易诱发。脑性瘫痪患儿由于上位中枢的损伤，ATNR常成为成长过程中的特征性症状。

B. 对称性紧张性颈反射（symmetrical tonic neck reflex，STNR）：

检查方法：患儿俯卧位，检查者使其头部被动前屈与后屈。

反应：当头部前屈时，上肢屈曲，下肢伸展；头后伸时上肢伸展，下肢屈曲（图2－18）。

此反射是类似四足动物瞄准猎物时的姿势，是有名的反射。例如，当猫吃盆中食物时头前屈，则前侧肢体屈曲后侧肢体伸展，当它仰望上方时，头后伸则出现后侧两肢体的屈曲，前侧两肢体的伸展（图2－19）。

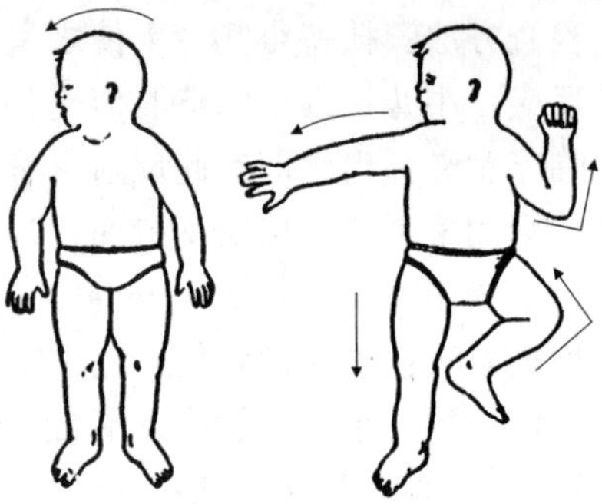

图2－17 非对称性紧张性颈反射

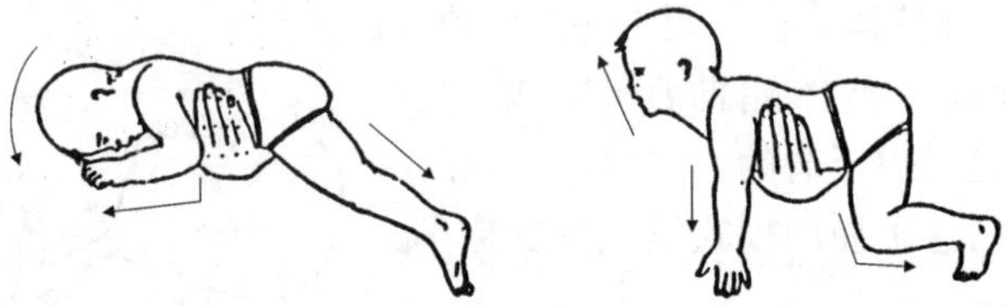

图2－18 对称性紧张性颈反射

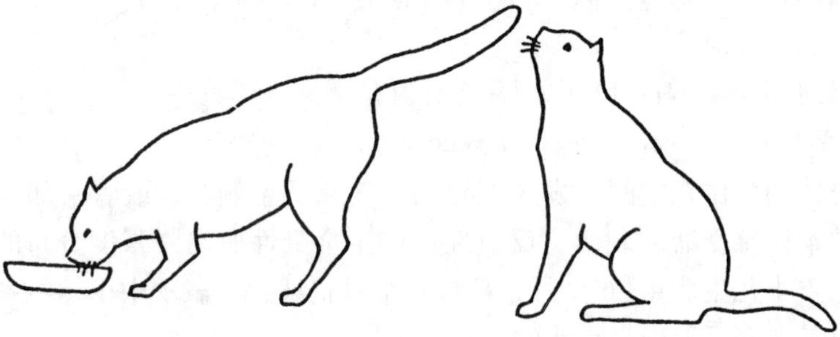

图2－19 从四足动物的动作看STNR反射

临床意义：存在时间为生后6～8个月。脑性瘫痪患儿在矫正反应未出现之时，体轴不回旋状态下，应用此反射取得坐位及维持坐位的稳定。但若残存会影响步行及进行从立位坐于地面上的动作，使患儿四爬时呈似兔跳样姿势。

2）紧张性迷路反射（tonic labyrinthine reflex，TLR）：头部位置在空间发生变化时会导致重力方向的改变，这种改变作为一种刺激被迷路感受器感知，产生刺激冲动进入延髓的前庭核，经过前庭脊髓束下降至脊髓，使四肢、躯干的肌紧张发生变化，称这一反射为紧张性迷路反射。另外从感受器传出的刺激冲动还从前庭核传入中脑的动眼、外展、滑车神经核，使外眼肌的运动神经元或兴奋或抑制，即产生前庭眼反射。

A. 作用于四肢、躯干的紧张性迷路反射：

检查方法：分别使患儿呈仰卧位、俯卧位。

反应：仰卧位上使头部轻度后屈时伸肌紧张性增高致四肢伸展，俯卧位上使头部轻度前屈时屈肌紧张性增高致四肢屈曲（图2－20）。

临床意义：正常小儿生后4个月前为阳性。脑性瘫痪患儿此反射持续存在，导致运动与姿势异常。在临床上常见的仰卧位上的角弓反张（opisthotonus）状态，拉起时的头后垂、翻身时从仰卧位开始身体整体的后弓样翻转等都是受此反射的影响。此反射与ATNR相同，是对脑性瘫痪患儿的姿势、运动模式具有很大影响的反射。角弓反张见图2－21。

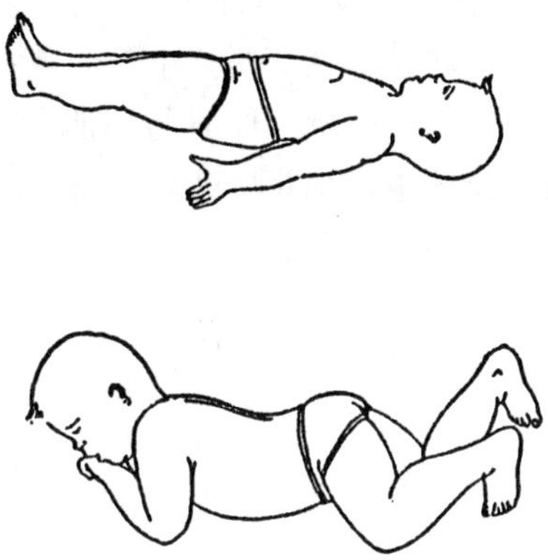

图2－20 紧张性迷路反射

B. 前庭眼反射（作用于眼的紧张性迷路反射）：

检查方法：竖直抱住小儿，使头部向左、右倾斜。

反应：当头部向左侧倾斜时，眼球反向向右侧活动。

3）联合运动（associa movements）：

检查方法：让患儿用一只手用力握住一物体（偏瘫患者用健侧手握物）。

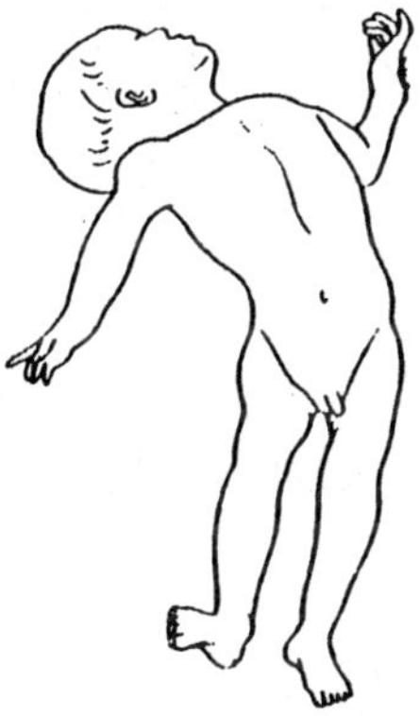

图2－21 角弓反张

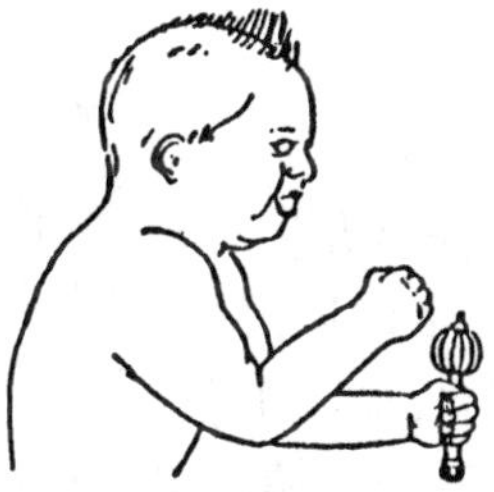

图2－22 联合运动

反应：正常人无反应，阳性反应为对侧肢体出现同样的紧握动作，身体其他部分肌紧张增强（图2－22）。

临床意义：对于联合运动的称谓及认识各学者不一，Cohen将这种对侧肢体的反应性运动称为过剩运动。Walshe认为，这些运动是单纯的运动，称之为联合反应。临床实践中常常将联合反应与联合运动混同，作为相同意义来应用。Marylou R. Barnes认为联合反应是与肌紧张相关的，而联合运动则与关节运动相关。认为联合运动是因为粗大运动未被充分抑制所致，在婴儿则是不能充分进行完全的分离运动的表现。因此在8岁或9岁之前，出现联合运动是正常的，但这时见不到肌张力亢进。8岁或9岁以后见到明显的联合运动，提示中枢神经系统病变或发育不成熟。

4）阳性支持反应（positive supporting reaction）：

A. 阳性支持反应（下肢）：

检查方法：从腋下扶持小儿使其立位，足底着床。

反应：下肢的所有伸肌与屈肌共同运动增强，使伸肌群与屈肌群同时收缩，所以下肢可支持体重，小儿可站立，髋、膝关节伸展（图2－23）。

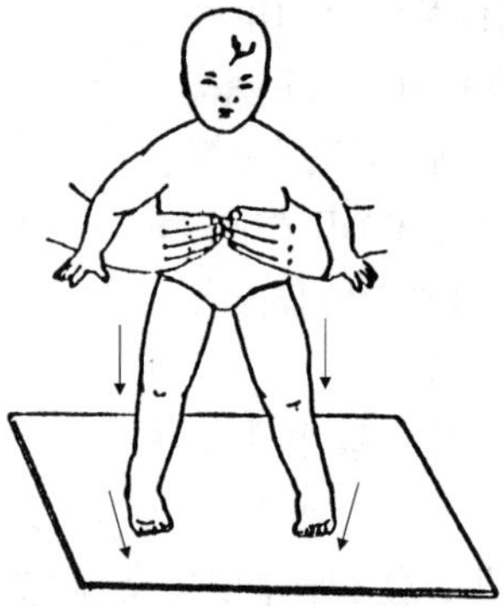


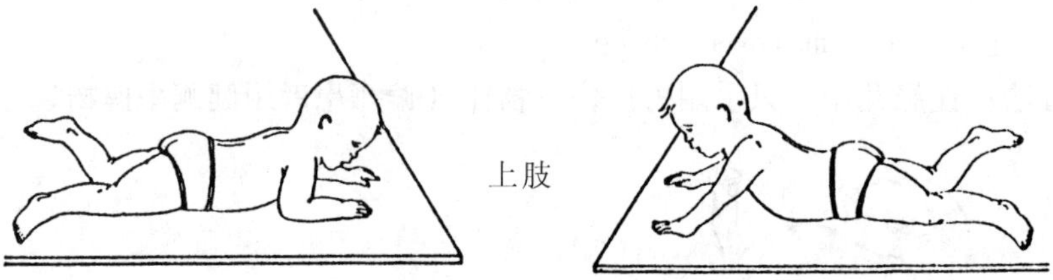


**图2－23　阳性支持反应**

a. 未成熟型　b. 成熟型

临床意义：正常儿生后6～9个月出现，持续终生。此为成熟型阳性支持反应，注意与新生儿性支持反应相区别。

B. 阳性支持反应（上肢）：

检查方法：让小儿俯卧于检查台上，观察上肢支持体重情况。

反应：①未成熟型：两肩部分性伸展，两肘屈曲支持体重（图2－23a）。②成熟型：两肩屈曲，两肘与腕关节伸展支持体重（图2－23b）。

临床意义：未成熟型生后3个月左右出现，成熟型4～6个月出现。若出现延迟是广泛性中枢神经功能低下的表现，可导致从俯卧位转向坐位及高爬运动的发育延迟。

（3）中脑水平的反射（反应）：中脑水平的反应为矫正反应（righting reactions），主要受从红核以上的中脑水平所整合（integrate）。各矫正反应相互关联，其作用是确立头部与身体在空间的正常关系，以及身体各部分的相互关系。矫正反应在生后10～12个月时达到最高的协调效果。随着脑皮质控制的增加，这些反射逐渐改变并被抑制，其中一部分在5周岁左右消失，一部分持续终生存在。由于这些反应的整合使小儿可以翻身，会坐与四爬，成为四足动物的生物状态。

人和动物可以通过视觉、迷路、本体感觉、皮肤感觉等感知自己姿势的改变，并可将发生变化的姿势矫正过来，这就是矫正反应。通过各种感受器发生的反应分别称为迷路性矫正反应、视觉性矫正反应，由皮肤、本体感觉器诱发的反应根据其部位称为颈矫正反应等几种。

1）颈矫正反应（neck righting reaction）：

检查方法：患儿仰卧，头正中位，上、下肢伸展，将其头部向一侧回旋。

反应：身体整体向头回旋的方向回旋，似滚圆木样，肩胛带与骨盆带之间没有分离动作（图 2－24）。

临床意义：正常小儿生后出现，持续 5～6 个月。这一反应可使小儿的后头侧上、下肢产生活泼运动，促进正中位指向的发育，对翻身运动的完成起很大作用。脑性瘫痪患儿，头部回旋时会引起非对称性紧张性颈反射，妨碍躯干的回旋，若此反应消失延迟或者到幼儿时仍然呈现滚圆木样回旋，会影响正常的翻身、独坐及步行中体轴回旋动作的发育，对以后的运动功能发育有很大的妨碍。

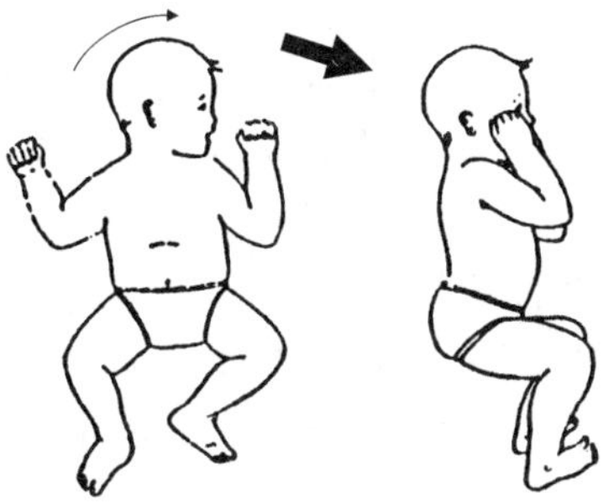

图 2－24　颈矫正反应

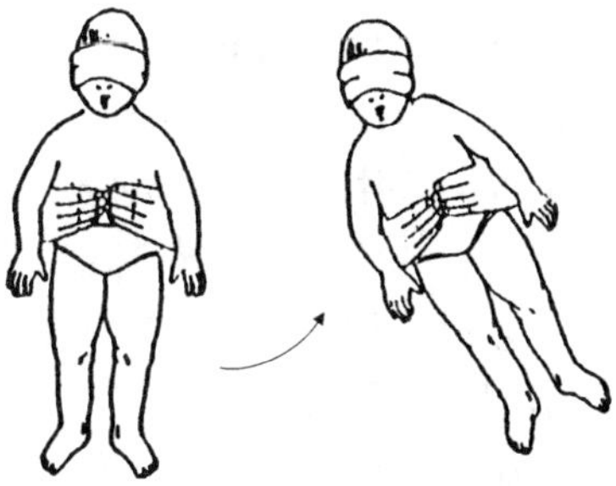

图 2－25　迷路性矫正反应

2）迷路性矫正反应（labyrinthine righting reaction）：

检查方法：遮严小儿双目，纵立抱起，向前、后、左、右倾斜小儿身体。

反应：无论怎样倾斜，头部都能回到正中位，保持与地面垂直位（图 2－25）。

临床意义：生后 2～3 个月时出现，几乎所有 4～6 个月的小儿均为阳性，并持续终生存在。此反应阴性或显著异常，对诊断中枢神经系统障碍有很大价值。

3）作用于头部的身体矫正反应（the body righting reflexes acting on the head）：

检查方法：小儿仰卧，头正中位，双下肢伸展，握住两下肢向一侧回旋，使之成俯卧位。

反应：小儿头部向同侧回旋，并出现头部上抬的动作为阳性（图 2－26）。

临床意义：出现于生后 2～3 个月，4～5 个月后随 ATNR 的消失而逐渐明显，至 5 岁左右消失。

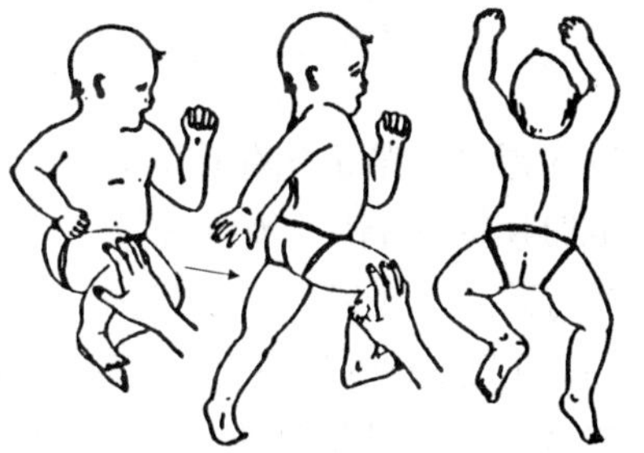

图 2－26　作用于头部的身体矫正反应

4）身体对身体的矫正反应（body righting reflexes acting on the body）：

检查方法：患儿仰卧位，头正中位，上、下肢伸展位，使身体回旋至侧卧位。

反应：由于身体在侧卧位上皮肤受到非对称性的刺激，身体又回到仰卧位。

临床意义：6 个月出现，5 岁左右消失。

3）与 4）的体轴回旋在翻身运动中起着重要作用，也促进全身性的屈曲模式或全身性伸展模式的解离，同时也是从粗大运动向分离运动发育的重要反应。小儿发育过程中由仰卧位转换为坐位，由膝立位坐到椅子上都需要体轴回旋的功能。3 ~5 岁以后，这种体轴回旋的功能被抑制，开始了对称的从仰卧位转换为坐位及对称的向前方运动，仅用下肢的力量即可站起。身体对身体的矫正反应不仅使体轴回旋，也使四肢的回旋顺利完成。可以说这两个反应是分离运动的基础。

5）视觉性矫正反应（optical righting reactions）：

检查方法：将小儿纵立抱起，向前、后、左、右倾斜。

反应：头部回到正中位为阳性。

临床意义：4 个月出现，5 ~6 个月时最明显，持续终生存在。此反应可以保证日常生活，工作中用视觉调节姿势与方向。

将 1）~5）这 5 个矫正反应的作用总结归纳如下：①是控制头部与躯干的基础。②可使身体成一直线。③产生体轴内的回旋。④由视觉产生姿势的方向性并调节之。

6）Landau 反射（Landau reflex）：

检查方法：托住患儿的胸腹部，使之保持空间的水平位。

反应：①第Ⅰ相：颈部、躯干轻度屈曲，四肢也轻度屈曲（图 2 －27a）。②第Ⅱ相：颈部抬起与躯干成水平位，躯干、四肢轻度屈曲（图 2 －27b）。③第Ⅲ相：颈部伸展上举，躯干伸展，四肢伸展倾向（图 2 －27c）。

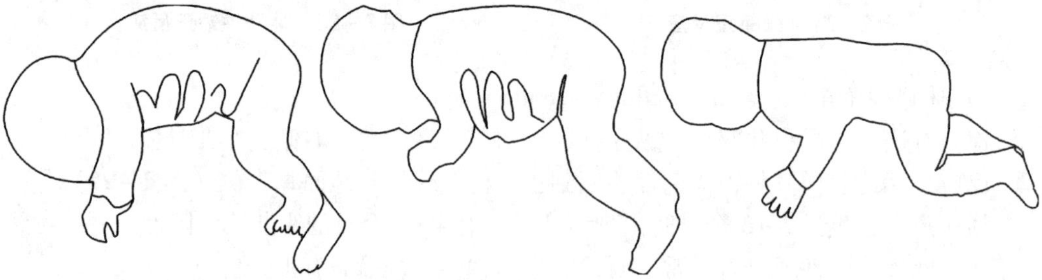

a　　b　　c

**图 2 －27　Landau 反射**

临床意义：第Ⅰ相存在的时期为出生至 6 周，第Ⅱ相完成时期为 3 ~4 个月，第Ⅲ相完成时期为 6 个月。如果过 6 个月仍然阴性，或为非对称姿势，以及有四肢紧张性的异常等可疑运动障碍与发育障碍。

7）两栖动物的反应（amphibian reaction）：

检查方法：患儿俯卧位，头正中，双下肢伸展，双上肢向头上方伸展。检查者抬起患儿一侧骨盆。

反应：同侧的上肢、髋关节及膝关节自动屈曲（图 2 －28）。

临床意义：生后 6 个月以后出现，持续终生。若 6 个月以后仍不出现，是反射性成熟迟滞的表现。

（4）脑皮质水平的反射（反应）：是由脑皮质、基底神经节及小脑间的相互作用来整合的反射，主要包括倾斜反应、平衡反应与保护伸展反应。此水平的反应成熟时即进入了运动发育的人类与两足动物阶段。

1）倾斜反应：所谓倾斜反应，是指当倾斜身体的支持面使身体重心移动时，机体为了保持平衡在四肢出现的代偿运动，调节肌紧张，使整体姿势保持正常的一种反应。

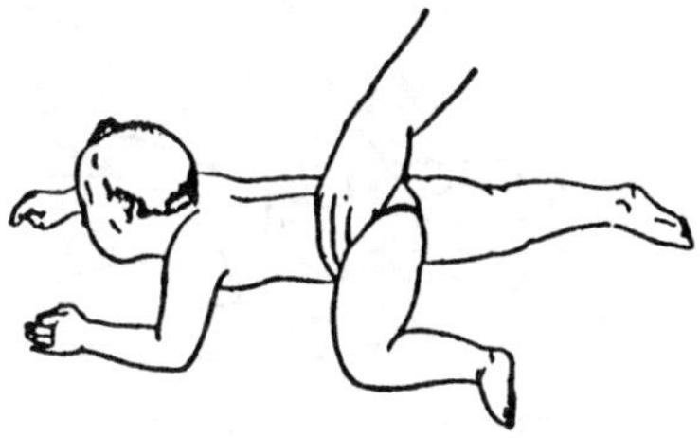
图 2－28 两栖动物的反应

上述的在支持面上的身体倾斜，可以在卧位、坐位、四点支持位、膝立位、立位上检查，称其为各体位上的倾斜反应。

A. 仰卧位的倾斜反应（supine tilting reactions）：

检查方法：小儿仰卧于倾斜板上，上、下肢伸展位，将倾斜板向一侧倾斜。

反应：倾斜后抬高侧的上、下肢肌紧张增高，肩、髋关节外展、伸展。头部与躯干因矫正反应而转向正中位。倾斜面下方的上、下肢可见保护反应（图 2－29a）。

临床意义：正常小儿 6 个月出现，持续终生存在。

B. 俯卧位倾斜反应（prone tilting reactions）：

检查方法：患儿俯卧于倾斜板上，上、下肢伸展位，将倾斜板向一侧倾斜。

反应：头与躯干出现矫正反应，倾斜板抬高侧上、下肢肌紧张增高，肩与髋关节外展、伸展。下侧的上、下肢可见保护反应（图 2－29b）。

临床意义：正常生后 6 个月出现，持续终生存在。

C. 坐位倾斜反应（sitting tilting reactions）：

检查方法：患儿坐于椅子上，牵拉小儿一侧上肢，使之身体倾斜，或抬高所坐长条椅的一侧，使之倾斜。也可坐于倾斜板上检查。

反应：头部胸廓回至正中位，倾斜上方侧的上、下肢外展、伸展，下方侧上、下肢见保护反应（图 2－29c）。

临床意义：正常小儿 7～8 个月时出现，持续终生存在。

D. 四点支持位倾斜反应（four－foot kneeling tilting reactions）：

检查方法：患儿两手两膝着床在倾斜板呈四点支持位，使倾斜板向一侧倾斜。

反应：头与胸廓回正中位，倾斜上方侧上、下肢外展、伸展，下方侧见保护反应。

临床意义：生后 9～11 个月时出现，持续终生存在。

E. 膝立位倾斜反应（kneel－standing tilting reactions）：

检查方法：患儿在倾斜板上呈膝立位，使倾斜板向一侧倾斜。

反应：头与胸廓回正中位，倾斜上方侧的上、下肢外展、伸展，下方侧见保护性反应。

临床意义：正常时 15 个月出现，其后持续终生存在。

F. 立位倾斜反应（standing tilting reactions）：

检查方法：小儿站立于倾斜板上，使倾斜板向一侧倾斜。

反应：头与胸廓回正中位，倾斜上方侧上、下肢外展、伸展，下方侧见保护性反应（图2－29d）。

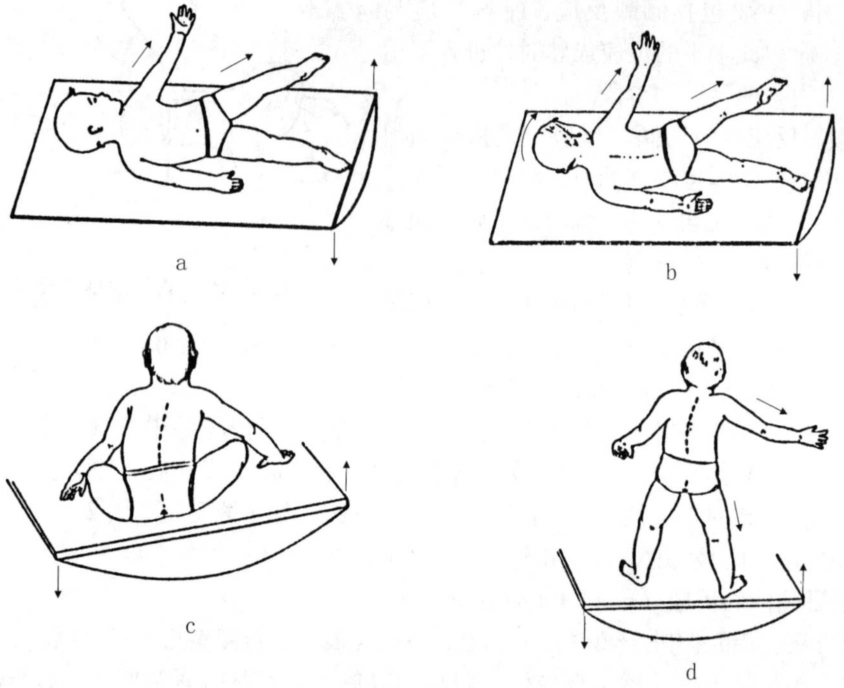


**图2－29 倾斜反应**

a. 仰卧位 b. 俯卧位 c. 坐位 d. 立位

临床意义：正常小儿15～21个月出现，持续终生存在。

在A～F的倾斜反应中，倾斜面上方的上、下肢外展、伸展，是平衡反应的表现。只有这些反应存在，才能保证小儿维持各体位的稳定。脑性瘫痪患儿这些反应发育延迟，所以影响其各阶段的运动发育。

2）平衡反应：Shumway－Cook将以下的检查反应形式称为姿势保持反应，即在无倾斜板类支持面的条件下，给身体加以使之不稳定的力时，身体出现各种反应维持自己的平衡。此类反应往往与倾斜反应平行出现。

A. 猿的体位反应（simian position）：

检查方法：患儿蹲位，使其身体向一侧倾斜。

反应：头部与胸廓回至正中位，倾斜上方侧的上、下肢外展、伸展。下方侧见保护反应。

临床意义：正常小儿15～18个月出现，以后持续终生存在。此反应实际上是倾斜反应的一种。

B. 跳跃矫正反应（Hopping reaction）：

检查方法：小儿立位，向前、后、左、右用力推其身体，使其失去平衡。

反应：身体被推向一侧的下肢向同侧方向迈出，维持平衡。例如，从右侧向左方推身体，则左侧下肢出现向左侧迈出的反应；从后方向前方推身体，则出现一侧下肢向前方迈出的反应。

临床意义：正常小儿15～18个月出现，以后持续终生存在。

C. 跨步矫正反应（stepping reaction）：

检查方法：小儿立位，向一侧牵拉其身体，使之失去平衡。

反应：身体倾斜，被牵拉的上肢的对侧下肢迈向被牵拉上肢的一侧，与该侧足交叉（图2－30）。

临床意义：正常小儿生后18个月出现，以后持续终生存在。

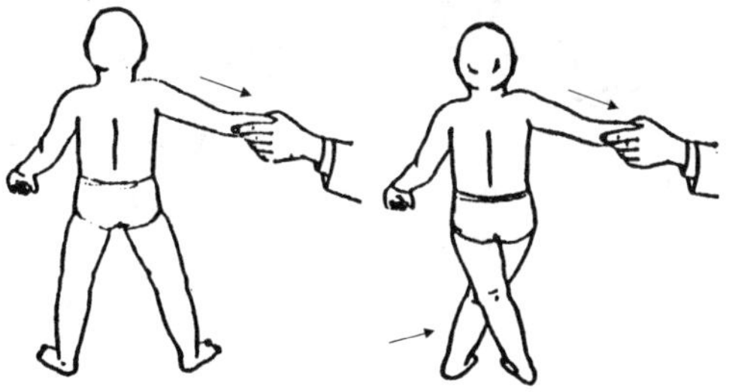

图2－30 跨步矫正反应

D. 背屈反应（dorsiflexion reaction）：

检查方法：小儿立位，检查者扶持其腋窝部，使之向后方倾斜。

反应：头部与胸部回正中位，踝关节出现背屈活动。

临床意义：正常小儿生后15～18个月出现，以后持续终生存在。

3）保护伸展反应（protective extension reactions）：是一种最终的防御形式，是小儿发育过程中矫正反应与平衡反应结合的产物。

保护伸展反应出现的时机：①身体重心的位置变动范围大于平衡反应或矫正反应所能对应的范围。②身体重心的变动速度过快，平衡反应或矫正反应已不能对应。

保护伸展反应的区分：①伸展相：上肢、手指关节伸展。②支持相：用伸展的上、下肢支持体重保护身体不倾倒。保护伸展反应又称为parachute反应。

A. 前方保护伸展反应：又称降落伞反应。

检查方法：两手握持小儿两侧胸腹壁，成空中俯卧位，然后使头部迅速落向检查台方向，但头部不要触到检查台。

反应：两上肢外展、伸展，手指伸展支撑于检查台上，似保护自己的头部（图2－31）。

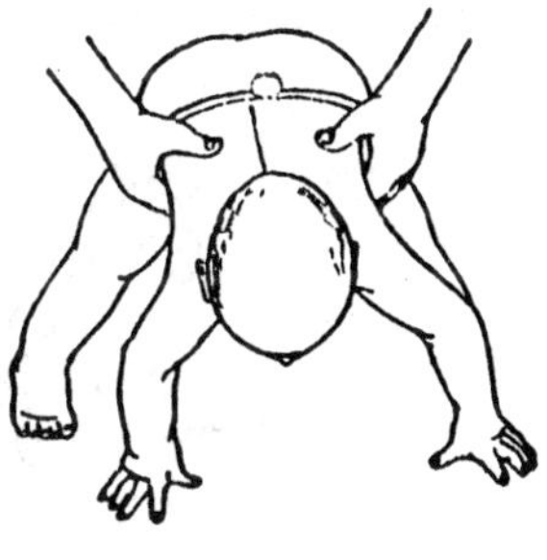

图2－31 前方保护伸展反应

临床意义：正常小儿生后6个月时出现，以后持续终生存在。

B. 坐位保护伸展反应：

检查方法：小儿坐位，向前、后、左、右推其身体，使之向各方向倾斜。

反应：倾斜下方侧上肢伸展，手指伸展，出现支撑动作（图2－32）。

临床意义：正常小儿各方向保护伸展反应出现时间为，前方6～7个月，侧方8个月，后方10个月。

C. 下肢保护伸展反应：

检查方法：在立位悬垂状态下检查，检查时将患儿身体垂直抱起一定高度后再急速地使之落向下方。

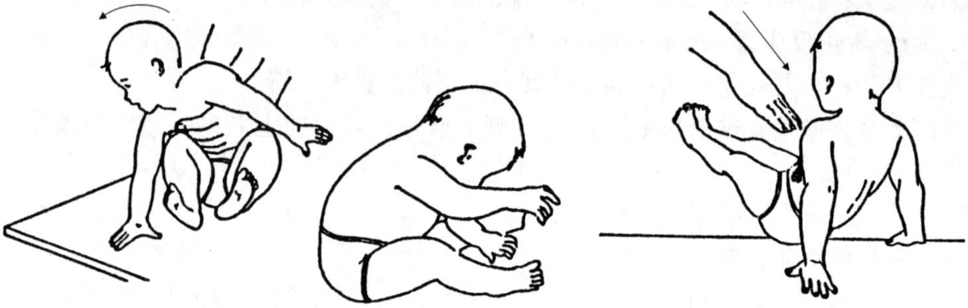

a　　b　　c

**图 2-32　坐位保护伸展反应**

a. 侧方　b. 前方　c. 后方

反应：可见下肢出现外展、伸展，以及足部背屈的反应。

临床意义：正常小儿生后 4 个月出现。

(5) 深部腱反射 (deep tendon reflex)：又称为肌牵张反射 (stretch reflex, proprioceptive myotatic reflex)，是肌肉受突然牵拉后引起的急速收缩反应。其反射弧受锥体束抑制，所以当锥体束损伤时，出现此反射的增强是一种释放现象。

深部腱反射的反射弧中只有两个神经元，即感觉神经元和运动神经元直接连接而完成，一般只叩击肌腱部即能引出深部腱反射，产生肌肉的反应，这种反应在被牵拉的肌肉表现最明显。

深部腱反射的检查方法及反应如下。

1) 肱二头肌反射：

检查方法：患者前臂屈曲 90°，检查者以左拇指置于其肘部肱二头肌腱上，用右手持叩诊锤叩击自己的左拇指指甲部。可在患者坐位与卧位上检查。

反应：肱二头肌收缩，引起进一步的屈肘（图 2-33）。

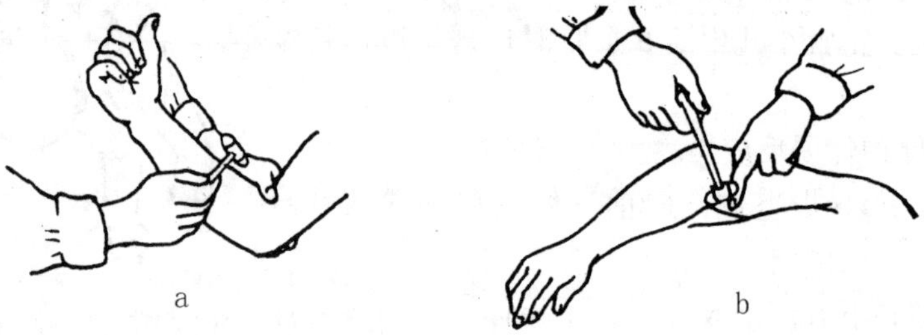

a　　b

**图 2-33　肱二头肌反射检查法**

a. 坐位　b. 卧位

2) 肱三头肌反射：

检查方法：令患儿外展上臂，半屈肘关节，检查者托住其上臂，用叩诊锤直接叩击鹰嘴上方的肱三头肌肌腱。可在坐位与卧位上检查。

反应：肱三头肌收缩，引起前臂伸展（图 2－34）。

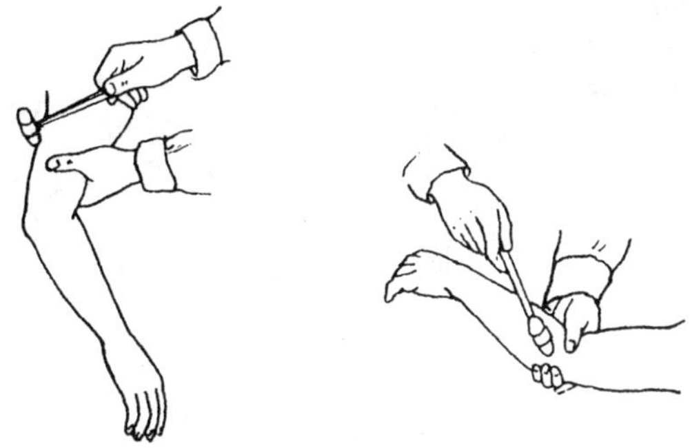

a　　　　b

**图 2－34　肱三头肌反射的检查法**

a. 坐位　b. 卧位

3）桡反射：

检查方法：使患儿前臂呈半屈曲半旋前位，叩击其桡骨下端。可在坐位与卧位上分别检查。

反应：肱桡肌收缩，引起肘关节屈曲，前臂旋前（图 2－35）。

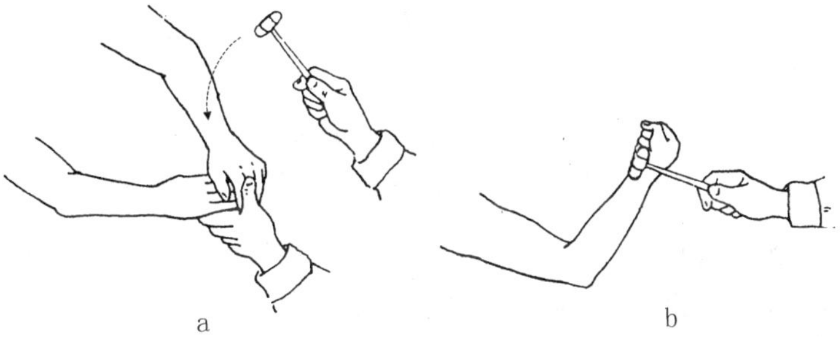

a　　　　b

**图 2－35　桡反射的检查法**

a. 坐位　b. 卧位

4）膝反射：

检查方法：患儿坐在椅子上，小腿完全松弛下垂与大腿成直角。或者患者仰卧位，检查者以左手托起其两侧膝关节，使之小腿屈曲呈 120°角。然后用右手持叩诊锤叩击膝盖下方股四头肌肌腱。

反应：小腿伸展（图 2－36）。

5）踝反射（跟腱反射）：

检查方法：患儿仰卧位屈膝近 90°，检查者以左手将其足部背屈呈直角，叩击跟腱。如不能引出反应可让患者膝部立于凳上，足部悬于凳边，叩击跟腱；或俯卧位，屈膝 90°，检查者以左手按压其足底，叩跟腱。

反应：足部跖屈（图 2－37）。

深部腱反射亢进，是中枢神经损伤的指征，消失是末梢性瘫的指征。

（6）病理反射（pathological reflex）：在正常情况下不出现，只有在中枢神经有损

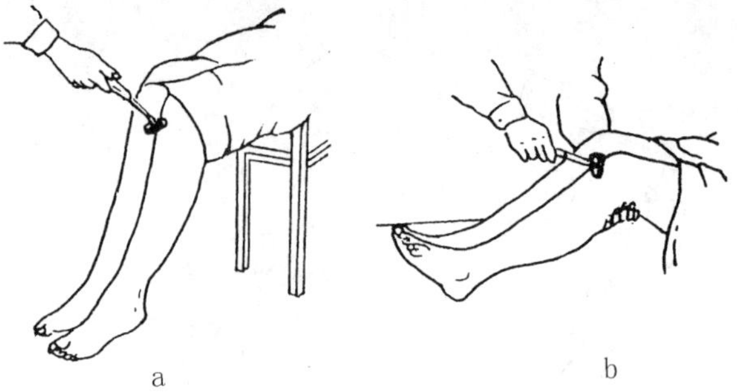


图 2-36　膝反射的检查法

a. 坐位　b. 卧位

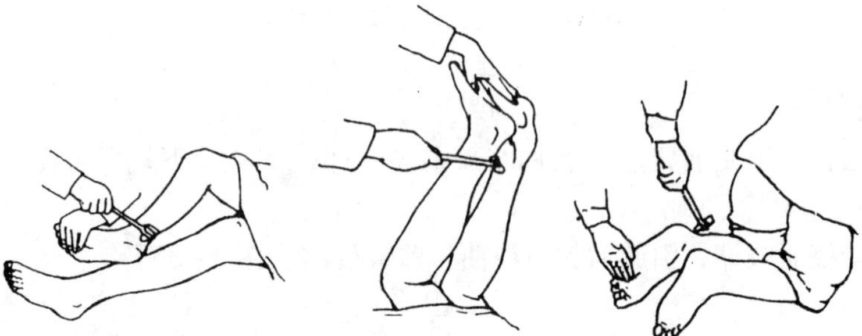


图 2-37　踝反射的检查法

a. 仰卧位　b. 俯卧位　c. 膝立位

害时才出现的反射为病理反射，但在灵长类及 1 岁以下的婴儿则是正常的原始保护反射。以后随着动物的进化或锥体束的发育成熟，这些反射被锥体束抑制。当锥体束受损伤使抑制作用被解除时，这类反射即又出现，习惯上病理反射系指巴彬斯基（Babinski）征。

1）Babinski 征及其变法：

检查方法：用竹签在患者足底从足跟开始沿外侧缘向前划至小趾根部再转向内侧。

反应：阳性反应为踇趾背屈，有时伴有其他四趾的扇形展开（图 2-38）。

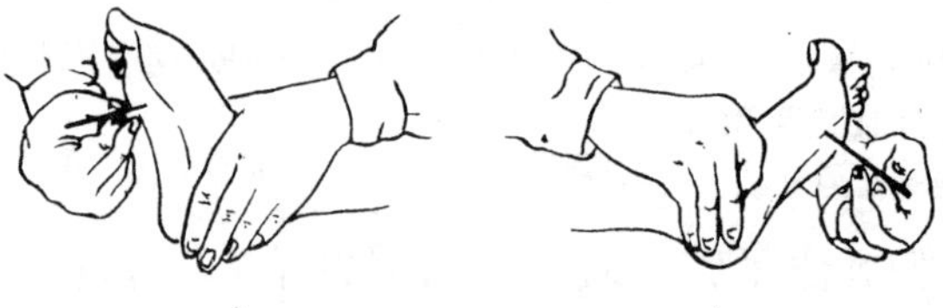


图 2-38　Babinski 征检查法

a. 正常跖反射　b. 阳性反应

变法：刺激不同部位引起与 Babinski 征相同的反应，又称 Babinski 等位征，与 Babinski 征具有同样临床意义。其具体有以下几种（图 2-39）。

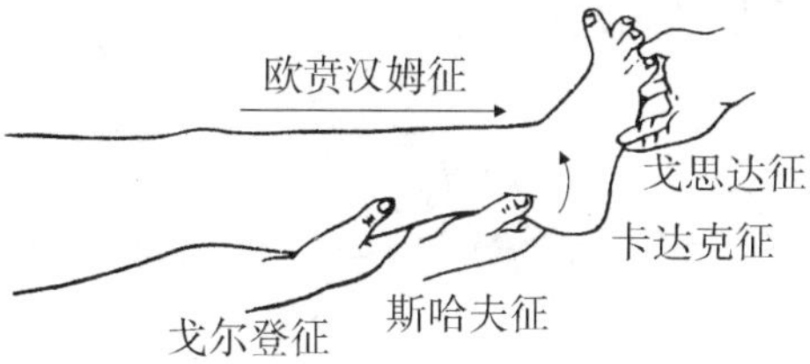


**图 2－39　Babinski 征变法检查法**

A. 卡达克（Chaddock）征：以竹签自外踝下方向前划至足背外侧。

B. 欧贲汉姆（Oppenheim）征：以拇、食两指沿患者胫骨前自上而下加压推移。

C. 戈尔登（Gordon）征：用手挤压腓肠肌。

D. 斯哈夫（Schäeffer）征：用手挤压跟腱。

E. 戈思达（Gonda）征：紧压足的第 4、5 趾向下，数分钟后突然放松。

2）因深部腱反射亢进而产生的反应：当深部腱反射明显亢进时，会出现手指、足趾的屈曲反应（霍夫曼征、罗索利莫征），以及股四头肌肌腱反射亢进导致的膝的阵挛（髌阵挛）和小腿三头肌肌腱反射亢进导致的足的阵挛（踝阵挛）。

A. 髌阵挛：

检查方法：患者仰卧，伸展下肢，检查者以拇指、食指两指尖夹住髌骨上缘，然后向下推动，并维持向下的推力。

反应：阳性反应为髌骨发生一连串节律性的上、下颤动（图 2－40）。

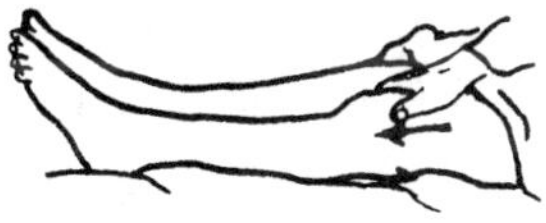

**图 2－40　髌阵挛的检查法**

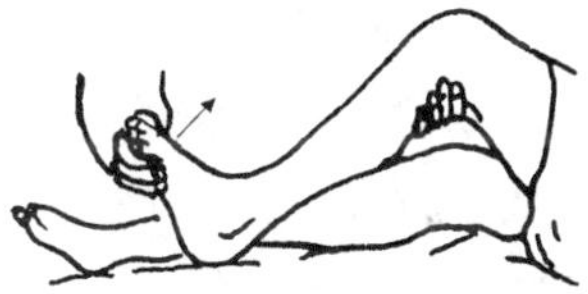

**图 2－41　踝阵挛的检查法**

B. 踝阵挛：

检查方法：患者仰卧，检查者左手托其膝窝，右手握足前部突然推向背屈，并用手持续推压于足底。

反应：阳性反应为出现跟腱的节律性收缩（图 2－41）。

阵挛是锥体束损伤的指征，列入病理反射，其实是牵张反射亢进的产物。

C. 霍夫曼（Hoffmann）征：

检查方法：检查者以右手食、中指尖夹住患者中指的中指节，腕略背屈。以拇指向下迅速弹拨患者的中指指甲。或者检查者用手指从掌面弹拨患者的中指指尖，后者称为勒姆内（Trömner）征。

反应：Hoffmann 征与 Trömner 征反应同，拇指及其他各指呈屈曲动作（图 2－42）。

D. 罗索利莫（Rossolimo）征：

检查方法：患者仰卧位，腿伸直。用叩诊锤叩击足趾基底部跖面，或用手指弹击患者各足趾跖面。

反应：足趾向跖面屈曲（图2－43）。

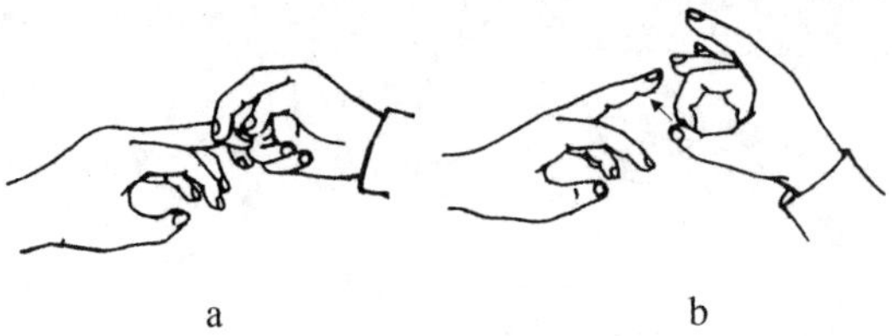

图 2－42　Hoffmann 反射检查法 a 与 Trömner 反射检查法 b

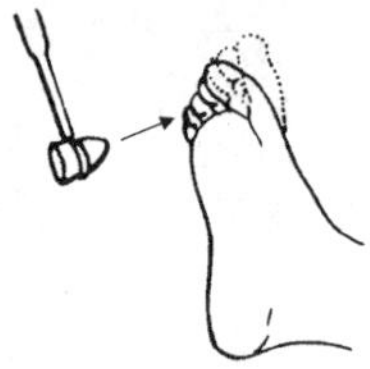

图 2－43　Rossolimo 征检查法

**（二）肌张力检查**

脑性瘫痪的姿势与运动障碍的原因有三：①由于脑干网状结构、基底核等部位的肌张力（muscle tone）调节系统障碍。②皮质脊髓束损伤而引起牵张反射系统的异常。③姿势反射异常，继而导致肌张力异常。

肌张力是表示肌肉状态的用语，其中包含着许多意义。从生理学角度来说，肌张力是在安静状态下，肌肉为开始运动做准备，反射性地维持着的紧张状态。从临床角度来说，肌张力是在他动的牵拉肌肉时所感觉到的抵抗，以及触摸时所感觉到的硬度。这种抵抗的大小就是检查肌张力大小的客观指标。维持这种抵抗除了肌肉本身的物理性状外，还包括构成关节的组织，即韧带与关节囊的伸展性与弹力等。

肌张力的大小可通过肌肉的伸展性、被动性来判断。

**1. 伸展性（extensibility）**

伸展性是在他动的、缓慢的屈曲或伸展关节时所表现出的肌肉最大伸展度。

在肌张力低下时表现伸展性增大，肌张力增强时表现伸展性降低。具体检查时可通过观察关节活动范围来判断。

（1）斯卡夫（Scarf）征：检查方法是，拉住小儿的一只手，使其整个上肢围住自己的颈部，当肌张力低下时，其上肢像围巾样无间隙的围住小儿的颈，所以又称围巾征。

（2）Window 征（Window sign）：通过腕关节掌屈角、足背屈角、腘窝角、内收肌角等的角度大小来衡量肌张力的状态。

1）腕关节掌屈角：测量方法是，固定轴是桡骨，移动轴是第 2 掌骨，在前臂中间位上使腕关节屈曲，测定从中间位至最大掌屈位间角度。

2）足背屈角：测量方法是，固定轴是腓骨的平行线，移动轴是第 5 跖骨，在膝关节的屈曲位上使足背屈，测定从足中间位至最大背屈位间角度。

3）腘窝角：小儿仰卧位，一侧下肢伸展并放于床面上。检查者使小儿另一侧的髋关节屈曲后，一只手握持其大腿，另一只手握持小腿并向上方抬起，在抬起的最大限度上测量大腿与小腿之间形成的角度。

4）内收肌角：也称为股角。小儿仰卧位，检查者用两手分别握持小儿两大腿部，使其在床面上平行分开，测量两大腿之间形成的角度。对于两侧下肢的痉挛程度有差异的患儿，应从耻骨中点向下在两大腿之间画一与脊柱平行的线，此线分别与两大腿间形成的角度为一侧的内收肌角。

各角度的具体判定方法见表 2－4。

**表 2－4　肌张力检查项目与判定方法**

| | | 各月龄关节角度的正常范围 | | | | 关节角度变化与肌张力的关系 | |
|---|---|---|---|---|---|---|---|
| | | 0～3 个月 | 4～6 个月 | 7～9 个月 | 10～12 个月 | 肌张力增高 | 肌张力减低 |
| 关节活动范围 | 腕关节掌屈角 | 30° | 45°～60° | 70°～90° | 90° | 关节角度增大 | 关节角度缩小 |
| | 足背屈角 | 60°～70° | 60°～70° | 60°～70° | 20° | 关节角度缩小 | 关节角度增大 |
| | 腘窝角 | 80°～100° | 90°～120° | 110°～160° | 150°～170° | 关节角度缩小 | 关节角度增大 |
| | 内收肌角 | 40°～80° | 70°～110° | 100°～140° | 130°～150° | 关节角度缩小 | 关节角度增大 |
| | 髋关节角度（跟耳试验） | 80°～100° | 90°～130° | 120°～150° | 140°～170° | 关节角度缩小 | 关节角度增大 |
| 被动性 | | 检查方法或临床症状 | | | | 肌张力增高 | 肌张力减低 |
| | 摆动度（振幅） | 持前臂摆动腕关节或持小腿摆动踝关节 | | | | 摆动度减小 | 摆动度增大 |
| | 被动性低下 | 折刀现象<br>齿轮、铅管现象 | | | | 阳性<br>阳性 | |
| | 紧张低下 | 蛙状肢位、“W”状上肢、围巾征（Scaf 征）<br>对折现象、外翻扁平足 | | | | | 阳性<br>阳性 |
| 肌肉硬度 | | 通过触诊感觉肌肉的坚实度 | | | | 增高 | 松软 |

注：用关节活动范围来表示伸展性。

**2. 被动性（passivity）**

以各种速度他动地活动各关节时所产生的抵抗称为被动性。检查时以检查者的手来感觉抵抗的大小或者摆动度的大小。

（1）摆动运动检查：最容易检查的是腕关节。握住患儿前臂，摆动其腕部，同样，握住小腿，摆动踝部。肌张力低下时振幅增大，肌张力增高时振幅减小。

（2）被动性低下：

1）痉挛性（spasticity）：是由于锥体束损害而引起的牵张反射亢进的一个症状，是痉挛型脑性瘫痪的主要临床症状。临床检查主要表现为以下 3 点。

A. 折刀现象：在使患儿做被动的、急速的肌肉伸展运动时，开始时阻力较大，在运动终末抵抗最大时的阻力突然减弱、消失，称之为折刀现象（clasp knife）。

B. 摆动运动时摆动度（振幅）减小。

C. 深部腱反射亢进。

2）强直（rigidity）：锥体外系损害的症状。

A. 铅管样强直：在运动时，伸肌与屈肌张力同等增强，如同弯铅管一样。

B. 齿轮样强直：在强直性肌张力增强的基础上又伴有震颤，当做被动运动时可出现旋转齿轮顿挫样感觉，故称齿轮样强直（cogwheel rigidity）。

C. 腱反射不亢进：因过紧张而难以诱发。

脑性瘫痪患儿中，因缺血缺氧性脑病与核黄疸而致者常见强直，若病变广泛，锥体系与锥体外系均被损害，则出现痉挛与强直混合存在的症状。

3）低紧张（hypotonia）：在抗重力姿势的发育之中，正常的肌张力是支持生物体本身重量必不可缺的因素。将超越生理界限的低紧张儿称为"松软婴儿"。脑性瘫痪患儿中松软婴儿并不少见。另外，先天性神经肌肉疾病、末梢性瘫也可见肌紧张的低下。精神发育迟滞的小儿常见运动发育明显落后，除了心理因素原因缺乏动机外，感觉冲动的传入机构障碍也是导致低紧张原因之一。低紧张有以下几种表现形式。

A. 蛙状肢位：由于下肢的重量关系，在仰卧位上髋关节外展、外旋、屈曲，似青蛙仰卧时的下肢形状，膝关节也呈屈曲状态。

B. "W"状上肢：由于上肢的重量关系，在仰卧位时肩关节外旋、外展、屈曲，肘关节屈曲。

C. 对折状态：让小儿取坐位时，上体向前倾倒，胸腹部与大腿相贴，整个身体似成为两折。

D. 外翻扁平足：由于立位时足底肌群及韧带组织的弛缓，不能形成足弓，足外缘上浮，形成外翻扁平足。脑性瘫痪痉挛型患儿，若再加上小腿三头肌的痉挛，及髋关节的内收、内旋，距骨向内陷落，趾外展，也成为明显的外翻扁平足（图2-44）。

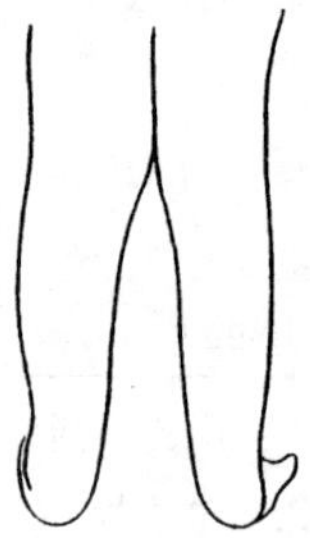
**图2-44　外翻扁平足**

E. 跟耳试验：使仰卧位的小儿两足伸向头部，当下肢骨盆带肌张力低下时，足跟可抵耳。这一检查方法实际上也是试验髋关节伸展度的方法，也可以测量足跟与髋关节连线与床面的角度，肌张力低下时角度增大。注意在测量时骨盆不可离开床面。

**3. 硬度**

通过触诊来感觉肌肉的硬度与坚实度，肌张力亢进时肌肉硬度增加，肌张力低下时触之松软。

综合以上所述，将肌张力的判定归纳为表2-4。

## 五、各型脑性瘫痪的临床症状

### （一）痉挛型

痉挛型临床特点为痉挛性瘫痪。由于受损伤的脑所支配部位的肌肉紧张性增高，导致运动功能障碍。这种肌肉紧张性的增高即肌张力增高，主要表现在髋内收肌群、股四头肌、小腿三头肌、前臂屈肌等。这些抗重力肌群的痉挛性，导致了姿势、运动明显异常。

临床检查见锥体束征：①腱反射亢进、踝阵挛、折刀现象阳性、Babinski征阳性。②抗重力肌（伸肌）与屈肌均痉挛，主动肌与拮抗肌间的相反抑制障碍，表现在远位关节的相反抑制过剩，近位端则阙如，导致出现临床上的特殊姿势。

**1. 轻度痉挛型四肢瘫、痉挛型双瘫**

（1）剪刀步态、尖足：由于这类患儿立位时躯干前屈和髋关节屈曲、内收，再加上膝关节屈曲及小腿三头肌痉挛，所以站立时呈尖足，步行时出现剪刀步态。若在婴儿时负荷体重，则形成外翻扁平足与船底足。有时有意识矫正尖足状态而用整足底支持体重，则会继发膝关节过度伸展。在临床上检查股角与足背屈角时，可见股角 $<70°$，足背屈角 $>20°$。

（2）坐位：由于头、颈及躯干的障碍较轻，这类型患儿一般能取稳定坐位。在伸腿坐位时，由于髋关节的内收、屈曲，加上腹肌及大腿后侧肌群的痉挛，致使骨盆后倾。所以在伸腿坐位时出现圆背，是脊柱不能充分伸展的表现。同时坐位支点不在坐骨结节，而在骶髂关节，使身体不能竖直。由于髋关节内收、内旋，患儿常取“W”状坐位。这种坐位基底面积大，较稳定，但长期维持这一坐位姿势会加重异常姿势。

（3）上肢：表现为前臂旋前，手指关节掌屈，拇指内收，手指尺侧偏位。另外，由于肩胛带的外展与内旋，而呈现上肢后伸的状态。这类型患儿上肢的功能一般可维持在能完成日常生活动作的水平（图 2-45）。

此类型患儿，尤其是双瘫患儿如经系统治疗，能参与学习和工作，回归社会。

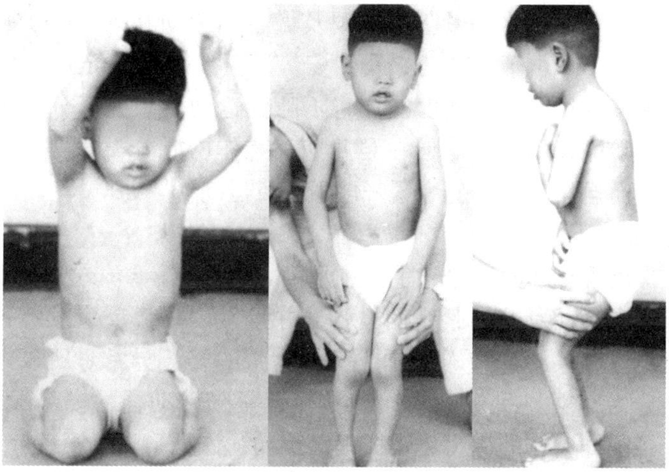

a　　　　b　　　　c

**图 2-45　痉挛型双瘫患儿**

a. 上举两手可见上举不完全，肘关节屈曲，两手屈曲握拳，“W”状坐位　b. 因下肢瘫而立位不完全，两膝关节屈曲，两足外翻　c. 侧位见膝关节明显屈曲，两下肢重于上肢

**2. 痉挛型偏瘫**

痉挛型偏瘫患儿一般发现较晚，往往到 1～2 周岁时发现一侧上、下肢的笨拙始来就诊，也有的家长因发现患儿只用一只手而觉察到患儿的异常。偏瘫患者的异常体位在患儿使用健侧手时，因联合运动而表现更为明显。障碍侧上、下肢可见肌张力增高，腱反射亢进，折刀现象阳性等锥体束征。同时由于一侧下肢的障碍，步行时呈明显的拖拽步态。患侧手也出现拇指内收、腕关节掌屈，并因而影响功能。

**3. 重症痉挛型四肢瘫**

当脑损伤在锥体束损害基础上，又有基底核及脑干损伤时，可出现伴有强直的痉挛型患者，称之为强直痉挛型四肢瘫，要与单纯的痉挛型相鉴别。这类患儿在他动运动时表现出锥体外系损害的症状，即关节伸展与屈曲时有双相抵抗。最重症的病例，由于有非对称性紧张性颈反射等原始反射的支配，见不到随意活动，呈持续的非对称体位，产生高度的侧弯、胸廓变形。此类型患儿常合并癫痫与智能障碍。

痉挛型患者由于牵张反射及相反性神经抑制的障碍，影响矫正反应与平衡反应的形成，体轴不能充分回旋，运动发育明显迟滞，爬、坐、行走都明显迟于正常发育阶段。另外上述的各种异常体位与变形，若长期固定，往往形成关节的挛缩与短缩及变形。

**（二）不随意运动型**

不随意运动型临床主要特点是由于锥体外路的损害而出现肌张力的变动性，以及持续的不随意运动等。主要表现有以下几点：

**1. 婴儿期多表现为肌张力低下**

肌张力低下突出表现是竖颈发育明显延迟；肩被牵拉向后方，呈肩胛带内收状态，并因患儿常呈现角弓反张状态而难以抱住；侧弯反射等原始反射残存，躯干难以安定。

**2. 肌张力变动性**

安静、睡眠时肌张力正常，紧张与哭闹及做主动运动和兴奋时增强。随年龄的增长，随意运动逐渐明显。由于精神的兴奋，姿势反射及其他不定的原因，而产生全身与局部的紧张，根据这种紧张的强度往往将不随意运动型患儿区分为紧张性与非紧张性，这种紧张随年龄增长而增强。但在婴儿期很难作出此分类，因为有许多患儿在婴儿时为非紧张性，而至年长儿时变为紧张性不随意运动。

**3. 不随意运动**

不随意运动常出现于颜面、手、手指、足等末梢部位，3 岁左右症状明显。这种不随意运动可由于随意运动及精神紧张而增强，并且常因姿势反应及各种感觉刺激而发生变化，出现躯干或四肢的舞蹈样动作或者低紧张的姿势异常。所以近年来有人主张将不随意运动型分为有明显手足徐动运动和伴有紧张性动摇的姿势异常的两种类型。Bobath 则将伴有舞蹈样动作的称为舞蹈样手足徐动，详见第六章第三节。

**4. 构音与发声困难**

障碍涉及舌、喉肌肉及咽等部位，发生构音与发声困难。在各年龄组出现不同程度的喉鸣，摄食障碍，流涎。另外表现在用力时张口，是本型的特征性症状。

**5. 过剩的相反抑制**

缺乏主动肌与拮抗肌的共同收缩，致关节不稳定。由于主动动作受不必要的活动所妨碍，而要付出更大的努力，从而使紧张与不随意运动逐渐增强。

**6. 难以保持一定的姿势**

由于肌张力的变动性，患儿很难保持一定的姿势，也因此很少产生变形与挛缩。但是，因 ATNR 的残存，持续于左右非对称的体位上常出现脊柱侧弯（图 2－46、图 2－47）。

由于新生儿重症黄疸和核黄疸后遗症，即基底核损伤而致的不随意运动型脑性瘫痪常常是单纯的不随意运动型，常合并难听及婴儿期的一过性眼球外展障碍，使眼球运动与眼睑运动解离而形成的“落日目”现象。

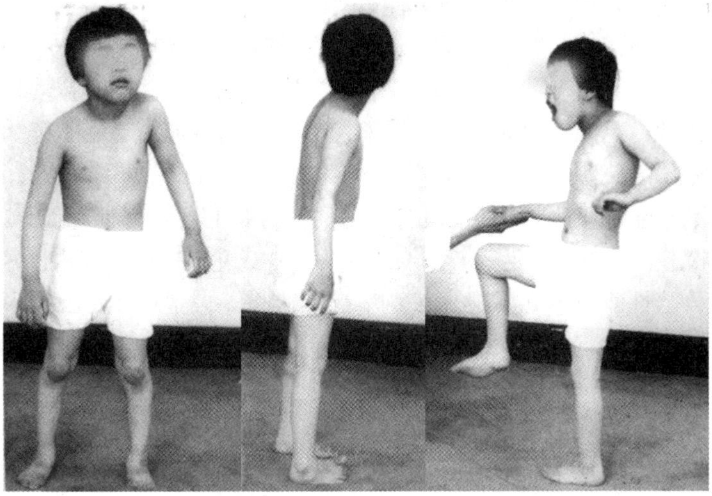

a b c

图 2-46 低紧张性不随意运动型四肢瘫

a. 高胆红素血症致脑性瘫痪，立位、步行可，步行时见不随意运动 b. 因不随意运动，立位时颜面扭向一侧 c. 因不随意运动，平衡不充分，PT 执一只手令单足站时，出现张口，两上、下肢不随意运动

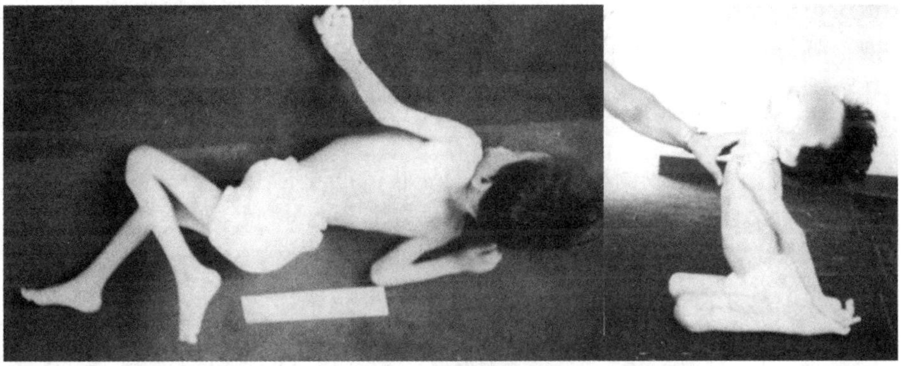

a b

图 2-47 紧张性不随意运动型四肢瘫

a. 角弓反张状态，上、下肢紧张 b. 因紧张而独坐困难，照片中是支持胸部使之呈坐位，多数不能获得翻身等移动运动功能

由于新生儿低氧血症引起的不随意运动常常是低紧张与强直型、痉挛型同时存在的混合型。

**（三）共济失调型**

共济失调型是因小脑损伤引起，但是有学者认为，由于围生期的障碍，在极小未熟儿发生的小脑出血者常常成为痉挛型，见不到失调症状，认为共济失调型多为小脑先天形成时出现的障碍所致。

临床可见肌张力低下，被动性增强，躯干可见粗大的摇摆动作。平衡障碍，立位、步行的发育延迟，立位时以两下肢外展、基底面加宽来保持稳定。行走时步态蹒跚不稳，左右摇摆。语言表现不连贯，断续性语言。

检查时可见上肢意向性震颤，眼球震颤，共济运动障碍：闭目难立征阳性，指鼻试验睁眼、闭眼都不能完成，轮替动作缓慢、不协调，跟膝胫试验动作不稳或失败，而深部腱反射正常，是因低紧张而容易诱发。如果出现亢进，则可能合并锥体束征。

**（四）肌张力低下型**

肌张力低下型特点为肌张力低下，有上述的低紧张的各种体征，如蛙状肢位、“W”状上肢，对折状态、外翻扁平足等。深部腱反射正常或亢进，可与末梢性瘫痪相鉴别。

应该注意，脑性瘫痪患儿在婴儿期时，不论是哪一类型的患儿都可能有肌张力低而难以维持抗重力姿势，随年龄增长而渐渐显现出各类型的特点，所以婴儿期难以确定类型。另外重症的痉挛型脑性瘫痪患儿，即使年长儿也有的表现不能竖颈及明显的低紧张，有学者主张称其为低紧张性痉挛型（hypotonic spastic type）。

**（五）强直型**

强直型患者损伤部位为锥体外系。临床症状为肌张力增强，肌肉的被动性低下，被动运动时出现铅管、齿轮现象，腱反射难以引出。睡眠时强直症状消失。

在脑性瘫痪患者中，纯粹的强直型几乎不存在，常与痉挛型混合存在，成为强直痉挛型。Bobath 根据这种患者对他动运动的抵抗，而用成形的痉挛（plastic－spastic）来表示。

**（六）震颤型**

震颤型是极少见的一型，在日本文献中少有描述。表现多为静止性震颤，也有的表现为双上肢与双下肢随肩关节与髋关节的震颤而出现抖动。在我国的长沙会议上将此类型删除。

**（七）混合型**

上述 6 型中任何两种或两种以上类型的症状体征同时出现于一个患者，称之为混合型。多见的为痉挛型与不随意运动型混合（图 2－48）。

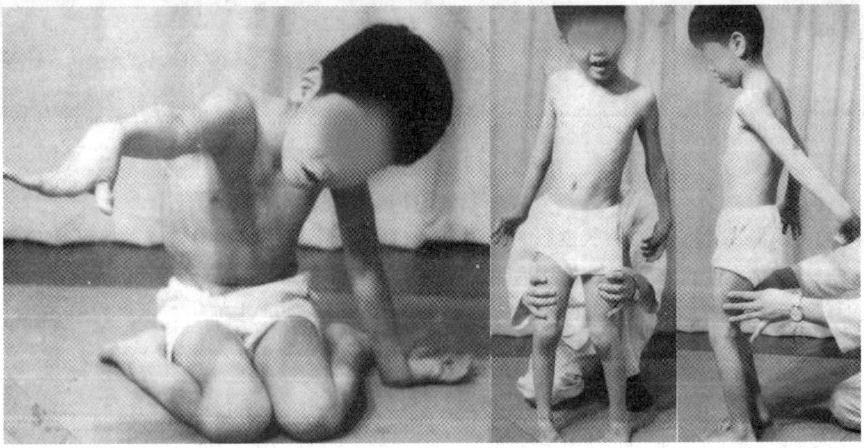

a　　b　　c

**图 2－48　混合型（不随意运动＞痉挛）**

a. 双瘫，右上肢不随意运动，坐位为“W”状坐位，想要抓物时张口　b. 两侧内翻足，张口、上肢不随意运动　c. 与 a 相似，张口及两上肢明显不随意运动

### （八）无法分类型

根据目前的知识不能归于上述 7 类中的任何一类者，称为无法分类型。在我国的长沙会议上将此类型删除。

（陈秀洁）

# 第三章　脑性瘫痪的辅助诊断与鉴别诊断

## 第一节　脑性瘫痪的辅助诊断

脑性瘫痪的诊断主要依靠病史及体征检查，辅助诊断可作为诊断佐证，但并不起主要作用。对脑性瘫痪患儿的辅助检查，主要应用头部 CT 及 MRI、脑电图、诱发电位等。这些检查中，头部 CT 与 MRI 可以了解颅脑的结构有无异常，对探讨脑性瘫痪的发生原因尤其对中枢神经系统的先天发生异常可能有帮助，并可以通过 CT 与 MRI 确定异常的性质与部位。对于脑破坏性病变，其头部 CT 与 MRI 的改变并非特异性，但可通过它推断病因。脑电图检查主要用于诊断脑性瘫痪患儿是否合并癫痫，如有合并是哪一类型，用于指导临床治疗。不合并癫痫的脑性瘫痪患儿的脑电图也有改变，但是否是特异性的，尚待进一步探讨。

诱发电位主要应用脑干听觉诱发电位，以找出听觉障碍的并发症及听觉传导路的损害。皮肌反射的研究，在脑性瘫痪的诊断及治疗疗效观察方面有一定的临床意义，有待于广泛推广与应用。

### 一、头部 CT 与 MRI

#### (一) 脑性瘫痪的病因与头部 CT 及 MRI

1. 中枢神经系统发生异常

(1) 前脑无裂畸形：前脑发育障碍，CT 显示中线结构阙如，呈现大的位于中线的单个脑室，其周围是狭窄的薄层脑实质。冠状位扫描显示大脑镰和纵裂缺失。

(2) Amold - Chiari 畸形：此畸形主要表现为小脑扁桃体疝，可分为以下几型。

Ⅰ型：低位颅神经和高位颈神经症状，小脑扁桃体和小脑下端经枕大孔疝入椎管，脊髓空洞积水，第四脑室位置正常。

Ⅱ型：见于新生儿与婴儿，除小脑扁桃体和小脑下端疝外，第四脑室延长并向下移位，阻塞脑积液回流，引起脑积水。CT 与 MRI 可见到侧脑室扩张，以枕角最为显著，第三脑室狭窄，第四脑室缩窄为一条裂缝。

Ⅲ型：附加高位颈或枕部脑膨出，全部小脑疝于脊膜膨出的囊内。

Ⅳ型：严重的小脑发育不全。

(3) 胼胝体发育不全：胼胝体发育的顺序为胼胝体膝部、体部、压部，最后是嘴部。CT 及 MRI 表现如下。

1）纵裂接近第三脑室前部，常与第三脑室前部相通。

2）胼胝体全部或部分缺失，部分缺失往往发生于胼胝体压部。

3）海马、前后联合缺失，侧脑室前角向外移位，侧脑室内侧缘有凹陷的压迹。

4）侧脑室体分离，相互平行，主要见于横断面图像上，可能是轻度胼胝体发育不全仅有的表现。

5）胼胝体压部缺失，使侧脑室三角区扩大。

6）在矢状面图像上，大脑半球内侧面脑沟呈放射状排列。

7）海马发育低下，导致侧脑室颞角扩大。

8）第三脑室位置升高，并呈囊状扩张，使两侧大脑内静脉分离。

9）两侧半球纵裂中大的囊肿，与第三脑室分离，与侧脑室间有或无交通。

10）胼胝体膝部合并脂肪瘤，脂肪瘤也可以延伸到胼胝体所有部分。

（4）中间帆腔：CT 显示侧脑室之间的楔形低密度区，楔形基底与四叠体池相连。

（5）脑回畸形：CT 显示缺乏脑皮质沟，侧裂宽并呈楔形（图 3－1）。

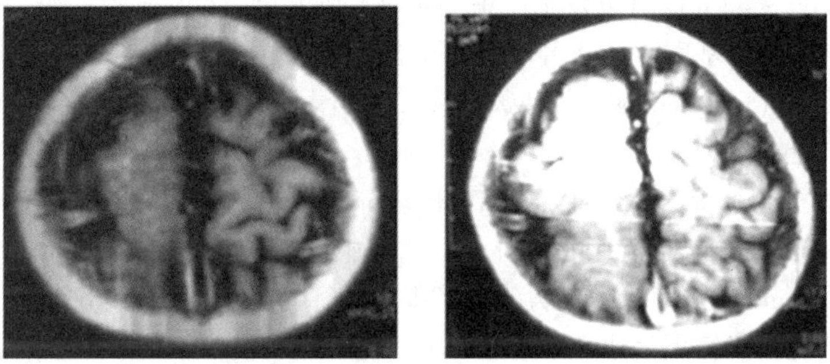

**图 3－1　巨脑回畸形**

（6）脑积水：

1）CT 表现：

A. 梗阻性脑积水：正常第三脑室横径 6 mm，第四脑室前后径 15 mm，两侧脑室最大横径与同一水平颅腔横径之比（evans 指数）小于 22%～32%。脑积水时 evans 指数大于 40%，脑室明显扩张，变为圆钝形。单侧或双侧室间孔梗阻导致单侧或双侧侧脑室扩张。第三、第四脑室正常。导水管狭窄是先天性脑积水最常见的原因，表现双侧侧脑室和第三脑室扩张，第四脑室正常。

B. 交通性脑积水：各脑室呈球形扩张，程度较轻。第四脑室扩张程度最小。两侧半球脑沟增宽。

2）MRI 表现：除表现脑室扩大外，梗阻性脑积水时脑脊液可经室管膜渗入脑室周围，脑室周围间质性水肿，在质子密度加权像上表现为脑室周围有一圈高信号。正常压力脑积水，MRI 可显示导水管有流空现象，第三、第四脑室也可见流空现象，若没有显著的脑脊液流空被认为是弥漫性脑萎缩的表现。

2. 脑的破坏性病变

（1）缺血缺氧性脑病：

1）早产儿缺血缺氧性脑病：

A. 脑室周围白质软化（PVL）：急性期可由超声波检查发现，亚急性期可用 CT、MRI 检查。MRI 可显示多发的脑室周围小腔隙，周围可合并出血。T1 像上为高信号。在慢性期，这些多发腔隙逐渐与侧脑室融合，使侧脑室扩大，形态不规则。脑室旁白质厚度明显减小。由于残留神经胶质增生，在长 TR 图像上表现为高信号。

B. 早产儿脑缺血缺氧性脑病，除上述脑室周围白质软化外，还表现脑室内或脑室旁生发层出血，可分为 4 级。

Ⅰ级：出血限于生发层，脑室内几乎见不到出血。

Ⅱ级：脑室内和脑室旁均可见出血，脑室内出血小于脑室面积的 50%，脑室不扩大。

Ⅲ级：大量脑室内出血，脑室扩大。

Ⅳ级：脑室内和脑室旁出血。绝大多数引起一过性脑积水，多在 4 ~6 周恢复。

2）足月婴儿的缺血缺氧性脑病：足月婴儿围生期有过窒息，可以有特征性的 CT 表现。窒息后 24 ~48 h 内可以发生严重的弥漫性脑水肿，CT 表现弥漫性脑实质密度减低，但脑干、小脑和基底神经节可保留相对较高密度，而大脑半球密度显著减低，出现所谓的反转征（reversal sign）。几天以后发生出血性脑皮质坏死，继而出现钙化，最后表现重度脑萎缩影像。

（2）中枢神经系统先天性感染（TORCH 综合征）：包括弓形体病（toxoplasmosis）其他微生物（others）、风疹（rubella）、巨细胞病毒（cytomegalo virus）、单纯疱疹病毒（herpes simplex virus），将上述疾病英文名第一个字母联合即为 TORCH 综合征。

1）CT 表现：多表现为小头、脑室扩张、脑室周围及脑实质钙化，常见多小脑回畸形、脑软化和脑穿通畸形（图 3 -2）及囊肿。晚期多表现脑萎缩和脑回条状钙化。

2）MRI 表现：除显示小头和脑室扩张外，在 T2 加权像上可见高信号病变。无论在 T1 或 T2 加权像上，脑灰、白质对比度均消失，在残存的脑皮质内可以见到非出血性低信号病变。

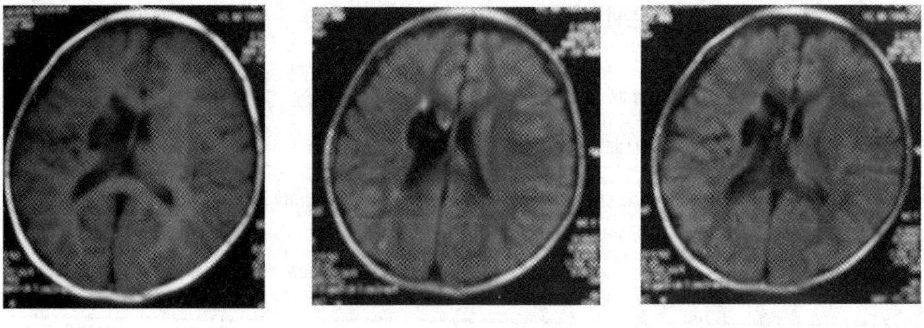

a　　b　　c

**图 3 -2　脑穿通畸形的头部 CT**

三胞胎，出生体重长女 1 070 g，长子 1 352 g，次子 1 228 g

a. 长女头部 CT，轻度侧脑室扩大，侧脑室壁不整　b. 长子头部 CT，正常　c. 次子头部 CT，侧脑室扩大，侧脑室壁不整，脑沟接近侧脑室，脑室周围白质软化后遗症

**（二）脑性瘫痪的病型与头部 CT 及 MRI**

1. 痉挛型

痉挛型脑性瘫痪的头部 CT 表现在脑性瘫痪的各型中表现最为明显。由于低出生体重所致的痉挛型双瘫的头部 CT 多表现为脑室轻度扩大、皮质轻度萎缩（图 3－3、图 3－4、图 3－5）。

痉挛型偏瘫常见一侧半球的局限性脑梗死及陈旧性出血灶而致的低密度影像（图 3－6）。

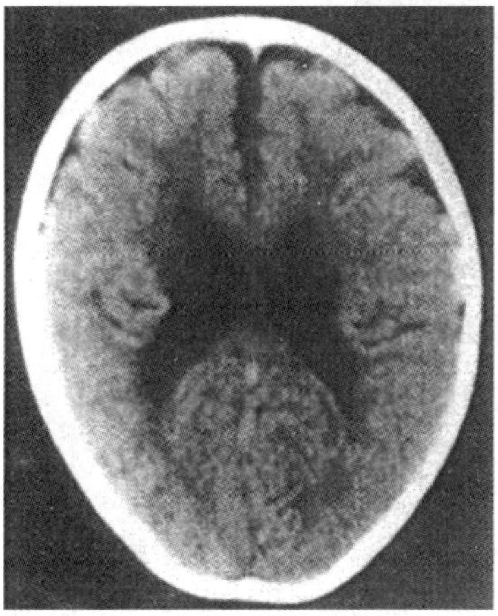

**图 3－3　痉挛型双瘫患儿的头部 CT**

胎龄 30 周，出生体重 1 292 g，双胎，侧脑室壁不规整，其周围白质缩小，两侧脑室轻度扩大

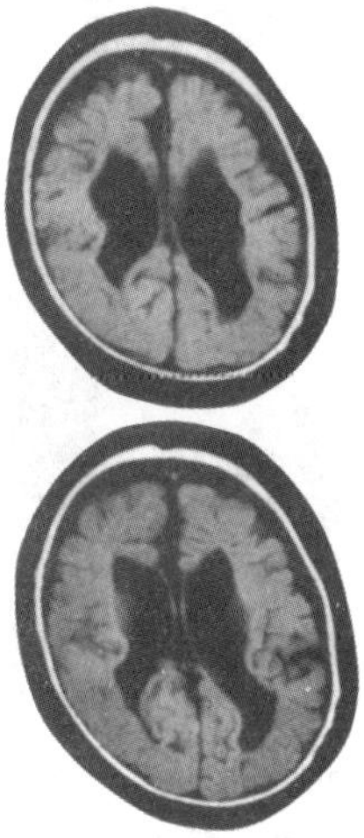

**图 3－4　痉挛型脑性瘫痪的头部 CT**

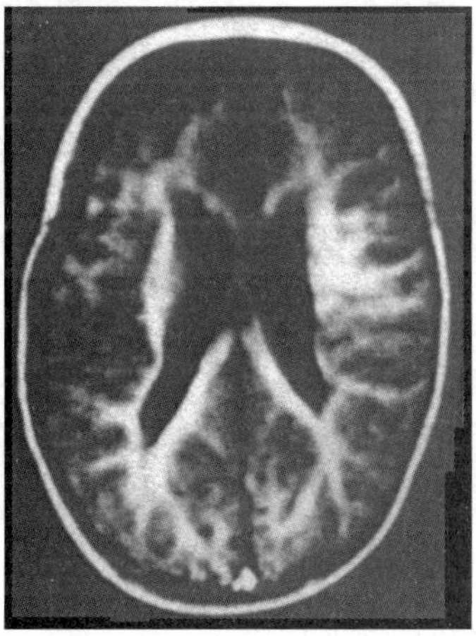

**图 3－5　痉挛型双瘫的 MRI（11 个月）**

胎龄 31 周，出生体重 1 680 g，侧脑室周围白质容量变小

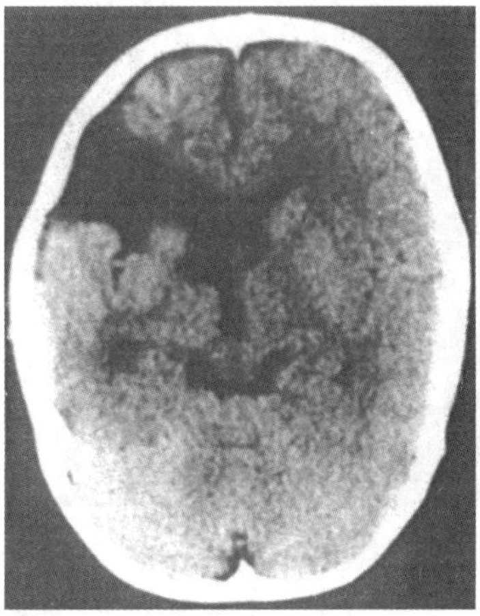

**图 3－6　偏瘫患儿的头部 CT（1 岁）**

胎龄 40 周，体重 2 850 g，因头盆不对称而剖宫产出生，无窒息与新生儿痉挛

痉挛型四肢瘫病灶较为广泛。也有的患儿头部CT表现为脑穿通畸形，而临床表现为痉挛型四肢瘫（图3－7）。

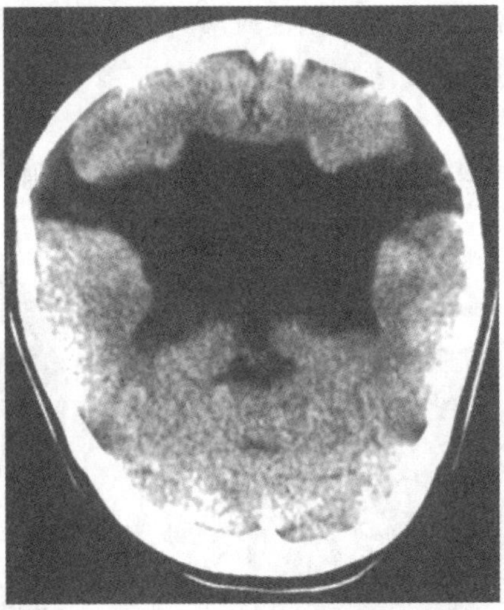

**图3－7　痉挛型四肢瘫的头部CT**

妊娠35周出生，体重2 720 g，临床表现为痉挛型四肢瘫

2. 不随意运动型

单纯的不随意运动型头部CT无特殊变化，若与其他型混合，可表现出CT的改变。

3. 失调型

失调型主要表现为小脑病变（图3－8）。

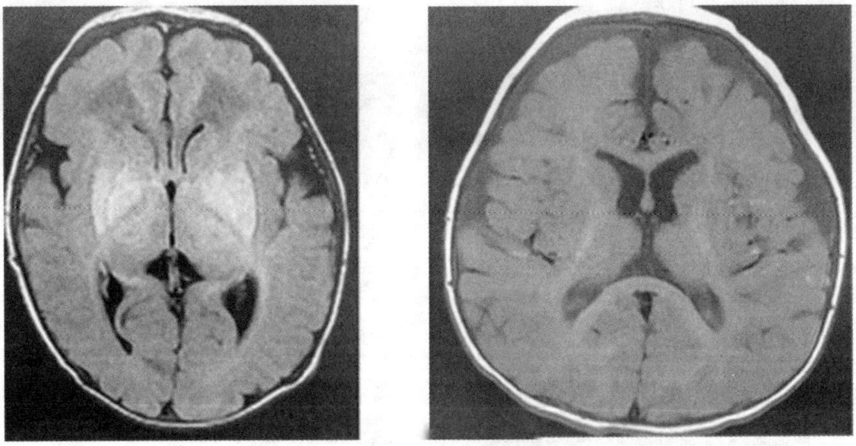

a　　b

**图3－8　不随意运动型的头部CT**

a. 一名不随意运动型脑性瘫痪患儿（出生时有窒息）出生后第9天的头部CT可见有基底节区的高密度影　b. 该患儿生后6个月的头部CT，已经见不到高密度影。

申大光等报道，痉挛型与混合型的头部CT改变主要是皮质萎缩、侧脑室扩大、脑沟增宽、KS低密度灶、脑软化灶、偏头畸形及韦加腔等，不随意运动型可见中间帆腔、第三脑室扩大等。

## 二、脑电图

### （一）新生儿缺血缺氧脑病的脑电图

1. 脑电图特征

（1）背景波异常：异常部位较广泛，多为双侧性或一侧性，仅少数为局限性。常见有变异性缺失，持续性低幅背景波活动，一般不低于 40 μV 的混合性节律，不随睡眠的时相变化而变化。低电压，任何状态下都小于 10～15 μV。电静息现象，爆发抑制，两侧不对称，波幅相差 50% 以上；弥漫性慢波化；单一性节律性活动；阳性中央尖波等。其中低电压、电静息现象、爆发抑制为多见，且后两者预后较恶劣。

（2）发作性脑电图异常：以癫痫样放电为主，主要表现为尖波、尖慢波及棘尖波阵发，亦有节律性快波、节律性慢波、高波幅慢波、局限性单一节律放电等。但发作性异常往往无扩散现象。

（3）状态结构和脑电图成熟异常：当新生儿患缺血缺氧性脑病时，觉醒与睡眠时相改变、消失甚至倒错，特别动态睡眠与静态睡眠中的交替现象可能消失，或表现脑电图成熟明显落后于同孕龄新生儿 2 周以上。

（4）脑电功率谱：在窒息新生儿中，无论重度还是轻度窒息，其脑电图表现在清醒与静态睡眠时绝对功率值低，而且时相改变、消失或倒错。对有过新生儿窒息的 6～12 个月小儿进行丹佛智能筛查法（DDST）检查，发现可疑率明显高于正常新生儿组。而在窒息儿中，不同时相的脑功率改变、消失或倒错时，DDST 通过率低。

2. 发现脑电图异常的时期

根据新生儿缺血缺氧性脑病的病理改变，生后 1～5 d 是发现其脑电图异常的有利时机，亦有人提出生后 1 周内的脑电图最有价值。Samat 指出窒息儿生后 1 周内做两次脑电图，若生后第 6 天时仍为异常，则要以后每隔 3～4 d 复检 1 次，直至正常或生后 2 周仍无显著好转为止。脑电图复检次数越多，判定预后越精确。

### （二）脑性瘫痪患儿的脑电图

吴军等曾报道，对 75 例脑性瘫痪患儿的脑电图进行分析，异常 55 例，异常率为 73.33%。异常者主要表现为广泛性低电压，广泛性慢波及快波异常，左右不对称及睡眠纺锤波等，痉挛型脑电图的异常率高于不随意运动型。

## 三、脑干听觉诱发电位

诱发电位是神经系统对某种特定人为刺激所产生的反应性电位。脑干听觉诱发电位（brainstem auditory evoked potential，BAEP）是其中的一种。

### （一）BAEP 在儿科临床应用的主要价值

（1）早期发现听力丧失或听觉传导通路的器质性病变。

（2）可协助推断听力障碍的性质：如可鉴别是神经源性的或耳部疾病引起的，可区分是听觉传导通路的脑干中枢段病变，还是周围段的损害。

（3）对已发现的脑干听觉诱发电位异常进行连续监测：以便了解相关疾病过程的

发展及转归。

**（二）脑干听觉诱发电位在脑性瘫痪及相关疾病中的应用**

（1）极低出生体重儿的 BAEP：极低出生体重儿是指出生体重≤1 500 g 的小儿，其中耳聋发生率明显高于成熟儿，可能是由于极低出生体重儿对缺氧、高胆红素血症等更为敏感之故。Abramovich 随访 111 例出生体重低于 1 500 g 的存活婴儿，其中 9% 患感音性耳聋，1% 患传导性耳聋，19% 患中耳积液。

（2）重度窒息新生儿的 BAEP：重度窒息新生儿是指出生时 Apgar 评分≤3 分，或生后自主呼吸缺失 10 min 以上，以及因窒息致全身松软 2 h 以上的婴儿。这一组新生儿除发生周围性耳聋以外，也发生脑干内中枢性听路损害。脑干听觉诱发电位在预测窒息新生儿远期预后方面有重要价值，凡显示脑干听觉诱发电位异常，尤其是 V 波异常者，常会遗留永久性神经功能障碍。

（3）脑性瘫痪患儿的 BAEP：引起脑性瘫痪的脑损伤病因也是致先天性耳聋的重要原因。

蔡方成用多种声程度对 84 例年龄 42 d 至 14 岁脑性瘫痪患儿进行脑干听觉诱发电位测试，结果约 2/3（65 例）合并听路障碍，其中 80. 3% 属周围性，3. 6% 为单纯脑干中枢性听路障碍，余为混合性异常。

王菊莉等对 101 例脑性瘫痪患儿进行了脑干听觉诱发电位的测试，其中，阳性率为 60. 4%，降低刺激强度可提高阳性率，同样提高刺激重复率也可提高阳性率。在这组脑性瘫痪患儿中的脑干听觉诱发电位的异常主要为外周性听路损害，其次为混合性及中枢性听路损害，以双侧性损害最为多见。另外脑性瘫痪患儿组与正常儿组的脑干听觉诱发电位相比较，可见前者的Ⅰ、Ⅲ、Ⅴ波潜伏期延长，Ⅰ、Ⅴ波振幅降低，以Ⅴ波振幅降低较为恒定。另外，脑性瘫痪患儿的脑干听觉诱发电位异常改变与病情轻重、临床分型及合并智力低下有关，病情重者Ⅴ波潜伏期延长，Ⅲ－Ⅴ波间、Ⅰ－Ⅴ波间潜伏期及脑干传递时间（BTT）延长，Ⅴ波振幅降低。不随意运动型患者，与重症患者组有相同的异常。合并智力低下组，Ⅴ波潜伏期延长，BTT 延长，Ⅴ波振幅降低。101 例脑性瘫痪患儿中听力异常发生率为 28. 71%，其中轻、中度听力障碍占 82. 14%。

## 四、皮－肌反射

皮－肌反射（cutaneousmuscular reflex，CMR）是在所测肌肉持续稳定收缩时，刺激机体感觉末梢神经，兴奋自外周神经、脊髓后索至大脑皮层，进行感觉运动交替后，经皮质脊髓束返回外周，在所测肌肉表面记录到的生物电变化，可见 CMR 为监测反射性控制肌肉的脊髓和皮质通路的功能提供了一种非侵入性方法。

**（一）皮－肌反射主要记录指标**

$E_1$ 潜伏期：从刺激开始至 $E_1$ 出现时间。

$I_1$ 潜伏期：从刺激开始至 $I_1$ 出现的时间。

$E_2$ 潜伏期：从刺激开始至 $E_2$ 出现的时间。

CCT（中枢神经传导速度）：从 $E_1$ 起点到 $E_2$ 起点。

$E_2$ 与 $E_1$ 的振幅比：$E_2/E_1$。

$E_1$（A）（μV）：$E_1$ 从起点至峰顶高度，以背景肌电百分比表示。

PCV（外周神经传导速度）：$E_1$ 潜伏期与外周传导的距离之比。

**（二）皮－肌反射的临床意义**

人从出生至成年，CMR 各波的出现、振幅及潜伏期都呈现有规律的、逐渐趋于成熟的变化过程。可以反映周围及中枢神经系统髓鞘化的程度，以及上运动神经元的发育及其与下运动神经元的连接情况。

在成人手、前臂和下肢肌随意且稳定的收缩时，以普通电刺激作用于指（趾）神经，可在持续的肌电活动中产生三相反射波。首先为短潜伏期的上升波 $E_1$ 波，然后为短潜伏期的下降波 $I_1$ 波，而后为显著的长潜伏期的上升波 $E_2$ 波。$E_1$ 波、$I_1$ 波起源于脊髓，其大小有赖于皮质脊髓束下行通路的兴奋作用。$E_1$ 波属于易化 H 波，可间接反映 α 与 γ 运动神经元的功能状态。$E_2$ 波起源于大脑，有赖于后索、皮层感觉－运动区和锥体束的完整。

**（三）对皮－肌反射的临床研究结果**

王冬兰等对 109 例 2～30 个月的脑性瘫痪患儿进行了皮－肌反射测试。并对 64 名健康小儿进行了皮－肌反射测试作为对照。结果如下。

（1）痉挛型脑性瘫痪患儿 $I_1$ 波与 $E_2$ 波的潜伏期延长，CCT 延长，说明此类型脑性瘫痪以运动皮层和锥体束损伤为主。

（2）不随意运动型脑性瘫痪皮－肌反射的改变主要为各波波幅增高，说明其以锥体外系如基底核、小脑等损伤为主。

（3）对脑性瘫痪患儿进行 Vojta 方法治疗，治疗前后均测试皮－肌反射，见治疗前后的皮－肌反射结果有明显差异。在痉挛型的治疗有效组可见 $I_1$ 波、$E_2$ 波的潜伏期与 CCT 均缩短，出波率为 61.9%，显效组 $E_2/E_1$ 振幅比增高，皮－肌反射变化的差值与临床疗效符合率为 86.67%。

皮－肌反射是探测运动发育延迟，脊髓及经皮质的通路病变的有效手段，另外从治疗疗效的分析中可以看到，对脑性瘫痪患儿的治疗前后皮－肌反射的变化明显，所以也是一项判定疗效的客观指标，应进一步探讨及推广并临床应用。

（姜志梅）

# 第二节　脑性瘫痪的鉴别诊断

## 一、精神运动发育迟滞

因为脑性瘫痪合并智能障碍的比率较高，因此脑性瘫痪常需要与精神发育迟滞相鉴别。尤其婴儿期，两者均表现肌张力低下，运动发育迟滞。但随年龄增长，精神运动发育迟滞的患儿无肌肉痉挛、强直及姿势异常等神经症状，仅表现对周围的人与事物漠然、不关心及精神与运动发育整体延迟，而脑性瘫痪除运动发育的落后外，尚有异常肌紧张及神经系统的临床症状等。2002 年在“全国第七届小儿脑性瘫痪研讨会”

上，经讨论认为，对精神运动发育迟滞应命名为精神运动发育落后。这是因为许多此类患儿经治疗可以成为正常儿。目前我国此类患儿逐渐增多，与国外报道相同。目前，有许多此类患儿被诊断为脑性瘫痪，增加了患儿家长的心理负担，应引起注意。

## 二、脑发育畸形

本书根据国外资料记载及我国长沙会议修订的脑性瘫痪定义，将一些中枢神经系发育异常如无脑裂畸形、Amold－Chiari 畸形、脑穿通畸形、脑积水等归入脑性瘫痪。

小头畸形为脑发育畸形中最应与脑性瘫痪鉴别的疾病。小头畸形的诊断标准：当头围低于正常值 2～3 个平均差，或低于同龄儿平均值 3 cm，并表现前囟早闭者诊断为小头畸形。日本的前川喜平认为，新生儿头围 $<30$ cm，6 个月时 $<40$ cm，1～2 岁时 $<43$ cm，或任何年龄小于标准值 2.5 cm 为可疑，小于 5 cm 以上者可诊断为小头畸形。

小头畸形的原因可能是脑发育障碍，颅骨骨缝早期融合、染色体异常、遗传因素等。这种患儿婴幼儿期见运动与精神发育迟滞，进入学龄前期则以精神迟滞更为明显，虽有运动发育迟滞，但无异常姿势与异常的运动模式，不难与脑性瘫痪鉴别。

## 三、婴儿期低紧张

### （一）先天性肌营养不良（福山型）

先天性肌营养不良主要症状是生后即有肌张力降低（图3－9），关节挛缩，精神发育迟滞，因颜面肌受累而出现独特的肌病颜貌。腱反射减弱或消失。如果不把关节挛缩误认为肌肉痉挛则容易鉴别。血中肌酸磷酸激酶（CPK）增高，肌肉活检可见肌纤维细胞脱落，结缔组织增生。

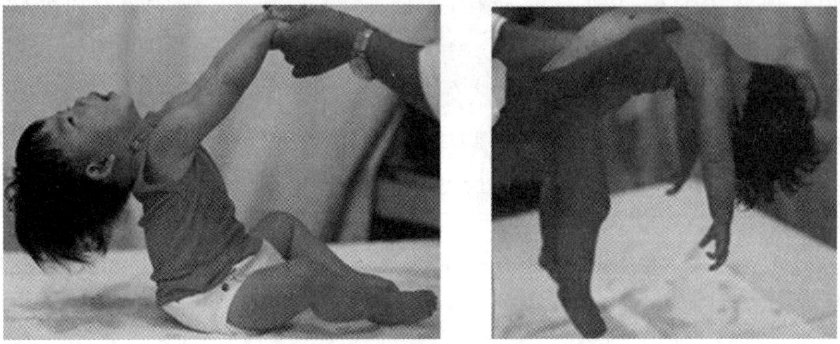

图3－9　先天性营养不良患儿的肌张力降低表现

### （二）Duchene 型肌营养不良

Duchene 型肌营养不良是一种与性染色体有关的疾病，男性发病，女患罕见。多于 3 岁前发病，表现为肌张力低，运动发育迟滞，合并智力低下。发病越早，智力低下越明显。临床上可见肌源性肌萎缩和假性肥大。肌电检查可见多相性电位增高与高频放电。CPK 正常。肌肉活检可见肌纤维细胞大小不等或透明变性、局灶性坏死与再生交替，出现双峰核。

**（三）脊肌萎缩症**

脊肌萎缩症（Spinal muscular atrophies，SMA）是因脊髓前角运动神经元退行性变引起的进行性脊髓肌肉无力和萎缩。临床上区分为两种类型：

1. SMA Ⅰ型

SMA Ⅰ型或称 Werdnig－Hoffmann 病，生后 6 个月内发病，全身肌肉松软无力，不能进行任何克服地心引力的肢体活动，肌肉萎缩，腱反射缺失。此类型患儿始终不能发育至独坐水平，大多数在 2 岁前死亡。

2. SMA Ⅱ型

有人称 SMA Ⅱ型为慢性或中间型 Werdnig－Hoffmann 病，多在 6～18 个月发病，可获得坐位的能力，但始终不能独走，一般可存活至 10～20 岁。临床特征为婴儿期后出现缓慢的、逐渐加重的全身性肌无力，可伴有面瘫，常出现明显的脊柱弯曲等骨骼畸形，腱反射缺失。

与脑性瘫痪在婴儿期表现的“松软”鉴别的要点是，脑性瘫痪无肌肉萎缩，腱反射亢进等。

**（四）Lesch-Nyhan disease 综合征**

Lesch-Nyhan disease 综合征是一种性连锁隐性遗传的先天代谢性疾病，几乎只限于男性发病，是由于次黄嘌呤——鸟嘌呤磷酸核糖转移酶（HPRT）先天缺乏或完全消失，致使体内嘌呤代谢异常而致病。

此类患儿出生时正常，或有低出生体重，生后数月隐匿起病。生长发育迟缓，运动发育落后，可有舞蹈样手足徐动和锥体外系异常症状，肌张力增强，腱反射亢进，进而下肢强直，最后不能独坐与行走。最具特异的症状是自残行为，表现为咬或咀嚼手指，咬唇或颊黏膜。患儿智力低下，IQ 多在 50 以下。

实验室检查可见血中尿酸增加，可达 10～12 mg/dL，确诊需测定酶的活性，可用成纤维细胞培养、肝活检标本、红细胞等，发现 HPRT 活性缺乏可确诊。此综合征易与不随意运动型脑性瘫痪相混淆，通过测定血中尿酸进行初步鉴别。

**（五）异染性脑白质营养不良**

异染性脑白质营养不良（MLD）是一种脂代谢障碍的常染色体隐性遗传病，是由于芳基硫酸酯酶 A 的缺乏致使脑硫脂分解障碍。这种脑硫脂大量沉积于神经系统，特别是髓鞘内，致使中枢神经系统广泛的脱髓鞘改变，以脑白质受累为著。

1. 临床分型

（1）晚期婴儿型：1～2 岁发病。

（2）少年型：4～15 岁发病。

（3）成年型：16 岁以后发病。

2. 临床表现

本病病程可分为三期。

第一期：出生与婴儿期正常，1～2 岁开始逐渐出现运动减少，肌张力减低，腱反射减弱。逐渐失去维持姿势的能力，不能站与坐，甚至不能竖颈。此期持续数周至 1～2 个月。

第二期：智力减退，症状进一步恶化，对环境的反应明显减少。丧失语言能力，尖叫、四肢强直、肌张力增高，而躯干、颈部肌张力减低。腱反射亢进，Babinski 征阳性。瞳孔对光反射迟钝，不能注视，面肌运动减少，有假面具的感觉。脑脊液检查可见蛋白质增加，压力与细胞数正常。此期持续 6 ~ 24 个月。

第三期：去脑强直体征，对外周反应极少，颈强直，肌张力增高。脑脊液中蛋白质量可达 150 ~ 200 mg/dL。患者尿中脑硫脂含量增多，血中芳基硫酸酯酶 A 的活性降低。

### （六） Canavan 病

Canavan 病为常染色体隐性遗传性疾病，属于嗜苏丹脑白质营养不良（sudanophilic leukodystrophy），多在婴儿 3 ~ 6 个月时起病。主要表现为进行性运动、智力发育落后、肌张力显著减低，但逐渐出现肢体受触碰后的伸展性强直痉挛，有巨颅和失明，病程 1 ~ 3 年。头部 MRI 呈非特异性弥漫性脑白质病变，呈短 T1 长 T2 信号。

本病生化特点为天冬氨酸酰基转移酶缺陷，导致脑和尿中 N – 乙酰天冬氨酸（NAA）增多，可达正常人的 200 倍。

### （七） Alexander 病

Alexander 也属嗜苏丹脑白质营养不良性疾病。多自生后 3 ~ 6 个月起病，临床表现为巨颅、精神运动发育迟滞、惊厥。病因不详，目前认为可能与脑内线粒体功能改变有关。

确诊依靠组织活体检查，可见神经系统星形胶质细胞特异蛋白 GFAP 过度表达。MRI 表现为额叶为主的半球白质 T1 低信号，而脑室下，皮质下以及放射冠白质呈高信号改变。

另外还有线粒体肌病（mitochondrial myopathy）等代谢病，因为是少见病，且病情呈进行性，故鉴别并不困难。

### （八） 产伤

臀位产、过熟儿分娩时过分牵拉上肢会引起臂丛神经损伤。多为一侧性，也有两侧同时发生者。有的患儿可能并未注意到是否是从新生儿期开始即有上肢活动减少。若表现为不完全性瘫痪时应与脑性瘫痪的偏瘫或单瘫相鉴别。臂丛神经麻痹是末梢性瘫，以肌张力低，被动性亢进，肌力低下为其特征，易与中枢性瘫痪的偏瘫、单瘫鉴别。

### （九） 环椎脱臼

环椎脱臼多为先天性颈髓损伤，患儿表现为肌张力低下，运动发育迟滞等。图 3 – 10 为一此病患儿，可见肌张力明显降低，呈现蛙状肢位和“W”状上肢。至年长儿时期，出现了下肢痉挛。

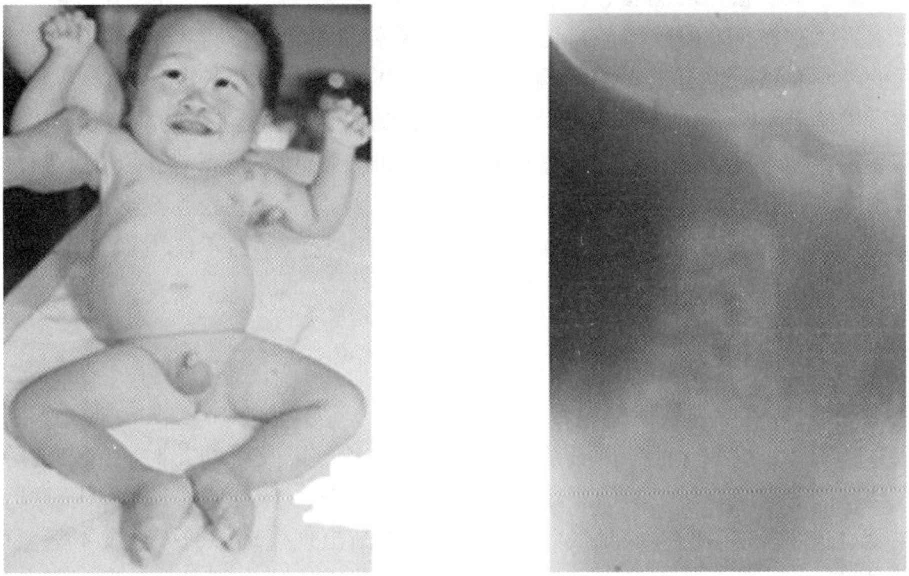

图 3－10　环椎脱臼患儿的临床表现与 X 线片

（十）Angelman 综合征

Angelman 综合征为性连锁隐性遗传病，染色体 15q11 缺损，遗传基因来自于母亲。临床表现皮肤颜色白，运动发育迟缓。在坐位上可见患儿躯干有小的摇摆动作，步行表现为失调样步态，多数患儿不能发育到步行阶段。常伴有精神迟滞和癫痫，颜面表情多表现傻笑面容。

（姜志梅）

# 第三节　脑性瘫痪的功能预后

康复医学的最终目标是通过各种康复手段使患儿达到生活自理，能接受教育，学习各种功能，进而步入社会与正常人一道生活与工作。但是并不是每一个脑性瘫痪患儿都能达到这一目标。因此，脑性瘫痪患儿的预后，即他们将来的运动功能等方面会发育到什么水平，是患儿的家长最为关注的事情。初诊的患儿，家长几乎都问同一问题："我的孩子将来能否会走？""什么时候能会走？"作为医生与治疗师在初次接触患儿，观察与评定时也同样会思考，估计这患儿将来会发育到什么水平，现有的异常运动模式和姿势将来会有什么样的变化，一般几岁能发育到立位与步行阶段，等等。

患儿家长特别关心的问题是患儿的功能预后，这也是许多学者致力研究的课题。但是，要知道判断脑性瘫痪的预后并非易事，因为脑性瘫痪患儿处于生长发育过程之中，随着生长发育、肌肉紧张程度的改变，体格的生长，挛缩与变形的形成等可导致异常姿势与运动不断发生变化。

每个脑性瘫痪患儿的病型、病情程度、周围环境影响、治疗条件、心理素质、有无对日常生活动作自发的欲望与自信心等多种因素都影响着各自不同的功能预后。另外继发的障碍对预后也有很大的影响，随着年龄的增长，至年长儿阶段、成人阶段其功能预后仍然会不断变化，所以难以准确地预测脑性瘫痪患儿将来的功能状况。

多年来，随着对脑性瘫痪的治疗与训练方法的不断改进与完善，以及不断深入地对预后预测的研究，对脑性瘫痪功能预后的预测已经有了一些较为成熟的看法。目前已经有许多学者发表了自己的研究成果。相信随着康复医学的不断发展，将会更准确地预测脑性瘫痪患儿将来的功能发育水平。

## 一、从早期诊断看功能预后

### （一）脑性瘫痪早期诊断的困难性

脑性瘫痪是一组综合征，因其病因复杂，症状各异以及婴幼儿时期的表现随着生长发育会有很明显的变化，所以早期确定诊断比较困难。比如有一部分不随意运动型患儿在婴幼儿期表现为明显的肌张力低下，而后逐渐出现变动的肌张力及不随意运动，逐渐呈现明显的不随意运动型症状，所以若在婴幼儿期诊断为肌张力低下型则会误诊。也有的小儿在婴幼儿期表现运动发育落后，而以后发育为正常儿，如果在运动发育落后时就武断地诊断为脑性瘫痪，将给家庭带来不必要的烦恼。Nelson 和 Taudorf 等曾报道在早期被诊断为脑性瘫痪的小儿而在以后成为发育正常的病例中，多数误诊时间是在 1 岁之内。所以摆在我们面前的课题是，究竟在小儿几岁时可以确诊为脑性瘫痪？多数学者认为，除了重症的和症状明显的病例，多数应在小儿 2 ~ 3 岁时确定诊断为脑性瘫痪。同样，在婴儿期预测患儿的运动功能状态也是很困难的。

### （二）在早期对脑性瘫痪分型的困难性

多年的临床实践中发现，脑性瘫痪的分型也会随年龄的增长而改变。究其原因，一部分是误诊病例，但主要原因是随着患儿的生长发育，作为脑性瘫痪分型所依据的症状，如肌紧张、原始反射、姿势反射等也发生了相应的改变，进而出现了临床症状的改变，于是引起了对临床分型的重新认识。正确地说，是在中枢神经系统的发育尚未分化完全的时期，即婴儿期用已分化的功能状态为标准的疾病征象进行分型，而在中枢神经系统逐渐发育成熟之时这些疾病的征象会发生相应的变化，所以在其前进行的分型就难免有误。日本学者冈　镁次对在早期被诊断为脑性瘫痪的 164 例患儿进行了追踪调查，其结果如表 3 – 1 所示，诊断与分型在以后的追踪调查中均较初期诊断时有改变。初期诊断均于 6 岁之前，追踪调查在学龄期，其间年龄跨度为 4 ~ 6 年。在 164 例被诊断为脑性瘫痪的小儿中，追踪调查时有 6 例为正常儿，还有一部分小儿在追踪调查时已经无运动障碍，只表现智能障碍和行为异常的症状。其余确实为脑性瘫痪患儿，但分型与初期诊断时有了明显的变化，从表中可以看出其变化情况。

表中可见初期诊断和追踪调查时分型有很大的变化，提示医生在今后的临床实践中应该注意到这种变化，以便指导临床。

## 二、脑性瘫痪患儿步行能力的预后

### （一）获得步行能力的可能性与时期的预测

如前所述，脑性瘫痪患儿获得步行能力与否是家长最为关注的问题，医生与治疗师康复的最大目标也是尽可能地让患儿获得步行能力。因此许多学者进行了获得步行能力可能性的预测研究。

主要从以下几方面着手研究：①步行的可能性与原始反射、姿势反射的关系。②步行的预后与粗大运动发育的关系。③获得步行能力的时间预测。已有许多学者报道了研究成果，将分别予以叙述。

表3－1 初期诊断与追踪调查时脑性瘫痪分型的变化

| 初期诊断时分型 | 追踪调查时分型 | 例数 |
| --- | --- | --- |
| 痉挛<br>103 例 | 痉挛 | 40 |
| | 强直－痉挛 | 3 |
| | 手足徐动 | 17 |
| | 张力失调 | 13 |
| | 弛缓 | 1 |
| | 混合（痉挛＋手足徐动） | 2 |
| | 分类不明 | 1 |
| | 轻微脑损伤 | 17 |
| | 精神缺欠 | 2 |
| | 行为障碍 | 3 |
| | 正常发育 | 4 |
| 强直<br>10 例 | 痉挛 | 1 |
| | 强直－痉挛 | 1 |
| | 手足徐动 | 2 |
| | 张力失调 | 4 |
| | 轻微脑损伤 | 1 |
| | 正常发育 | 1 |
| 强直－痉挛<br>12 例 | 痉挛 | 2 |
| | 强直－痉挛 | 2 |
| | 手足徐动 | 1 |
| | 低紧张 | 6 |
| | 混合（痉挛＋手足徐动） | 1 |
| 肌张力低下<br>12 例 | 痉挛 | 3 |
| | 混合（痉挛＋手足徐动） | 1 |
| | 分类不明 | 3 |
| | 精神缺欠 | 2 |
| | 轻微脑损伤 | 2 |
| | 正常发育 | 1 |

续表

| 初期诊断时分型 | 追踪调查时分型 | 例数 |
|---|---|---|
| 手足徐动<br>13 例 | 手足徐动<br>低紧张 | 6<br>7 |
| 低紧张<br>13 例 | 低紧张 | 13 |
| 弛缓 1 例 | 弛缓 | 1 |
| 合计 | | 164 |

1. 步行的可能性与原始反射、姿势反射的关系

Bleck 根据患儿的 7 种反射（反应）的出现时间，对 73 例包括脑性瘫痪在内的运动发育迟滞患儿进行了步行可能性的预测研究。这 7 种反射是：非对称性紧张性颈反射、对称性紧张性颈反射、Moro 反射、颈矫正反应、阳性支持反应、跨步矫正反应、保护伸展反应。Bleck 所说的“可能步行”标准是，应用拐杖可在平坦地面上至少行走 15 m。

经过 12 ~ 54 个月，期间对 7 种反射（反应）的消失或出现时间与其运动发育的观察，Bleck 认为在 73 例患儿中有 94.5% 具有根据上述 7 种反射的出现与消失时间来预测其步行的可能性。结论是若小儿 12 个月以后仍然没有出现保护伸展反应，而且仍然残存非对称性紧张性颈反射、Moro 反射、颈矫正反应，则今后步行的可能性非常小。虽然该研究较为粗浅，结论部分与课题设计相比显得浅显，但为今后的研究提供了线索。

Molnar 等进行了类似的研究，他们应用 6 项指标，即非对称性紧张性颈反射、对称性紧张性颈反射、Moro 反射、紧张性迷路反射、阳性支持反应 5 种反射（反应）及立位悬垂位上下肢的伸展姿势。所说的“可能步行”是允许患儿用拐及下肢矫形器，但必须能在户外行走。经过追踪观察，不能步行组的患儿在 12 ~ 18 个月时 5 种反射仍然未消失，立位悬垂时下肢的伸展反应落后于相应年龄儿的反应，而且到 24 个月时仍然残留至少 3 种反射。可能步行组仅在患儿 12 个月时见有上述反射，24 个月时已经全部消失。

可见原始反射的残存与步行的预后有一定的关系，有待今后更系统的观察、总结，从中找出其规律性。

2. 步行预后与粗大运动发育的关系

有许多学者对这一课题进行了各自的研究，虽然角度不同，但都可以说明通过对患儿粗大运动发育的观察可以预测小儿步行的可能性。

（1）Badell – Ribera 的研究结果：

1）临床资料：Badell – Ribera 对 50 名痉挛型双瘫患儿的步行预后与粗大运动发育的关系进行了回顾性调查，将患儿分 4 组，调查他们各年龄的粗大运动发育情况。

2）结果：可根据 1.5 ~ 2.5 岁时期小儿的粗大运动发育情况来预测步行的预后。

调查的结果是，第 1 组小儿可站立，但需他人协助或需用辅助用具来维持立位或

需应用下肢矫形器来维持立位。这组患儿在 1.5 ~2 岁时，已经可以两手拄床支持呈坐位。第 2 组小儿在保持立位和移动时需要拐杖，可在室内短距离移动。这组患儿在 1.5 岁前已经可以用两手拄床支持坐位，2 岁之前已经能从俯卧位转换为坐位，2 岁半之前已经会对称性的四爬，但尚不能交替性四爬。第 3 组小儿在保持立位时无须辅助用具，即使需要也是极有限的稍予支持，移动时需要拐杖。在室内可以进行实用的步行，在室外可短距离移动，这一组患儿在 1.5 ~2.5 岁期间可从俯卧位转换为坐位，可以对称性四爬，3 岁以后可以交替性四爬运动。第 4 组小儿能保持立位，步行不需要拐杖，在室外能实用移动。这一组小儿在 1 ~2.5 岁期间内已经会交替性四爬。

3）研究结论：从上述调查中可以得出以下推论：当患儿在 1.5 ~2.5 岁时已经会两手拄床坐位，将来可以达到扶持立位的发育水平。若患儿在 1.5 岁之前可以会两手拄床坐位，2 岁之前可以从俯卧位转换为坐位，将来可以发育到在室内短距离移动的水平。1.5 ~2 岁间已经会从俯卧位转换为坐位，并可对称性四爬，将来可发育到室外短距离移动的水平。若患儿 1 ~2.5 岁期间已经会交替性四爬，将来可以发育到独立步行，并有实用性的水平。

（2）Campos da paz 等的研究结果：

1）步行的区分：Campos da paz 等也对脑性瘫痪痉挛型双瘫患儿的步行预后与粗大运动发育的关系进行了调查，他们将患儿的步行发育水平分为 3 类：可能步行、用自助具可步行、不能步行。

2）研究的结果：患儿若在生后 9 个月之内在俯卧位上已经能控制头即能抬头，将来 100% 可能步行。若 20 个月仍不能在俯卧位上控制头部，则将来 100% 不能步行。若患儿在 24 个月之前已发育到不需扶持的坐位水平，将来 100% 可步行，如果在 36 个月之前尚不能维持无扶持的坐位，则将来多数不能步行。如果患儿在 30 个月前已经发育到对称性的、交替性四爬的水平，将来 100% 可步行，如果迟至 60 个月以后才能进行上述四爬，则将来不能步行。

（3）平田的研究结果：

1）步行的区分：日本的平田将脑性瘫痪患儿将来的移动能力分为以下 3 组。

Ⅰ组：独立步行组，这组患儿在日常生活的移动中不需要拐杖或助行器等辅助用具。

Ⅱ组：用拐杖步行组，这组患儿在日常生活的移动中需用拐杖辅助，但无须用轮椅。可在室内独立步行，而在室外的移动中需用拐杖。

Ⅲ组：不能步行组，这组患儿在日常生活的移动中需要轮椅。在室内可以在有限距离内用拐杖步行，而在室外必须用轮椅的患儿也归在这一组。

2）研究方法：对这 3 组患儿的移动能力与翻身、坐位、四爬等粗大运动的获得时的年（月）龄进行了回顾性调查。其结果是，除了偏瘫以外的患儿，18 个月以前已获得坐位者多属Ⅰ组或Ⅱ组。30 个月以后才获得坐位能力的患儿多属第Ⅲ组。

（4）佐　伯满的研究结果：日本的佐　伯满也进行了同样的调查研究，他的研究结果为，痉挛型患儿若 2 岁之前已经获得坐位的能力，将来 100% 可步行。2 ~3 岁之间获得坐位能力的患儿将来有部分可步行，部分需用拐杖辅助步行。3 岁以后才获得坐位能力的患儿，将来100%不能步行。另外如果患儿不论什么时期，只要能获得交替性四爬的能力，一般就能发育到拄拐杖步行的水平。如果18个月以内获得了从仰卧位向坐位转换的能力、44个月以内获得了向侧方行走的能力，将来可以获得独立步行或用拐辅助步行的能力。还有，痉挛型患儿如果能发育到步行的水平，一般在8岁之前就已会走，很少超过此年龄阶段。在研究中发现不随意运动型患儿的坐位获得时期与步行可能性间的关系不如痉挛型那样明确，这型患儿中在2岁前已经获得坐位能力者，也未必以后都能发育到可步行的水平。而3岁以后才获得坐位能力的患儿，同痉挛型一样100%不能步行。

根据各学者调查研究的结果，笔者进行了归纳总结，如表3-2所示。

**表3-2　步行预后与粗大运动发育的关系**

| 步行预后 / 获得时间 / 粗大运动 | 可独立步行 | 不能步行 |
|---|---|---|
| 俯卧位上抬头 | <9个月 | >20个月 |
| 仰卧位向坐位转换 | <18个月 | >18个月 |
| 坐位 | 18~24个月 | 30个月之后 |
| 交替四爬 | <30个月 | 60个月之后 |
| 向侧方行走 | <44个月 | >44个月 |

3. 步行开始时间

B. Crothers等对289名脑性瘫痪患儿进行了长期追踪，总结出各类型脑性瘫痪患儿的步行开始时间（图3-11）。

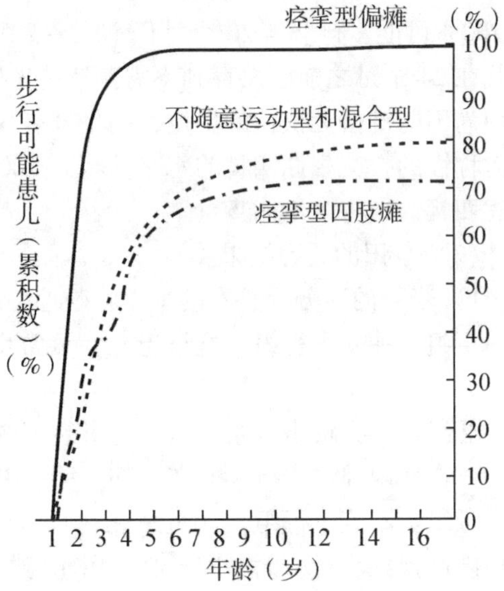


图3-11　289名脑性瘫痪患儿步行开始年龄

从图3-12可见，痉挛型偏瘫患儿大多数在1~2岁时开始步行，几乎所有患儿都可独立步行；痉挛型四肢瘫患儿大多数可以步行者5岁后开始行走，有70%左右的患儿可获得步行能力；不随意运动型和混合型患儿大多数在5~10岁开始步行，有80%左右的患儿可获得步行能力。

因步行开始的时间与病情的轻重、治疗的情况、家长与患儿配合情况等有密切关系，获得步行能力的时间不尽相同。为了较为确切的预计步行开始时间，尚须通过多数病例，根据病情程度等相关因素进一步深入研究脑性瘫痪患儿获得步行能力的年龄。

综合上述多位学者的研究结果，可见对脑性瘫痪患儿步行能力的预测是可能的，但遗憾的是作为预测实用步行的获得的指标——运动行为的获得时期被限定于较早的时期。而且尽管开发了脑性瘫痪的早期发现与早期治疗及新的治疗与训练方法，并未使步行的获得时间提前。要想改善这种状况不能完全期待于训练方法的开发，更应重视中枢神经系统疾病本身的治疗。

**（二）步行功能的退化**

脑性瘫痪患儿并不是一旦获得了步行功能就会终生拥有这种功能，步行能力会因继发的疾病或症状而致退化。例如，不随意运动型患儿由于颈部的不随意运动而导致颈椎疾病，常因此而使患儿从青春期开始至成人期出现已获得的步行功能退化甚至丧失。痉挛型患儿常由于继发出现的髋关节疼痛、膝关节屈曲挛缩及足部变形与疼痛，或者癫痫发作等，渐渐丧失步行能力，而依赖于轮椅。上述情况并非稀有，要引起注意，应该采取相应措施，防止发生。

Badell－Ribera 曾对 50 例痉挛型双瘫患儿进行观察，这些患儿均曾经获得步行能力，在 9～13 岁期间内有 13 例出现了一度的步行能力水平的退化。占总病例数的 1/3，可见步行功能的退化是值得注意的问题。

## 三、日常生活动作的预后

对脑性瘫痪患儿的日常生活动作（ADL）预后的预测困难性更大，有一些学者进行了研究并报道了结果。

**（一）功能障碍与日常生活动作能力的关系**

日本的中岛等研究了在脑性瘫痪患儿年龄的增长过程中其功能障碍与日常生活动作能力的关系。在此所说的功能障碍包括肌紧张、姿势反射、智能发育的障碍等 3 项。日常生活动作功能包括就餐动作、排泄动作、穿脱衣服动作等几项。经过 8 年的追踪观察，发现尽管患儿功能障碍方面的变化很小，但日常生活动作能力却有提高，所以他认为不能用肌紧张、姿势反射、智能发育的功能障碍来预测日常生活动作能力的预后。

**（二）与自立地进行饮食动作相关的因素**

横关等人对在 3 岁前进行过初期评定的 259 例脑性瘫痪患儿在 18 岁以后再次进行评定，发现与自立地进行饮食动作相关的因素有，发单字音的时期、肘支撑形成时期、竖颈时期、四爬运动完成时期、翻身运动完成时期，预测率可达 90%。与更衣动作相关的因素有瘫痪部位、智商（尤其是婴幼儿期）、竖颈完成时期、肘支撑完成时期、四爬运动完成时期等，预测率达 89.6%。与自立排泄动作相关的因素有瘫痪部位、智商（婴幼儿期）、四爬运动完成时期，竖颈完成时期，肘支撑完成时期等，预测率 90%。所说的预测率是在 3 岁时初期评定时及其后应用各自的相关因素，预测将来的功能动作获得情况，至 18 岁时再评定的预测的准确率。

**（三）日常生活动作能力与脑性瘫痪的分型、智能、合并障碍等因素的关系**

日常生活动作能力与脑性瘫痪的分型、智能情况、合并障碍等因素密切相关。有低出生体重高危因素的痉挛型患儿常常见到因高级神经功能障碍而致的视觉、认知觉的障碍以及对运动计划及构成方面的障碍，常有日常生活动作能力低下的倾向。所以在治疗与训练时针对这几方面进行治疗计划的安排有助于日常生活动作能力的提高。

**（四）日常生活动作能力与患儿家长对患儿的态度的关系**

日常生活动作能力与患儿家长对患儿的态度密切相关。如果家长对患儿的保护措施过度，事事包办代替，会阻碍患儿日常生活动作能力的发育。反之，若对患儿漠然处之，不予以日常生活动作的指导，同样会影响日常生活动作的发育。这一点将在第十章中详细介绍。

日常生活动作功能与步行功能同样，随年龄增长会出现退化，特别是在 30 岁以后出现的概率较高。原因与步行功能退化的原因相同，另外与患者整体的体力低下相关。

## 四、脑性瘫痪患儿运动障碍向重症发展的过程及预防对策

脑性瘫痪患儿的运动障碍随年龄增长及受外界环境的影响会逐渐向重症发展，其发展过程如表 3－3 所示。

**表 3－3　运动障碍向重症发展的过程**

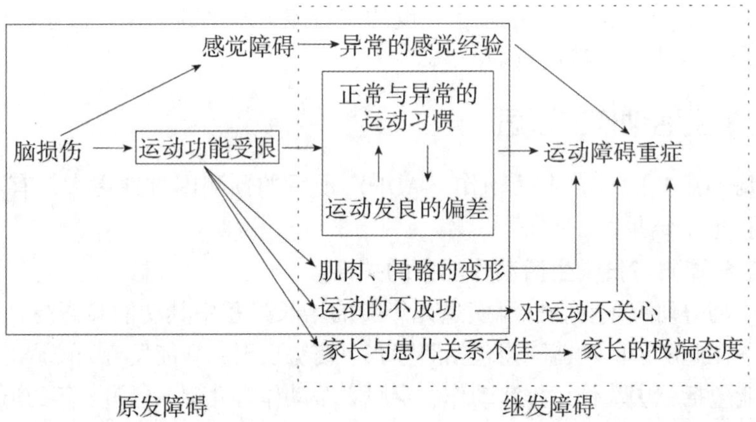


从表 3－3 可见，在脑性瘫痪患儿的运动障碍向重症发展过程中，有许多发生因素是可以预防的，尤其是继发障碍的因素，通过治疗、应用辅助用具、教育、对家长的指导等可以防止或延缓向重症发展的过程。

用初期评定来预测患儿将来的功能水平虽然有一定困难，但是如果根据适当的初期评定并予以适当的治疗，同时在预防继发障碍的过程中预测将来的功能发育水平还是有可能的。脑性瘫痪患儿不仅表现于功能的退化和继发障碍，同时也与正常人一样有老化现象。也与正常人一样具有发育时期、高峰平台期、老化时期，其功能发育也处于这一流程之中。我们对脑性瘫痪治疗的目的不只是通过治疗使患儿达到较高的功能，还要通过一定手段延长高峰平台期。即使进入老化期，也要设法使老化过程减缓。为此对患儿（者）要不断地进行评定，定期确定当时的治疗目标，以预防继发障碍及老化现象。

（陈秀洁）

# 第四章　正常小儿的姿势、运动发育

## 第一节　概　　论

### 一、姿势与运动的概念

1. 姿势

姿势（position）是指机体在静止状态下为克服地心引力所采取的自然位置。

2. 运动

运动（movement）是指机体的各部分在空间的位置和时间上的变化，并由此而产生变化着的力学关系。

### 二、了解姿势与运动发育的意义

为了早期诊断、正确评定、早期治疗脑性瘫痪患儿，医生、运动治疗师、作业治疗师、语言治疗师等专业人员除了掌握小儿反射、肌张力、临床体征等神经学知识以外，还必须熟知正常小儿姿势、运动发育的规律，尤其是婴幼儿的姿势、运动发育过程。应用正常小儿的姿势、运动发育学的知识可用来判断就诊小儿的发育是否正常，有哪些异常姿势与运动、小儿目前的发育水平，只有这样才能正确地对患儿进行评定，才能制订正确的治疗程序与治疗方案；同时，姿势与运动发育水平的变化也是判定疗效的依据。

小儿姿势、运动发育绝不是一个简单的问题，不是只要知道小儿应在哪个月会翻身，哪个月会爬就可以了，须知小儿的正常发育也要受多种因素影响，且这种发育有一定的规律与原则，这些都是在学习正常小儿姿势、运动发育之前必须要了解清楚的。首先要知道姿势、运动发育受地域、人种、环境、遗传因素、对婴儿的养育方式、疾病等多种因素的影响。同是正常小儿因上述因素的影响，姿势、运动发育水平会有很大区别。比如从养育方式方面来看，我国对婴幼儿养育时，多数母亲是让小儿常处于仰卧位，而西方国家的母亲常让小儿处于俯卧位，这样西方小儿的俯卧位发育就要早于我国。又比如从地域方面看，生长在热带的小儿无须棉被的束缚，四肢自由活动，粗大运动发育就要早于生长在寒冷地带，经常被棉被及厚重的衣服束缚的小儿。同样不同的人种与环境等也影响着正常小儿的姿势与运动发育。

另外姿势、运动发育有着个体间的差别，即使是在同一地区的小儿，养育方式一致，也会因每个小儿机体内在因素的影响而出现发育水平的参差不齐。

更需知道的是姿势、运动发育绝不是一个点状的发育过程，不是孤立的在哪一个月完成哪一个动作的发育。正常小儿的姿势、运动发育是线样的连续过程，各动作的发育会相互影响，这种发育是一种极其复杂的过程。所以很难使每个小儿都出现极其一致的发育水平。

日本学者前川　喜平曾经统计了 15 本书中各个作者所叙述的某一动作的发育时间，其结果可见一个动作的发育时间有很大的差异。比如翻身运动一项，各位作者书中所写的发育月龄分别为 6 个月、7 个月、6 ~ 7 个月、7 ~ 8 个月不等。其他各项，如竖颈、抓站、坐、走等发育月龄也各不相同，说明了发育的个体差异性。

目前，各位学者所总结出的运动发育月龄是将同一地区小儿中的 75% 能在某一个月完成某一动作定为该地区小儿这一项的发育标准。许多学者对所在地区小儿进行了众多人数的观察与统计，制定出该地区的小儿发育评定量表。

本章综合了几位学者对小儿运动、姿势发育的论述，结合我国小儿运动、姿势发育特点，总结出以下小儿姿势、运动发育的一般规律。

一般来说，运动发育应从两方面来考虑，第一是粗大运动的发育，即粗大的身体的控制能力（gross motor development），包括竖颈、翻身、坐、抓站、步行、跑等大的运动能力。这一运动发育过程根据小儿的不同年龄，应从两个方面理解。

（1）动态的发育过程：即翻身、爬、抓物、站起至走、跑的移动运动发育过程。

（2）静态的发育过程：即婴幼儿在仰卧位、俯卧位、坐位上的姿势发育过程。

运动发育的第二方面是精细运动的调节（fine motor development），即手的功能，如手的抓握方式、握铅笔的方式、垒积木的方式等的发育过程。

只有全面掌握正常小儿的姿势、运动发育过程，才能正确了解发育过程中肌紧张的状态及运动模式等情况，才能发现异常发育过程。可以说，诊断小儿脑性瘫痪的异常发育，必须在掌握正常发育规律的基础上才能进行。

在对小儿脑性瘫痪患儿治疗过程中，要无时不在地应用正常儿的姿势、运动发育的知识，这些知识是正确评定的基础，是制定治疗程序的依据，是判定治疗效果的标准。

## 第二节　小儿姿势、运动发育的规律

正常小儿姿势、运动发育过程依赖于中枢神经系统的逐渐发育成熟过程。因为中枢神经系统的发育有一定的规律性，小儿姿势、运动发育也有一定的规律性，后者的发育情况又反映了前者的成熟程度。

正常小儿姿势、运动的发育可总结出以下规律。

### 一、姿势、运动发育是抗重力的发育过程

小儿从出生时的仰卧位、俯卧位，经过翻身、坐、站直至行走，是随着小儿身体的抗重力屈曲活动与抗重力伸展活动的逐渐发育，不断克服地心引力，从水平位逐渐

发育成为与地面垂直位的发育过程。

抗重力伸展姿势控制的发育早于抗重力屈曲姿势控制的发育。初期发育的伸展模式可以使婴幼儿从生理的屈曲模式上活动起来，随着小儿的生长发育，早期出现的伸展模式与屈曲模式产生竞争，在该过程中逐渐被修正并逐渐成熟，逐渐增强，从而使小儿从出生时的屈曲模式中解放出来，逐渐对抗重力不断发育。

## 二、姿势、运动发育的顺序

正常小儿的姿势、运动发育遵循以下几种顺序。

1. 由头侧向尾侧发育

由头侧向尾侧发育即指小儿的姿势、运动发育是从抬头、竖颈开始的，逐渐向坐位、立位、步行发育。也就是说，脊柱支持的稳定性是从颈椎开始逐渐发育至胸、腰、骶椎，由头侧向尾侧的发育过程。

2. 由近位端开始向远位端发育

由近位端开始向远位端发育即指由中枢向末梢方向发育，如上肢运动功能的发育是首先获得肩胛带的稳定性后，手指的精细运动才得以发育，前者的发育为后者做准备。

在该发育的规律之中，运动能力与姿势控制的发育两者是不可截然分开的，由头向尾的发育与由近位端向远位端的发育两者间存在着相互作用，这种作用发生在各个方向上。比如头的控制的发育是某种程度躯干的控制和肩胛带稳定性的基础，而肩胛带的稳定性又是手运动的基础，相互间存在着相辅相成的关系。

在这里应注意的是，正常小儿感觉的发育顺序是从末梢端向中枢端发育，与运动发育的顺序相反。

3. 由全身性整体运动向分离的运动分化

正常小儿开始运动时，呈全身性的整体运动，无论什么样的动作都与全身有关。比如翻身运动开始时没有体轴的回旋，是全身整体地翻身，渐渐地开始出现身体的一部分与整体分离进行独立的活动。进一步组合为屈曲运动模式与伸展运动模式等各种不同的运动模式组合。早期的分离运动只是不规则的出现，随着中枢神经系统的成熟，整体运动被抑制，选择性的、分离的、精细动作逐渐出现，直至持续存在。

4. 由矢状面向冠状面、再向水平面发育

正常小儿在获得姿势控制的发育过程中身体各个面上运动发育的顺序如下。

（1）应用抗重力伸展与抗重力屈曲获得在矢状面上姿势、运动的控制。

（2）利用侧屈运动学习并获得在冠状面上的矫正反应。

（3）通过体轴内的回旋获得在水平断面上的姿势控制。

当然，在各个发育阶段中还存在着上述三者各自重复的过程。

## 三、神经反射的发育顺序是由原始水平向高层次水平

正常小儿神经反射的发育是从原始水平的反射向高层次的神经反射发育，如第二章中所述，小儿的神经反射开始出现的是脊髓水平的原始反射，继而出现脑干、中脑

所支配的神经反射，最后出现的是大脑皮质水平的神经反射。

神经反射的发育水平影响着姿势、运动的发育。

上述所有发育的顺序性，在各个体位上反复进行着，也就是说这种发育的顺序性首先在仰卧位与俯卧位上发生，继而在坐位、四点支持位，最后在立位和步行中出现这一顺序性。而视觉的精细性、眼与手的协调性、感觉至概念的形成等各项发育过程之中的运动方向的发育阶段则是从垂直方向向水平方向发育，然后再结合于对角线方向。我们仔细观察小儿叠积木、绘画时可以发现这一特点。

## 四、姿势、运动发育螺旋式上升

姿势、运动发育是螺旋式上升过程，而不是境界分明的台阶式上升过程。比如说流涎，在正常小儿4～5个月时，由于刚开始竖颈，颈肌出现伸展活动，小儿常出现为了代偿这一伸展活动的张口运动，产生流涎。至8个月左右，可取稳定坐位，两手可以自由活动，同时颈肌活动已经自如，张口的代偿动作消失，故而流涎停止。当小儿发育到抓物站起阶段时，因需两手抓物用力拉起身体并支持身体，两手被固定而失去自由，再次出现代偿的张口而流涎。当发育到独站阶段时两手彻底被解放，至此张口流涎也彻底停止。

## 五、运动发育顺序

运动的发育顺序是首先为粗大运动，然后向精细运动发育。

## 六、姿势发育顺序

姿势的发育顺序由出生至3～4个月前的非对称姿势向对称姿势发育，最终至功能的非对称姿势。非对称姿势是由于非对称性紧张性颈反射的影响，待此反射消失后，小儿呈对称姿势。至4个半月之后，由于运动的发育，呈现功能的非对称姿势。

## 七、重心位置

随着小儿的姿势、运动发育，小儿身体的基底支持面积逐渐缩小，重心逐渐抬高。无论在仰卧位还是俯卧位的发育中均可见到这一规律。图4－1所示的是俯卧位发育的规律。

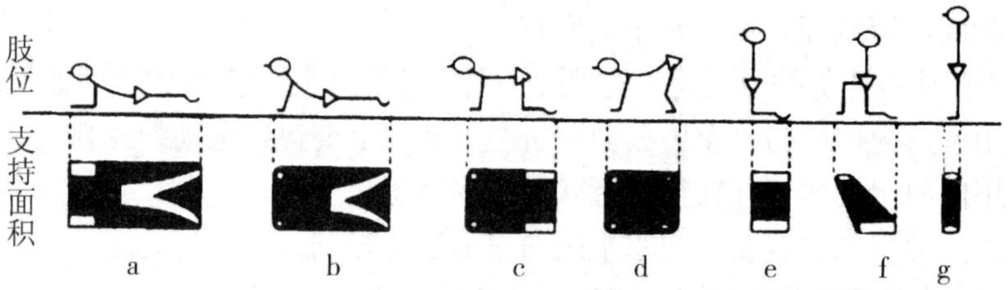


**图4－1　俯卧位发育中基底支持面与重心的变化**

a. 肘支撑　b. 手支撑　c. 四点支持位　d. 高爬位　e. 膝立位　f. 单膝立位
g. 立位

# 第三节　各年（月）龄正常儿的姿势、运动发育

有的学者在描述姿势与运动发育时常将两者分别予以叙述，但是两者的发育过程是紧密联系、密不可分的，故本书中将两者并在一起叙述。在以下的各体位、各年（月）龄的发育过程中，以黑体字表示者是姿势的发育。

## 一、仰卧位、俯卧位姿势、运动发育

### （一）仰卧位

（1）新生儿：头经常转向一侧，上、下肢呈外旋、外展的半屈曲位，四肢基本上呈对称体位。上肢的肩、肘、腕关节，下肢的髋、膝、踝关节均呈屈曲位，呈现整体屈曲模式。躯干与上、下肢均着床，基底支持面积最大。

（2）2 个月：头部有时可保持正中位，但只能维持 10 s 左右。由于非对称性紧张性颈反射的出现，使小儿呈非对称姿势，头扭转的颜面侧上肢与下肢呈整体伸展姿势，后头侧上、下肢呈整体屈曲模式。

（3）3 个月：非对称性紧张性颈反射仍存在，所以仍然呈非对称姿势。颜面可以左、右扭转，上、下肢逐渐失去整体的屈曲模式。两下肢有时可出现外旋，髋关节有时伸展。这时期小儿的下肢时而可从床面抬起，使身体的基底支持面缩小。

（4）4 个月：非对称性紧张性颈反射消失，身体呈对称姿势。两手可在正中线上合在一起。当两下肢伸展时脊柱成弓状，两髋关节屈曲时两膝关节随着一起屈曲。下肢可以呈髋、膝屈曲位足底着床，可以呈现出将一只脚放在另一侧膝盖上的姿势与运动模式。

（5）5 个月：两髋关节可向躯干屈曲，膝可伸展，可抬起臀部，可进行两足底着床进行屈膝抬臀的动作，基底支持面积进一步缩小，有时两下肢可呈现蛙状肢位。

（6）6 个月：可抬头，可从仰卧位向俯卧位翻身。髋关节屈曲角度可达 90°，下肢外旋、膝屈曲，两手可抓自己的脚。

（7）7 个月：两手可抓脚并放入自己的口中，可抬起臀部与肩部，在仰卧位上的基底支持面积最小。上、下肢呈现各种多样的姿势与运动模式组合。重心抬高，成为成熟的仰卧位姿势。

（8）8 个月：小儿讨厌仰卧位，常翻身坐起或变为其他体位。

图 4－2 展示了正常小儿仰卧位发育过程。

总结仰卧位姿势发育变化的规律如表 4－1 所示。

**表 4－1　仰卧位姿势发育的规律**

| 项目 | 发育规律 |
|---|---|
| 姿势 | |
| 　组合 | 单纯→复杂 |
| 力学 | |
| 　重心 | 低→高 |
| 　基底支持面 | 大→小 |
| 姿势调节机构 | 未熟→成熟 |
| 姿势的选择 | 少样→多样 |

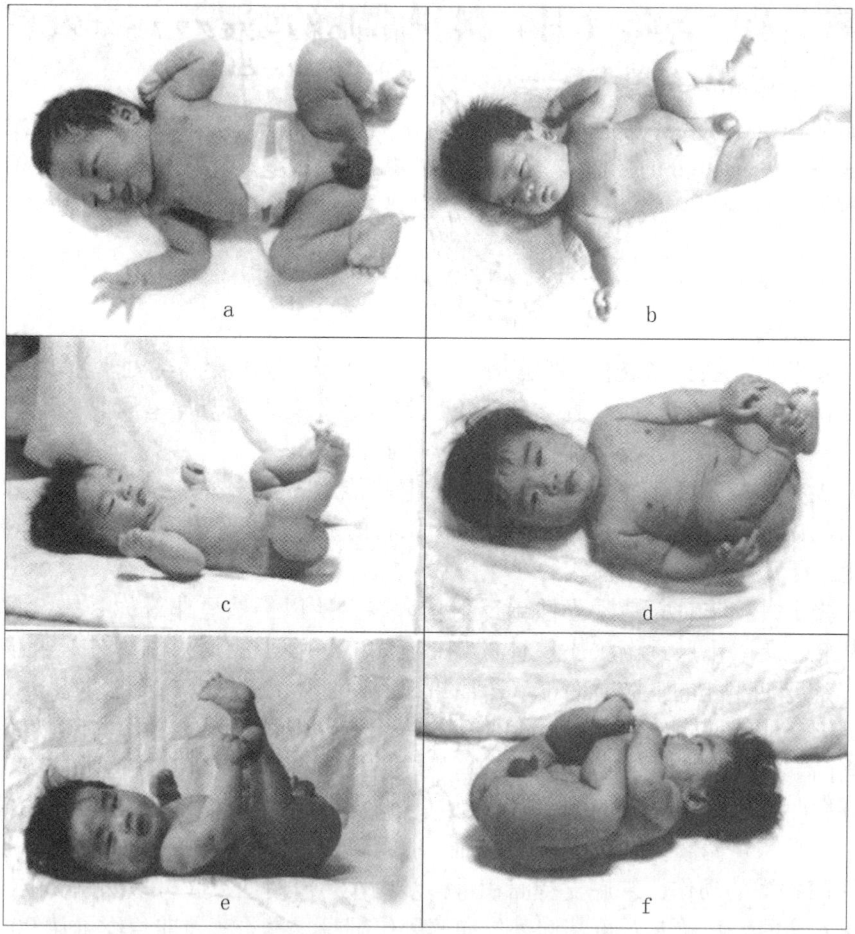


**图 4－2　正常小儿仰卧位姿势发育过程**

a. 生后 5 d　b. 生后 48 d　c. 生后 96 d　d. 生后 132 d　e. 生后 150 d　f. 生后 187 d

**（二）俯卧位**

（1）新生儿：四肢呈整体性屈曲模式，由于髋关节的屈曲使两大腿屈曲于腹部之下，使臀部抬高呈现头低臀高位。用胸部支持躯干而不能用两上肢支持，头部转向一侧。

（2）2 个月：可瞬间抬头，至 8 周时头可至中间位，并时而抬头使颜面与床面呈 45°角，两下肢与新生儿期相比，为稍稍外展位，呈头臀同高位。

（3）3 个月：可抬头 45°～90°，髋关节伸展，臀部重心降低。在髋关节伸展位上，膝关节或伸展或屈曲，逐渐失去整体的屈曲模式。可以以肘为支点支持躯干，呈头高于臀的体位。

（4）4 个月：胸部离床，抬头至 90°，用前臂支持体重，髋关节进一步伸展，背部成为弓状，有时四肢完全伸展，呈现游泳样姿势。

（5）5 个月：肘关节伸展用双手支持体重，两下肢或一下肢有快速的屈伸运动，可向仰卧位翻身。

(6) 6个月：可用一只手支持体重，另一只手伸向玩具。两上肢完全伸展支撑可使胸廓部位完全从床上抬起，以腹部与手为支撑点。

(7) 7个月：可两手两膝支持体重的四点支持位，开始能动地翻身，即在翻身时出现了骨盆与肩关节间的回旋运动。

(8) 8个月：可以从俯卧位转换为坐位，可以以腹部为支点进行向后的爬行样动作，或者以腹部为支点在床上旋转。

(9) 9个月：开始腹爬，有人将这样的爬行动作描述为海豹样爬行，即以腹部为支点，用两前臂支撑（屈肘关节）将身体拉向前方。这一发育阶段持续时间很短，很快移行于四爬运动。这时期小儿可以在四点支持位上摇晃自己的身体。

(10) 10个月：开始用两手与两膝进行四爬运动，即可向前运动又可向后运动。交替的四爬运动是，如果向前伸出的上肢首先是右上肢的话，那么其次是左下肢向前迈出，然后是左上肢向前伸出，其后是右下肢向前迈出。向前迈出侧的下肢呈膝关节屈曲姿势，另一侧下肢为伸展姿势，用迈出侧的膝与足支撑于床面。

(11) 11个月：呈现“大象姿势”，即双上、下肢伸展，用两手和两足支持体重，并进行高爬移动方式，即两手掌与两足底着地，髋关节屈曲而膝关节伸展位，与熊的爬行姿势类似。高爬时两下肢共同伸展，足部呈外翻姿势，髋关节屈曲90°，两手与两足支撑抬起躯干与骨盆。

图4－3展示了正常小儿俯卧位发育过程，图4－4展示生后200 d正常小儿俯卧位姿势模式的多样性。

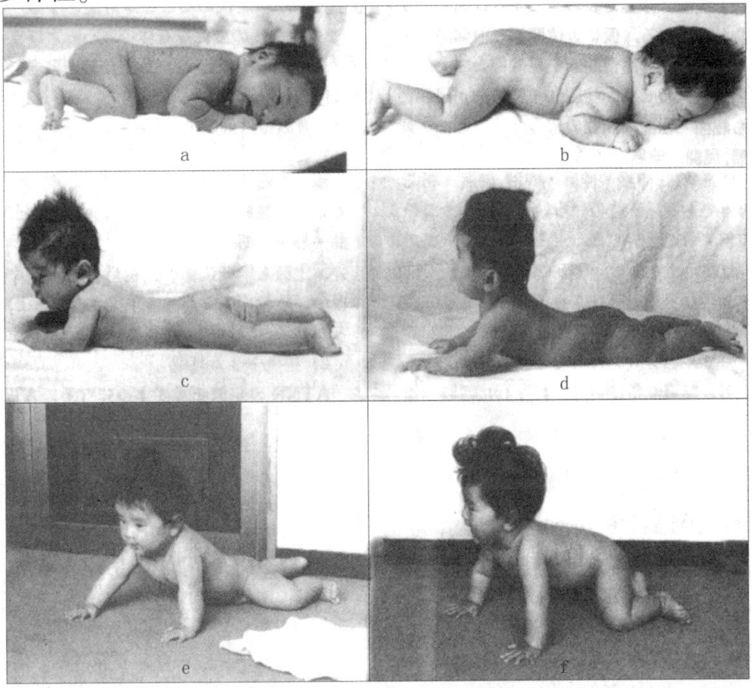

**图4－3　正常儿俯卧位姿势发育过程**

a. 生后5 d　b. 生后38 d　c. 生后90 d　d. 生后120 d　e. 生后216 d　f. 生后257 d

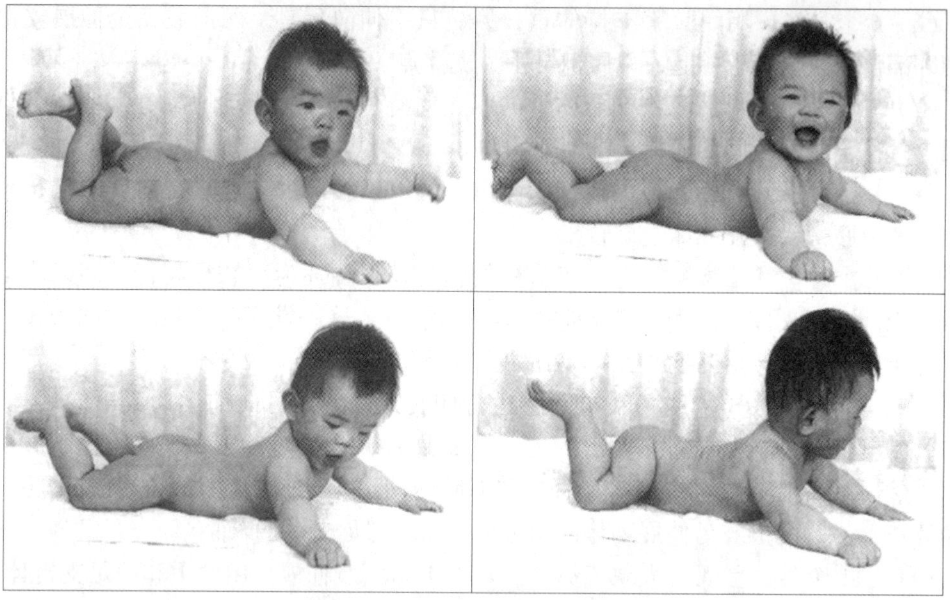

图4－4　正常生后200 d小儿俯卧位姿势模式的多样性

俯卧位发育过程中与仰卧位发育过程相同，运动模式也是从简单至复杂，身体重心逐渐抬高，基底支持面积逐渐缩小，同样需要姿势调节机构的逐渐成熟。

## 二、坐位姿势、运动发育

（1）新生儿：扶持新生儿呈坐位姿势时呈现脊柱完全前屈的全前倾姿势，头部与躯干向前方落下。从仰卧位向坐位拉起时，头部明显后垂。

（2）2个月：扶持呈坐位姿势时呈现躯干前倾的半全前倾姿势，偶尔可见头的竖直，但仅可保持2 s。从仰卧位向坐位拉起时，头仍后垂，也可能偶尔出现瞬间抬起。

（3）3个月：扶持呈坐位姿势时躯干呈半前倾姿势，头竖直可保持30 s，并可保持在正中位。双下肢呈屈曲位，从仰卧位向坐位拉起时躯干抬起，只有头部偶尔稍稍后垂。

（4）4个月：扶持小儿腰部时可以呈身体稍前倾的坐位，视觉性矫正反应已建立，向侧方倾斜小儿身体时可矫正头部与床面保持垂直状态。此时颈椎已伸展故头可竖直。两上肢呈屈曲状态伸向前方，看似身体向前方倾倒。从仰卧位向坐位拉起时头与躯干呈一直线。在坐位时头有时出现摇晃现象。

（5）5个月：扶持小儿腰部可坐直，呈扶腰坐姿势。身体有些摇晃但头部已不摇晃。从仰卧位向坐位拉起时，头部呈前屈状态。

（6）6个月：无须扶持可自取两手在前方支撑坐位，可维持脊柱伸展状态的短时间坐位。从仰卧位向坐位拉起时头仍前屈，呈拱背坐姿势，此时小儿表现十分兴奋，可以与牵拉的检查者协力主动坐起。

（7）7个月：无须支撑可独坐1 min，前方保护伸展反应出现，呈直腰坐姿势。从仰卧位向坐位拉起时，头从床上自行抬起来，两下肢呈伸展位。

（8）8个月：可以从俯卧位自行转换为坐位，侧方保护伸展反应出现，身体倾斜向前方与侧方时可伸出上肢支撑，呈扭身坐的自由坐位。

（9）9个月：可以在坐位上自由玩耍，头部垂直于床面，脊柱伸展至腰椎下1/3部位，两下肢轻度屈曲。

（10）10个月：稳定坐位，可长时间独坐自由玩耍，可从俯卧位坐起再向俯卧位转换。脊柱完全伸展，下肢呈伸展状态，两踝关节轻度背屈。后方保护伸展反应出现，至此在坐位上向各方向倾倒都可自我调整，伸出上肢支撑。

（11）11个月：至此时期坐位发育已经完成，可在坐位上缓慢抬起两下肢。

图4－5展示了正常小儿坐位发育过程。

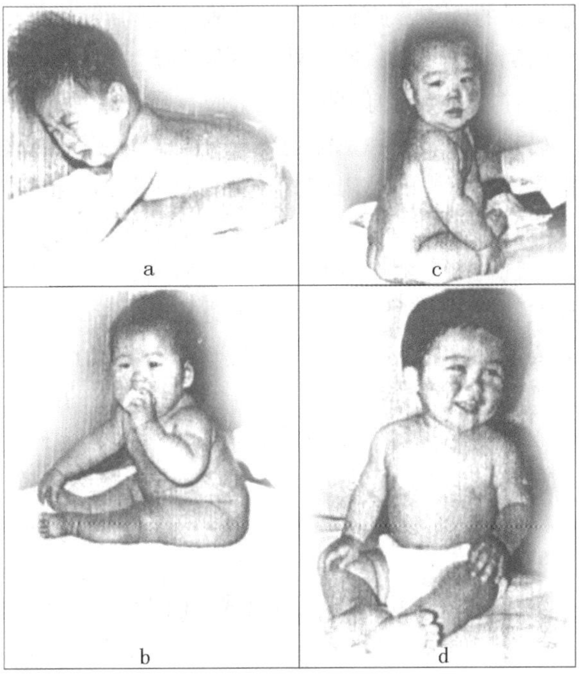

**图4－5　正常小儿坐位的发育**

a. 6个月　b. 7个月　c. 8个月　d. 11个月

## 三、立位、步行姿势、运动发育

（1）新生儿：扶持小儿两腋下使其呈立位，可出现新生儿阳性支持反应，向前倾其身体时可出现自动步行。此期由于阳性支持反应似小儿两下肢负荷体重，实则为反应性的支持。

（2）2个月：新生儿阳性支持反应逐渐减弱，扶持立位时呈现两下肢稍屈曲状态。

（3）3个月：扶持站立时两下肢仍然屈曲，开始了阴性支持阶段，时而有膝关节的伸展。

（4）4个月：扶持站立时常见双下肢的伸展，但仍不能完全支持体重，可见有足尖站立，足趾屈曲。

（5）5个月：用两下肢支持体重的能力增强，在两腋下稍稍扶持小儿即可站立。两下肢伸展如柱状，可负荷体重1～2 min。髋关节轻度屈曲，双足在地面上呈爪状，足趾跖屈，用足尖站立，有时也全足掌着地的站立。

（6）6个月：双下肢负荷体重的时间延长，扶持站立时可有跳跃动作。

（7）7个月：运动形式发生改变，当扶持小儿站立时常常进行下蹲动作，然后由于髋、膝、踝关节的伸展而站起，出现双下肢反复的伸展与屈曲现象。

（8）8个月：立位时下肢可以完全负荷自己的体重，扶持小儿腋下使其站立时，他喜欢不断地跳跃。用全足底轻轻地着地，两髋关节呈轻度屈曲状态，这时可扶持家具站立。

（9）9个月：可自己抓住家具等物体站起来，扶持小儿两只手也可站立，体重负荷于两足的内侧。此时尚未建立垂直位的平衡，只能短时间站立。

（10）10 个月：扶物站立时可抬起一只脚，并可以呈膝立位、单膝立位的姿势，可在这种体位上向前迈出一侧下肢，足底着地，继而用两上肢将自己身体拉起成立位。

（11）11 个月：立位趋于稳定，可交替地将体重从一侧下肢移动到另一侧下肢。可能会迈出步行的最初几步，或沿着床等物体横着走即侧方步行。

（12）12 个月：牵小儿的一只手他即可行走，但步态不稳，两下肢分开基底加宽，在走的过程中平衡功能不完善，或者步行过程中会突然失去平衡，或者呈两上肢肘关节屈曲状态下上举，类似熊用后腿站立行走的姿势，故又称其为“熊步”。也有人称之为高姿卫兵（high－guard）姿势。进一步双上肢上举水平降低，呈“挑担步行”。部分小儿可以独立行走（一般小儿开始独立行走的月龄是 12～14 个月）。

12 个月后姿势的发育基本成熟，小儿可以随意变换姿势，并采取自由的姿势。

（13）15 个月：可行走数米以上，能爬上楼梯，可从站立位上自己下蹲为蹲位。

（14）18 个月：步行时仍然偶尔跌跤，牵其手可步行上楼梯。能自己爬上椅子，开始笨拙地跑。

（15）2 岁：可跑步，会踢球，两下肢不灵活地跳跃。可自己扶栏杆上楼梯，但不是两脚交替地上、下，而是每上一台阶后另一脚也上同一台阶，两脚并拢后再上另一台阶，笔者称这种上楼梯的方式为“两步一阶”。

（16）2 岁 6 个月：会独自上楼，仍同 2 岁时一样不会两脚交替地上楼梯，仍然为“两步一阶”。会滑滑梯，会故意地用足尖走路。

（17）3 岁：可以两脚交替着一步一个台阶地上楼梯，笔者称这种上楼梯的方式为“一步一阶”。但下楼梯时仍然是“两步一阶”。可以蹬三轮车，可单足站立，可从高处向下跳。基本形成成熟的步行模式。

（18）4 岁：会交替着一步一个台阶地上、下楼梯，可用单腿原地跳跃。

（19）5 岁：能跳着走，会翻跟斗，会站着打秋千。

## 四、手功能的发育

### （一）各月龄手功能的发育

（1）新生儿：握持反射存在而出现反射性强握，握拳状态为拇指在其他四指之内的紧握，即拇指内收，若被动地强行使之张开可感到有抵抗。

（2）2 个月：两手时而从握拳状态下张开，张开的时间逐渐增长，紧张性握持反射逐渐减弱或消失。

（3）3 个月：紧张性握持反射完全消失，手张开。将玩具放入小儿手中时可握住，并偶尔可拿向口边。可以拽衣服但动作不灵活，两手残留有盲目的活动现象。

（4）4 个月：注视自己的手，将两手频繁放于自己眼前注意地观察。两手可握在一起，可在身体中线部分会合，手可入口或将握于手中的玩具送入口。开始了用手或口触物体的动作。当看到了玩具时，上肢的活动增多，但尚不能去主动抓握。

（5）5 个月：无论拿着什么物品都放入口内，会用两只手进行各种动作。出现有意识的抓握，这时的抓握是用尺侧手掌全手握持的方式，即所说的尺侧握。在仰卧位时将带颜色的、能引起小儿兴趣的玩具放在他能抓到的头上方，小儿会注视并用手去抓，会高兴得手舞足蹈。两手会伸向玩具的方向，会用手去触摸，但准确地抓握尚有困难。

（6）6个月：是小儿手的动作发育的转折时期，此时已经可以伸手抓住玩具，如果玩具大小适合他的手，他可以握住，握的方式是全手掌握，即全手握。可敲击桌子上的玩具，见到镜子中自己的影像时会用手去拍打，可将玩具从一只手递到另一只手。

（7）7个月：开始桡侧握物，以拇指、食指、中指三指为主进行抓握，物品落下后会拾起，可以仅用一只手伸向物品。

（8）8个月：仍为桡侧握物。此阶段可用拇、食指腹侧拿起葡萄干大小的物品，在这种抓物方式中，其他三手指处伸展位，偶可用两只手牢固地握住玩具。

（9）9个月：用拇、食指末节的腹侧捏物，8～9个月期间，在握物时首先从用拇指和其他手指抓取开始，然后发育至用中指和拇指对立地捏住物品。可以用小指触摸，握住物品后可随意地松开手，既可以用两只手握物，也可以用一只手握物。另外，手可以伸向对角线方向的物品。

（10）10个月：两只手出现协同运动，可以两手各握一物体互相敲击，可用两只手非常协调地玩耍。可在桌面上用前臂支撑，拇指与食指可对立捏物。

（11）11个月：用拇、食指指尖捏物，但捏住后手仍要放在桌面上，不能拿起。

（12）12个月：用拇、食指指尖钳形捏物，捏住后可拿起并离开桌面。

在此归纳一下手的动作发育的要点，新生儿握拳状态；1个半月手半张开；2个月时将带响玩具放于他手中可握；4个月时手完全张开，欲伸手触摸桌上的物品；5个月时想要拿附近的玩具、物品，此时抓握的方式是以尺侧手掌的全手握，是一种不确切的抓握方式；6个月时手张开欲拿需要的东西，抓握方式是全手握；7个月则以拇、食、中指为主抓握，即桡侧握；9个月开始用两只手玩耍；9～10个月用拇指与食指的末节腹侧捏物；12个月以后用拇、食指指尖捏物；即抓握方式是从尺侧握→全手握→桡侧握→拇、食指捏的发育过程。

图4－6展示了12个月内小儿手的功能发育过程。

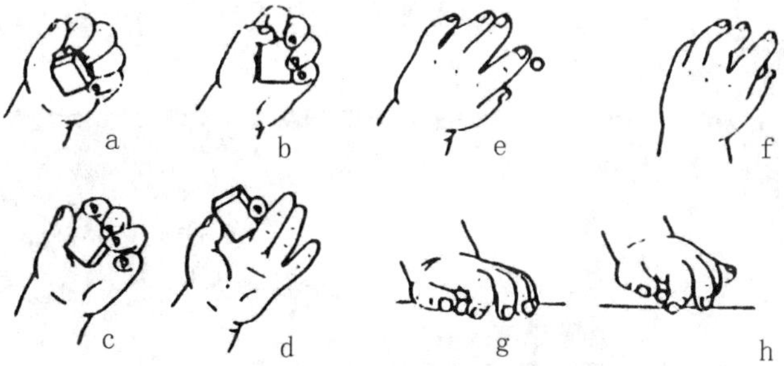


**图4－6 正常小儿抓握运动的发育过程**

a. 尺侧握（5个月） b. 全手握（6个月） c. 桡侧握（7～8个月） d. 拇、食指捏（10～12个月） e. 伸指抓握（6～7个月） f. 拇、食指末节腹侧控物（9～10个月） g. 在桌面上捏（11个月） h. 捏起来（12个月）

（13）15个月：可将小的物品放入杯中或瓶中，也可从杯或瓶中取出物品。

(14) 18 个月：可搭 2 ~3 层积木，能将一个杯子的水倒向另一杯子。

(15) 21 个月：可搭 4 ~6 层积木，会用铅笔在纸上乱画。

(16) 2 岁：可将 2 ~3 块积木摆成一横列；可以拧开瓶盖并拿下来；可以一页一页地翻书；可以将绳穿入珠子的孔内。

(17) 2 岁 6 个月：会用剪刀乱剪纸与布。

(18) 3 岁：会用积木搭成门或隧道的形状，搭积木时手可以不触桌面；可以伸直上肢去抓球。

(19) 4 岁：可以屈曲上肢去抓大的球；可以从头的上方向外抛球。

(20) 5 岁：可以使用剪刀剪物品；握笔方式像大人一样。

(21) 6 岁：可以用一只手扶持一物品，另一只手去做事；可以投掷球、拍球。

(22) 7 岁：可以使用锤子钉钉子；可以做投掷、击打球的游戏。

(23) 8 岁：可以用一只手去抓球；可以熟练地应用剪刀。

**(二) 握笔方式的发育**

Rosenbloom 研究了小儿握铅笔方式的发育过程，这个发育过程按发育顺序可分为以下 4 个阶段。

(1) 前臂呈旋前、旋后中间位，大鱼际在上方，用拇指以外的 4 个手指握笔（图 4 –7a）。

(2) 前臂旋前位，小鱼际在上方，用拇指外的 4 个手指握笔（图 4 –7b）。

(3) 用拇、食指与中指握笔，写字时前臂及手离开桌面，通过肘关节与腕关节的活动来带动握笔的手做写字运动，有人称之为三脚架握笔书写方式（图 4 –7c）。

(4) 用拇、食、中指三指握笔，小指与无名指及腕、前臂放在桌面上，通过手内部肌肉的活动来书写，这是成熟的握笔与书写方式（图 4 –7d）。

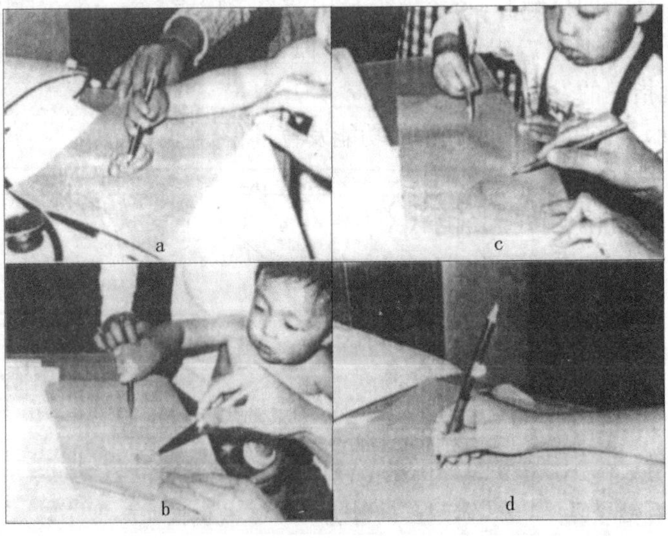


**图 4 –7 正常小儿握笔姿势的发育过程**

前川 喜平曾调查了 272 名 1 ~8 岁正常小儿的握笔方式，总结出处于上述 4 个阶段的平均年龄。其结果处于第一阶段的平均年龄为 27 个月，第 2 阶段为 33 个月，第 3

阶段为42个月，第4阶段平均为68个月。

## 五、各月龄应存在的反射、反应

在此叙述的正常小儿在各月龄应存在的反射、反应，也是对第二章所述的反射、反应的归纳与总结。

（1）新生儿：Moro反射、手握持反射、上肢与下肢安置反射、交叉伸展反射、新生儿阳性支持反射、觅食反射、吸吮反射、自动步行、足底握持反射、侧弯反射、屈肌逃避反射、伸肌突伸、颈矫正反应、吸引反射、Babinski反射、紧张性迷路反射、掌颌反射。

（2）2个月：觅食反射、吸吮反射、Moro反射、侧弯反射、足底握持反射、紧张性迷路反射、颈矫正反应存在，手握持反射与掌颌反射减弱，除此之外的新生儿期存在的反射均消失。非对称性紧张性颈反射（ATNR）及作用于头部的身体矫正反应出现。

（3）3个月：Moro反射减弱，觅食反射、吸吮反射、手握持反射基本消失。存在的反射有：紧张性迷路反射、侧弯反射、足底握持反射、颈矫正反应、非对称性紧张性颈反射、作用于头部的身体矫正反应；迷路性矫正反应出现。

（4）4个月：觅食反射、吸吮反射、手握持反射完全消失。Moro反射与非对称性紧张性颈反射与掌颌反射进一步减弱或在部分小儿消失。紧张性迷路反射、侧弯反射、足底握持反射、颈矫正反应、作用于头部的身体矫正反应、迷路性矫正反应增强。Landau反射与视性矫正反应出现。

（5）5个月：非对称性紧张性颈反射、紧张性迷路反射消失。Moro反射与掌颌反射仍可能在部分小儿存在。存在的反射有：侧弯反射、足底握持反射、颈矫正反应，作用于头部的身体矫正反应、迷路性矫正反应、视性矫正反应、Landau反应增强（两髋、膝关节也开始伸展）。

（6）6个月：Moro反射与掌颌反射完全消失，颈矫正反应被身体对身体矫正反应所代替。存在的反射有：侧弯反射、足底握持反射、作用于头部的身体矫正反应、迷路性矫正反应、视性矫正反应、Landau反应。新出现的反应有对称性紧张性颈反射（STNR）、阳性支持反应（下肢）、前方保护伸展反应、坐位前方保护伸展反应（在部分小儿出现）、仰卧位与俯卧位的倾斜反应、两栖类动物反应、身体对身体的矫正反应。

（7）7个月：存在的反应同6个月。

（8）8个月：除对称性紧张性颈反射消失之外存在的反射同6～7个月。出现的反应有四点支持位倾斜反应、坐位侧方保护伸展反应。

（9）9个月：侧弯反射消失，其他存在的反射同8个月。

（10）10个月：足底握持反射消失，其他存在的反射同9个月。坐位后方保护伸展反应出现。部分小儿可出现坐位倾斜反应。

（11）11～12个月：存在的反射同10个月，坐位倾斜反应至12个月在所有小儿均出现。

（12）15～18个月：存在的反射同12个月。出现膝立位倾斜反应、猿的倾斜反应、立位倾斜反应、跳跃矫正反应、跨步矫正反应、背屈反应。

在15～18个月时存在的反射（反应）中，除了作用于头部的身体矫正反应与身体对身体的矫正反应至5岁时消失外，其余的反射（反应）均终生存在。

为了便于记忆，将正常小儿反射（反应）出现与消失时间用图4-8图来表示，将正常小儿的姿势、运动发育规律用图4-9来表示。

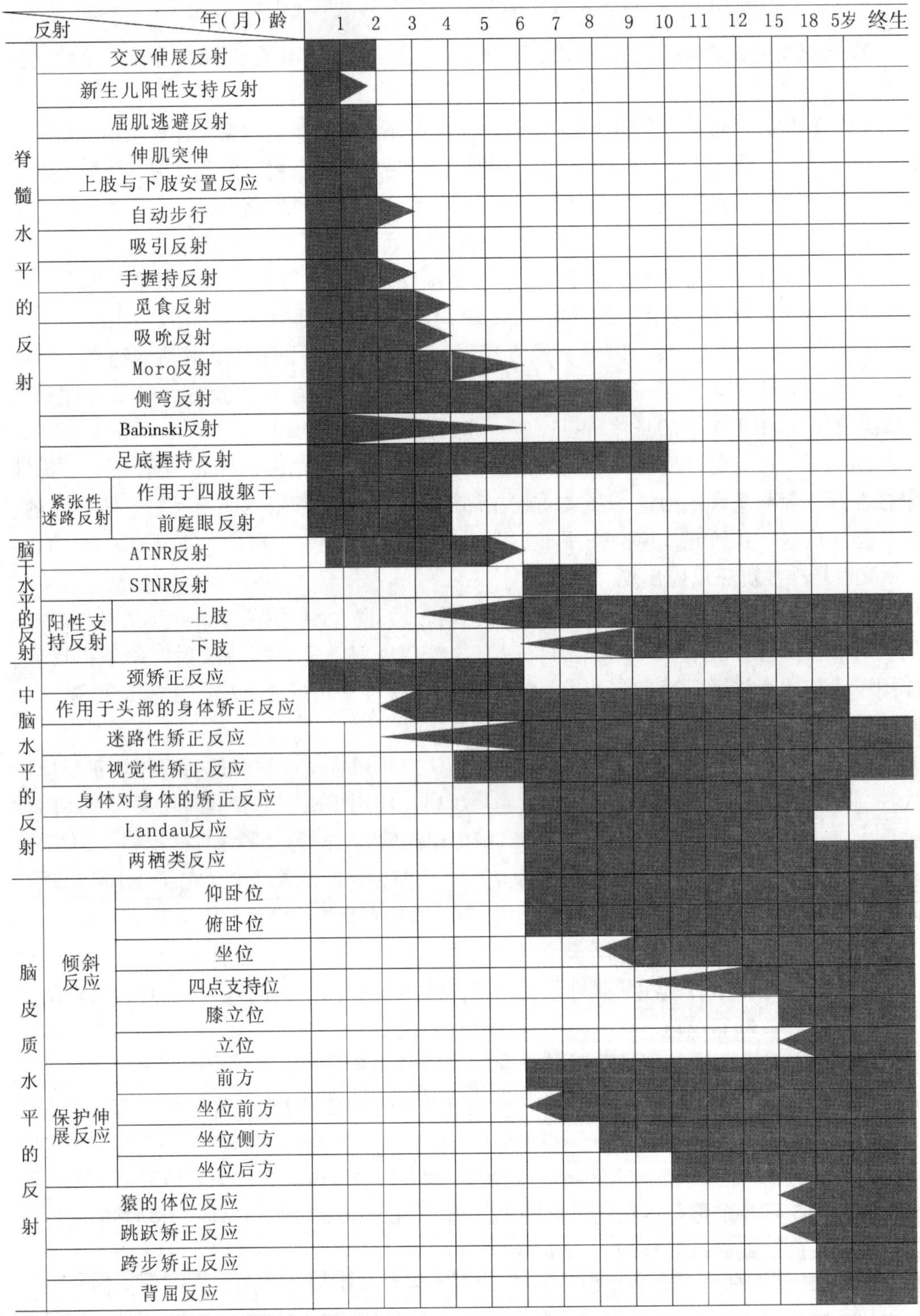


图4-8 正常小儿反射（反应）出现与消失时间

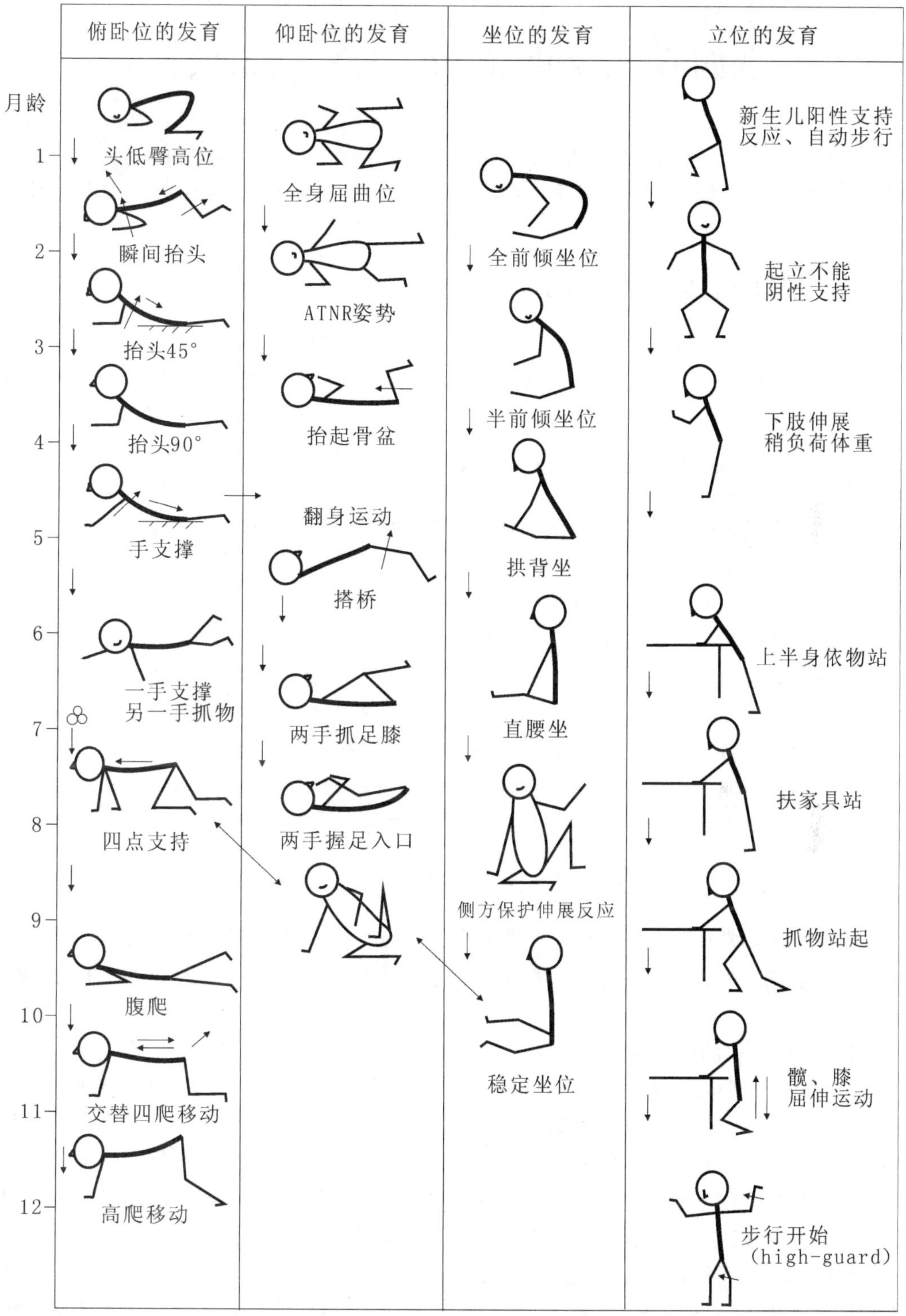


**图4－9　正常小儿姿势、运动发育流程**

# 第四节　各种体位上的姿势、运动发育

正常小儿姿势、运动发育的过程，是从卧位至坐位、立位的垂直化的姿势发育过程及从新生儿的卧位上的反射性活动阶段至翻身、爬、行走等功能性的运动发育过程的总和。

## 一、姿势垂直化发育过程的阶段区分

姿势垂直化的发育过程可分为 3 个阶段：①卧位。②坐位。③立位。

有时在坐位和立位之间加入四点支持位。卧位阶段又分为存在原始反射的初级阶段和已经能控制全身姿势的成熟阶段。

## 二、粗大运动发育过程的阶段区分

运动发育过程可分为 5 个阶段：①翻身运动。②向坐位转换运动。③爬行运动。④站起运动。⑤步行运动。

其中有代表性的是翻身运动、爬行运动和步行运动。

正常小儿的运动发育首先从新生儿的未成熟阶段开始，在卧位水平上控制全身获得功能性的伸展并形成身体的对称或功能性的非对称。在此基础上通过几个姿势变换过程，达到从坐位开始向立位的垂直化的发育，并获得各个阶段的移动及姿势变换运动功能。在这一发育进程中，并不是只有卧位发育成熟后才开始坐位的发育，各发育阶段不是境界分明，而是相互交错的螺旋式的发育过程。每个阶段各自从新生儿开始步入成熟阶段，在达到一定程度时进行相互的姿势变换。

## 三、各体位的姿势调节与运动模式的发育

以下详述正常小儿在各体位上的发育过程，是对第三节所述问题的综合叙述，目的是便于详细了解各体位上运动、姿势、反射之间的相互关系，以及是如何相互影响着小儿的发育。

### （一）仰卧位的姿势调节

新生儿处于屈曲姿势，缺乏被控制的抗重力屈曲活动。这时期有髋关节屈曲致使骨盆上举的活动，但不伴有骨盆后倾的活动。这个时期基本没有包括头部在内的各种姿势控制能力，但是，对于使姿势突然不稳定的刺激，可以产生明显的本能的防御反射，其中最典型的就是 Moro 反射，有时在下肢也可以见到同样的反应。另外，手与足的握持反射、屈肌逃避反射、伸肌突伸反射等也是同样的防御反射。

随着小儿的生长发育，这些反射逐渐减弱或改变反应形式。比如 Moro 反射，上肢拥抱样活动消失而只表现为上肢外展的形式，到了 5 ~ 6 个月，这种反应随着头部的被控制而逐渐消失。小儿生后 2 周时由于头部与四肢的活动，原来非常明显的屈曲姿势逐渐缓解，伸展活动增加。四肢原来因屈曲而接近躯干，渐渐地出现伸展并向外展方

向活动。这时期一旦伸肌的紧张性增强，就会使小儿成为非对称的姿势，即逐渐出现的 ATNR 样体位。这种体位在 2 个月时最明显。ATNR 体位在脑性瘫痪患儿和其他中枢神经系统障碍儿是作为一种异常反射，表现典型且持续存在。在正常儿 ATNR 常与正常的伸展相关联，即使有反射的要素，但小儿并不是经常被它束缚，所以在正常儿的相应月龄也常常见不到非常典型的 ATNR 姿势。

当小儿 3 ~4 个月时，由于自动的抗重力屈曲活动出现，婴儿可以调节头部使之保持正中位，即使在啼哭与哺乳时也不影响对头部的调节。这时头部可以左右回旋，由于头部的正中位指向及四肢均衡的活动，使全身姿势对称，两上肢可以在中线上活动，眼球开始有辐辏功能，两手可以合在一起。这时小儿上肢与口可以有协调活动，四肢的两侧性运动占优势。这些在中线上的活动称为中线定向（midline orientation）或者中线控制（midline control），也称为正中位指向，这是姿势、运动发育中非常重要的能力。为了达到这一能力的发育，需要头部的回旋活动和其与上肢间分离动作的发育，只有这样才能使手的运动从整体运动模式中脱离出来，才能使头部、躯干、上肢发生各自独立的活动。这种各器官所进行的相互的、自立的活动是各器官间协调化的前提条件。小儿在 2 ~3 个月时尚未形成成熟的协调活动，所以活动仍然是不规则、不整合的，有的学者称此期为失张力期。脑性瘫痪的临床症状中，就表现有颈部的活动不能与躯干、上肢的活动分离，表现 ATNR 体位与联合运动，正中位指向发育障碍，两手不能在中线上操作。

正常儿由于正中位指向和抗重力屈曲活动的发育，使身体可以进行探索活动，小儿到 6 ~7 个月时，当他用两只手玩耍或两只手想要去抓自己的脚时，眼睛开始注视两手。当屈曲进一步增强后，骨盆可以从基底面上向上抬举，这时两足进入小儿的视野，小儿可以将两足拿到口，开始用口探索。当屈曲模式与伸展模式两者进一步发育达到协调时，小儿可在肘、膝关节伸展状态下上举四肢，也可以在保持下肢一定位置的同时，将身体从一侧摇向另一侧，在各种平衡反应中使腹壁肌肉活跃地收缩。这时小儿可以以头、足着地，腰部抬起呈搭桥动作，在观察小儿时一定要将搭桥动作与角弓反张相区别。另外屈曲模式与伸展模式的统合，还可以在脊柱伸展的发育过程中观察到。

总之，小儿出生时在仰卧位上是整个身体支持在床面上，基底支持面最大。随着生长发育出现了屈曲与伸展的统合、躯干向侧方的矫正反应、轴性回旋、四肢的分离运动等各种新的运动要素，进而使小儿从仰卧位姿势上活动起来，以后转换为俯卧位、坐位，形成身体的竖直位——脊柱脱离床面。

**（二）俯卧位的姿势调节**

无论是从姿势方面还是从生理与小儿心理方面来看，卧位（包括仰卧位与俯卧位）都是最稳定的体位。一般情况下，从卧位向上一个发育水平发育都必须经过俯卧位，即使仰卧位，一般也要通过翻身运动变为俯卧位后再向上一个水平发育。

1. 俯卧位的发育过程

新生儿时期在俯卧位上四肢呈明显屈曲状态，以屈曲模式占优势，不能抵抗重力自己控制姿势，不能保持头部的正中位，呈明显的非对称姿势。这时由于两下肢屈曲与髋关节的屈曲使骨盆上举，小儿在俯卧位上呈头低臀高位，或者称为骨盆高姿势

(pelvis high)。小儿将重量很大的头部转向一侧，并使头部着床。在这个时期也可以见到小儿有本能的活动，如下肢屈伸及头部上举，与上肢相比，下肢的屈伸活动更为明显，与在仰卧位中的活动状态相同。McGraw 认为这种现象体现了中枢神经系统控制能力的成熟过程，即皮质化过程，体现了从头向尾方向的发育过程。由于在皮质化进行的过程中，头部及上半身的活动被抑制，在此时期这种抑制尚未波及下肢，所以下肢活动多于上肢。

在人类获得竖直功能的过程中，从早期的全身屈曲向全身伸展的发育过程是至关重要的。俯卧位上的头上举可以引起抗重力伸展活动的连锁反应，完全的抗重力伸展活动，随着 Landau 反应的发育而逐渐成熟，一般在生后 5～8 个月时完成。5 个月的小儿能向侧方上举上肢，出现包括下肢的全身上方凹的姿势，有人称其为飞机姿势（airplane posture），这种姿势体现了婴幼儿在无上肢支撑状态下进行脊柱伸展活动的现象。

2. 保证在俯卧位上呈稳定的伸展姿势的条件

（1）确保在正中位上抬头。

（2）肩关节可以内收，肘部贴近体侧。

（3）肘关节的位置要在肩关节的前方。

（4）可以用两肩与两肘部稳定地支持着上肢。

（5）保持下半身稳定，尤其是下肢的弛缓外展、外旋乃至中间位。

（6）髋关节需保持伸展位，如果仍然残留屈曲，会使腰部上举，小儿身体的重心前移，这样就难以抬起上体。

维持上述正常发育的飞机姿势，需要轴性伸展与肩胛带内收及肩关节外展的组合，并由此组合进一步强化轴性伸展。这样的运动模式在以后的坐位、立位、步行发育过程中，在某种程度的姿势控制和平衡发育的过渡阶段，以“两手高举”的所谓高姿卫兵姿势再现。

在正常发育过程中，由于 Landau 反应的发育成熟，可以取得颈部和躯干的伸展，进一步使下肢伸展、髋关节轻度地外展、外旋，膝关节伸展，踝关节在大多数情况下背屈。当 Landau 反应强烈出现时可呈现出移动模式，如用伸展的上肢使身体向后移动等。

完全的抗重力伸展活动要在取得与之拮抗的屈曲活动达到平衡时开始发育，同时要在获得姿势的稳定性之后才开始逐渐发育成熟。这是互相制约的发育过程，比如为了能使头部及胸部从床上抬起来，必须以骨盆作为运动支点，这就需要骨盆的稳定性来保证。为了使骨盆稳定，则必须有腹部肌群的收缩和髋关节的伸展来保证。只有髋关节伸展了，两下肢才能内收，这样才可以促使体重向一侧移动。通过体重的移动，诱发了两栖类反应，于是引起了身体两侧间的运动分离，这种身体两侧间运动的分离能力又与翻身、腹爬、四爬运动的调节密切相关。

如果一个小儿在仰卧位与俯卧位上抗重力伸展活动完全并顺利地发育完成，形成了使机体成为直线的特征，该小儿即可否认患有脑性瘫痪。相反，在脑性瘫痪患儿的治疗中希望达到的最基本的训练目的就是达到抗重力伸展模式、正中位指向发育以及以后所叙述的体轴回旋运动。

3. 脑性瘫痪患儿俯卧位上的问题

痉挛型脑性瘫痪患儿多数伴有髋关节屈曲、双下肢内收、内旋的倾向，所以在俯卧位上腰部上举，上肢出现屈曲，肘关节部位被牵拉向肩的后方，这样就难以保证稳定的、伸展状态的俯卧位。不随意运动型患儿，由于难以维持持续而稳定的肌肉收缩状态，在俯卧位上不能抬起上体，多数呈现反张状态。

**（三）头控制的运动模式**

头部抗重力姿势控制能力的发育受矫正反应的影响，通过矫正反应可以使头部在空间保持适当位置。一定程度的头部控制能力最初出现于支持的竖直位和俯卧位上。新生儿时期在俯卧位上已经有颈部的伸展，具体表现在为了确保气道的通畅而出现的瞬间的抬头。大约 4 个月时，由于牵拉下颌所必需的与屈肌要素的统合，原始的伸展模式发生变化，颜面可以保持与床面垂直的姿势。这时胸部肌群（屈肌要素）开始发挥作用，使小儿能够确实地用肘支撑身体，同时两肩部距离加大，颈部拉长，因此可以确保头部的抬起。以后小儿逐渐学习把头部的运动从肩胛带和躯干的运动中分离出来的能力。

仰卧位上头部上举的能力发育晚于俯卧位，约在 5 个月时，小儿可以在仰卧位上将头部上举。5 个月以后，无论在任何体位都能保持头部的平衡，即使在竖直位上也可以出现与俯卧位上的头部相同的姿势，即伸展与屈曲同时发挥作用，保持颜面竖直、颈伸展的姿势。

**（四）翻身运动模式**

如前所述，由卧位向上一个水平的发育首先从俯卧位开始，所以必须从仰卧位变为俯卧位，这种变换动作就是翻身运动。翻身运动同时也是一种移动运动，此运动中具有各种移动运动要素，其中，必须有体轴内的回旋和四肢的交替运动，且这两种运动结合在一起。绝大部分小儿在开始进行翻身运动时是从仰卧位向俯卧位翻身，在欧美国家，母亲的育儿方式是经常让小儿处于俯卧位，所以小儿多是从俯卧位向仰卧位翻身。

1. 完成翻身运动所需要的运动要素

（1）体轴的扭转：即体轴回旋运动，也就是肩胛带与骨盆带间的回旋运动。新生儿生后的活动模式是未分化的整体模式，没有四肢与躯干的分离运动，随着发育，首先出现的是头部的活动与躯干分离，产生头部的回旋动作，其后出现的是包括下半身的反张性身体回旋运动。这种回旋运动的结果，在早期只是牵拉了肩部，并不能使身体成为侧卧位。

（2）肩部的回旋：体轴回旋运动之后不久就开始了肩部的回旋，由于肩部回旋可能出现下列几种情况：

1）只是上半身回旋而骨盆不回旋，所以身体很快又回到原来的体位。

2）骨盆与肩部一起回旋使身体成为侧卧位，但不伴有身体的扭转，呈整体运动模式。多数小儿表现为第 1 类。

刚会翻身的初期阶段，翻身运动多半是自动进行的，小儿自己不能控制，不能在中途停下来，所以在这一阶段小儿容易坠床。由于颈矫正反应的影响，在这一时期的翻身运动中头部、上部躯干与下部躯干间在任何时候都保持着一定的关系，因此难以由头部或其他部位开始回旋身体，也不能自由调节而进行连锁反应。随着生长发育，小儿逐渐地可以自由调节形成成熟的翻身运动，这时的翻身运动过程既可从肩部也可从骨盆部等部位开始，在中途还可以变换回旋的主导部位，可以自由地更换各种体位，比如在翻身途中可以停止于任何一体位上，然后再翻转过来，或者成为翻身后的各种体位如俯卧位、四点支持位、单膝立位、立位等。

（3）四肢特别是上肢的旋转动作：为了保证翻身运动中的回旋运动，四肢特别是上肢要进行大的旋转动作，同时还需应用在身体下方侧的肘与肩抬起上体的活动。初期的翻身运动中上肢多为大幅度摆动，随着大幅度摆动再加上从仰卧位上体轴的稍稍扭转就可以回转身体，其中最重要的是体轴内的回旋。

翻身运动的早期并不是向左、右两侧都能翻过去，一般只能向一侧翻身，大多数小儿要经过1个月后才能向两侧翻身。在上肢活动性存在着左、右差别的时期，翻身是往活动性弱的一侧，即该侧在翻转成侧卧位时是在下方，这是因为活动性强的一侧上体及上肢容易抬起的缘故。偏瘫患儿如果翻身时瘫痪侧在上方的话，当上体回旋时肩部只能被牵拉而不能旋转，因此大部分偏瘫患儿翻身时瘫痪侧在下方，一般只能向患侧翻身，即健侧在上方，身体向患侧扭转。

2. 脑性瘫痪患儿翻身运动发育迟滞的原因

绝大部分脑性瘫痪患儿翻身运动发育迟滞，痉挛型患儿发育迟滞的原因是因骨盆回旋及体轴内回旋运动障碍，而不随意运动型患儿是因为不能获得四肢、躯干间协调性而致翻身运动发育迟滞。痉挛型双瘫患儿翻身时是用上半身的回旋来带动下半身的扭转，但是这与正常小儿的初期翻身模式仍有本质的区别，正常小儿出现这种翻身模式是因处在翻身运动发育的阶段，尚未到达成熟期；痉挛型双瘫患儿却是被动地用上半身的回旋来代偿下半身的功能缺失。在诊察小儿时一定要将两者区分开来。

值得注意的是，在正常的小儿中，也有的表现出体轴回旋能力差，因此翻身运动发育落后，甚至有的至10个月才会翻身，对于这种情况要结合病史及其他体征与脑性瘫痪鉴别。

**（五）用上肢负荷体重的模式**

新生儿在俯卧位上已经可以用上肢负荷上体的体重，但这时期体重大部分负荷于胸部、头部、上肢及手的尺侧。在生后1个月，由于上肢姿势模式的变化，体重负荷转移至手掌（一般是轻轻握拳状态）和前臂的腹侧，这与手抓握方式的发育顺序是一致的，即从尺侧握开始向全手握发育，然后是桡侧握。渐渐地上肢离开身体向外展方向活动，大约在3个月时，肘关节呈现与肩部垂直的位置，这样就修正了出生时的肩胛带前突的模式，也使头部的独立运动能力得以发育。随着屈曲模式与伸展模式间的平衡增大，约在4个月时两肩关节内收而两肘间距离缩小，在用前臂支持体重的俯卧位上开始能向侧方移动体重。

当上部躯干的伸展活动增加时，肩胛带的内收也随着增加。在5个月时俯卧位上肩胛带的抗重力内收最为明显。在正常发育中，这种最大的伸展相在仰卧位时常常被向前方的伸展模式中和。

在俯卧位上可以进行体重移动之时，躯干、肩胛带及上臂的分离动作也开始发育。这种分离运动在肩胛带的姿势稳定性方面起着重要作用，而肩胛带的稳定性是控制头部运动所必需的，也是稳定支持面的因素。在俯卧位上，由于头部向侧方的矫正反应诱发两栖类反应，于是体重负荷侧躯干伸展拉长，非负荷体重侧躯干侧屈，同时该侧下肢内收并向前侧方屈曲，维持姿势的稳定。

这种由上肢负荷体重的模式在小儿姿势的转换，比如向坐位姿势的转换等运动中起很大作用，将在下面叙述。

**（六）坐位姿势的发育与运动模式**

坐位是臀部着床，从骨盆部开始身体向上垂直于地面的姿势。将坐位区分床上坐位和椅子坐位两种，床上坐位区分为伸腿坐位、盘腿坐位、“W”状坐位、跪坐位几种坐位姿势。在此叙述的坐位发育过程是指床上坐位。

1. 坐位姿势的发育

婴儿获得坐位的最终目标是无须上肢支撑、脊柱垂直伸展的稳定坐位。到达这目标要分几个阶段。在新生儿期若使小儿呈无扶持的坐位，会表现为上半身完全倾倒，1～2个月后可以见到抗重力屈曲活动，之后坐位就不再是单纯的向前倾倒了。3个月之前的小儿由于缺乏抗重力伸展活动，所以扶持坐位时出现拱背姿势。4个月左右的小儿抗重力伸展活动已经出现，所以在取坐位时有时出现向后倾倒的现象。其后至5～6个月时反张样的伸展逐渐减少，伸展活动逐渐地由头向尾的方向发育，小儿可以在无扶持状态下维持瞬间坐位，但腰椎仍然呈弯曲状态。这个时期躯干肌群开始能动的活动，但缺乏上肢支持能力，身体倾倒时无保护支持，所以小儿坐位时还有时向前方、侧方倾倒。其后，上肢支持性逐渐增加，当小儿在坐位上向一侧倾倒时可以用上肢支持上体，继续发育后即使无支持也可以保持垂直坐位。发育至近8个月时，出现了躯干与髋关节伸肌群与屈肌群的协调性收缩，只有这时才能取得坐位平衡。当躯干的运动从骨盆与下肢的运动中分离出来就会产生躯干的自身运动，比如髋关节的屈曲与腰椎的充分伸展相组合的运动。当躯干取得平衡后，坐位的基底支持面就可变小，如果下肢已经不再呈现原始的整体屈曲模式，在坐位上两下肢可以靠近，膝关节可呈伸展状态。当完全取得坐位平衡后，小儿便可以取各种各样的坐位姿势，比如扭身坐位、坐位自由玩耍等。当躯干得到进一步控制后，小儿可在坐位上进行两只手的操作。上肢保护伸展反应的发育时期或早于平衡反应，或部分的与之平行发育。保护伸展反应是瞬间伸出上肢的一种从中枢至末梢的相活动，是由伸出的上肢支持上体的由末梢至中枢的抬起活动的组合。这种反应方式是在俯卧位上肘关节伸展、手掌支持以及上肢支持坐位中逐渐发展而来的，是从多次伸展上肢的体验中获得的。在训练之中如果欲达促进保护伸展反应的目的，应该制定支持性与相运动两方面的训练程序。

通常情况下，正常婴儿取无支持的坐位时，常常呈一侧下肢屈曲，另一侧下肢伸展的形式。

痉挛型患儿由于下肢外展受限，两下肢不能充分地分开，再加上病态的内旋因素，所以常常取“W”状坐位。如果让这样的患儿伸腿坐位，则呈现膝关节伸展而髋关节屈曲、脊柱前弯的姿势。这时如果使躯干垂直伸展，就难以取得这种屈曲与伸展共存的局面，患儿身体容易向后倾倒，为了防止倾倒就产生了身体前屈脊柱向前弓成圆形，所以患儿取伸腿坐位是很艰难的。如果取这样的坐位常呈骨盆后倾，将坐位支点放于骶髂关节上。低紧张的不随意运动患儿，为了使身体稳定，则尽可能地加大基底支持面积，也常常取“W”状坐位。

2. 向坐位姿势的转换

（1）正常转换过程：小儿生长发育过程中，从俯卧位转换为坐位是形成坐位姿势的代表过程。婴儿在用手掌支持的俯卧位上双上肢用力前推，使身体向后退行，这时小儿如果用双膝部止住这一后退的力量就会使腰部抬起而形成四点支持位姿势。然后再从四点支持位姿势上将腰部退向后方，同时扭转身体形成坐位。该过程中小儿颜面的方向从俯卧位上旋转了90°。这种运动过程大约在出生后7个月时形成，开始只是偶然的出现，逐渐形成了有意识的向坐位转换的运动形式。简言之，初期向坐位转换的典型过程是，小儿首先成俯卧位；之后上抬起腰部形成四点支持位，然后在扭转身体的同时使腰部下降，最后臀部着床成为坐位（图4－10）。

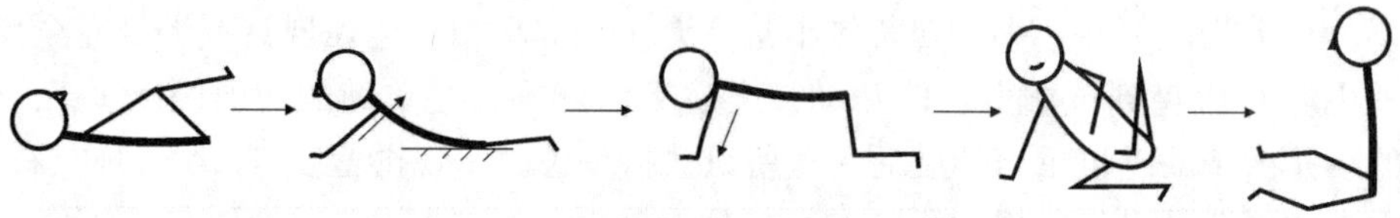

图4－10　向坐位转换的运动模式

随着小儿的生长发育，以后即使不经俯卧位也能向坐位转换。比如在仰卧位上在稍稍扭转上体的同时用一侧上肢支撑抬起身体形成坐位，或者从仰卧位变成侧卧位后用上肢支撑坐起，这一方面大约在小儿生后10个月时完成。与翻身运动相同，这种从仰卧位转换成坐位的方式也是体轴内回旋运动起作用。至5～6岁时，可以从仰卧位上直接对称地坐起来。

（2）非典型的向坐位转换的过程：除正常的转换形式外，还有许多非典型的向坐位转换的形式。

1）不经过翻身，身体也不扭转，在仰卧位上上体直接抬起至垂直位，然后呈坐位，伴有小头畸形的患儿多采取这种方式（图4－11a）。

2）从俯卧位上分开两下肢，在不抬起腰部的状态下，将上体垂直地向后挪，逐渐的将上体竖直而成坐位，这是肌张力低下患儿常用的坐起方式，常见于21－三体小儿，低紧张性的不随意运动型脑性瘫痪患儿也常用这种方式（图4－11b）。

3）痉挛型脑性瘫痪患儿，因为身体不能很好地扭转，虽然能将腰部笔直地拉向后方，但因髋关节的内收、内旋倾向，形成坐位也是“W”状坐位（图4－11c）。

**（七）爬运动模式**

1. 爬运动的特点及分类

爬运动是步行以外的代表性移动运动，是系统发生中在发育至人类的进化过程中四足动物的代表性移动手段。典型的爬运动是两手、两膝着床，两肩与骨盆抬起，保持躯干的空间水平位的四点支持状态下，至少有一个肢体离开支持面，四肢交替运动促使身体向前移动，即爬运动的过程中一定是四个肢体交替的、反复的、全体的向前

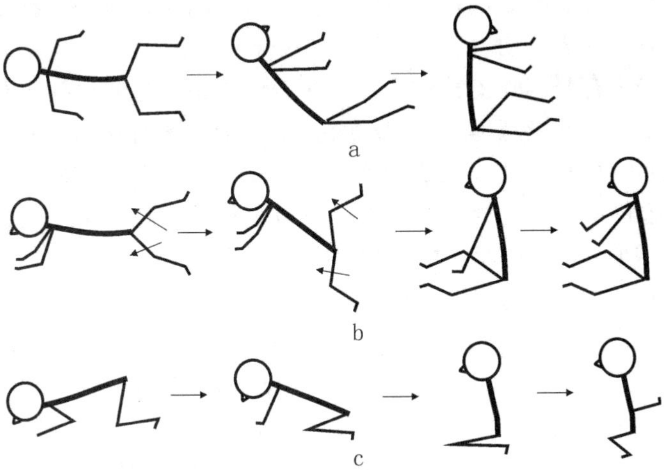


图 4－11　非典型的向坐位转换形式

运动。人类一般是采取后方交叉型，即假如最先伸出的是右上肢，则爬运动中向前伸出肢体的顺序是右上肢→左下肢→左上肢→右下肢→右上肢，是一种向前方移动的相对侧交叉的运动形式。

2. 爬运动的分类

人类的爬运动有相当多的模式，基本可分为腹爬、四爬、高爬几类。

（1）各自同时应用两上肢和两下肢，像尺蠖样爬行，这是用两上肢牵拉身体进行爬行方式的代表形式。

（2）应用一侧上肢和同侧下肢进行爬运动。

（3）用一侧上肢和对侧下肢进行爬运动。

（4）两上肢交替伸出而两下肢同时向前迈出的爬运动。

（5）各种要素混合的爬运动。

（6）四肢进行交叉性的、交替运动的爬运动。

以上 6 种爬运动模式中只有第 6 种是成熟的爬运动模式，其余 5 种均为非典型的未成熟模式。通常这种成熟模式与四点支持位组合，形成成熟的四爬运动模式。也有的学者认为腹爬运动也是成熟的爬运动模式。

3. 爬运动的发育过程

爬运动与坐位相同，是要经过逐渐发育才走向成熟。新生儿在俯卧位上有时也可以有腹爬运动样的活动，表现在下肢对称性的或伸展或屈曲活动，但是与已经发育成熟的、有效的腹爬模式有本质的区别。腹爬运动与其他移动模式一样，也是开始于向侧方移动体重，小儿在俯卧位上应用两上肢负荷体重的体位向侧方移动体重和进行侧方的身体矫正运动。通过躯干向侧方的矫正运动引发出下肢的反应，在小儿身上出现两栖类反应，即负荷体重侧躯干的伸张与伸展，非负荷体重侧躯干的短缩与屈曲。当小儿至 5 个月左右时，由于体重向侧方的移动引起骨盆的频繁抬起动作，这一抬起动作成为骨盆回旋的原因。同时，这一抬起动作与膝关节的屈曲并向前方牵拉的运动相结合，于是小儿可以用膝部顶着床面，用两上肢牵拉身体向前移动，渐渐的两足也参与并协助这一动作，开始时是用足的内侧顶住床面，以后是应用足趾顶住床面，并以此作为支点使身体向前方移动。

当小儿进一步发育至四点支持位阶段，在四点支持位上前后摇动身体，为体重的左右移动做准备。当小儿激烈地前后摇动时甚至可带动他所在的婴儿床发生晃动。开始时在四点支持位上用较大的基底支持面来保持稳定，髋关节外旋、外展，还不能进行躯干的回旋。至9~10个月时，在四点支持位上的回旋和平衡反应开始发育，这时小儿可以将两膝靠近，出现了交替性的四爬运动。

爬运动的发育过程是先从腹爬开始，然后向四爬、高爬（两手、两足着床的爬行）运动发育。

爬运动模式是四肢交替的移动运动，与步行运动的发育密切相关。爬运动是动物移动的主要手段，是人类向立位及步行过渡阶段的移动手段，也是通往立位的运动模式。在对小儿脑性瘫痪的治疗过程中，要特别重视爬运动的训练。

3. 脑性瘫痪患儿爬运动发育

痉挛型脑性瘫痪患儿因其病情程度各异，爬运动也呈多种模式，其中的多数由于两下肢不能进行充分的交替运动，取得四点支持位以后所呈现的爬运动模式常常是两上肢向前，腰部屈曲，两下肢同时向前的兔跳样爬行，或者以腹爬形式，是用两上肢牵拉两下肢及躯干向前移动模式。

**（八）立位发育的运动模式**

立位发育分为静态的立位保持能力和形成立位的运动过程两方面。

1. 立位保持能力的发育

扶持新生儿的身体使他双足着床时，如果小儿的双下肢伸展如柱状，即新生儿阳性支持反应。当小儿双足一离开床面，双下肢立即失去上述的紧张状态而呈半屈曲状态，称此为阴性支持反应。将新生儿的双足放于墙壁上时也能诱发新生儿阳性支持反应，这时双下肢并非是与地面垂直的下降姿势，所以不能认为新生儿阳性支持反应是一种抗重力反应，而是一种足底受刺激后而产生的反射性踢蹬反应，从而产生了一种推进的力量，使双下肢伸展如柱状。至2~3个月时这种阳性支持反应已经不明显，下肢不能支持体重，这一时期被称为起立不能期（astasia），此时期一般持续到4个月左右。之所以出现这一现象是因为这一时期脑的发育更进一步，对足底刺激所产生的单纯反应已经被抑制。而脑性瘫痪患儿常表现这一起立不能期消失，相反的下肢伸展性增强，往往被家长误认为小儿更健康。正常小儿中也有的不存在这一时期，而直接移行于以后的伸展支持过程。

当小儿4~5个月时，若扶持小儿呈垂直位双足着床，小儿会跳跃。但这个时期双足的位置在腰部垂直位的前方，所以说双下肢与支持体重无关系。5个月以后让小儿在适当高度的检查台边扶站时，小儿可以将身体靠于检查台上，这时体重完全负荷于上部躯干，髋关节尚不能充分伸展，仍然不能用双下肢支持体重。5个月以后，逐渐地使身体离开检查台，上肢仍然支撑在检查台上，但所起的作用却是为了维持立位平衡而不是负荷体重，体重逐渐的负荷于双足底上。在这一阶段，立位发生了质的变化。在此之前，即上体靠在检查台上的站立方式中，与其说是用下肢支持体重，莫如说是身体以腰部为起点的其以下部位顶向地面的活动。而当体重负荷于足部之后，则是以两足为起点将身体向上方抬起的力量在起作用，可以说这才是真正的立位开始。这时期之后婴儿可以一边抓住检查台，一边进行腰与膝部的伸展与屈曲练习。当足、膝、腰部都稳定以后，只用一只手指接触检查台就可以取得平衡并扭转身体，或进行动力学的向侧方行走。小儿达到这一阶段后，很快就可以无扶持地站立了，然后就自然移行于无支撑的站立，多数情况下小儿在这一时期可以从地上直接站立起来，至此小儿立位保持能力发育完成。

2. 向立位移行的运动模式

小儿向立位移行模式有二：一是抓物站起过程；二是从地面直接站起的过程。一般情况下小儿的站起方式都是首先从抓物站起开始。

抓物站起是以四爬运动为基础的。当小儿缓慢地进行四爬运动时，可以从四点支持位逐渐地抬起身体，用一侧上肢抓住检查台或其他扶持物，然后用这侧上肢的力量将身体拉向上方；同时，另一侧上肢也放到检查台上，用两上肢支撑。然后在两上肢将上体牵拉向上的同时，一侧下肢抬起成单膝立位，足底着地，最后两上肢牵拉的力量与膝立位的一侧下肢的抬起力量综合使上体完全抬起，腰部伸展；另一侧下肢抬起，足底着地，成为用伸展的双下肢支持体重的站立状态。这是典型的从四点支持位开始的抓物站起过程（图4－12）。图中从四点支持位至站立位，历经①、②、③三个过程，部分小儿也可省去①、②过程。还有许多其他的方式，如两上肢抓物后成双膝立位，然后先迈出一只脚后再迈出另一只脚的抓物站起。在四爬运动阶段如果四肢交替运动已经形成，也可将身体靠在较低的检查台上，然后再进行如上交替操作，逐渐站起。Touwen 认为，成熟的四爬运动模式与步行的开始时期密切相关，从以上叙述中可以见到四爬运动与站起过程的密切关系。

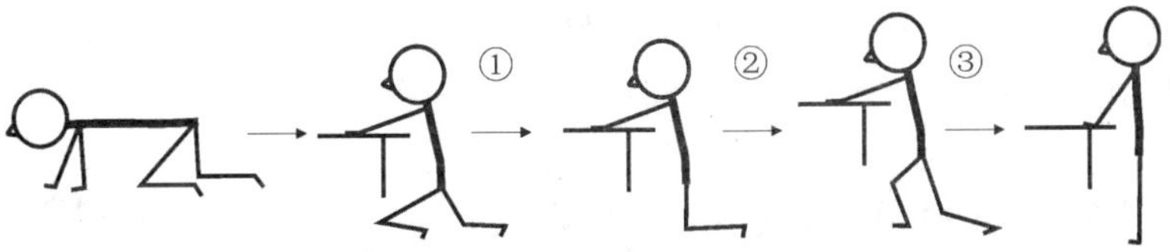


**图4－12 抓物站过程示意（有时也可能省去①、②）**

另一种站立方式是从四点支持位或高爬位上直接站立起来，这种站立起来的方式的前提是要发育到能用双下肢承载体重的相当成熟的阶段。起立方式是小儿先成四点支持位或高爬位，然后腰部下落至两下肢之间形成蹲位，再从蹲位上用腰部支持上体的同时逐渐伸展而站立起来（图4－13）。

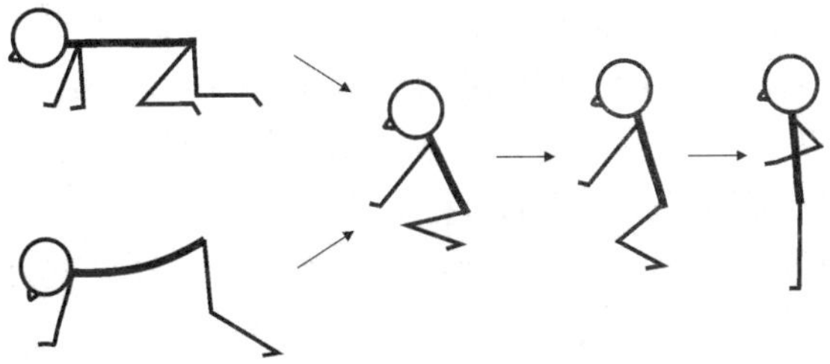

**图4－13 从四点支持位或高爬位直接起立示意**

在立位与爬的姿势、运动中间，还有膝立位或作为移动手段的膝立行走。这种姿势与移动运动是在四点支持位上膝屈曲状态下使腰部伸展的坐位与立位的中间姿势，是一过性的过渡阶段，正常儿这个时期持续时间非常短，在轻度的痉挛型双瘫患儿有时也可短时间的存在。

3. 脑性瘫痪患儿抓物站起的发育过程

脑性瘫痪痉挛型双瘫患儿在抓物站起时，不能单独地迈出一侧下肢从膝立位转换为单膝立位再站起来。多数情况下是在两手抓物以后，逐渐地用上体和两上肢的力量的力量把身体拉起来，但两下肢仍然拖在后方足尖的站立。然后，再逐渐地靠上体的力量将两下肢拖向前方，此时仍然是用足尖站立，然后再逐渐调整站立方式。对这类患儿如果经过训练后能应用交替地迈出下肢站起来的话，即是很大的进步。

4. 肌肉疾病患儿抓物站起的发育过程

患有肌肉病的小儿在起立过程中则需要双手先扶持胫骨前面，然后逐渐把手移至膝、大腿，在躯干没有直立的状态下攀登性起立，这种方式称为 Gower 征，多见于假性肥大型进行性肌营养不良的患儿。

5. 正常小儿的站起方式

在立位平衡发育成熟之前，在蹲位上首先将身体重心平衡地放于两下肢之间，逐渐地加上立位所必需的肌力，两足并拢地站起。当立位平衡发育成熟后，站起时则无须两足并拢，而是一侧下肢伸出直接站起。进一步则无须先成为四点支持位，而是从仰卧位上一边半回转身体，一边移行于立位。这样的成熟模式在移行于坐位的过程中也可以见到。

**（九）步行运动模式**

1. 不同时期的步行运动模式

早期步行的基础是，小儿能对称地将身体重心维持在两足间的稳定体位。刚开始步行时小儿两足间距离宽、步幅小，尚无上、下肢间的交替与交叉运动，而是同侧上、下肢间的交替，可以见到两上肢上举的高姿卫兵姿势，同侧的肩与骨盆在步行过程中同时向前或向后，无交替的前后运动形式（图 4－14）。有的学者认为，高姿卫兵样步行的意义在于为了抬起前倾的上体以保持平衡，通过转动上举的上肢及肩部来辅助上体的回旋，形成一种推动力。Tscharnuter 则认为，最初的步行之际，躯干的侧屈及摆动期的下肢都呈现原始屈肌模式，也就是说这时小儿的步行过程中骨盆尚不能回旋，一步的步幅非常小。而且髋关节的伸展与骨盆的后倾尚未充分发育形成，所以用一种明显的高举的上肢与伸展的躯干来代偿，所以形成高姿卫兵姿势的步行方式。

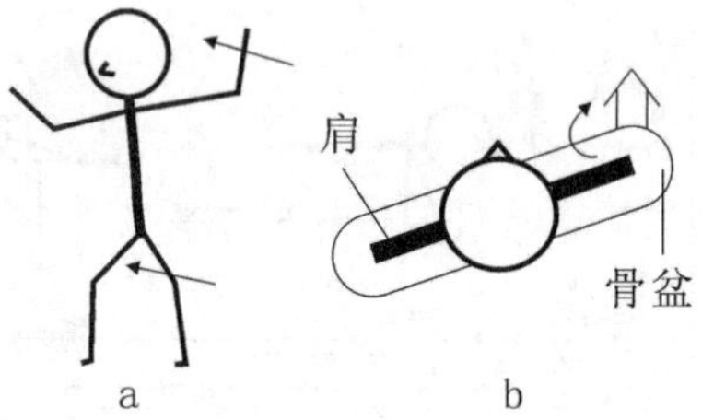


**图 4－14　初期的步行**

a. 步行示意　b. 步行时骨盆与肩活动示意

Burnett 就步行的成熟要素所出现的时间进行了研究，结果见表 4－2。

**表 4－2　成熟型步行要素及出现时间**

| 步行各要素 | 出现时期的分布（月龄） | 平均出现时间（月龄） |
|---|---|---|
| 骨盆的倾斜* | | |
| （摆动期下肢稍向侧方降低） | 9.3～17.8 | 13.4 |
| 骨盆水平面上的回旋 | 9.3～19.3 | 13.8 |
| 支持中期的膝屈曲 | 9.8～23.5 | 16.3 |
| 从足跟开始的足着地 | 10.8～29.0 | 18.5 |
| 成熟的足和膝的动作 | | |
| 足跟着地之前的膝伸展 | | |
| 支持中期的膝伸展 | 11.5～25.3 | 19.5 |
| 足跟离地时的再度膝伸展 | | |
| 成熟的步态 | 13.8～22.0 | 17.0 |
| 具有协调性的上肢的交替摆动 | 13.8～25.0 | 18.0 |
| 28 例调查中步行开始的时期分布 | 9.3～17.0 | 12.5 |

*　最初的要素，可出现在独步前、后，有时牵手走时也出现。

Burnett：Dev，child Neurol（13.1971）.

2. 应用肌电图对步行运动模式的分析

铃木用肌电图分析了小儿的步行，得出以下结论：①步行的支撑期长于摆动期，其中仅表现在前足部与后足部接地时间短，整个足底接地时间长。②在整个接地期，下肢与足部的多数肌肉均活动，几乎没有为了最后踢出下肢的强力活动的肌肉，所以由于踢出下肢而产生的摆动运动的推动力较少。为了代偿这一点，像股四头肌这样的肌肉则作用于摆动期。③在支撑期时下肢多数的肌肉发挥作用，以调节不稳定的因素，增强踢出下肢的有效力量。

成熟的步行约在小儿 3 岁时形成，形成了对侧上、下肢交叉运动（图 4－15a），步行时同侧肩与骨盆呈反向运动形式（图 4－15b）。

小儿的步行在 6～7 岁时转换为成熟的、有效的、经济的步行。

步行的开始时间有明显的个体差异，早者 8 个月可会走，正常儿也有到 1 岁半仍然不会走者。图 4－16 为正常小儿步行示意图。图 4－17 为步行时的髋、膝、踝关节角度的变化。

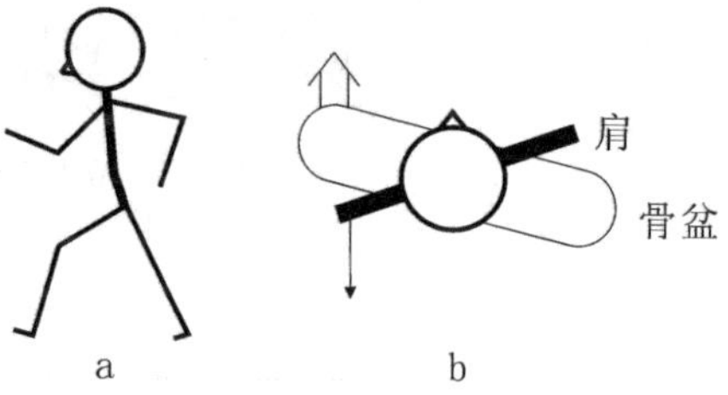


**图 4－15　成熟的步行（3 岁以后）**

a. 步行模式　b. 步行时骨盆与肩活动示意

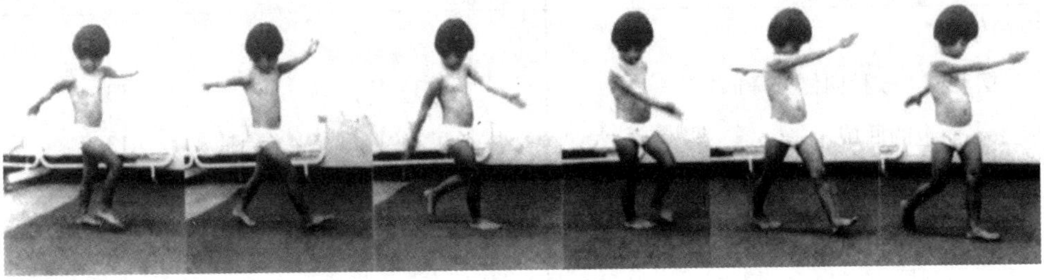

图 4－16　正常儿摆动两上肢的步行

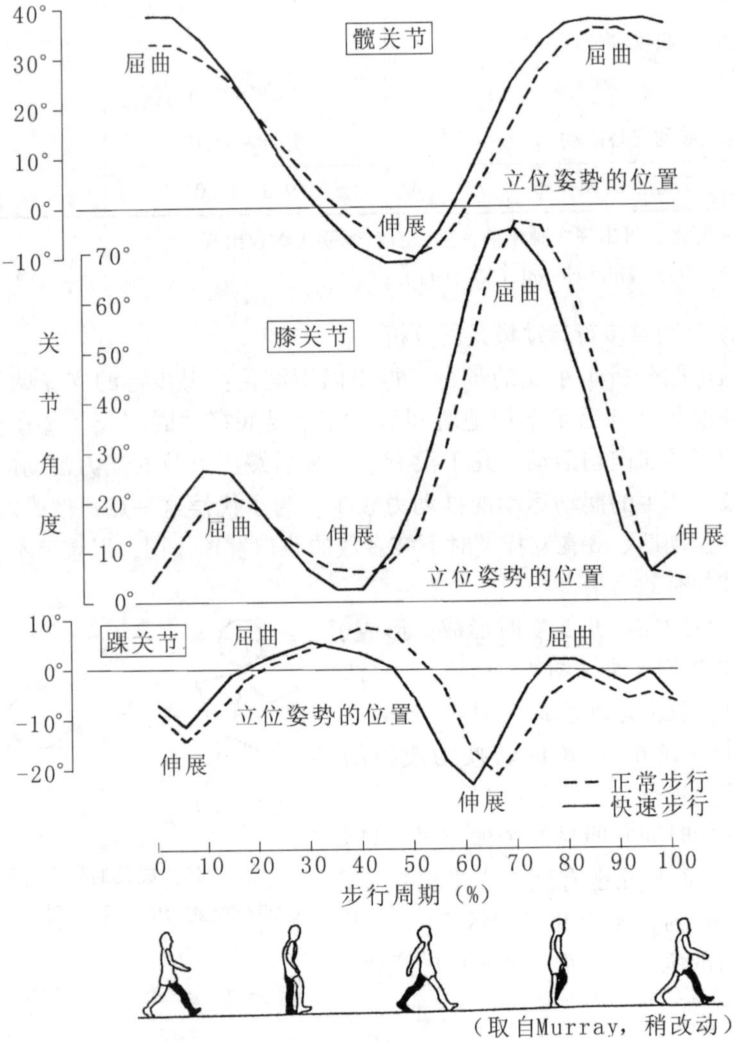


（取自Murray，稍改动）

图 4－17　步行时的髋、膝、踝关节的角度变化

## 四、摄食模式的发育过程

### （一）各种摄食模式的发育

摄食是维持生命的基本功能，新生儿一出生就需要有强有力的摄食反射的保护。摄食反射包括觅食反射、吸吮－咽下反射，咬反射及呕吐反射。这些反射在胎儿期已经发育，在子宫内就发挥着作用，出生以后这些反射还必须与呼吸功能相协调。这些协调性在子宫内已经做了准备，比如我们可以观察到胎儿已具有伴有吸吮动作的胸廓律动性扩张。吸吮反射尚有决定吸吮、咽下及呼吸之间律动的相互作用的功能。婴幼儿在这种高度反射行动中，具有适应各种摄食场面的能力。随着小儿的生长发育，这些摄食反射逐渐被修正，逐渐形成成熟的摄食模式。

1. 吸吮模式

正常儿的吸吮活动经过3个阶段：

（1）新生儿双唇紧贴乳头周围，形成密闭的状态，当舌与下颌律动地做上、下运动时，口腔内形成负压，使母乳或奶瓶中的乳汁被吸出来。

（2）2～3个月，当小儿身体的屈肌紧张减弱，伸肌紧张相对增强时，上述吸吮方式减少，婴儿用舌的前后运动压迫乳头来吸吮。

（3）7～8个月，当姿势的稳定性及屈曲与伸展模式间的协调性增加时，婴幼儿再次严密地闭唇，形成口腔内负压，控制舌进行上、下运动来吸吮乳汁。

2. 饮杯中水的模式

小儿饮杯中水的模式在生长发育过程中不断发生变化。从5个月左右开始可以饮杯中水，其时仍然是吸吮的模式。当口唇的活动增加后，渐渐地由吸吮动作变为吸入动作。至2岁时仍然可见残留吸吮动作，出现饮水时“咬杯子”的现象。当小儿的下颌、舌、唇的运动表现出高度的分离，并充分获得了下颌的稳定性时，这种模式就会消失。

3. 吃勺中饭的模式

与饮杯中水时同样，在开始吃勺中食物时，小儿仍然用吸吮的方式，所以吃饭时食物会撒落。此后至1岁的期间内，用口唇完全地摄取勺中食物的能力渐渐发育，舌通过内舌肌的活动将食物变为食物块，为了咽下再将食物块推向后方，在咽下时舌抵住齿槽棱线，使口腔关闭，食物不能反流。

4. 咬与咀嚼模式

咬与咀嚼的发育时期是在臼齿生出之前，常在小儿6～7个月时，由于小儿已经能充分地控制头部和获得了某种程度躯干的稳定，开始咀嚼固体形食物。这时候由于咬反射而引起的原始的牙齿上、下运动已经被修正，下颌骨开始前后活动，如为了咬食物，张口时下颌骨可向前活动；为了切碎食物，下颌骨可沿齿颈基部或齿滑向后方。当舌可以向侧方移动时则可将食物运向咀嚼面，在咀嚼时用舌与颊部夹住食物，逐渐的咀嚼运动又加上回旋的要素，食物与唾液混合，充分混匀后由舌运到口腔里面咽下。此时原始的吸吮反射被抑制，呕吐反射减弱。

5. 独立进食的模式

小儿在开始吃固体食物时，首先是用自己的手来抓取，这时尚缺乏手指的精细的操作能力，常常是用手掌将食物推入口中。15 ~ 18 个月时，在他人的某种程度的协助下，小儿开始用杯与勺，2 岁左右基本可自己吃，但仍会将饭菜撒落外面。

**（二）摄食功能发育各个阶段的特征性动作**

人类摄食功能从出生至学龄前在逐渐的发育，一般可分 8 个阶段，在每个阶段都有相应的特征性的功能动作。

1. 经口摄取食物准备期

吸吮反射、吮指、舔玩具、伸舌动作（安静时）等。

2. 咽下功能获得期

下唇的内收、舌尖的固定（闭嘴时）、通过舌的蠕动样运动移送食物团块。

3. 摄取食物功能获得期

下颌与口唇的随意性闭锁，用上唇摄入食物。

4. 压碎食物功能获得期

口角左右对称的水平活动及上、下活动，舌尖推向上腭皱襞。

5. 磨碎食物功能获得期

颊部与唇的协调运动，口角的牵拉运动（左右非对称性），下颌的左、右运动。

6. 独立进食准备期

舔舌游戏，使用手的游戏。

7. 手抓食物进食功能获得期

进食时需颈部回旋的动作消失，用手掌将食物推入口腔的动作消失。用门齿咬断食物，从口中央部分摄入食物。

8. 应用饮食工具进食功能获得期

会应用饮食工具进食，如使用勺、使用筷子、勺与筷子从口唇中央部分插入。

本章介绍了正常小儿的姿势、运动发育过程，可将发育过程归纳为 3 个方面：①抗重力活动的发育。②头、躯干、四肢各部位的分离动作的发育及再统合功能的发育。③正常的移动模式的形成过程。从中可领悟到在保证正常的移动活动过程中动态地维持平衡能力的重要性。上述的各方面是治疗小儿脑性瘫痪等中枢性运动障碍中治疗手法的基本的、必需的要素，在治疗操作中首先要考虑的是这些要素的统合及使之活性化。

本章所叙述的内容在诊断、评定及治疗小儿脑性瘫痪中起着相当重要的作用，作为小儿科医生、儿保医生，尤其是康复科医生及治疗师必须熟知并掌握这些知识，只有这样才能正确诊断、评定患儿，才能制订出正确的治疗方案。

**（陈秀洁　吴绪波）**

# 第五章　脑性瘫痪患儿姿势、运动的异常发育

## 第一节　脑性瘫痪患儿异常发育概述

脑性瘫痪患儿的姿势、运动发育不是沿着正常发育的规律与顺序进行的，因此说是异常的发育，这种异常表现在以下叙述的发育过程中的各个阶段和各个方面。

### 一、学习姿势、运动异常发育的意义

以下所叙述的各类型脑性瘫痪的姿势、运动异常发育过程，是通过观察了许多患儿在未经治疗前出现的自然发育过程。了解这一过程具有以下意义。

**1. 有助于脑性瘫痪的诊断与分型**

脑性瘫痪的早期诊断并非易事，尤其是轻症患儿早期症状不明显，无特异性，给诊断带来一定的困难。无论是正常儿还是脑性瘫痪患儿，其姿势与运动的发育都是随着生长发育而不断地变化着，脑性瘫痪患儿还存在着肌肉痉挛和不随意运动等症状，这些症状在婴儿早期并不出现，随着年龄的增长，小儿在不断的生长发育过程中，这些症状逐渐出现并逐渐明显，而且一种症状会导致多种异常姿势与异常运动模式的产生。而且各类型脑性瘫痪又存在着各自不同的特点。掌握了各类型脑性瘫痪患儿在各个发育阶段上的异常发育特点，有助于我们的诊断与分型。

**2. 有助于判断脑性瘫痪儿的预后**

通过了解各类型脑型瘫痪的发育过程，基本上可以了解不同类型患儿将来的发育规律、预计出现的症状、用何种模式进行各种动作、各种异常姿势对运动所产生的影响，挛缩与变形产生的原因及特点等方面的问题。通过上述各点可以对各类型脑性瘫痪将来的转归一目了然，使我们完全可以预测患儿将要发生的各种情况。

**3. 有助于设定治疗程序**

作为医生与治疗师，在设定治疗程序时，不仅要根据患儿入院时的评定结果来设定短期的治疗目标与治疗方法，更应该根据各类型患儿的姿势、运动异常发育规律，制订出远期的治疗目标。远期的治疗目标要包括以下几点：如何防止障碍恶化，如何预防异常性的发生，如何预防挛缩与变形，如何防止一种症状导致另一种异常症状的发生等。要根据上述几项来制订治疗方案、选择各种相应的操作方法。所有这些都必

须依据患儿的异常发育规律，从中找出预防的时期、预防的方法等。预防性的治疗要比患儿长大后再去矫正已形成的异常性及挛缩、变形要更为有效。

**4. 有助于指导家庭疗育**

在治疗小儿脑性瘫痪的过程中，指导家长对患儿的家庭疗育不容忽视。我们不能放任患儿在家庭中用异常的姿势与运动进行日常生活动作而致使异常姿势与运动的恶化，甚至产生挛缩与变形。在了解了各型脑性瘫痪患儿的异常发育规律之后，我们可以知道各型患儿在日常生活中常用的异常体位、运动及其弊病，作为医生与治疗师才能清楚地知道如何正确指导患儿家长在家庭中应注意患儿的什么样的问题，在日常生活中应用什么样的姿势模式与运动模式对患儿有利，如何预防挛缩、变形、脱臼等。患儿在康复设施中接受治疗的时间是有限的，大部分时间是由父母看护，所以父母亲能正确地对待患儿的上述问题至关重要。

## 二、不同时期的异常发育特点

小儿早期的异常发育主要表现为极端的反射活动，同时缺乏反应和运动的多样性，如前述的几种摄食反射可能被抑制或被减弱。

脑性瘫痪患儿的姿势、运动发育异常在生后数周甚至数月内常常不被发现，一般到小儿接近半直立位或直立位时才显现出明确的异常姿势与异常运动模式，而且随着年龄的增长，这种异常会有一定的变化，如变形和挛缩等。正如脑性瘫痪定义中所说，脑损伤的本身是非进行性的，而运动障碍和姿势异常的症状却是可以变化的。如果治疗过晚或不予治疗，上述神经系统症状将会恶化。

## 三、神经学方面的异常发育特点

**1. 神经学特点**

从神经反射与反应方面来看，在正常儿的发育过程中，原始反射逐渐减弱直至消失，矫正反应与平衡反应逐渐出现并逐渐发育成熟。而脑性瘫痪患儿则表现为原始反射的消失时间延迟甚至长期残存，矫正反应与平衡反应的发育受阻碍，或者表现为出现延迟，或者表现为发育不成熟。

**2. 缺乏抑制的控制能力**

脑性瘫痪患儿缺乏中枢神经系统的控制能力，其结果是难以进行分离的、选择的动作，取而代之的是整体的、共同的运动模式。

## 四、异常发育的顺序

### （一）从头向尾的发育

脑性瘫痪患儿的异常发育与正常儿的正常发育相同，都是从头部开始向尾部方向进行发育，从障碍的分布状态来看，最早出现的症候一般是表现在头的控制与躯干的控制方面，而在这一时期往往在下肢尚未见到姿势与运动的异常。随着小儿的生长发育，之后出现远端部位的异常运动因素。

### （二）身体各个面异常发育的顺序

脑性瘫痪患儿身体的三个面上的姿势调节能力的发育多数都停滞在最初的阶段，

在矢状面上是以异常的伸展或屈曲模式支配姿势与运动，在冠状面上矫正反应出现延迟，同时水平面上的体轴内回旋的发育也受阻碍。

一个脑性瘫痪患儿如果其异常发育是以伸展模式占优势，则他会表现出源于屈肌因素所发生的运动很拙劣。同时，由于缺乏屈曲的拮抗活动，导致抗重力伸展活动的异常，这一异常不只是表现在异常发育的性质和阶段化方面，也存在着分布状态的异常，而且，这样的患儿抗重力屈曲姿势的调节也不能得以充分发育。

以痉挛型脑性瘫痪患儿的异常发育为例，在其发育过程中，首先发育的是异常的屈曲模式，表现为发现异常时多为显著的屈肌紧张性增强；其次是内收模式逐渐增强；然后出现的是内旋的异常要素；最后出现的是回旋运动的发育。这一过程充分体现了上述异常发育的顺序。

## 第二节　各种体位上的姿势、运动异常发育

### 一、头部控制的异常发育

如前所述，脑性瘫痪患儿异常发育的顺序是从头至尾的方向，所以脑性瘫痪患儿家长早期发现的症状常常是竖颈发育迟滞，尤其是不随意运动型患儿表现得更为明显。

脑性瘫痪患儿所表现的头部的控制异常发育有以下 3 个方面。

#### （一）原始的模式

在异常发育过程中，头部姿势的控制最易受阻碍，原始的模式主要表现在头部与颈部残存过度伸展模式，同时常伴有肩部的上举，所以这样的患儿在活动时头部与肩部看起来似乎成为一体（图 5－1）。在竖直位上表现头部的后仰，在俯卧位上由于颈部的过度伸展使头部上举，往往被家长误认为是小儿发育得“好”。这种异常的结果是阻碍了头部与颈部的自由活动，更影响坐位与立位的发育。尤其是不随意运动型患儿这种头、颈部过度伸展表现更为明显，有的患儿至 5 ~ 6 岁，甚至已经可以步行时，仍表现出头、颈部的过度伸展，这就影响了手与眼的协调性和手与口的协调性发育。

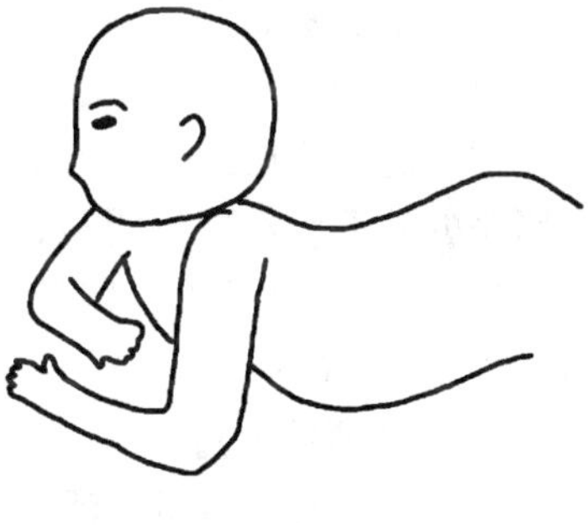

**图 5－1　俯卧位的原始模式**
头部过度伸展、肩部上举

#### （二）异常的屈肌紧张

在俯卧位上由于异常的屈肌紧张，将患儿的头部拉向重力的方向，表现为小儿不能抬起头部及上体，于是将体重完全负荷于头部及上肢上，呈现出正常儿发育中的新生儿时期的头低臀高位姿势。这样的姿势极端限制了抬头运动及全身性正常伸展模式的发育（图 5－2）。

#### （三）异常伸肌紧张及非对称性

无论是在仰卧位还是在俯卧位，当患儿欲抬起头部或活动头部时，会导致全身性的伸肌紧张亢进，这样会引起连锁的反应，即伸肌紧张异常亢进会引起明显的全身性伸展模式（在仰卧位上表现为角弓反张状态）。这样异常的伸展模式容易导致非对称性，使患儿头部扭向一侧。由于头部非对称又会引起全身的非对称姿势，特别是在残存非对称性紧张性颈反射时，如果再加上这反射的影响使全身的非对称更为明显。如果这种非对称性持续存在于患儿身上，会严重影响对称性和正中位指向等重要发育阶段的发育。在偏瘫患儿也常见这种头部的非对称姿势，患儿头部常转向健侧，伴随着头部的回旋，出现后头侧躯干向后头侧侧屈及肩部上举。

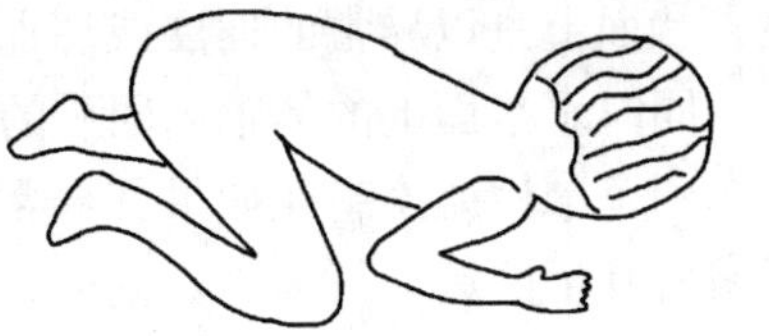

**图5-2　俯卧位屈肌紧张**

屈肌紧张异常、头被拉向抗重力方向

## 二、俯卧位姿势、运动的异常发育

### （一）异常姿势紧张

脑性瘫痪患儿由于姿势紧张性状的不同，表现出在俯卧位上的不同症状。

**1. 异常屈肌紧张**

俯卧位上的异常屈肌紧张会将患儿拉向重力方向，阻碍了抗重力伸展活动［已经在本节一（二）中叙述］。

**2. 姿势紧张低下**

由于姿势紧张低下，会影响抗重力的矫正活动，这样的患儿在俯卧位悬垂位（空间位）上姿势紧张的低下表现更为明显，头部缺乏对抗重力的伸展而依重力下垂，四肢同样下垂，呈现倒“U”字形态（图5-3）。

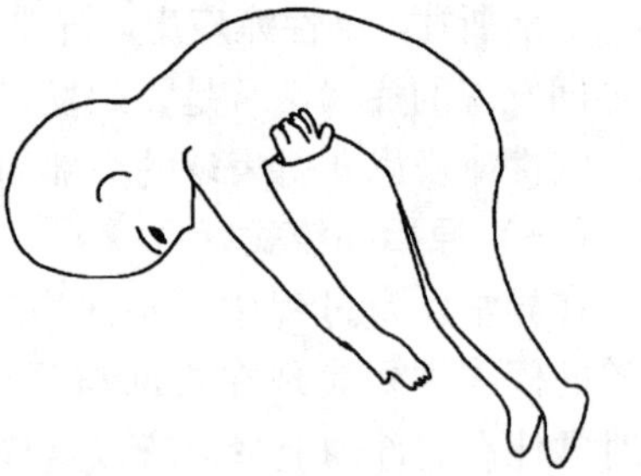

**图5-3　姿势紧张低下（倒“U”字形态）**

**3. 姿势紧张亢进**

患儿在进行对抗重力活动时，会增强伸肌紧张的亢进状态，这种姿势紧张的亢进在下肢姿势模式中表现最为明显，表现为髋关节内收和踝关节跖屈，以后会逐渐出现髋关节内旋；下肢可以伸展，但是由于骨盆前倾，髋关节不能完全伸展。

### （二）伸展活动与屈曲活动的统合不充分

当患儿的屈曲与伸展活动两者都不能充分协调地进行时，就会阻碍对抗重力的矫正活动的发育。这样的患儿在俯卧位上表现出骨盆不能稳定于床面（支持面）上，致使髋关节不能自动地伸展，使体重不能向骨盆方向移动，骨盆不能附着于床上，结果是将身体重心大部分负荷于胸部（图5-4）。

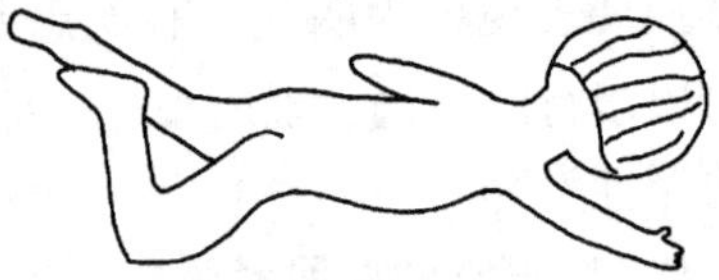

**图5-4　俯卧位屈曲活动与伸展活动统合不充分**

骨盆离床、体重负荷于胸部

### （三）下肢原始的屈肌模式

如果患儿呈现出原始的屈肌模式表现在髋关节上，则显著的屈曲模式就会产生阻碍抗重力伸展活动的连锁反应，同时也妨碍患儿身体的移动，使患儿固定在静态的姿势上，缺乏活动状态，久之会产生挛缩与变形。

## 三、仰卧位的姿势、运动异常发育

### （一）姿势的非对称性

当脑性瘫痪患儿的抗重力屈曲活动未得到发育时，就会使患儿在仰卧位呈现非对称姿势。尤其是受非对称性紧张性颈反射的影响，致这种非对称性姿势更为明显。如果此反射的影响在一侧占优势时，会导致脊柱侧弯及骨盆与躯干扭转。进一步由于后头侧骨盆上举及向前方回旋的结果，可导致髋关节的内收与内旋，有产生髋关节脱臼的危险。

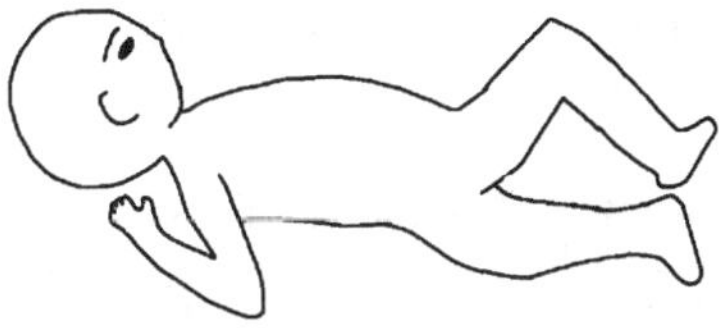

**图5－5 姿势紧张亢进的仰卧位**

头部回旋、肩与上肢后退、髋关节过度外展

### （二）姿势紧张亢进

当伸肌紧张亢进时，会导致颈椎和腰椎的过度前弯，结果会导致骨盆前倾和髋关节一定程度的屈曲及过度外展，以及上肢与肩胛带的后退（肩胛带内收）和头部向一侧回旋。这种异常体征的出现几乎均是由于屈肌紧张亢进后引起的继发症状（图5－5）。

### （三）缺乏抗重力的肌紧张（肌紧张低下）

当患儿的肌紧张低下而导致抗重力屈曲活动不能充分发育时，患儿在仰卧位上呈现四肢屈曲状态下的显著外展状态，并因此阻碍体重的移动活动，所以这样的患儿不能进行身体姿势的变换。这类患儿在疾病早期是身体沉向重力方向，随着病情的进展有时也出现伸肌紧张亢进现象。如果患儿持续的缺乏抗重力肌紧张就限制了身体进行探索活动和用两手玩耍能力的发育。肌紧张低下患儿即使能将自己的足上举，也是在髋关节显著的外展和屈曲状态下进行的。这样患儿由于腹壁肌群不能产生收缩，难以抬起骨盆，所以足部及下肢不能进入自己的视野，不能功能性地在空间位置上控制四肢。

部分肌紧张低下患儿可以利用伸展模式做搭桥动作，或用搭桥的姿势稍稍移动身体，但与正常模式相比较，其伸展仅仅限于脊柱，缺乏髋关节伸肌群的自动活动。此类患儿还可以应用将身体向伸展方向推进的运动模式进行翻身运动，但缺乏充分的运动调节和适当的抗重力能力。

## 四、上肢负荷体重模式的异常发育

### （一）肩胛骨内收

发育异常的患儿用上肢负荷体重的方式几乎都停留在原始的模式上。在俯卧位上肩关节处于伸展状态，手的位置在肩关节的后方（足的方向），导致肩胛骨向前方突出，这样就限制了颈部的自由运动，特别是肩胛骨前突与肩关节外展同时存在时，会导致上肢的回旋与旋前的异常姿势。上肢若处于旋前位就会阻碍手适当地负荷体重，则体重大部分负荷在手的桡侧，而且手多半为握拳状态，也有的呈现尺侧偏位。如果肩胛骨的前突持续存在，就会妨碍头部与躯干平衡能力的发育，也不能进行肩胛带与骨盆带间的回旋运动，这样就影响患儿翻身运动、向坐位与四点支持位姿势的转换等运动功能的发育。

### （二）缺乏肩胛带的稳定性

小儿只有在形成了伸展模式与屈曲模式的协调性以后，才能保证肩胛带与躯干的稳定性，以及用上肢负荷体重和体重移动时肩关节进行屈曲与内收活动。当相反神经支配发生障碍时，肩胛带缺乏稳定性，这时机体在各种活动中就会用肩关节的过度外展来代偿。这种情况下，为了使体重向侧方移动头部会产生倾斜，就不能产生头部与躯干适当的矫正反应，于是头部向负荷体重侧倾斜，不能矫正至正中位，使身体姿势不对称。

### （三）肩胛骨与上臂的联合运动

随着患儿的生长，脊柱逐渐伸展，而脊柱伸展会加重肩胛骨的后退和加强肩关节的伸展状态，使上肢形成了“W”状姿势。这种“W”状姿势在异常发育的早期阶段是单纯的伸肌模式的典型代表，在正常发育的各个阶段中也会出现，称其为高姿卫兵姿势。这种模式出现在独坐、立位、步行的初期，是在身体近位部得以控制之前的时期发生的维持平衡的姿势。这时期的小儿正处于姿势不稳定阶段，一旦各体位上运动功能已发育成熟，身体稳定，就不再出现这种姿势。

但是在脑性瘫痪患儿的异常发育中，这种姿势会持续存在，于是就阻碍患儿学习并获得肩胛骨与上臂的分离运动，致使在运动时两者作为一个运动单位来活动。导致肩胛骨与上臂间的运动性急剧地降低，在活动上肢时出现翼状肩胛，肩胛骨的稳定性得不到发育。而肩胛骨的稳定性是头部矫正活动的基础，所以也阻碍了头部矫正活动的发育，同时阻碍上肢向各方向伸出的活动及精细操作能力的发育。

## 五、坐位姿势、运动的异常发育

### （一）缺乏抗重力伸展活动

脑性瘫痪患儿中低紧张者的典型坐位姿势是躯干倒向重力方向，即呈现前倾坐位。正常新生儿在扶持坐位时也呈现身体前倾的姿势，而低紧张儿的前倾要明显重于正常新生儿，有时腹部能与大腿相贴，成为所说的“对折状态”。同时见头、颈部的过度伸展，头部摇摇晃晃地向后伸展（图5－6）。

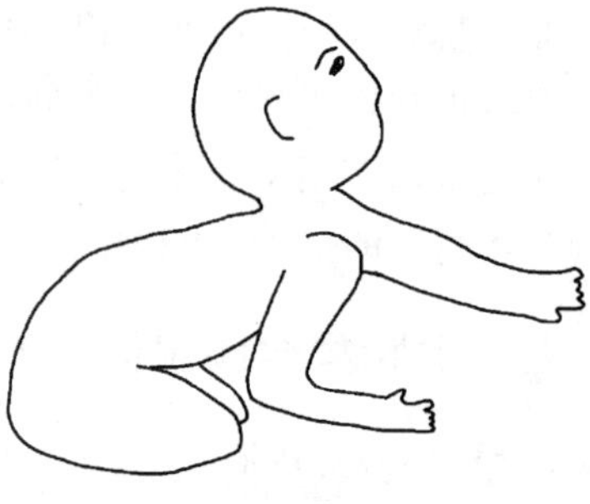

**图5－6　缺乏坐位抗重力伸展活动**
髋关节及下部躯干的过度屈曲

### （二）脊柱过伸展与下肢的异常模式

在异常发育的坐位姿势之中，表现形式有多种，比如由于坐位平衡发育迟滞，患儿采用将两上肢高举的模式（高姿卫兵），或者呈现脊柱过伸展的不成熟的伸展模式。当缺乏骨盆的控制能力时，患儿会用将躯干向前倾斜的方式来代偿之，即躯干前倾于与床面垂直线的前方。

另外，临床上还常常见到下肢的异常模式，如由于伸肌肌紧张亢进而引起髋关节内收和踝关节的跖屈，最后还会出现髋关节内旋。这种髋关节内旋是异常的伸肌模式的最终构成要素。

**（三）代偿性屈曲**

异常发育的患儿在俯卧位与仰卧位上所出现的初期异常模式会在他取得接近直立的坐位功能时发生变化。表现与在卧位上所呈现的全身性伸肌模式相反，上部躯干、颈部、肩胛带以及上肢以代偿性的屈曲占优势。有的患儿会进一步产生头部与下颌部的向前方突出。这种情况特别容易出现在有下部躯干和髋关节的伸肌群发生短缩，或者出现在伸腿坐位上骨盆被拉向后方之时。这样患儿的坐位与正常儿不同，坐位的支点是放在骶骨上而不是坐骨结节之上，这时如果将头部、上肢及上部躯干向前方活动，可以获得一定程度的平衡。在这种状态下，当患儿想要看自己周围的景物时，就必须将头部后倾才能达到目的。如果患儿长时间地取这样的坐位，则会由于代偿性屈曲加重屈肌的痉挛，使其在卧位时所呈现的原发的异常运动模式发生彻底的变化。这样的患儿既缺乏平衡功能又缺乏运动性，常用“W”状坐位姿势来代偿两者的不足。“W”状坐位是将臀部放于分开的两踝之间，基底支持面积大于其他坐位，比较稳定。但是这种坐位姿势是一种静态的姿势，会阻碍体重移动和躯干与骨盆控制能力的发育，所以不是一种有利于患儿的坐位姿势。但是这一坐位可解放患儿的双手，有的学者认为可将其作为训练的中间课题。

**（四）体重负荷的非对称性**

在诊察患儿时，如果患儿在坐位上骨盆姿势不对称，就要知道这肯定是异常的，这种非对称姿势影响着全身姿势的垂直化和体重负荷的模式，也影响患儿平衡能力的发育。虽然在这种体位上，有的患儿也可能学习到为了取得头与躯干的平衡的活动，或者学习到用两手扶持的独坐能力，但是在这种体位上活动是非常受限的。

**（五）矫正反应与平衡反应发育障碍**

上述任何一种坐位姿势都不能使患儿的坐位平衡得以发育，即使患儿最大限度地通过代偿的模式来提高平衡功能，但是这种代偿模式却很难结合到今后的发育中去。如果患儿头部的矫正反应尚未充分发育，则更会影响到躯干矫正功能的发育，两者是互相影响的关系。

若头部与躯干的控制能力未发育成熟，就不能使手的操作自如，常常形成肩上举、肩胛带或向前方突出或退向后方等异常的代偿模式。这些异常模式又会影响上肢保护伸展反应的正常发育。

当患儿的坐位平衡发育不成熟时，患儿或者不能独立地取坐位，或者坐位姿势不正常，或者不能在坐位上进行各种活动，或者不能从坐位向其他体位转换。如果将小儿从仰卧位向坐位拉起时，表现出头垂向后方并将肩部上举的现象，表明该患儿的轴性伸展与轴性屈曲尚不能统合。

## 六、移动模式的异常发育

脑性瘫痪患儿也同样必须具有移动能力，但是对于获得这种移动能力，在多数情况下没有成熟的发育做准备。比如在异常发育中体重移动的模式发育障碍，这种障碍即使在并不非常必要的体位上如前臂支撑的俯卧位上也存在。另外，头部与身体的矫正能力发育不完全，或者因为存在着整体运动的倾向，使两栖类反应和躯干及骨盆回旋之类的分离运动的发育受到抑制。尽管如此，多数脑性瘫痪患儿还可以用异常的、未必有效果的方法学会腹爬和四爬移动。

**（一）匍匐爬行**

对于不具备体重在骨盆两侧移动能力的脑性瘫痪患儿来说，难以进行正常儿腹爬运动方式。这样的患儿在俯卧位上只能依靠自己的上肢将身体拉向前方，进行匍匐式爬行移动，有学者称其为“军队式”腹爬。这种爬行方式虽然可以使小儿向前移动，但是由于双上肢在牵拉身体时必须进行相当的努力，这种过剩努力的结果会导致在这种爬行运动中完全处于被动的、随身体被牵拉向前的下肢伸肌肌紧张增强，且使下肢呈现强直性伸展状态。可是，由于骨盆前倾及腰椎过度前弯，髋关节却不能完全伸展。髋关节呈内收状态被强力牵拉向前，使足呈跖屈状态。所以，如果以这种模式为以后的立体与步行做准备是极不适当的。

也有的患儿在进行这种“军队式”的爬行模式时，只能用头部的运动来引发体重的移动，即用异常的方式活动躯干及进行体重移动。比如，应用头部的过度伸展活动将下肢举到空间位置，在这种状态下，或者是将骨盆与下肢从一侧摇向另一侧，或者进行身体的扭转运动，多数患儿是通过这两种方式中的一种来进行体重的移动。在下肢的模式中看起来好像是髋关节完全伸展了，而实际上伸展的只是腰椎部分。

**（二）体重负荷的非对称性**

平时处于非对称姿势与进行非对称性运动的患儿，常常是只应用一侧上、下肢进行腹爬运动，头部也向活动的上、下肢侧回旋，几乎是呈完全无视对侧上、下肢的拉拽式爬行方式。其结果由于被应用侧上、下肢过剩努力而产生的联合反应，使非活动侧的上、下肢及躯干的姿势紧张增强。这种过紧张状态表现在躯干侧屈、骨盆扭转、上肢屈曲及下肢的伸展等方面。

**（三）近位部的不稳定**

当患儿的肩胛带、躯干、骨盆带等近位部的姿势控制没有得到充分发育时，为了保证较稳定的四点支持位，患儿会采取一些代偿的动作，如在四点支持位上两下肢过度的屈曲将身体重心移向后方，但这样的体重移动方式会阻碍体重在下部躯干和骨盆部位的左右移动，严重影响两栖类反应和轴性回旋这样重要的模式的发育。由于缺乏分离运动，在进行四爬运动时常常呈现双下肢同时向前迈出的兔跳样模式。

在骨盆与下肢所见到的异常模式也会应用于膝立位移动时，特别是不具备用上肢负荷体重能力的不随意运动型患儿，由于不能进行四爬移动，所以常常只能应用这种膝立位的移动方式来移动。这样会使骨盆固定于明显的前倾位，从而抑制躯干矫正反应和平衡反应的发育，为此只能向“W”状坐位转换，于是就更进一步强化了已经存在的静态姿势，增强了挛缩与变形的危险性。

**（四）坐位姿势移动的异常发育**

当患儿存在明显的非对称姿势时，就不可能进行四爬移动，这样就可能应用用一侧上、下肢在坐位上向前蹭行的方式来移动，其结果与非对称的负荷体重的患儿进行腹爬移动时一样，同一侧上、下肢及骨盆牵拉身体，无视对侧身体，从而产生同样的异常模式。

## 七、立位与步行的异常发育

### （一）异常肌紧张占优势

当患儿身体中具有异常肌紧张时，对立位姿势发育有相当大影响，异常的肌紧张可以使姿势的垂直化不能得以充分发育。若异常的过度肌紧张与极端的阳性支持反应同时存在，则会出现踝关节的跖屈，体重只负荷于足的前部即足尖部位。同时由于髋关节的屈曲、内收与内旋，就会引起足前部的内旋及足踝部的外翻。于是导致身体的支持面相当不稳定，而且会加重全身的异常模式。这种姿势中如果没有腹肌的调节，不存在屈曲的要素，患儿不能将身体重心放于支持面上，就不能使髋关节的自动伸展功能得以发育。另外，由于下肢的过度紧张使患儿不能取膝立位，站起来的过程中需要过剩的努力，这就更加加重了异常的伸肌模式，更有甚者，由于足的严重内旋而用足背来支持体重。

### （二）低紧张

低体重儿在立位上开始时将全部体重负荷于足跟部，致使足的前部抬起，使踝关节呈背屈位，而足趾跖屈似鹰爪状。低紧张与过紧张的模式全然不同，髋关节呈现明显的外展和极端的外旋，使体重移动至双足的内侧，同样会阻碍平衡反应的发育。低紧张的患儿缺乏躯干和头部垂直化所必需的髋关节伸展和骨盆的控制能力，会产生站立时为了增加平衡能力的基底加宽，再加上髋关节的外展、外旋，使体重移至双足的内侧，以及步行时的步态不稳等症状。

## 八、摄食模式的异常发育

上一章已经叙述了人类的摄食模式是具有高度协调性的、复杂的活动模式，脑性瘫痪患儿由于中枢神经系统障碍，这种高度的协调性被破坏，为此而产生的口腔的异常发育常常在早期即可发现。

### （一）摄食模式异常的弊端

#### 1. 影响营养的摄取

由于摄食反射减弱而难以被诱发出来，影响了患儿的营养摄入，重症患儿常常需要以鼻饲供给营养。另外，由于摄食反射和呼吸的协调性障碍常常导致小儿发生屏气、误咽等情况，也同样影响了患儿的营养摄入，甚者有时会危及生命。患儿对异常的摄食方式的适应能力差，使患儿的摄食方式被限定在固定的模式上，而且所吃的食物也较为固定，因而常常导致患儿营养不良。与原始的姿势反射残存而导致的后果相同，原始的摄食反射残存时也会导致患儿局限于定型的摄食模式，因此不能获得随着生长发育而应出现的更为成熟的摄食功能。所以患儿在就餐时表现就餐时间相当长，同时由于咽下模式的异常及缺乏协调性，吃的食物大部分撒落在餐桌上。

#### 2. 引起口唇、舌、下颌的功能障碍

摄食模式异常发育的患儿其颜面与口腔的运动功能不能与其他的活动分离，另外头部的控制、躯干的调节、肩胛带的稳定性等姿势与功能都对口腔的运动模式有很大的影响。比如在下颌部的阶段性运动中必须由头部、颈部及肩胛带的一定程度的稳定性来配合，缺乏这些部位的稳定性就会影响下颌部的运动，导致摄食障碍。

在口腔和颜面可以见到姿势紧张的程度及其分布状态的异常性，这种姿势紧张与分布状态的异常也阻碍着口腔运动的协调性与口腔各种运动间及其与其他部位运动的分离性。若紧张性反射非常强烈，常常伴有下颌与舌向前方突出及口唇及舌的后退。比如在非对称性紧张性颈反射占优势时，它的影响会波及口腔的运动模式。如果存在颜面、口腔的异常肌紧张时，常会引起下颌的半脱位或完全脱位。

**3. 影响进食的情绪和知觉与认识**

若患儿对感觉刺激有异常反应，比如对触觉、温度觉、味觉、嗅觉等的刺激产生过敏反应时，会增强肌紧张的异常。如果在这种情况下让患儿进食会产生全身的逃避的反应，再加上情绪不安的感觉及摄食的困难性，逐渐地会使患儿产生对摄食方法的不满和紧张，于是就被剥夺了在正常情况下就餐时应出现的母亲与患儿间良好的相互作用和交流的机会。原本是愉快的就餐场面和相互交流的、社会的相互作用的机会却成为患儿和其父母的沉重负担。对感觉刺激的过敏还会妨碍进行吮指、饮水、咬指等动作，这些动作是患儿将来的知觉与认识的发育基础。初期不能进行这些动作就会使患儿失去学习和认识食物和各种物体性质的重要方法。

**4. 影响语言发育**

在正常发育中发生的摄食功能的发育也是构音和语言之类的摄食以外的功能发育的基础。原始的、异常的摄食模式会导致正常的发声及语言功能发育的延迟或停止。

**5. 引起流涎和影响口腔卫生**

异常的咽下模式及下颌、口唇、舌的异常模式可引起过度流涎，异常的口腔功能还会影响口腔的卫生。

**6. 引起口腔、颜面变形**

异常的口腔功能也是产生咬合异常、腭变形等口腔及颜面变形的主要原因。

**（二）各种摄食功能的异常发育**

**1. 吸吮运动的异常发育**

异常发育的患儿会长时间地应用口唇进行密闭的吸吮模式，这种吸吮模式会使舌突出在两口唇之间，如果这种异常模式与舌推食物的异常咽下模式相结合，就形成了异常的摄食模式。

**2. 饮杯中水运动的异常发育**

异常发育的患儿在饮杯中水的时候常用原始的、异常的吸吮模式，饮水时常常把水杯含入口中很深的位置，进行口唇上、下牵拉样活动，使咬水杯的动作增多。

**3. 用勺吃食物的异常发育**

当患儿仍然存在着原始的吸吮模式和异常的吸吮模式时，就不会形成良好的用勺吃食物的方式。这时不是用正常的方式即用口唇摄取勺中的食物，而是将舌头伸出来，用口唇的上、下牵拉的方式来摄取勺中的食物。在这种情况下，当咽食物的时候，由于舌向前方伸出，常将食物又推出口腔外。感觉过敏的患儿常常不能控制地咬住饭勺，当勺一接近口唇，就会引起下颌的过度伸展反应。

另外，当患儿有重症的摄食与咽下障碍时，患儿家长常常采取“喂鸟”的方法喂患儿吃饭，即家长使患儿头部后仰，使食物依重力从口腔向食管滑落。应用这种喂饭方式的结果是使患儿体验不到自己摄取勺中食物及用舌把食物运送到口腔的深部并咽下的这种正常运动模式的感觉，影响了正常摄食模式的发育。

**4. 咬与咀嚼的异常发育**

当患儿残留原始的摄食模式时就会阻碍舌向侧方移动和下颌的回旋运动的发育，其结果是不能将需要咬碎的食物运送到臼齿处，也不能使食物存留在此处一定时间。取而代之的是，将食物摄入口中后使之滞留于口中，待其变软后吸入食管，即常常用舌将食物大量地推出或顶向软腭，影响咀嚼和咽下。因此，常见这种患儿在进食过程中口周围、衣襟上、饭桌上到处都是食物。

**5. 独立进食的异常发育**

脑性瘫痪患儿的摄食活动发育相当延迟，因为患儿缺乏充分的控制头部的能力，且躯干与肩胛带缺乏稳定性，使其必须用上肢来支撑自己的身体，致使手的自由应用受限。即使有的患儿手可以自由活动，但是由于存在着整体的模式，手的运动模式也受限，如不能进行手到口运动中所必需的前臂旋后运动。在正常情况下，在杯或勺接近口边时需要杯与勺的稳定、头部的向前活动，这样才能保证用口唇摄取杯中与勺中的饮用物或食物。但是脑性瘫痪患儿常常发育不到这一阶段，是因为控制这些运动所必需的条件不能充分发育。在用手进食的阶段，患儿不能用手指拿食物。在需要放开手中食物时，患儿只能将手举到颜面及口边，然后仍然应用将食物推入口中的原始模式或者异常模式来将食物送入口中。

## 第三节　各类型脑性瘫痪患儿姿势、运动的异常发育

### 一、掌握各类型脑性瘫痪的异常发育过程的目的和意义

在上一节中已经叙述了脑性瘫痪患儿在各种体位上的异常发育，使我们了解了脑性瘫痪患儿为了完成功能动作，常常用一些异常姿势及异常运动模式。医生与治疗师要在适当的时期对这种异常姿势与模式的发育予以干预。所谓适当的时期，就是在这些异常模式尚未确立，尚未形成习惯化之前显示初期症候的时期，这一时期是医生进行早期诊断的最佳时期，也是早期判断预后的最佳时期。所以要通过对各类型脑性瘫痪患儿将会出现的异常运动与姿势模式给予适当的干预，防止这些异常模式的发育，预防挛缩与变形的发生。这就是我们必须掌握各类型脑性瘫痪的异常发育过程的目的和意义。医生与治疗师要通过多次的观察了解患儿活动模式的特征后制订治疗计划，这种治疗计划要根据患儿的运动模式特征的变化来不断更改，要随着患儿的状态及运动模式的变化进行阶段性的治疗。

## 二、各类型患儿的运动模式变化的阶段区分

各类型患儿的运动模式变化一般可区分为三个阶段：①从仰卧位至坐位阶段；②四点支持位阶段；③膝立位及立位、步行阶段。这三个阶段的变化是患儿在发育至新的活动时期所显现出的明显的运动模式改变。尽管患儿存在着各种各样的障碍，但仍然可以应用异常的方式学习新的运动，所以不断有新的、异常的模式出现。

观察患儿姿势、运动的异常发育，与正常儿的发育不同，不能应用生活年龄来看发育指标。患儿从一个阶段向下一个阶段发育所经过的时间常以年为单位，也许有的患儿只停留于第一阶段而不能达到第二、三阶段，这取决于患儿的障碍程度和智能发育水平。痉挛型患儿一般来说这些阶段的发育在6～8岁时达到高峰，而不随意运动型患儿从一个阶段向另一个阶段的发育在15岁或在其后仍然在继续着。

运动模式的变化是相当典型的，当然不同的病例会有例外，Bobath博士夫妇二人经过30多年的观察，总结出了各型脑性瘫痪的各具特色的发育经过，本节介绍的就是参照了Bobath博士所总结的脑性瘫痪患儿的异常发育的特点。

## 三、以瘫痪部位分型及特点

以下小儿脑瘫分型是根据本书第1版中所沿用以往的分型方法。

### （一）双瘫

双瘫为全身瘫。表现为上半身障碍的程度轻于下半身，肌肉痉挛的分布一般是相当对称的。多数情况下，患儿头部的控制能力较好，上肢的障碍表现为轻度或中等度。此类型患儿一般无语言障碍。所有的双瘫都是痉挛型，其中相当多的患儿合并有斜视。

### （二）四肢瘫

四肢瘫为全身瘫。不随意运动型四肢瘫患儿表现为躯干与上肢的障碍程度重于下肢，痉挛型四肢瘫与混合型患儿上、下肢障碍程度基本一致。头部的控制能力欠佳，常合并有语言障碍及眼的协调困难等。

共济失调型、肌张力低下型、强直型及多数的痉挛型和所有的不随意运动型都属于四肢瘫，其中多数病例为混合型。临床上常常可以见到伴有不随意运动的痉挛型、伴有共济失调的不随意运动型等。有的患儿在婴儿期表现为低紧张，而以后逐渐发育会呈现出强直型、不随意运动型或共济失调型的症状，最终成为这些类型。有的婴幼儿单纯地表现出肌肉痉挛，而以后才出现不随意运动症状。所以对患儿的早期诊断和确定脑性瘫痪类型时一定要慎重，要随时注意结合临床症状的变化来修正诊断类型。

### （三）偏瘫

偏瘫是指仅有身体一侧的障碍，一般是痉挛型，也有少数的患儿在末梢部位出现不随意运动，而真正的不随意运动型则极少见偏瘫。

### （四）单瘫

单瘫是指仅一侧上肢障碍，或者非常少见的仅一侧下肢障碍。此类型极少见。多半是早期表现为单瘫，不久以后呈现出偏瘫的症状。

### （五）截瘫

脑性瘫痪中纯粹的截瘫极罕见。从理论上讲，中枢性运动障碍不应该有截瘫，但

既往的书中均描述有此类型，临床上几乎没有像脊髓损伤患儿那样表现为腰部以上完全没有障碍的脑性瘫痪患儿。因此我国新的分型中已经将此类型删除。

这类患儿大体上是两上肢、两手或一侧上肢有轻微障碍的双瘫。遇此类型患儿应该仔细观察上肢的功能，确定有无障碍。

**（六）重复偏瘫**

四肢瘫，但身体左右两侧的障碍程度有明显差异，或者上半身的障碍程度重于下半身，多见于不随意运动型、混合型患儿。我国新的分型中已经将此类型删除。

**（七）三肢瘫**

三个肢体瘫痪，多数为两下肢一上肢瘫。该类型也不多见。常见于不随意运动型、混合型及痉挛型患儿。

## 四、痉挛型双瘫姿势、运动的异常发育

**（一）双瘫患儿异常发育的主要特点**

**1. 常见病因**

痉挛型双瘫患儿多为早产、未熟儿，所以当患儿出现发育迟滞时，家长往往归咎于因早产所致而延误就诊。

**2. 症状**

（1）此类患儿常见症状是发育指标的延迟，但患儿早期姿势紧张（Postural tone）的表现基本是正常的。

（2）正常婴儿发育早期也会出现的生理性屈肌过紧张，而此类型患儿则表现为这种生理性屈肌紧张的持续时间要长于正常儿。

**3. 诊断要点**

9个月前被诊断的病例少见，因为这类型患儿头部的控制能力可以得到发育，只是晚于正常儿，同时上肢与手的功能也看似正常、两手的正中位指向可以发育、两手可在正中位上合在一起、手可以到口或入口、头的正中位指向也可得以发育。早期下肢也并不出现明显的肌肉痉挛，只是在他动的、外展下肢至最大可动范围时或许会感到轻微抵抗，下肢常常呈现屈曲、外展的体位。当患儿出现自己坐起或被扶持坐位时不能取得平衡时，或许会作为问题最早被家长发现。

轻症的患儿往往在他们抓站、站起及开始用足尖走路的18个月或2岁时才被诊断。这类型患儿通常是呈现非对称的立位和步行模式，一侧下肢用足尖站立，几乎不负荷体重；另一侧下肢虽然足跟可着地，但呈膝关节过度伸展和髋关节屈曲的异常体位。

**（二）各阶段的异常发育特点**

**1. 第一阶段：仰卧位、俯卧位、翻身、腹爬、扶持坐位**

痉挛型双瘫患儿无论在仰卧位还是俯卧位都见不到在正常儿早期就可以见到的踝关节和膝关节的分离运动，如正常婴儿两下肢无论是屈曲位上还是伸展位上都可以将两足抬起并放下，与两膝部产生分离的活动，同时两足还可以进行内旋、外旋运动。与此相反，痉挛型婴幼儿活动时却是进行着伴有髋关节外展的所有关节的同时屈曲，或者伴有髋关节内收、内旋的所有有关节伸展的整体模式的运动。

（1）仰卧位：

1）两下肢呈半屈曲位，可有较弱的活动（图5－7a）。

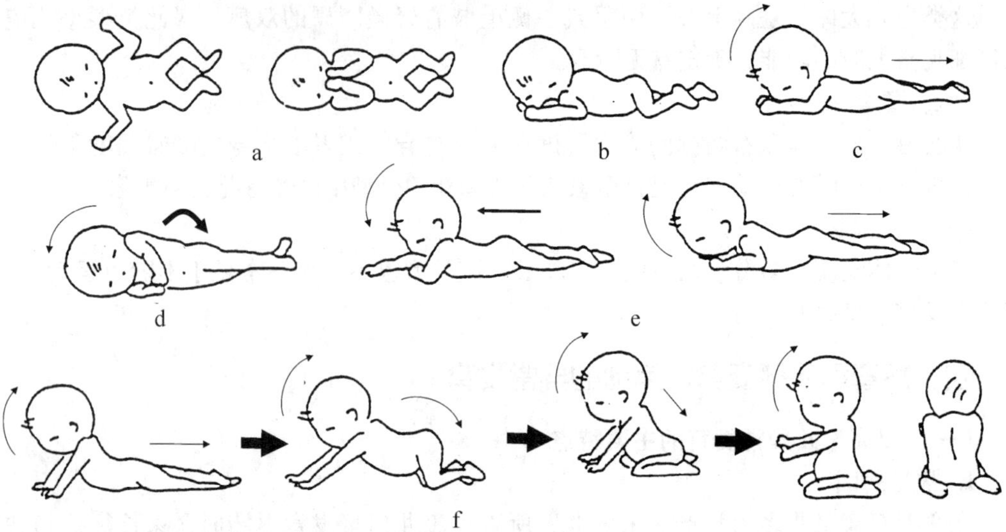


**图5－7　痉挛型双瘫患儿姿势运动异常发育（第一阶段）**

a. 仰卧位　b. 俯卧位　c. 抬头运动

d. 翻身运动　e. 腹爬运动　f. 从俯卧位向跪坐位或“W”状坐位转换

2）两侧下肢未必是对称的，常见一侧下肢（一般是右下肢）的外展、屈曲较另一侧下肢更为明显。两侧下肢不对称会形成非对称的踢蹬动作（Kicking），同时也可诱发对侧下肢的内收、内旋活动，致使对侧有髋关节脱臼的倾向（图5－8）。

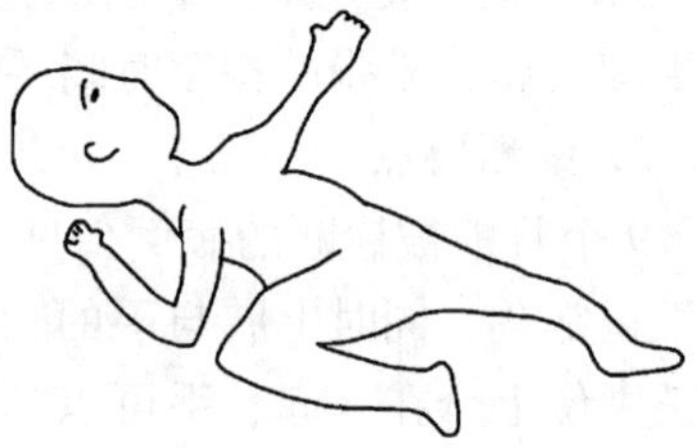

**图5－8　痉挛型双瘫患儿俯卧位姿势**

3）在下肢的伸展逐渐增强的同时，两下肢的内收也增强，两者相结合导致产生两下肢出现交叉。在正常儿4个月左右有时可以见到两下肢的同时伸展与交叉，但只是一过性的，不久即消失。但在痉挛型双瘫患儿却存在以下几点：①在早期伴有髋关节的外旋。②伴随髋关节伸展、内收而出现内旋。③踝关节在早期尚可见到呈背屈位，当伸肌痉挛性增强时则出现跖屈与内翻，并逐渐增强。④当大腿后侧肌群（腘绳肌）出现痉挛时，髋关节的自动屈曲受限，不能将下肢在垂直方向上举。

（2）俯卧位：

1）早期可以出现两下肢交替的腹爬样运动，但运动中可见其中一侧下肢呈现屈曲、外展（图5－7b）。这一特点在正常婴幼儿也可见到，在仰卧位上也同样可见到一侧下肢稍屈曲、外展。

2）在开始抬头的时期，当患儿开始用前臂向床面推压时，两下肢会出现硬直性伸展与内收（图5－7c）。这与患儿在仰卧位上两下肢几乎为屈曲位正好相反。

3）患儿可以获得头部的控制能力，也可以用两手支持体重，但是由于不能保持腹部肌肉的肌紧张，所以从床上抬起头部和身体较为困难。

（3）翻身、腹爬：

1）大部分双瘫患儿可以学习并获得翻身运动功能，包括从仰卧位向俯卧位及从俯卧位向仰卧位的翻身运动，但此类型的患儿在翻身运动时只能应用颈矫正反应，所以只能从头部开始回旋身体进行翻身运动（图5－7d）。

2）因为翻身运动是从头部开始的，也可以应用上肢的力量，但下肢的活动很少，下肢常固定于伸展、内收位上，骨盆带与肩胛带间完全没有回旋动作。

3）腹爬运动是用屈曲的上肢向前方牵拉身体，而不是一边交替的伸展或上举两上肢一边向前进的腹爬形式，腹爬时两下肢几乎不活动，只是被牵拉向前。双瘫患儿之所以能获得腹爬运动的前提是患儿能在俯卧位上抬头，并能用前臂支撑身体（图5－7e）。

4）不能进行正常儿所进行的用伸展的上肢把身体推向后方的运动。

5）由于缺乏回旋运动（pivot）中所需要的上、下肢外展运动能力，同时缺乏躯干的回旋能力，所以双瘫患儿不能在床上做回旋运动。

6）由于缺乏骨盆带与肩胛带间的回旋运动，患儿不能进行正常的交替性腹爬运动。

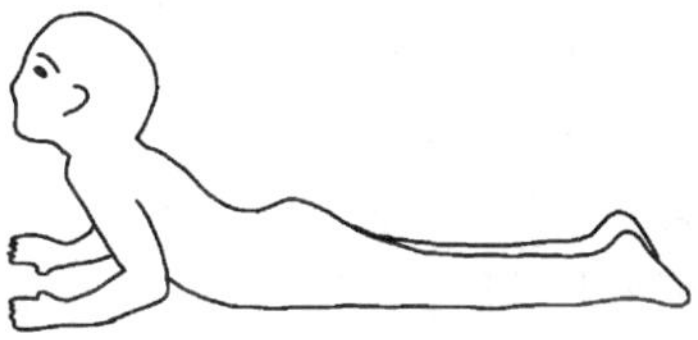

图5－9　痉挛型双瘫患儿的腹爬运动

7）腹爬运动中下肢几乎不动，只是应用上肢与手的努力前进，这种过剩的努力会产生联合反应，由此会增强下肢伸展与内收肌的痉挛，使下肢变硬（图5－9）。正常的婴幼儿有时也用自己的双上肢向前牵拉身体，但是下肢同时有交替运动，而且在俯卧位上有许多种移动方法，比如回旋活动、用上肢将身体推向后方及上、下肢交替的游泳样运动（swimming）等。如果患儿腹爬时经常将头部转向一侧（通常是右侧），出现仅一侧下肢的屈曲、外展（通常也是右侧），而这种非对称的模式会增强对侧下肢（通常是左侧）的内收、内旋及伸展，也会产生骨盆的扭转，这一扭转模式也会随小儿持续的呈非对称姿势，并逐渐增强。

（4）坐位：

1）患儿在被扶持的坐位上完全没有躯干的平衡，两下肢处内收、内旋位，一般左侧重于右侧。踝关节与足趾呈跖屈位。

2）与正常儿不同，不能取下肢外展、伸展的伸腿坐位。

3）坐位的基底支持面积小，由于髋关节的屈曲不充分，为了代偿而出现脊柱的前屈而呈现圆背，头部也向前屈（图5－10）。当患儿向上方看的时候，出现上颌向前方突出的症状。如果非常突然地向上看，会导致髋关节的突然伸展，使患儿身体易向后方倾倒。

4）由于脊柱前屈会增强肩胛带的前屈（protraction），因此会阻碍上肢与手向侧方与后方的外展运动，阻碍用上肢支持体重的运动及保护伸展反应的发育，尤其是向后方的支持几乎是不可能的。

5）将患儿从仰卧位向坐位拉起时，可见患儿双下肢呈现硬直性伸展、内收，并伴有内旋及踝关节的跖屈，这样会对髋关节的完全屈曲产生抵抗，产生代偿性脊柱后弯（图5－11）。

6）头的控制能力及手的抓握功能良好或稍差，患儿可以借助他人的协助或自己用上肢的力量坐起来。

7）此类型患儿下肢与骨盆没有平衡反应，所以患儿身体向某侧倾倒时的保护能力很弱。例如，小儿为了防止身体向后倾倒会自己前倾躯干，但是，在这一运动中此类型患儿髋关节的屈曲与外展不充分，难以达到防止身体向后倾倒的目的。

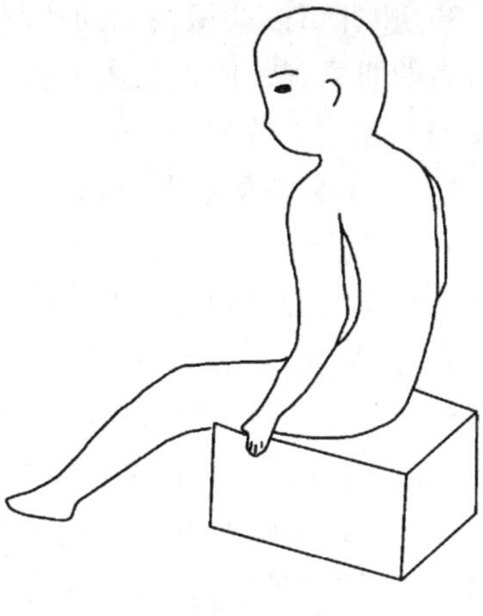

**图5－10　痉挛型双瘫患儿的坐位**

圆背与头的前屈

8）患儿坐位时以骶骨着床，坐位支点不是在坐骨结节之上，为了维持坐位，需要通过将躯干向前方倾斜的方法力求达到稳定，致使脊柱过度的后弯，这也是形成圆背和脊柱不能充分伸展的原因之一。

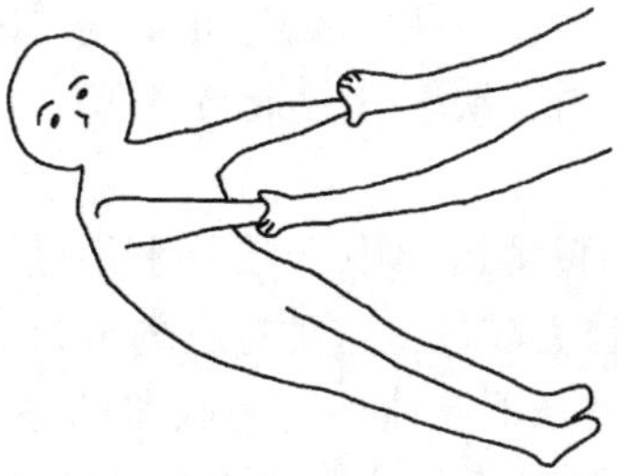

**图5－11　痉挛型双瘫患儿向坐位拉起时状态**

9）随着患儿的生长发育，可能逐渐地出现上肢在前方与侧方支撑，但是仍然不能在应用上肢的同时取得躯干的平衡。所以患儿无扶持的坐位会相当不稳定，这种情况下就难以应用两只手进行游戏。患儿多半是一只手支持躯干，用另一只手来玩耍。但是，难以同时抬头或去抓取上方的玩具，更不能将两侧上肢上举，因为在做这些动作时会使身体失去平衡向后方或侧方倾倒。在完全伸展上肢时，脊柱呈现过度屈曲状态，若进一步伸展脊柱就会使患儿倒向后方。这样的患儿一般不能在床上坐与玩耍，在训练室或家里时，应该在患儿面前放一桌子，让患儿坐在桌后的椅子上，这样因不需要患儿用上肢去维持平衡而获得安全感，于是就可以用两手在桌面上游戏。当然有一部分患儿会仍然需要用一只手支撑在桌面上，一只手玩耍。

10）从俯卧位向坐位的转换：双瘫患儿常采用两种方式从俯卧位转换为坐位。①在俯卧位上可以用伸展的上肢支持体重的患儿，则在俯卧位上用支持身体的两上肢将躯干推向后方而形成跪坐位，在转换过程中双下肢几乎不活动，呈内收位（图5－7f）、（图5－12）。②不能在俯卧位上用伸展的上肢支持体重的患儿，常常是在前臂支持身体的俯卧位状态下，两下肢屈曲且向腹部牵拉，最后将两下肢牵拉至腹部之下，然后抬起头部、伸展上肢，在两手着床并略有支撑的期间逐渐使臀部坐于两足之间，形成“W”状坐位，这时髋关节呈内收、内旋位（图5－13）。患儿在这种坐位姿势上比较稳定，可以用两手来游戏。但若患儿长时间持续这种坐位，会增强髋关节的内收与内旋，阻碍以后的立位与步行时平衡功能的发育，甚至使患儿不能站立与步行。正常儿在玩耍时也有取这种坐位姿势的时候，但他不会永久取这种坐位，会经常变换坐位姿势或向其他体位转换，而痉挛型双瘫儿则几乎是只有唯一的坐姿。

归纳第一阶段的异常发育特点，如图 5－7 所示。

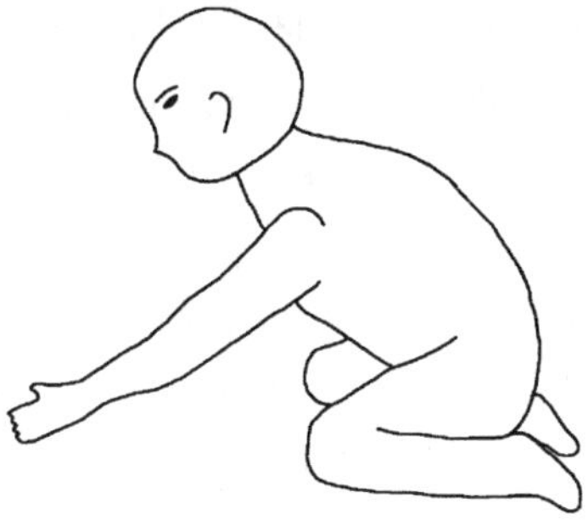

图 5－12 痉挛型双瘫患儿用上肢支持向坐位转换

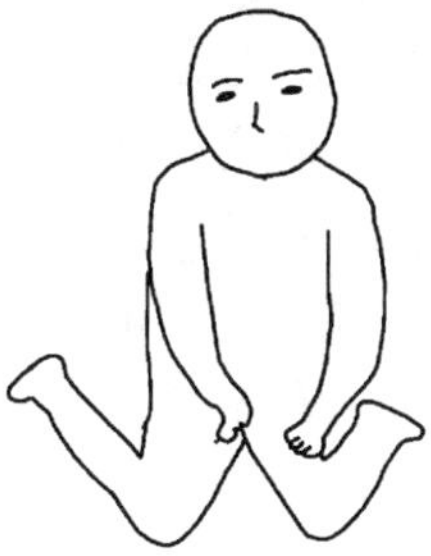

5－13 痉挛型双瘫患儿的“W”状坐位

**2. 第二阶段：四点支持位、膝立位、起立**

（1）大部分患儿首先用跪坐位与“W”状坐位在床上活动，然后用兔跳（bunny-hop）样爬行的运动模式进行移动（图 5－14a）。

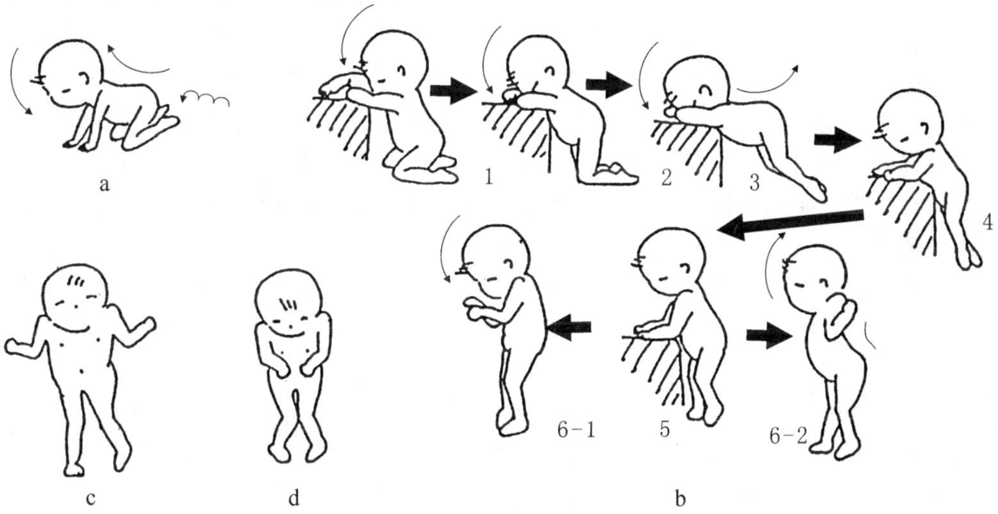


**图 5－14 痉挛型双瘫患儿姿势、运动异常发育（第二、三阶段）**

a. 兔跳样移动 b. 抓物站起的过程（1～6） c. 立位与步行

（2）可以进行四爬前进运动，期间稍有交替运动，下肢呈半屈曲位，内旋、内收，呈全身性屈曲模式，踝关节呈背屈位。正常小儿在四爬移动阶段是用屈曲的下肢负荷体重，在前进时一侧下肢出现伸展。一般情况下，正常小儿在四点支持位上当下肢伸展时踝关节会对他动的背屈产生抵抗出现跖屈。但是，双瘫患儿是以全身的屈曲模式进行四爬移动，因下肢屈曲致踝关节呈现背屈位。大体上，两足呈非对称体位，一侧

（多为右侧）足部呈背屈外翻位，另一侧呈跖屈内翻位；因为双上肢也有一定程度的瘫痪，与下肢同样，也出现内收、内旋，两手握拳的状态。

（3）由于此类型患儿的骨盆带与胸廓间缺乏回旋运动，所以患儿不能从四点支持位转换为侧坐位。又由于缺乏躯干的平衡功能，患儿难以在伸腿坐位和侧坐位上玩耍，即使可以进行也相当困难。此阶段的患儿尚不能站立，所有的时间都处于椅子坐位和床上的“W”状坐位，如此长期应用下肢的屈曲模式，会导致髋关节与膝关节屈曲挛缩乃至变形。同样，长时间处于有支持的膝立位及经常用兔跳模式移动，一旦形成习惯化，也会导致髋、膝关节的挛缩乃至变形。

（4）多数患儿不能达到无支持膝立位（kneeling alone）的发育阶段。

（5）特异的起立模式：患儿起立时首先从四点支持位上抓住椅子后或为膝立位，由于患儿呈全身屈曲模式，膝关节当然也是屈曲位，髋关节也不能充分伸展。其中有的患儿可以伸展髋关节将骨盆移向前方，但是由于髋关节屈肌痉挛，所以常伴有腰椎前弯。正常小儿在站立起来的过程中，常首先迈出一侧下肢成为单膝立位，然后再站起。但此类型患儿不能将体重移动至后面一侧下肢（未迈出侧下肢），也就是说，不能将体重负荷于一侧髋关节上再迈出另一侧下肢，即不能单独屈曲一侧的髋、膝关节，必须两侧髋关节同时屈曲。为此，患儿只能一边用两上肢向上方牵拉身体一边立刻形成足尖立位，此时双足远远地落于身体的后方，然后再向前移动双足，使其接近椅子。接着，患儿使一侧足跟（多半是右侧）着地，这个动作可使同侧骨盆向后方回旋，而且需依赖髋关节的屈曲才能达成。而另一只脚仍处足尖立位，同侧下肢内旋，不能负荷体重。这种模式是患儿用坐位与俯卧位在床上蹭行与爬行时所呈现的非对称姿势的继续形式。如果与此同时左下肢还出现伴有明显内旋的骨盆扭转，则会增加该侧髋关节脱臼与半脱位的危险性。如果不予矫正，患儿就会应用这种模式开始步行，脱臼的危险性会更大。

简单总结这一特异的起立模式如下：从四点支持位上抓住椅子→膝立位（髋关节伸展不佳，有时有腰椎前弯）→试着成为单膝立位时，不可能向一侧下肢移动体重→不能单独的只屈曲一侧的髋关节与膝关节→两髋关节同时屈曲→牵拉两下肢同时瞬间的成为足尖支持的立位→将两足向前方牵拉，靠近椅子→一侧的足跟着地，在髋关节仍然处屈曲的状态下将骨盆牵向后方→另一侧足的足尖着地状态下，下肢呈整体内旋位、不能负荷体重（图5－14b、图5－15）。

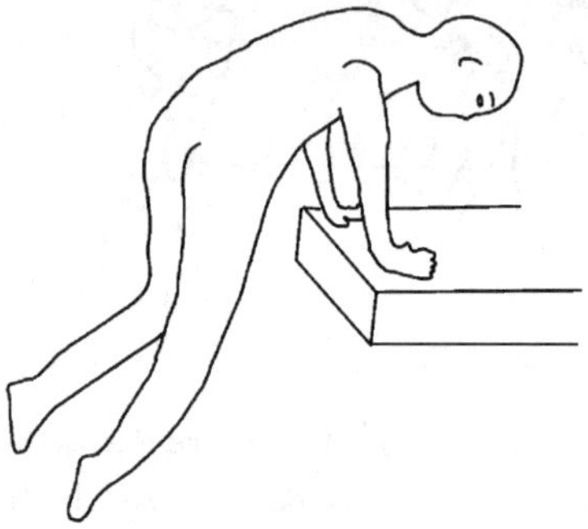

图5－15　痉挛型双瘫患儿的起立模式

**3. 第三阶段：立位、步行**

（1）多数病例的步行方式是一只脚全足着地且呈外翻位，而另一只脚只用足尖着地（图5－14c、图5－16）。这时的步行多半是抓着家具，或被人牵着一只手或两只手的开始步行。

（2）患儿本人不知道在向前方、侧方、后方迈腿时自由的下肢如何活动。下肢的这种活动方式不只是在向各方向迈腿动作中所必需的，也是维持平衡所必需的。

（3）患儿不能在将体重充分地移动到一侧下肢上之后再迈出另一下肢的运动中保持立位平衡，其立位模式是使下肢在伸展、内收位上硬直的似顶向地面的站立（图5－14d）。当在这种体位上想要步行时，为了保证下肢在步行的过程中能够顺利地迈出，需要将髋关节和膝关节形成一定程度的屈曲位，并这样开始双下肢边内收、内旋，边步行的运动。究其原因是因为下肢固定于伸展、内收位时形成尖足，为了避免身体重心向后方移动，而产生了髋、膝关节的屈曲。

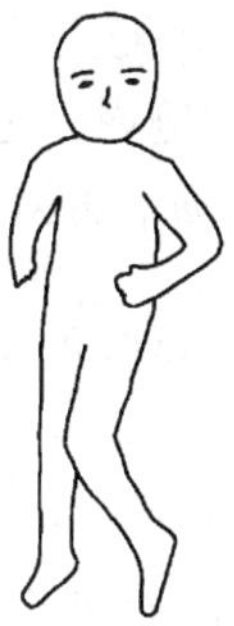

**图5－16　痉挛型双瘫患儿的步行模式**

右足跟着地，左下肢内收、内旋，几乎不能负荷体重

（4）站立与步行时，体重负荷于双足的内侧缘，导致产生足外翻变形。

（5）步行过程中，患儿不能在一只脚稳定地站立的同时迈出另一只脚，而且支撑侧髋关节的伸展活动和摆动侧髋关节的屈曲活动两者均不充分，所以行走时是依靠躯干在髋关节处的前屈来向前推进的。这时为了防止向前倾倒，下肢活动是以足尖先着地。我们不妨尝试一下，正常人如果屈曲髋关节并在此处将上半身向前弯曲状态下向前行走时，也不能以足跟先着地。用这样的模式行走，会逐渐地引起跟腱的挛缩，并逐渐加重。

（6）双瘫患儿立位与步行时，因为是以足尖支持身体，所以基底支持面积很小，难以保持平衡。在这种情况下步行一旦开始就难以停下来，只能一步一步向前走，直至跌倒或抓到什么物体时方可停步。正常儿在初学走路时为了取得平衡，他会将两下肢外展以加大基底支持面积，而且在向前方行走之前，可以先将两下肢大幅度地外展，扶着家具向侧方行走。而痉挛型双瘫患儿则不然，他不能将两下肢外展，也不能向侧方行走，在无支持的情况下完全不能取得立位平衡。

（7）此类型患儿中部分患儿表现下肢痉挛较轻，上肢与躯干接近正常，这部分患儿可以获得立位平衡，虽然也呈现站立时基底面积小和以足尖着地的现象，但仍然可以在不借助外力的情况下行走。

（8）此类型患儿中一部分主要表现为髋关节和膝关节非常明显的屈曲倾向，这样的患儿在步行时及站立时如果再伴有髋关节内收、内旋和跟腱挛缩，久而久之会形成外翻足或“舟底足”（rocker feet），即使如此，患儿仍可以学习足跟着地的步行。

（9）正常小儿可以将一只脚放在另一只脚的前面，运动学中将这种两只脚一前一后的姿势称为足迹（step）体位，这种体位是步行中所必需的。而一部分双瘫患儿虽然可以将两下肢尽可能地分开，在不借助外力的情况下长时间站立，但是不能将一只脚放在另一只脚的前面，并因此而影响步行的发育。另外，这类患儿也难以取得立位平衡。

（10）多数的此类型患儿尽管有髋关节的屈曲，但为了保持头与躯干的直立位，腰椎会出现代偿性前弯。

（11）此类型患儿如果有一侧髋关节的控制能力尚未得以充分发育，步行就会出现该侧躯干的侧屈，也进一步加大了形成侧弯的危险性。

（12）所有的双瘫患儿，即使髋关节屈曲状态下站立，也有向后倾倒的危险。但是在踝关节和足趾的平衡反应尚未出现时，为了对应向后方倾倒，以足踇趾抵住地面，足部跖屈，产生一种似乎将患儿推向后方的运动形式，取代在正常情况下当体重向后移动时所应发生的足部与足趾的正常背屈运动。

（13）随着患儿的生长发育，其伴有下肢内收、内旋的髋关节屈曲的异常姿势模式，并会当体重越增加而越增强。

（14）当患儿借助步行器与肘拐步行时，会致使上肢呈内收状态，并持续地从肩部向下方用力，使从肩部向下方的压力持续存在，从而导致下肢因联合反应而产生屈曲模式并逐渐增强。

（15）少数轻症双瘫患儿在开始无扶持地迈出足迹步的步伐时，下肢能够外展，足跟也能着地，这类型患儿可以开始接近正常的步行运动。与正常儿刚会走路时的不稳定的步态极相似。但是上述的步行姿态只有在缓慢步行时才能达成，在该阶段，肌肉的痉挛轻微，在大的基底支持面积上也能取得立位的平衡。但是如果在这个阶段让患儿即刻快速度地行走会增强肌肉的痉挛，且会因此而使基底支持面积缩小，形成足尖站立姿势，使髋关节前倾，失去立位与步行的平衡。

归纳第二、三阶段的异常发育特点，见图 5－14。

## 五、痉挛型偏瘫姿势、运动的异常发育

### （一）偏瘫患儿异常发育的主要特点

（1）偏瘫患儿因为有明显姿势与运动的非对称性，所以多数要比双瘫患儿发现得早，有少数偏瘫患儿 5 个月已经开始治疗了。而多数患儿在 8～9 个月或更晚些时期才被确诊。常因患儿不会坐，并只伸一只手或只用一只手握物而被发现。

（2）某种程度的非对称性姿势，在生后 4 个月内是正常的，所以在这个时期除了重症病例以外诊断的确很困难。

（3）偏瘫患儿在早期阶段下肢的障碍不是很明显，常被看做是正常的，常常因患侧手一直处于握拳状态而被诊断为单瘫。

（4）患侧具有明显的感觉体验障碍，所以与伴有运动性偏瘫的运动能力低下相比，由感觉体验障碍而致的异常发育带来的不良后果更为明显。

### （二）各阶段的异常发育

#### 1. 第一阶段：仰卧位、俯卧位、翻身及坐位

（1）早期似正常儿：偏瘫患儿在疾病早期在仰卧位上两下肢可以像正常儿一样呈屈曲、外展体位。（图 5－17a 左）

（2）患侧手常处于握掌状态：疾病初期患侧手与正常侧相比，常常处于握掌状态，但此时期仍然时而可张开（图 5－17a 中）。

（3）婴儿期只用健侧手：婴儿期患儿只用健侧手，如只吮吸健侧手指和只用健侧

手抓取玩具等。(图 5－17a 右)

(4) 患侧肩胛带后退：偏瘫患儿常有患侧肩胛带后退并伴有肘关节屈曲，这一模式在正常小儿发育早期也可以见到，但是正常小儿能将两侧上肢与两只手都伸向前方，并能将手拿到前方进行吮指活动，而偏瘫患儿却做不到，因为他的患侧残留了肘关节屈曲及肩胛带后退的原始模式，当患儿头颈向患侧扭转时，身体后头侧会出现硬性的伸展。

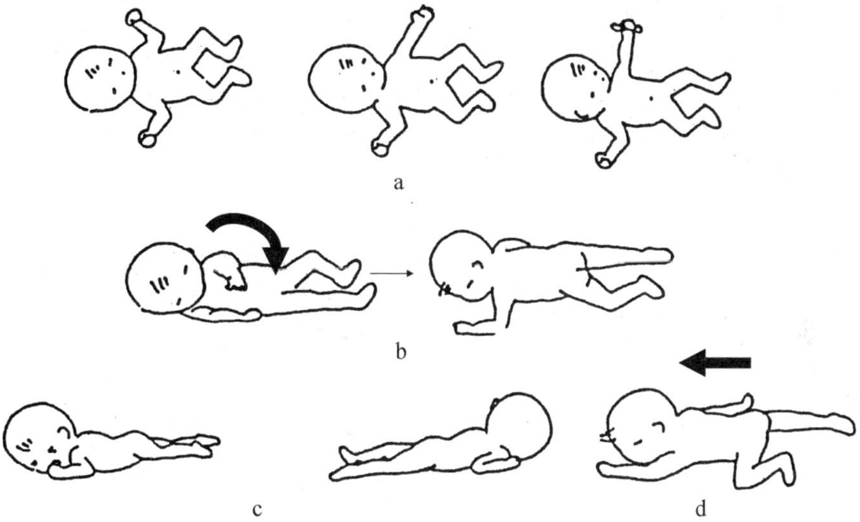


**图 5－17　痉挛型偏瘫患儿姿势、运动异常发育（右偏瘫）**

a. 仰卧位　b. 翻身运动　c. 俯卧位　d. 腹爬运动

(5) 两手逐渐失去对称性：患儿的两手逐渐失去对称性，不能将患侧手拿到口，在只使用健侧手进行游戏之前，患儿还没有发展到只喜欢用健侧手和只注目于健侧手的阶段。在这个阶段姿势还是比较对称的。其后，随着患儿更多地应用健侧手而渐渐不看患侧手，进而逐渐失去对称性。

(6) 不能向健侧翻身：患儿不能向健侧翻身是因为他不可能利用患侧上、下肢的力量进行翻身。另外患侧肩部的后退也影响患侧上肢的抬起。患儿在翻身时是利用健侧上、下肢的力量抬起身体向患侧翻身，首先成为侧卧位，然后再转为俯卧位（图 5－17b）。

(7) 讨厌俯卧位：偏瘫患儿讨厌俯卧位是因为在俯卧位上只能应用健侧上肢来支撑身体，而不能伸出患手及应用患手来进行游戏（图 5－17c），而且在俯卧位上患侧上肢呈屈曲位，常常被压在胸廓下面而难以拉出。

(8) 腹爬呈非对称模式：在腹爬活动中，颜面向健侧扭转，只依靠健侧上、下肢的活动牵拉着患侧的上、下肢，患侧上、下肢基本不活动，且患侧下肢呈伸展位并伴有内旋（图 5－17d），而且会逐渐变硬。

(9) 从坐位向扶持立位转换的模式：偏瘫患儿取坐位时，健侧下肢呈膝关节伸展姿势，患侧下肢呈屈曲外展姿势，且完全没有膝关节、踝关节和足趾的分离运动。但在扶持立位时，患侧下肢却从坐位上的屈曲、外展位改变为伸展位而负荷体重，由健侧下肢将其拉向上方，这时患侧下肢依然是屈曲位，此动作中健侧下肢的姿势与正常儿起立之前两下肢的状态是相同的。

（10）从卧位向坐位转换的模式：偏瘫患儿从卧位向坐位转换的运动发育延迟，且因为坐位平衡发育的不成熟，坐位上容易倒向患侧（图 5－18）。一旦发育到向坐位转换的水平，患儿会从仰卧位上用健侧上肢支撑身体向坐位的转换。在这过程中，患侧上肢因联合反应而发生屈曲、内旋（图 5－19）。正常婴儿从俯卧位上坐起运动的发育要早于从仰位上坐起运动的发育，而偏瘫患儿从俯卧位上坐起来是比较困难的，多数患儿失去这一重要的发育阶段。其中多数患儿在向坐位转换时喜欢先变为仰卧位，再在此体位上用健侧上肢支撑变换为坐位（图 5－18）。在此发育阶段尚不能转换为四点支持位，更不能进行四爬前进。

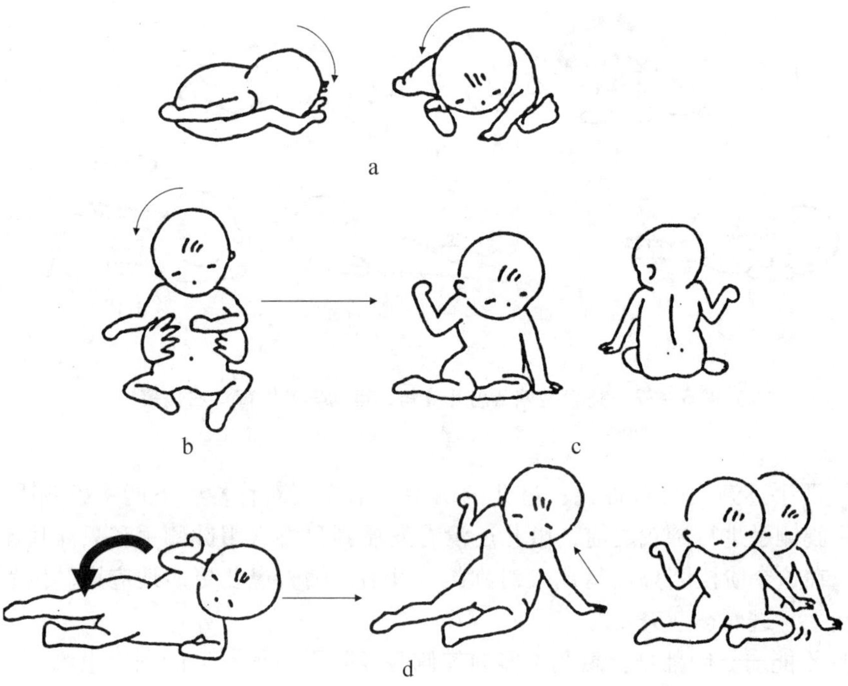

**图 5－18　痉挛型偏瘫患儿姿势、运动异常发育（右偏瘫）**

a. 设定坐位　b. 扶持坐位　c. 坐位　d. 仰卧位上用健侧支撑向坐位转换

（11）坐位及坐位移动的异常模式：偏瘫患儿在坐位时体重大部分负荷于健侧臀部，有向患侧倾倒的倾向，不能用患侧上肢支撑身体，即缺乏保护伸展反应（图 5－20）。患儿只喜欢取向健侧侧坐的坐位方式，并在这种坐位上在床上用健侧臀部蹭着转动。转动中健侧上肢支撑于床面并向下用力，用健侧下肢向前牵拉身体，患侧在后被动向健侧方向拉动（图 5－18）。这样的前进方式，由于联合反应使患侧频繁出现伴有肩后退及手握拳的上肢屈曲与旋后，使原来就不是很好的肘关节伸展能力变得更为困难或者完全不能伸展。

（12）无视患侧身体：患儿随着生长发育，其兴趣会逐渐地集中于健侧手的活动上，头部回旋也固定地向健侧方向。渐渐地，患儿已经意识不到自己的患侧身体，直至最后完全无视自己的患侧身体的存在。患侧上肢常常有感觉障碍，这也与患儿无视甚至完全拒绝患侧上肢有关。许多患儿非常讨厌其他人触摸其患侧上肢与手，也讨厌看自己的手，更讨厌用患侧手触摸自己的嘴。

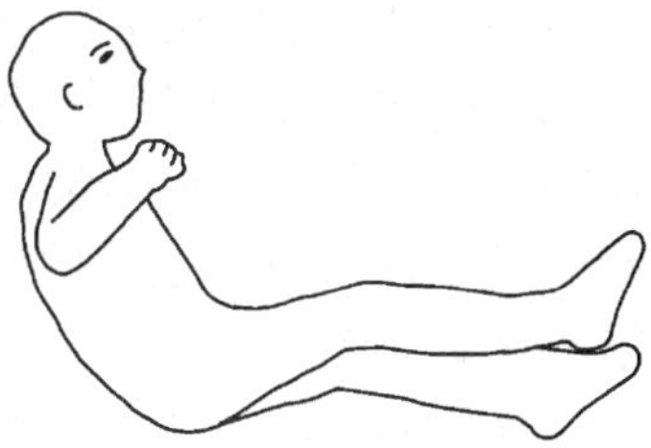

图5－19 偏瘫患儿从仰卧向坐位转换模式

（13）正中位指向发育障碍：偏瘫患儿完全没有体验过在中间位上使用两只手的活动，在进行正常的两侧性及正中位活动阶段，如将物品从一只手递到另一只手上之类活动时，常常在患侧上肢诱发出Moro反射，有趣的是，Moro反射在患侧长期存在。

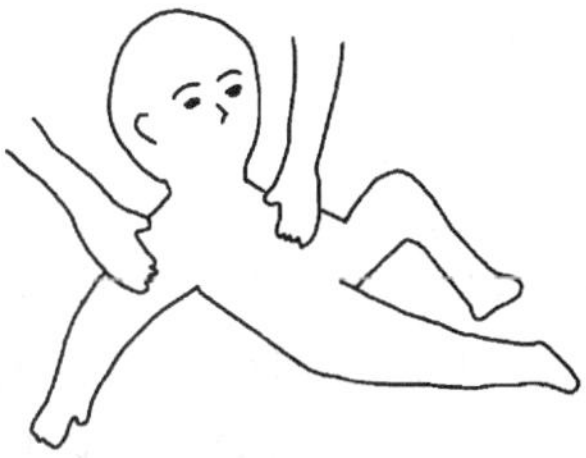

图5－20 右偏瘫患儿的坐位缺乏保护伸展反应

（14）患侧躯干、下肢的假性短缩：偏瘫侧上肢的屈曲模式常常伴有患侧头部及躯干的侧屈，对于许多他动的活动均有抵抗，如将头部向健侧方向侧屈、伸展患侧躯干、将伸展的上肢上举等。这种躯干的痉挛屈曲，将肩胛带牵向下方，骨盆拉向上方，呈现了患侧躯干、下肢的整体的假性短缩。

归纳第一阶段的异常发育特点，如图5－17、图5－18所示。

**2. 第二阶段：起立与立位**

（1）抓物站起的过程：患儿发育到起立阶段时，当抓物站起时只能用健侧手，首先形成膝立位，然后成为单膝立位，当然是以健侧膝负荷体重而患侧足向前方迈出的单膝立位，因为在患侧髋关节伸展位上不能用屈曲的患侧膝部负荷体重。然后在用患侧下肢站立的途中，患儿迅速向前方活动健侧足部，再用健侧足部支持体重站立起来。在起立的过程中伴有健侧上肢的拉起动作及患侧上肢的联合反应（图5－21a）。

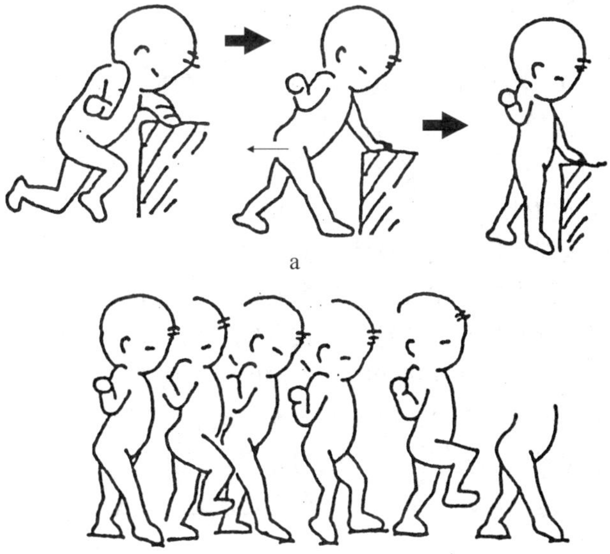

a

b

图5－21 痉挛型偏瘫患儿异常姿势运动发育

a. 起立过程 b. 立位、步行

（2）立位的异常模式：在立位上全身体重均负荷于健侧，患侧下肢呈外展位。患侧骨盆向后方回旋，所以患侧足部的位置稍稍在健侧的后面。患侧肩被拉向后方，下肢呈屈曲位。在这一时期，站立时患侧足跟尚能着地，患侧下肢给人的感觉与其说是肌肉痉挛莫如说“弱”，只有足尖部位呈鹰爪足趾（claw toes）且变硬。若此时试着他动地抬起健侧下肢的话，患儿会跌倒。

**3. 第三阶段：步行**

（1）患侧下肢外展、肩后退、肘关节屈曲模式：一般情况下患儿是将患侧下肢伸展并保持整体的外展位，在健侧的后方被拖拽向前。由于联合反应而致患侧肩后退，肘关节呈屈曲位（图5－21b）。

往往是牵患儿的一手其即可步行，但患儿家长常常是牵患儿的健侧手，这是不恰当的方式。因为这样一来患儿的健侧身体会被拉向前方，加重了患侧在健侧后方的异常模式。

（2）独步发育延迟：因为偏瘫患儿有平衡功能障碍，所以独立步行运动发育延迟。当患儿倾倒时，由于患侧上肢起不到支持的保护作用，完全没有保护伸展反应，所以患儿非常恐惧自己向患侧倾倒。

（3）患侧肢体发育障碍：由于患侧下肢完全没有支持体重的能力，当患儿在玩耍过程中如果其他小儿轻轻地推他一下，患儿就会立刻倒向患侧，有时会伤及患侧颜面及上、下肢。于是患儿为了保护自己，就会完全依赖于健侧下肢，避免用患侧下肢负荷体重。这就严重影响了患侧髋关节和下肢平衡反应的发育。由于缺乏体重负荷以及缺乏促进生长发育的本体感觉刺激等原因，在许多未经治疗的患儿，其两下肢的长度和周径出现差异。这种成长的障碍，即使从早期开始治疗也可以在上肢与手见到，而且表现得比下肢更为明显。其原因是患侧上肢的应用更为有限，多数患儿几乎不应用患侧上肢。

（4）特异步行模式的形成过程：在独步初期阶段，虽然下肢外展、外旋，但足跟尚能触着地。患儿有可能可以蹲在地上，并可以在这个体位上像正常儿一样游戏，但是此时却将全部体重负荷于健侧下肢，患侧下肢呈外展位并转向外侧（图5－22）。其后，患儿再用健侧下肢负荷全部体重的同时从蹲位上站立起来，然后用患侧下肢外展的模式开始步行。当患儿快速行走或需要较小的基底支持面积时，步行的模式发生变化。如果肌肉痉挛程度较轻，患儿在迈步时，患侧的髋、膝关节屈曲，下肢过度抬高，于是足趾首先着地，然后足跟着地。由于足趾先着地诱发了下肢伸肌的痉挛，且由于过剩的阳性支持反应致使踝关节变硬，在健足着地时，患足呈现尖足。

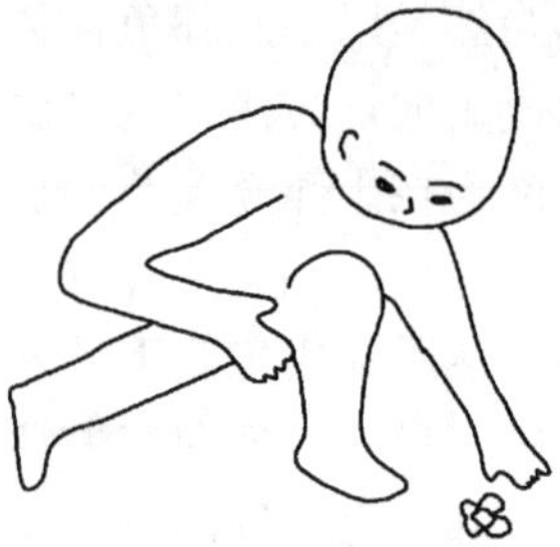

图5－22　右偏瘫患儿蹲位姿势

在步行中只有通过髋关节的屈曲，患侧足跟才能着地，但由此又产生了膝关节的过度伸展。

一部分患儿因为伸肌痉挛增强致使踝关节伴随着跟腱挛缩的增强而出现内翻。同时，由于伸肌痉挛增强而产生了跟腱的挛缩，致使患侧足跟不能着地，形成持续的足尖站立状态。这样，就不会再出现膝的过度伸展，而是呈现膝关节半屈曲位姿势。

总结一下痉挛型偏瘫的特异步行模式的形成过程为：患侧下肢的外展模式→使髋、膝关节屈曲，足趾先着地，足跟后着地的模式→伸肌痉挛，踝关节变硬→髋关节屈曲，足跟着地→膝关节过度伸展；随着跟腱挛缩增强→踝关节内翻、足跟不能着地→持续的尖足立位→膝关节无过度伸展，呈半屈曲位。

（5）上肢屈肌痉挛不断增强：在患儿学习取得立位与步行的平衡和无扶持的步行运动过程中，会遇到许多困难，要付出相当大的努力，且由于联合反应而增强了患侧上肢的屈曲与前臂旋前的异常姿势模式。患儿在步行之中患侧上肢整体被从肩处开始拉向上方，并呈外展姿势。婴幼儿时期在必须使用两只手的活动中，如在玩大的玩具时，多数偏瘫儿不能应用患侧上肢与手，于是使患侧上肢屈肌痉挛逐渐增强，渐渐地手不能张开，或者不能抓物、不能伸直上肢。

在这种情况下，为了应用患侧手，患儿只有通过过度地屈曲腕关节的方法使手指张开去抓物体，这时手处在旋前位并有尺侧偏位。这样应用手的方式会加重原本已经很明显的前臂旋前和屈曲的异常模式，进而形成腕关节和肘关节的屈曲、旋前的挛缩，当患儿走向玩具时，如前所述是以健侧下肢在前、患侧下肢在后的方式前进，同时，健侧的手也伸向前。由于这种行进的模式会持续地呈现出患侧骨盆向后方回旋及患侧肩胛带的后退的异常模式，致使这一异常模式会逐渐加重。

归纳总结第二、三阶段的异常发育特点如图 5－21 所示。

## 六、痉挛型四肢瘫姿势、运动的异常发育

### （一）重度痉挛型四肢瘫异常发育的主要特点

此类型患儿预后不佳,纵然是早期治疗，也不会有更明显的改善其预后，其原因取决于以下特点。

**1. 症状出现早**

此类型患儿在生后数周乃至数月已经出现了明显的肌肉痉挛与强直，所以能早期被诊断。

**2. 并发症多**

此类型患儿常有多种并发症，最多见的是癫痫，常在早期或稍晚些时候有癫痫发作。癫痫发作类型多种多样，可有阵发性肌阵挛、小发作、大发作等多种类型。另外常合并有小头畸形和智力低下，还有的患儿伴有视觉障碍、弱视、全盲、视觉失认、听力缺欠或听觉障碍。

**3. 早期出现角弓反张**

在仰卧位上，角弓反张作为早期症状于很早出现，这时头的控制能力尚完全阙如。这一症状使脊柱处于伸展位、肩胛带后退，在下肢则可见内收肌痉挛和过度的伸展。

**4. 早期形成内收肌挛缩**

此类型患儿在非常早期就会形成下肢内收肌的挛缩，这一现象下肢屈曲与伸展时同样明显。髋关节在早期尚无内旋，其后逐渐出现。踝关节在开始时是呈背屈位，由于患儿一天之中多处于仰卧位姿势上，当欲使其成为扶持立位之时，立即变为跖屈位。

**5. 非对称性紧张性颈反射残存**

患儿的 ATNR 反射呈明显阳性，头部常向一侧回旋，颈部向对侧侧屈，患儿常对颜面向对侧的扭转产生抵抗。颈部的侧屈影响整个脊柱，形成了躯干的非对称性和骨盆的倾斜。进而导致髋关节的形成不全如髋臼形成不全，也会导致髋关节脱臼与半脱位，部分患儿是一侧髋关节脱位；若患儿两侧内收肌痉挛，也会引起两侧髋关节的脱臼。

**6. 患儿讨厌俯卧位**

患儿在俯卧位上不能抬起头部，脊柱与髋关节也不能伸展，甚至为了使气道通畅而想将头部转向一侧的动作也做不到，致使患儿呼吸困难，所以患儿讨厌俯卧位。患儿的家长也不愿让患儿俯卧位，于是患儿只好长时间的处于仰卧位。

**7. 不能独坐**

在无扶持的情况下患儿不能取坐位，将他放于坐位则会向一侧倾倒。因为患儿的脊柱极度前弯而成圆背、髋关节不能充分屈曲、两下肢过度的内收等，都阻碍患儿独坐功能的发育。

**8. 摄食、呼吸困难**

患儿从早期开始出现摄食困难，这种障碍长时间持续存在。由于患儿的舌突出，吸吮与咽下困难，患儿就餐时常常出现呛食与噎食现象。一部分患儿出现反相呼吸，特别是夜间，会因喘息及呼吸困难而特别痛苦。

**9. 挛缩与变形迅速进展**

此类型患儿即使是从早期开始治疗，将来的发育也会受限，但治疗可以减慢挛缩与变形的发展速度。患儿的挛缩与变形进展很快，常以月为单位的速度迅速地发展。通过早期治疗可达一定程度预防的目的，治疗中尽量调动患儿的潜在能力，同时指导患儿家长对患儿的家庭生活进行管理，如指导患儿家长在家庭中对患儿进行适当疗育，并增加家长的信心。所幸，这类型患儿的数目并不是很多。

### （二）轻、中度痉挛型四肢瘫的异常发育

**1. 轻、中度痉挛型四肢瘫的异常发育主要特点**

（1）轻症患儿的肌肉痉挛在 1 周岁之内逐渐增强，多数患儿的早期症状在 3 ~ 4 个月或更早些被发现。

（2）患儿肌肉痉挛的程度并不完全阻碍患儿的活动，其分布也常出现两侧的差异，可能一侧为重度而另一侧为中度，或者一侧为中度而另一侧为轻度。这种肌肉痉挛的非对称分布状态及患儿经常只应用症状相对较轻一侧的上肢，会引起脊柱侧弯的形成。但是与完全不能活动而处于静止状态的重症患儿相比，重症患儿由于长期持续维持于某种异常姿势，因而更易引起变形。而轻症患儿是可以活动的，可以有功能性动作，但是也只能是非常受限的异常方式。也就是说，是应用定型的异常模式，同样在这种活动中需要相当的、过剩的努力，会更加加重肌肉的痉挛。

（3）出现不随意运动：在 8 ~ 10 个月时被诊断为痉挛型四肢瘫的患儿之中，在以后除了肌肉痉挛的异常表现外，部分患儿会出现不随意运动，一般出现于患儿活动逐渐增多的 18 个月至 2 岁左右。

**2. 第一阶段：仰卧位、俯卧位，扶持坐位**

患儿的姿势、运动发育明显延迟，其早期症状是，从仰俯卧位向坐位拉起时缺乏头部的控制，俯卧位上不能抬头，患儿一直处于仰卧位姿势，不能翻身成为侧卧位，也不能坐起来。

（1）仰卧位：

1）如同正常2～3个月婴儿一样，下肢取外展、屈曲姿势，但是却几乎不活动，即使有踢蹬活动也非常弱。多数情况下有左右非对称性，常表现为右下肢比左下肢活动多一些，因而活动多的一侧更容易屈曲、外展。于是，由于一侧下肢（常为右下肢）的非对称性踢蹬活动，使骨盆向右侧的后方回旋，形成了左下肢内收、内旋。应密切观察这种异常模式并予以早期干预，因为这是以后造成髋关节脱臼及半脱位的原因。

2）踢蹬运动常限定在一侧下肢，而且在踢蹬运动的伸展相上也见到两髋关节和两膝关节一定程度的屈曲。另外，在早期就可以见到伴有半伸展位的、某种程度的两髋关节内收及两下肢内旋。

3）这类型患儿很少见到在仰卧位上的两下肢交互性踢蹬运动，也见不到在正常儿4～5个月时所见到的两下肢同时性踢蹬运动。另外，也见不到伴有外旋、外展的下肢伸展；这种伴有外展的伸展模式，是非常重要的运动模式，是为将来立位与步行的平衡做准备的必需模式，这种模式在正常小儿5～6个月时即已经发育。

4）痉挛型四肢瘫患儿也与痉挛型双瘫和偏瘫患儿同样，只有在髋关节和膝关节屈曲时踝关节才出现背屈，而下肢伸展时足部呈现跖屈与内翻，足趾也跖屈。

5）正常小儿在生后数周时期，踝关节与足趾的分离动作与髋关节及膝关节的体位无关。而痉挛型患儿的足趾模式与手指的模式相同，呈硬性的握拳样屈曲模式，即握持物品样动作，并经常处于跖屈状态。有趣的是，患儿在站立、坐位形成之前的早期阶段，下肢的伸肌痉挛和内收肌痉挛并不十分明显。四肢瘫的患儿做不到对于正常儿来说非常容易做到的下肢伸展位上的完全外展，但或许对处于屈曲位的下肢他动的外展不产生抵抗，如果有对外展的抵抗，大体上是左侧下肢的抵抗重于右侧下肢。

6）当有肘关节屈曲与手指屈曲时，上肢从肩处被强力地推向后方，于是，患儿不能将上肢向前方伸出，只有在非对称性紧张颈反射的作用下，颜面侧上肢才会出现伸展。如果非对称性紧张性颈反射出现于两侧，则多数在右侧表现更为明显，这一反射同时会伴有左侧颈部的侧屈（图5－23）。此类型患儿的Moro反射（图5－24）长期存在，甚至残存多年。

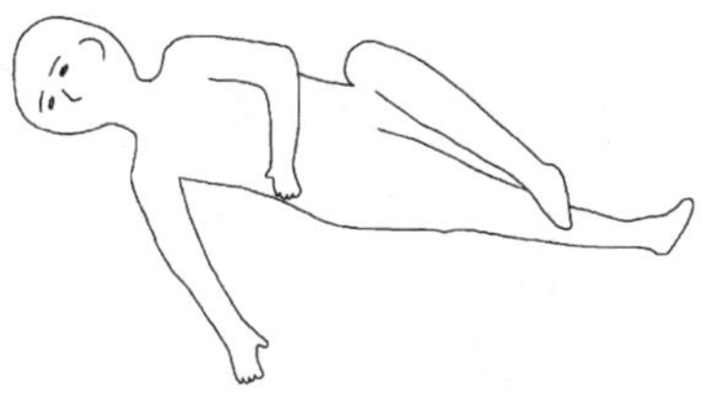
图5－23 痉挛型四肢瘫患儿的ATNR体位

7）由于肩胛带的后退（肩胛带内收），两手不能到达口部，也不能在正中位上应用两只手。结果导致缺乏躯干对称性发育的正常阶段，也缺乏在这一阶段中使用两侧手及将物品从一只手递向另一只手的能力，更不能像正常儿那样向玩具伸出手、抓握玩具及将玩具拿到口边。

（2）俯卧位：

1）躯干屈曲位，肩胛带向前方突出（肩胛带外展），上肢常常呈内收位，并呈拥抱状放在胸的下方。

2）髋、膝关节均屈曲，对被动的伸展有很强的抵抗。

3）头部只向一侧回旋，不能抬起头部。

4）两上肢难以从胸下方拿出来，也不能向前方伸出或用前臂支撑身体，因为在这种体位上患儿感到不舒适而心情不愉快，常因厌烦俯卧位而哭泣。

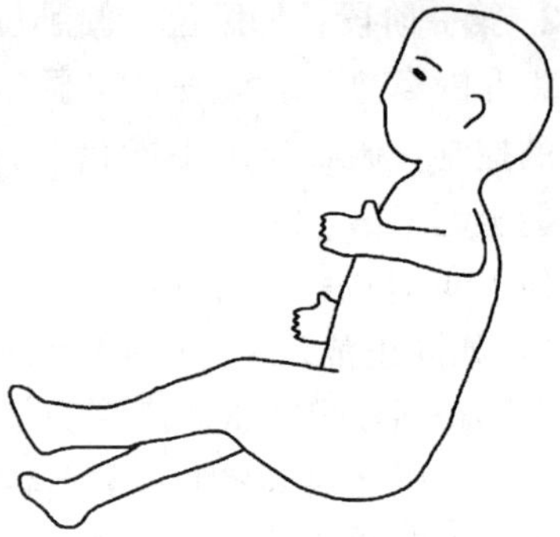

图 5－24　痉挛型四肢瘫患儿的 Moro 反射

5）当他动地抬起患儿头部时，颈部与躯干有明显的抵抗，因此不能用上肢支持体重。在他动地抬起患儿的头部时，上肢是呈屈曲状态地抬起，非常像上肢从颈部垂吊下来的样子。

6）患儿通过髋关节的伸展协助抬头运动，但会导致其两下肢的硬性内收与伸展。而正常小儿在 3 个月左右是通过抬头和用前臂支撑体重使脊柱和髋关节伸展。生后 5～6 个月时下肢呈外展、屈曲状态，即使下肢在伸展状态下也可以进行外展动作，并同时能用伸展的上肢将自己身体支撑起来。痉挛型脑性瘫痪四肢瘫患儿与正常小儿相比较，却不能做这些动作。

（3）扶持坐位：

1）当支持痉挛型四肢瘫患儿的身体使其成坐位时，由于屈肌痉挛占优势，脊柱弯曲呈圆背，与双瘫儿一样，坐位支持点在骶骨，出现代偿性的腰椎后弯。为了维持坐位躯干必须在坐位基底面上前屈，头部垂向前下方。躯干呈非对称姿势，颈部向一侧侧屈，所以患儿的脊柱既有后弯又有侧弯（图 5－25）。

2）幼小患儿的脊柱尚有可动性，如果将其头部控制在中间位，可使脊柱垂直伸展。随着年龄增大和异常发育的进展，脊柱就出现了后弯，这种脊柱的后弯将成为永久的症状。

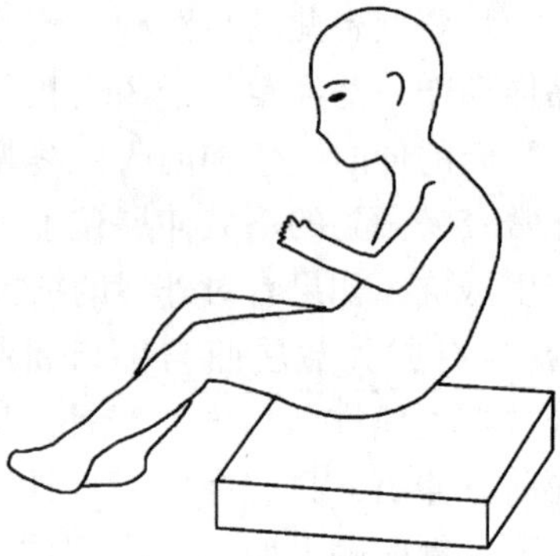

图 5－25　痉挛型四肢瘫患儿的坐位

支持点在骶骨、脊柱后弯、两下肢交叉

3）在支持坐位上，患儿的下肢呈内收、半屈曲姿势，踝关节与足趾呈跖屈状态。

4）尽管脊柱与颈部呈屈曲位，上肢仍然是在肩关节处被拉向后方，肘关节屈曲，前臂呈旋前位，手指呈硬性握拳状态。由于处于这种异常的模式，使患儿只能向下方看而不能向上方看。

5）如果想让患儿看人脸和周围的物品，可以让患儿借助外力取半坐位。如果让他坐在母亲的膝上，就会出现像被他人推了一样向后倾倒的现象，同时会导致髋关节和下肢伸展、内收，而且常出现两下肢交叉的症状。

**3. 第二阶段：坐位与翻身**

（1）坐位：

1）若患儿在坐位上头的控制能力得到一定程度的发育，患儿为了防止向后倾倒就可以随意地屈曲头部。在从仰卧位向坐位拉起时，最初依然是头部后垂，只有在髋关节可以进行某种程度屈曲时，即患儿被拉至半坐位时头部才能竖直。由于这类型患儿不能在仰卧位上抬起头部，所以如果他想要协力于向坐位拉起的动作，必须握紧拉起者的手，但是并不能将上肢向前方伸展。

2）尽管此类型患儿在坐位上上肢被拉向肩的后方，但若头与躯干能随意屈曲，上肢就会伸到肩的前方，但呈屈曲与旋前位而且非常硬。

3）如果患儿长期处于支持坐位上，会导致屈肌的过度紧张逐渐增强，甚至会使一部分患儿可以通过这种过度紧张的强力作用在仰卧位上抬起头来。即使如此，该患儿在俯卧位上仍然不能抬起头来。

4）如果患儿在坐位上获得了一定程度头的控制能力，他就可以向前方看；若没有对患儿的支持而当其想要看上方物品时，仍然会向后方倾倒，即使有支持也会将身体推向后方。

5）该类型患儿仍然长时期地存在着 Moro 反射，但有一部分患儿由于屈曲模式及明显的屈肌痉挛，常常抑制这一反射的出现。这种过度的屈曲常阻碍保护伸展反应的发育，同时也阻碍上肢向前方及上方伸展能力的发育。

6）此类型患儿中的多数会逐渐地形成肘关节屈曲及前臂旋前位的挛缩，或许有少数患儿能够应用一只手和一侧上肢在侧方支持体重，或者一只手可以用不成熟的方式抓握物品及抬手放开抓握的物品。患儿在坐位上虽然可以有一定程度头的控制能力，但是头部与躯干的分离运动及躯干的平衡均不能得以发育。头部只能向前方活动。如果在不支持躯干的状态下使头部向侧方或后方活动，患儿身体会出现倾倒。

7）痉挛型四肢瘫患儿一天大部分的时间是处于支持坐位或被绑于椅子上的坐位，这种状态下，呈现出两下肢内收及髋关节和膝关节的屈曲，因此阻碍了髋关节取得平衡的能力和躯干控制能力的发育。因为患儿不能上举上肢和将手拿到口，所以只得以前屈头部的方式使口接近手，也只能用这种方式进食。这样姿势又会增强髋、膝关节的屈曲，增强向屈曲挛缩发展的危险性。况且，患儿不只是在就餐时，而是在抓取物品、操作、写字时均用同样的屈曲模式。

（2）翻身：

1）当支持坐位的能力得以改善后，患儿可以一定程度地应用一只手，但是多数患儿从仰卧位向俯卧位翻身依然很困难，甚至是不可能的。或许有的患儿可以只用障碍轻的一侧进行翻身运动，但是在翻身的过程中，没有脊柱回旋和髋关节伸展，只能应用全身性屈曲模式进行翻身运动（图 5－26）。

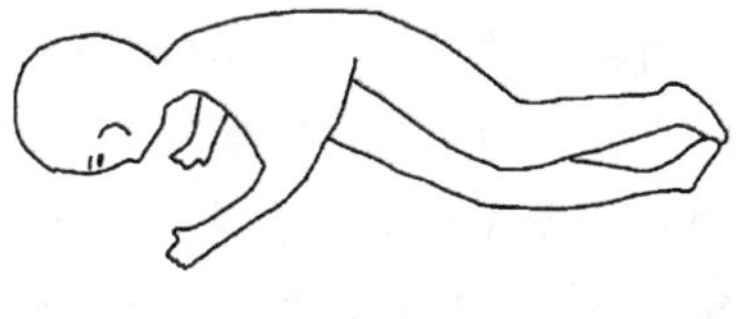

**图 5－26 痉挛型四肢瘫患儿的翻身模式**
全身屈曲模式翻身

2）只有在俯卧位上能够抬头的患儿才能完全地从仰卧位向俯卧位翻身，但是发育最好的此类型患儿，也只能用前臂支撑抬起身体，仍然不能伸出一只手去取玩具；在俯卧位上不能应用两只手，这也是患儿讨厌俯卧位的原因之一。

**4. 第三阶段：爬、坐位、起立与步行**

（1）只有呈中等度肌肉紧张的四肢瘫患儿，才能发育到爬运动阶段，俯卧位上此类型患儿像双瘫患儿一样，上肢处于屈曲并内旋的姿势上，手指呈握拳状态。爬运动方式是用上肢牵拉身体向前，其时双下肢呈硬性伸展、内旋状态。

（2）痉挛型双瘫患儿从俯卧位向坐位转换的过程是用两上肢将身体推向后方，将体重转移至两膝部后再至坐位。而痉挛型四肢瘫患儿向坐位转换的方式却是首先将头部低向下方，然后将躯干与上肢极度屈曲，将两膝部拉向腹部下方，然后坐于两足之上，是应用对称性紧张性颈反射模式来达成的（图5－27）。坐下之后，只能将身体抬起而不能充分伸展两上肢。患儿在前臂支撑的体位上，可以抬起头环视周围。在此类型患儿之中也有部分患儿能够在俯卧位上抬起头部及某种程度地伸展上肢抬起躯干，这样的患儿可以像双瘫儿那样取坐位。

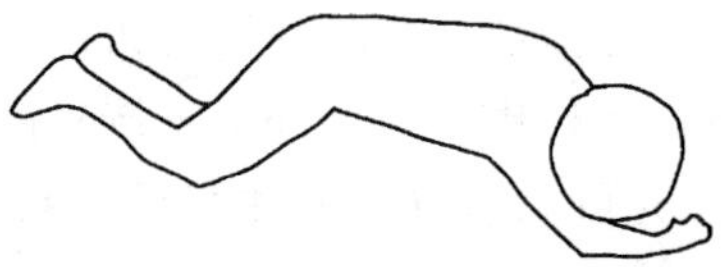

**图5－27　痉挛型四肢瘫患儿由俯卧位向坐位转换模式**

（3）对痉挛型四肢瘫患儿来说，在四点支持位上进行回旋动作是非常困难的，因为其双上肢处于半屈曲位且非常硬，即使是能够活动，其动作也非常缓慢。

这就意味着此类型患儿的生活只能在膝立位和坐位上度过，也许能够四爬前进。此类型患儿尚不能起立，又非常讨厌俯卧位。也就是说，早期患儿可能获得某种程度的脊柱和下肢的伸展，可以应用上肢牵拉身体与下肢进行腹爬移动。由于过剩的努力会导致躯干与四肢的屈曲。在进一步发育之后会以四爬移动取代腹爬移动；继而，还会使躯干与四肢的过度屈曲模式加重，肌肉痉挛也逐渐加重，结果会导致髋关节、膝关节的屈曲挛缩与变形。

（4）只有障碍程度较轻的痉挛型四肢瘫患儿，或者身体的一侧表现为轻症而另一侧表现为中等症的此类型患儿，才能发育到有躯干平衡的支持坐位或向起立位发育，还可能会发育到用抓握物体来保持下肢支持体重能力的水平，至少可能很好地应用一侧上肢。只有有了这些能力才有可能从仰卧位抓物站起来或坐起来，但是仍然不能进行从俯卧位向坐位转换的运动。因为这一运动过程中不但需要有上肢的支持动作，还必须有体轴回旋动作。正常小儿在8个月左右即可完成从俯卧位向坐位的转换运动，这一运动要明显早于从仰卧位转换为坐位能力的发育。但是痉挛型四肢瘫患儿由于处于全身的屈曲模式，上肢不能进行对身体的支撑，加之缺乏体轴回旋能力，所以难以进行从俯卧位向坐位的转换运动。

（5）痉挛型四肢瘫患儿中的大部分不能发育至独立步行的阶段，即使利用异常的运动模式或姿势模式，患儿也难以独立步行。其原因很多，比如平衡反应发育迟缓或不发育、立位基底支持面积过于小等问题。患儿只能取足尖站立的体位，下肢呈硬直性的半屈曲位或半伸展位，而且伴有内收、内旋，成为所谓的“剪刀肢位”。显而易见，用这样的肢位去行走是相当困难或者是不可能的。

## 七、不随意运动型四肢瘫姿势、运动的异常发育

### （一）姿势、运动异常发育主要特点

**1. 早期呈现无力状态**

多数不随意运动型患儿早期呈现“无力儿”（floppy infant）状态，抗重力的姿势紧张非常低，所以患儿会始终处于他人所置的位置与体位之上，几乎没有自发的活动。

**2. 摄食困难与呼吸异常**

对于这类患儿来说，摄食成为最大的问题，患儿的口部紧张，处于张开状态。同时，常有呼吸异常，有的患儿甚至不会咳嗽，呼吸微弱，所以易并发支气管炎和支气管肺炎。

**3. 手功能差**

此类型患儿手的握持能力很弱，甚至完全没有握持能力，只有在肘关节和腕关节屈曲时手才能张开。

**4. 非对称姿势**

此类型患儿头部经常向一侧回旋（多为右侧），躯干呈现明显的非对称体位。

**5. 侧弯反射反应明显**

此类型患儿侧弯反射反应明显且长期存在，其中部分患儿的侧弯反射可持续存在数年，且反应的程度强烈，症状多表现在一侧。

**6. 缺乏头部的控制能力**

患儿头部的控制能力缺乏表现在所有体位与运动中，如从仰卧位向坐位拉起运动、支持坐位、俯卧位等。在俯卧位上表现为不能抬头向周围看，而且在该体位上患儿有时会以头抵床使颜面处于下方，头不能向一侧回旋，导致呼吸困难，所以这一型患儿也讨厌俯卧位。

**7. 下肢的异常模式**

（1）患儿双下肢常表现为过度的原始屈曲模式而且过度外展。足部呈背屈、外翻位，足背屈的可动范围大，经数月乃至数年仍然可以将前足部背屈地放于小腿部（图 5－28）。

（2）患儿下肢的伸展活动既弱又不完全，且少有自发运动，一般表现为右侧下肢活动多于左下肢；没有两侧的同时踢蹬动作，但也许会有较弱的交替踢蹬动作。可以见到伴有两下肢伸展的内收运动，但见不到髋关节的内旋运动。

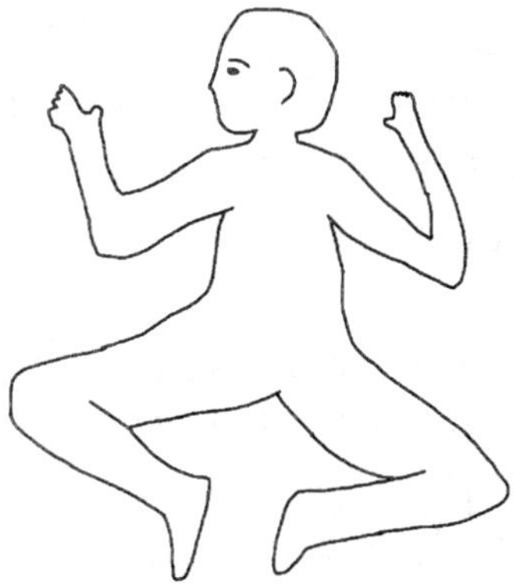

图 5－28 不随意运动型患儿的原始屈曲模式

**8. 不随意运动**

患儿伴有协调性异常的、典型的手足徐动样的不随意运动，一般在早期尚不出现，甚至有的患儿在 18 个月或 2～3 岁前仍不出现。手足徐动样运动常出现在患儿活动能力增强及想要对外界的刺激努力地做出反应的时期。

**9. 肌紧张的变动性**

此类型患儿的肌紧张的表现并非是恒定的，即在安静与睡眠时正常，在兴奋、哭闹、情绪紧张和欲进行目的动作时紧张增强，也有的学者将此现象称为肌紧张的动摇性。

**（二）各阶段的异常发育**

**1. 第一阶段：仰卧位、俯卧位、向坐位拉起**

（1）突发性异常紧张：此类型患儿比较好活动，当对外界环境进行反应时会出现兴奋，产生全身性的、突发性的、明显的伸展模式。另外，当患儿在仰卧位或被他人抱着时，或从仰卧位向坐位拉起时头与肩被推向后方。Ingram（1959）将这种间歇性的伸肌痉挛（intermittent extensor spasms）称为“突发性异常紧张”（dystonic attack）（图 5－29）。

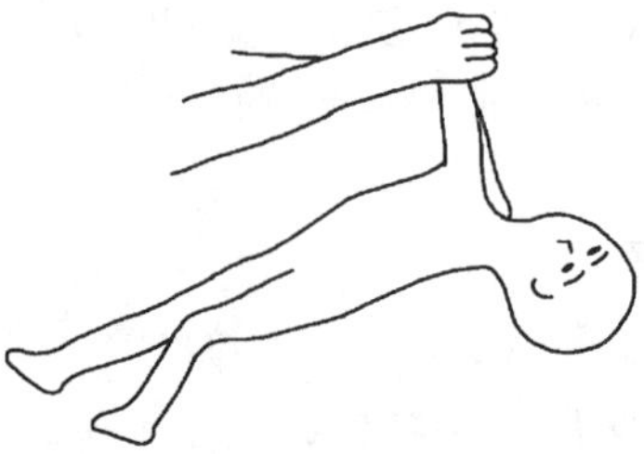

**图 5－29 不随意运动型患儿向坐位拉起时的突发性异常紧张**

（2）原始反射残存：

1）紧张性迷路反射：患儿在仰卧位上伸展增强，表现为颈部及肩推向床面，有时呈角弓反张状态，为紧张性迷路反射的影响所出现的异常症状。

2）非对称性紧张性颈反射：非对称性紧张性颈反射在早期阶段的影响一般只表现在上肢，下肢依然是呈屈曲、外展位。这样患儿在发育途中就不能体验到正中位指向和应用两只手的对称性这一重要感觉，如患儿不能向前方活动上肢、两手不能合在一起、手因不能到口而不能吮指。当颈部与肩胛带伸展时，患儿的口过度张开，尤其在用力时更为明显，因而以后患儿常发生下颌关节半脱位以及口唇闭合不严及流涎的症状。

（3）头部控制障碍：竖颈的发育时间延迟，头部难以控制在正中位，患儿的头部固定地向一侧回旋，难以向对侧回旋，这种症状在诱发小儿追视时可以见到。从仰卧位向坐位拉起时，不仅头部不能随之抬起，由于颈部过度伸展而垂向后方。另外，在向坐位拉起时上肢也不能出现协力的活动，或相当长的时间内患儿在仰卧位上不能抬头。随着生长发育或者可以利用髋关节的屈曲和上肢的协力抬起身体，但是头部依然垂向后方。

（4）上肢障碍程度重于下肢的患儿的特点：大部分不随意运动型患儿的症状中可以见到其躯干和上肢的障碍重于下肢，因此这样的患儿能够将足放在床上将髋关节上举做“搭桥”动作。对于这一类型患儿来说，这个动作是他能够自由进行的唯一的动作，所以患儿在做这个动作时非常兴奋，但是也因此会加重头与肩压向床面的异常姿势。患儿常常用下肢将身体推向头的方向方，这也是他在床上回旋的唯一方法。

（5）讨厌俯卧位：此类型患儿不会从仰卧位向俯卧位翻身，也不能在俯卧位上抬起头，更不能用前臂支持体重进行腹爬，所以患儿讨厌俯卧位。

（6）下肢的异常姿势与运动：

1）下肢以屈曲—外展姿势占优势。当患儿在仰卧位上头和躯干的伸肌活动增强时，下肢的伸展活动比较频繁且较强烈，也就是出现内收、内旋的异常姿势；足部开始时呈现背屈、内翻的典型不随意运动模式。

2）随着生长发育，逐渐地可以见到一侧下肢的踢蹬运动，有时也有交替性的踢蹬运动。但是绝不同于正常儿4个月时所进行的四肢对称阶段的同时踢蹬运动。

（7）上、下肢障碍程度基本相同的患儿的特点：患儿中，如果下肢的障碍与上肢、躯干的障碍程度大致相同，也就是伴有痉挛的不随意运动型和张力不足型患儿，下肢呈现出伸展并有明显的内收、内旋的姿势，甚至伴有双下肢的交叉。但是当下肢屈曲的时候则可以长时间的、比较正常的保持下肢的外展姿势。应该注意，这种痉挛与痉挛型患儿的内收肌痉挛是不同的，即痉挛型患儿在下肢伸展时没有内收肌的紧张，只有在下肢屈曲时可以见到某种程度的内收肌紧张。

**2. 第二阶段：坐位、膝立位、翻身**

（1）第二阶段的共同特点：

1）患儿随着生长发育会有活动的欲望，但是当他过分地努力时，就会产生四肢的不随意运动和间歇性痉挛。这个时期的患儿还不会说话，想要张口表达意愿时颜面会呈现出愁眉苦脸的样子。患儿非常容易兴奋，无论做什么都难以成功，为此常产生在精神上的对欲求不满的心态。患儿无论是在空间上还是时间上都不能适当地进行协调的运动，维持不了任何抗重力姿势。

2）当患儿过分用力时，会产生伴有头部与躯干伸展的口过度张开活动。四肢的活动始终是用一定的模式，尤其是手与足的表现更为明显。

3）患儿一般只有在睡眠时才出现肌肉松弛，但重症的紧张性不随意运动型患儿即使在睡眠时也不出现松弛。

4）患儿缺乏躯干与四肢的稳定性与平衡能力，头的活动又会影响全身，上肢不能进行分离的运动，眼与手难以协调。对不随意运动型患儿来说，一个很大的问题是，如果头部不向后仰、躯干不向后方活动就不能向上看。另外，多数的患儿在大多数情况下头向一侧回旋，所以也难以向另一侧看。

5）一部分患儿有眼球震颤症状，即使无眼球震颤，也不能持续一定时间注视某一物体，这就影响患儿看书与写字的功能发育。

6）患儿不能注视自己的手，当手在进行某种活动时，颜面却向活动的手的对侧回旋。

（2）异常发育：

1）坐位：

a. 设法使患儿取坐位时，髋关节会向前屈曲而使患儿向前倾倒，当给予支持时又会倒向后方，在多数情况下有向障碍相对重的一侧倾倒。

b. 多数患儿不能独坐，即使将他放坐于椅子上，足底也不能着地。当患儿想要坐直身体时，或者由于髋关节的过度屈曲而将足部向上牵拉，或者由于髋、膝关节的伸展使患儿倒向后方。这时患儿头部或背部抵在椅背上，然后臀部向前下方滑动，下肢呈内收姿势，并常常出现交叉（图5-30）。

无论上述a和b中的哪一种情况，患儿的足底都不能固定于地面上，也不会有躯干的平衡能力。当患儿在坐位上向侧方倾倒时，不能伸展上肢支持自己将要倾倒的身体（缺乏侧方保护伸展反应）。即使是由他人扶持患儿使其用手去支撑，也难以将其手放在支持面上。当患儿处于过度的全身性伸展模式时，如果用椅子上的固定绑带等物品使患儿的髋关节呈屈曲位，又会使之变为身体完全向前方倾倒的屈曲模式。

c. 由于躯干的非对称姿势以及头部和上肢正中位指向的阙如，会导致脊柱的侧弯和一侧髋关节脱位和半脱位。

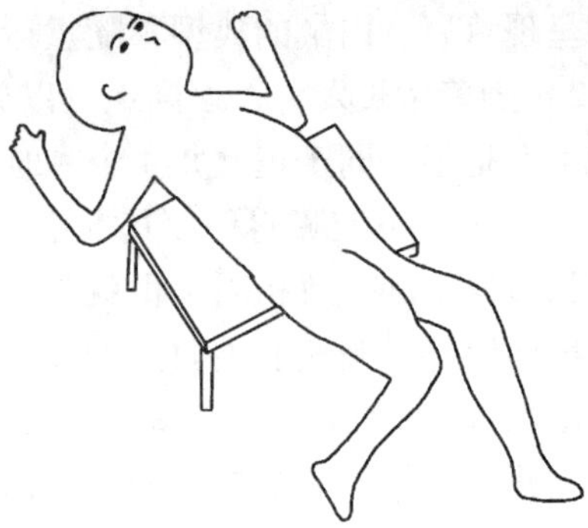
图 5－30　不随意运动型患儿的椅子坐位

d. 患儿的上肢不能向前、后、侧方伸出，也不能去支撑欲倾倒的身体，更不能为了抓物而伸向前方。当患儿欲向前伸出一侧上肢时，肘关节会变硬，手会出现握拳；而另一侧上肢会呈现屈曲位或伸展位，并被牵拉向后方。如果患儿欲伸手去拿放在前面的玩具玩耍，则身体会倒向手伸出方向的对侧。同时，躯干部也因其不对称性而不稳定。

e. 不能将头部的活动与身体其他部分分离开来，无论头部向哪一方向活动都会伴有躯干的活动。当患儿看头的上方或上举上肢时，身体会向后方倾倒；向侧方看时，则倒向看的方向；向下方看时，倒向前方。

2）翻身：患儿在无支持的情况下是不能独坐的，但可以从仰卧位向俯卧位翻身。大多数情况下，只能使用障碍相对轻的一侧向一侧翻身。翻身的方法是，首先开始活动下肢和骨盆，下肢和骨盆翻转之后肩与上肢随之转动。其间，在克服颈部与肩部后退的同时翻转成为俯卧位（图 5－31）。这一翻身方式与痉挛型双瘫患儿翻身方式明显不同，后者翻身时是首先活动头部与上肢，其后下肢随之转动。不随意运动型四肢瘫患儿在俯卧位上由于颈部和躯干的明显伸展，或许能抬起头部，但不是在正中位上，抬头时常将头扭向一侧，抬起头部的姿势持续时间短。

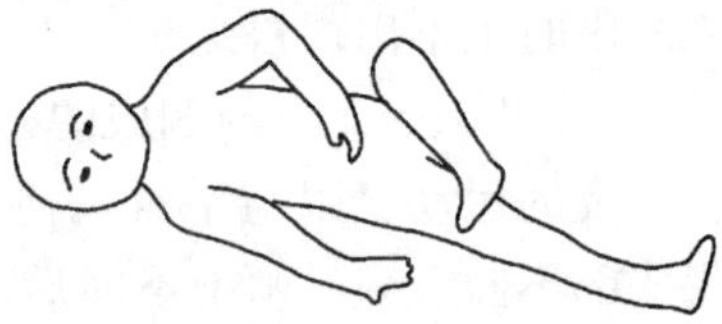
图 5－31　不随意运动型患儿的翻身动作（从下肢开始）

3）向坐位转换：此类型患儿从俯卧位向坐位转换的方法是，先将头部前屈，之后利用全身的屈曲模式将膝部牵拉到腹部的下方，然后再将体重移向后方，坐于两足间形成“W”状坐位，最后再抬起头部与躯干，上肢伸展并伸向前方，将手拄于床上。这时肘关节呈硬性伸展位，上肢内收、内旋，手硬性握拳。

4）膝立位：

a. 患儿可以在四点支持位上回旋，此时的姿势是上肢内收、内旋，手握拳，肘关节硬性伸展。可以在四点支持位上以下肢完全屈曲的形式进行兔跳样爬行，有时可成为上肢离床的膝立位。

b. 多数的患儿可形成单膝立位，这时是屈曲功能相对好的一侧下肢向前迈出并支持体重，障碍重的一侧下肢在后，有时可以进行双膝立位的行走。

5）床上移动：多数不随意运动型患儿不会腹爬，也不能进行手足交替的四爬移动。下肢可以内收的患儿可以不用上肢支持而坐在床上，通过使髋关节的明显屈曲来保持坐位姿势的平衡。如果下肢的活动性较好，或许能在床上坐稳或转动，但在无支持的情况下却不能取得椅子坐位上的平衡，因为要想稳定地坐在椅子上不仅需要髋关节的屈曲还需要加上膝关节的屈曲，需要全身性屈曲模式，而不随意运动型患儿常以伸展模式占优势，所以难以取得这种坐位的平衡。

如果遇到这种情况，可以在患儿坐的椅子前放一小桌，给予患儿充分的支持，增加其安心感，这样患儿就可以应用手来玩耍或就餐。但是多数患儿此时只能用一只手且多半是左手，只有当头与脊柱向前方屈曲的时候两手才能在正中位上合在一起。这时呈现的姿势是肘关节屈曲，上肢内收，手握拳。若使头与脊柱呈伸展位，患儿或许能举起一侧上肢，这就可以使腕关节掌屈、手张开，或许可用一根手指去打字，但在这种情况下肘关节又会呈硬直性伸展状态。

不随意运动型患儿的抓握能力很弱，也不能持久握持抓住的物品。患儿在不做任何活动时一般手是张开的，且腕关节与肘关节呈一定程度的屈曲状态。而当患儿的手接近检查者的手或者想要去抓取什么物品时，不但不出现手的紧握动作，反而出现退缩的动作。Twitchell（1959）曾经描述过这种抓握的困难性，称其为“逃避反应”。这种类型患儿除了有见到物品后手反而躲开的情况之外，即使抓住物品，也不能握牢，会立即因手的张开而使物品落下。此症状再加上前述的手、眼协调的障碍，导致患儿手的操作困难，因而在就餐、书写及日常生活动作中表现出困难性。

**3. 第三阶段：立位与步行**

1）不随意运动型患儿即使智能发育较好，而且下肢的障碍轻于上肢与躯干，但其获得站立的时期也会很晚。多数的不随意运动型患儿在立位上足底完全不能着地，所以一天的生活中大部分时间在坐位上度过。由于长期坐轮椅或是有靠背及扶手的椅子上、桌子旁边，且这些坐位姿势都需要髋、膝关节的屈曲，所以易导致这两关节的挛缩与变形。

2）只有下肢障碍较轻，并能使外展状态下的髋关节以及膝关节伸展的患儿才能站立起来，其起立过程相当困难。即使有可抓握的检查台、椅子等物品，患儿也不能使用双手将身体拉向站立位。由于直立位时所需要的伸展模式而产生头后仰使躯干也向后方反张样伸展，同时肩胛带与上肢也后退。起立时患儿首先转换为膝立位，将屈曲的上肢放于前面的椅子上，靠前臂的支撑力将身体抬举为立位。然后患儿抬起头部，将骨盆向前推，再伸展髋关节，但是伴随着这一伸展活动的是肩胛带的后退。

3）患儿站立以后，当两上肢在肘关节处屈曲或头向一侧回旋时，会出现一侧上肢屈曲和另一侧上肢伸展。当髋关节或膝关节稍一屈曲，就会迅速使身体倒向屈曲方向，即髋关节屈曲倒向前方，膝关节屈曲倒向后方。患儿站立时或者仅用一侧下肢支持体重，或者用下肢进行交替地屈曲与伸展，仿佛是抓挠地面的动作。使屈曲状态的下肢伸展比较容易进行，这一动作正是随意地利用了非对称性紧张性颈反射，将头部回旋向“屈曲的下肢”侧，就会使该侧下肢伸展而能负荷体重。

4）此类型患儿难以取得立位平衡，如果能获得立位平衡也需要很长的时间。有肩胛带和颈部后退的患儿，能克服重力而站起来，但这也成为使躯干向后方倾倒的原因。因此，为了防止身体向后方倾倒，患儿常常使头与下颌向前突出或将下颌放低朝向胸的方向。通过将头部向前屈曲，两上肢能够较顺利地达到前方，并能使肘伸展且两手合在一起，这样会使患儿的肩胛带和躯干稳定。另一方面将髋关节伸展，将骨盆推向前方，使负荷体重侧的下肢伸展。

5）此类型患儿获得独立步行能力的时期非常晚，只有病情为中度与轻度的患儿可以发育至这个阶段，甚至有的患儿 15 岁才能达到独步的阶段。患儿在无支持的情况下迈步时，会因出现突发的屈肌痉挛而跌倒。早期步行中，患儿常常高高地抬起下肢，这样却难以维持平衡。患儿为了不急速地跌倒会逐渐地抑制屈曲，即使髋关节和膝关节稍稍伸展，但是不能抬起下肢，也不能把一只脚放在另一只脚前面，而是用脚擦地，用被称之为拖拽步态（shuffling）的步行方式步行。

此类型患儿步行时是将体重负荷于足的内侧，可导致形成足外翻变形。只有轻症的此类型患儿可以应用非常小的基底支持面步行，或许也可以把一侧下肢迈向另一侧下肢的前方，但是步行运动不稳定，缺乏顺畅性，且非常不对称。步行时不能把一侧下肢迈到另一侧下肢前方的患儿，步行的方式是一只脚先呈擦地状拖向前，然后另一侧下肢随后也拖向前，不能像正常人那样两足交叉的走路。当患儿在步行中要倒向后方时，他会用将脚后退一步的方式设法维持平衡。走路过程中停止步伐比向前走更为困难。就是说，不随意运动型患儿可以用把脚迈向后方的方式来维持平衡，但不能在向前方行走的途中停下脚步。

（陈秀洁）

# 第六章　神经发育学治疗法概论

神经发育学治疗法属于神经发育促进技术（neurodevelopment treatmet，NDT），是英国医学博士、小儿神经病学者 Karel Bobath 及其夫人 Berta Bobath 合作创建的一种治疗脑性运动障碍的理论与治疗手法，故又称其为 Bobath 法，主要应用于脑性瘫痪及成人脑血管病后运动障碍的治疗，目前正被世界各国康复医学工作者广泛应用。

Bobath 法是对中枢神经系统损坏所引起的姿势紧张、运动和功能障碍的患儿进行评定和解决问题式的治疗方法。其治疗目的是通过促通姿势控制和改善选择活动，发挥其最大功能。是对运动感觉的再学习、再体会的感觉运动（sensorimotor）过程。

Bobath 法将运动学习（motor learning）理论作为实践性的概念，对任何年龄、任何程度的中枢神经系统疾病的患儿进行全人格的（Whole person）、整体治疗的方法（holistic approach）。

## 第一节　神经发育学治疗法的发展史

Karel Bobath 博士毕业于德国贝鲁林大学医学部，其后又获得医学博士学位。毕业后，曾在普拉哈大学研修神经内科学和小儿神经病学。当时的普拉哈大学是以法国的神经学派为主流，创建诱导疗法的 Vojta 博士也曾在此大学学习过。

Bobath 博士经过学习与实践受益匪浅，对神经系统的疑难病有了清楚的认识，更重要的是充分认识到了运动疗法在治疗脑性运动障碍中所起的重要作用。

Berta Bobath 是一位运动治疗师，从 1938 年开始致力于成人偏瘫的运动疗法研究与实践。在创立抑制紧张性反射活动的手法与理论之前，曾历经 5 年用错误的观点解释肌肉痉挛及应用不正确的手法进行治疗的时期。当时是试验应用各种局部的治疗方法来治疗肌肉的病态过紧张，如应用各种物理疗法、协助患者进行被动运动的运动方法、持续地牵拉肌肉的手法等。这种只限于肌肉、脊髓水平的思考方法与手段，限制了对中枢神经障碍患者治疗的理论与手法的发展。当然，应用这些方法，有时也能缓解肌肉的痉挛，但不能达到 Bobath 夫人所设想的让患者进行自发的、有节律的运动效果。为此，她试图解释清楚中枢神经系统损伤后阻碍自发运动的根本原因及作为治疗师应采取什么样的对策、如何援助患者产生自发运动等方面的问题，并从此开始了向新的方法挑战的历史。可以说，这一挑战至今仍未完结。

Bobath 夫人当时研究的不只限于成人患者，也包括对小儿脑性瘫痪的治疗，使研究课题更为广泛。10 年以后，她成为英国理学疗法协会成员，其前的 10 年间，她曾举办过讲习班，借以传播自己的实践经验；这时 Bobath 博士已经开始与夫人合作，在讲习班上用理论说明其夫人的治疗手段。他们强调了治疗小儿脑性瘫痪的难度，并总结了失败的经验教训。从那时起，他们致力于神经病学的最新知识和有关小儿发育过程的研究。为了深入研究小儿脑性瘫痪的治疗理论与手法，传播他们已取得的成果，Bobath 夫妇于 1951 年创立了自己的脑性瘫痪治疗机构，称之为“西部脑性瘫痪中心”。这是一个福利性质的治疗中心。从此，他们有了自己的研究基地，并开始培养治疗小儿脑性瘫痪的治疗师［物理治疗师（PT）、作业治疗师（OT）、语言治疗师（ST）］。古典的 Bobath 法是应用反射抑制姿势（RIP）来抑制脑性瘫痪患儿的肌肉痉挛，这种方法是将患儿固定于最低的活动状态，然后根据正常发育指标的顺序来进行训练。Bobath 夫人在治疗明显屈肌痉挛患者的实际操作中发现，当她想要伸展患者的肘关节时，越想伸展越受到抵抗，出现了适得其反的结果，致使患者肌肉痉挛加重或范围增大，而导致全身变硬。于是她改变了方式，避开了肌肉痉挛最为明显的肘关节，试着用各种方法提高肩和躯干的活动性，结果出现了自发的肘关节伸展。之后她又在四肢瘫的患者身上试用这种方法，取得了同样效果，从而证明这是一种行之有效的方法，给其命名为松弛手法，后来 Bobath 博士将其改名为反射抑制姿势手法（RIP），并且深入地分析与解释痉挛、强直的特征，从异常姿势反射作用的观点来说明脑性瘫痪的临床症状，并强调了对其抑制的重要性。

同时他们在实践过程中逐渐体会到，数月乃至数年将这种固定的手法反复地应用于同一患儿身上，则限制了他的自由，影响了他主动的自发能力的发育，因此 Bobath 夫妇又参考其他方法进行改良，形成了一种只操作身体上最有效部位、应用动力学的反射抑制模式（RIPs）来促通自发运动的手法。通过操作身体上的有效部位，不仅抑制了异常模式，同时也起到了促通大范围的自发运动的作用。他们把这种操作有效部位的手法称为控制关键点（key point of control）。

从 1940 年以来，经过对中枢神经系统损伤患儿治疗的研究深入，其促通手法在不断发生变化。在本章前面已经叙述了 Bobath 法通过实践及不断深入的研究，历经 50 年，其理论基础和治疗理念和操作手法在逐渐更新和进步，总结如下。

Bobath 促通操作手法的变迁：

1940 年代：反射抑制肢位（Reflex Inhibiting Postures，RIP）。

1960 年代：反射抑制模式（Reflex Inhibiting Patterens，RIPs）。

1990 年代：张力影响模式（Tone Influencing Patterens，TIPs）：此模式是现今神经发育学疗法最新的理论框架，是指通过纠正异常的肌肉张力，来改善异常的姿势和运动方式，此治疗模式在强调神经元因素对肌肉张力影响的同时，还强调非神经元因素对肌肉张力的影响，同时将生物力学知识和运动控制理论应用于康复实践。

张力影响模式把与环境相互关联的生物行为科学理论、运动学习理论、运动控制理论实践性的引入临床。其主张患儿要作为主动学习者，要对患儿所处环境进行 24 h

管理，要患儿、护士和家属有计划的协作。强调与中枢神经系统疾病接触的医生和治疗师应该培养“解决问题的方法（problem solving）”的思考能力。

1990 年代之后，又提出了“预测性姿势调整”的理念。相关运动控制的研究在上世纪八十年代就已出现，但是此名称的正式提出是在 1992 年以后。随着运动生理学研究的深入和相关信息的不断更新，近几年的研究有了很大的突破，但在我国研究很少。

目前 Bobath 法有三大主要手法，即控制关键点的手法、促通自律姿势反应的手法和刺激本体感受器和体表感受器的手法。

但是，这种由治疗师操作的手法，并没有将患儿从被动状态中完全解放出来，尚不能充分发挥患儿的个性。所以目前 Bobath 夫妇正致力于追求使患儿达到“自发的”、“功能的”状态，研究如何援助患儿使其能自身发挥最适当的随意运动，同时重视患儿的心理与情绪在治疗中的作用，参考 Petö 的理论体系及心理、教育的方法，在治疗中重视对患儿全人格的康复。

Bobath 法是目前世界上广为应用的一种治疗脑性运动障碍的理论与手法，比如在日本许多残疾人康复设施中都将此法作为主要康复手段，大阪专设有“Bobath 纪念病院”，每年有英国专家前去讲学。

在我国，黑龙江省小儿脑性瘫痪防治疗育中心首先将此法引入我国，应用于临床，取得良好疗效，且以举办学习班的形式向全国推广。

## 第二节 神经发育学治疗法的理论基础

### 一、未熟性与异常性的概念及在治疗中对其的认识

**1. 未熟性与异常性的概念**

Bobath 夫妇认为，中枢神经系统损伤、患病后及发育障碍所引起的运动障碍的本质有未熟性和异常性两点：

（1）未熟性的概念：神经系统损伤、发育障碍及患病后，可使正常感觉传入和产生效应运动的神经通路之间的反馈机构的功能发生部分或完全障碍，在小儿脑性瘫痪患儿身上表现为正常运动发育的顺序性和规律性被破坏，临床上表现为运动发育延迟或停止，出现了原始的运动模式残留，以及正常的、自律的姿势反应发育延迟，称其为未熟性。

（2）异常性的概念：中枢神经系统损伤、发育障碍及患病后，失去了对下位中枢的抑制作用，使在正常情况下不应出现的低位水平的异常反射（原始反射或病理反射）被释放，临床上表现出异常运动模式与异常姿势模式。同时，由于神经传导通路的损伤，产生肌肉与关节的特有的异常，称其为异常性。

**2. 在治疗中对未熟性和异常性的认识**

正常小儿运动、姿势的发育过程是从早期原始的、全身性的运动模式向复杂的、

选择性的运动模式发育的，同样，反射（反应）也是从由低位中枢支配向由高位中枢支配发育。在对脑性瘫痪患儿进行评定时，可根据正常小儿运动、姿势发育规律来判断脑性瘫痪患儿的实际发育水平及反射（反应）的实际状态，并根据这些决定治疗手法，对未熟性予以促进，对于异常性予以抑制，因此临床上也常常同时应用促通手法与抑制手法。

神经发育学治疗法强调婴儿脑组织的可塑性与顺应性，认为婴儿期是学习运动模式最有潜力的时期，是早期治疗的最佳条件。虽然脑已经有了损伤，仍然可通过一定的方法使患儿学习到正常的运动模式，通过各种治疗手法可促进未熟性的发育，抑制异常性的发展，达到治疗目的。

## 二、运动的构成与意义

对中枢神经系统损伤、疾病及发育障碍患者治疗的最终目标，是使其能走向社会，这首先就要使患者获得日常生活动作（ADL）的能力。正常人所进行的日常生活动作是高度协调化的复杂运动，是在发育过程中自然形成的，而对脑性瘫痪患儿来说却是相当困难的。如何提高他们的日常生活动作能力，就是医生与运动治疗师、作业治疗师、语言治疗师、教师、护理人员、保姆等的共同任务。因此，需要了解这一复杂的运动的构成。在此，以图 6－1 来说明运动的构成。

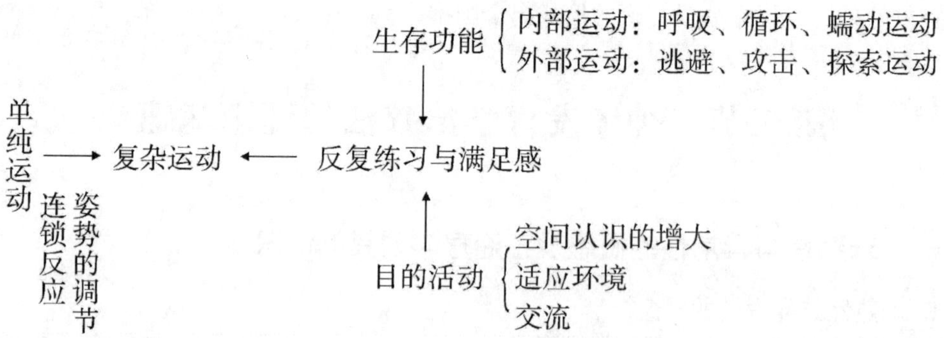


**图 6－1　运动的构成及意义**

### （一）单纯运动

单纯运动是以关节运动为单位的关节活动及肌肉构造的变化，与随意性无直接关系，在胎儿期即存在，生后在姿势的控制中发生连锁反应并逐渐发育。

### （二）涉及生存功能的运动

#### 1. 内部运动

内部运动包括呼吸运动、循环运动与蠕动运动，它们都受自主神经调节，并以脑干部位的正常神经功能作为保障。

#### 2. 外部运动

外部运动包括逃避运动、攻击运动和探索运动。

（1）逃避运动：是一种防御反应，其代表的运动是屈肌对疼痛和不良刺激所产生的反射性的回缩运动。

（2）攻击运动：是四肢对外界的活动性反应，并由此产生移动能力和上、下肢的支持能力。

（3）探索运动：是利用眼、口、手、足等身体末梢部位感觉自己的身体及外界状况的活动。在婴幼儿见到的口腔周围的反射如觅食、吸吮反射，以及手与足的握持反射，凝视与追视的眼球运动等都是探索活动的原型。

内部运动、外部运动共同维持着人类的生存功能，是小儿运动发育的能量来源，在治疗小儿脑性瘫痪时，必须注意唤起患儿的生存功能，才能保证运动功能的发育。

**（三）目的运动**

目的运动也是人类为了传承文化而预先设计好的机制，其具体作用有以下几点。

**1. 增大对空间的认知功能**

认知是人类认识自己的身体像，即头部、躯干与四肢间的位置关系，以及空间关系的感觉统合能力，是通过目的运动达到的。

**2. 适应环境的能力**

所谓适应环境的能力，就是人类为了根据环境的变化，很好的维持生存功能所产生的活动性，表现在根据一定法则所进行的运动。达尔文的进化论中认为，根据这一法则，在系统发生中显示出动物的多种形态和中枢神经系统结构上的差异，这样才能使各种动物在地球上生存。人类对环境的适应表现更为明显，从在羊水中生存的胎儿开始，到生后逐渐克服重力（地心引力）最后站起的过程中，自身环境及外界环境都发生着巨大变化。每个人都具备这种由系统发生和个体发生而形成的适应能力。比如婴幼儿通过被母亲抱、喂养等操作方式来感知重力的方向与强度，逐渐地使体内抵抗重力的姿势反应机构发育成熟，并且伴随着生长发育，使适应环境变化的认知能力增大，也使姿势调节与攻击运动、探索运动多样化。

**3. 交流的手段**

交流是个人与他人关系的社会性表现，是人类所特有的共同本能，体现了人类高度文化的发展。交流不只限于语言能力，其他如表现个人意志的眼球活动、表情、手势、身体语言等所有应答反应都是交流的方式。

脑性瘫痪患儿由于脑的损伤，使上述各项的发育发生障碍，治疗时要注意到每一个方面，不能单纯注重运动功能，否则就达不到治疗的目标，医生与PT、OT、ST应设定治疗目标与治疗计划，促使患儿上述各项运动功能的发育。

## 三、正常姿势反应机构

运动是连续的姿势与体位的变化，是头部、躯干、上肢、下肢各自的重力对支持面进行逐次的、适当的调整的一种状态。

正常人所进行的随意运动，必须依赖于中枢神经系统的调节与支配，才能使之功能化。身体各部分的重力对支持面的调整机构，是人类在系统发生中经过漫长的历史时期进化形成的一种特有的高级中枢神经机构。它保证了所有运动所必需的平衡活动及其精细性，而这一调整机构又必须依靠以下几方面功能的成熟来保证。

**（一）姿势紧张**

**1. 姿势紧张的概念**

姿势紧张（postural tone）是用以表示肌肉性状的指标，代表肌肉、骨骼系统的整体活动水平，包括介入运动分节支配的细胞群和作为运动最终共同通路技能的 α 运动细胞所产生的突触活动。姿势紧张代表着和内、外环境相关的中枢神经系统整合功能。古典生理学用肌张力表示肌肉性状，这种表示方法只能说明肌肉的弹性，不能代表肌肉的所有性状。

**2. 表示肌肉性状的要点**

近代生理学认为，肌肉性状的表示还应包括以下几方面。

（1）脊髓终末神经突触中的兴奋冲动与抑制冲动的比率的大小。

（2）中枢神经系统对从本体感受器传来的感觉冲动的反馈机制。

（3）由于身体支持面的相对位置对本体感受器的刺激而引起的肌肉反应。

上述三点可用姿势紧张这一词来概括，它反映了中枢神经内兴奋中枢与抑制中枢动态的相互作用，所以用姿势紧张来表示肌肉性状更为确切。

姿势紧张是叙述脑性瘫痪患儿肌肉性状的专有名词，为 Bobath 博士所提出并应用。值得注意的是，在神经病理学上仍应用肌张力一词，请勿混淆。

**3. 姿势紧张的特点**

（1）姿势紧张要对重力保持一定的高度：当一个人处于各种姿势时，起支持身体作用的肌群，一定要保持一定高度的姿势紧张，只有这样才能保证人体姿势的稳定。比如，一人坐在椅子上，我们被动地举起他的上肢，在撤去扶持的手后，不需要本人的意识作用上肢也不会落下，会自动地举在空间中，称这种现象为滞空（placing response）。这就是姿势紧张的一定高度在起作用。又如，在步行的摆动期中的下肢肌群以及保护伸展反应的上肢肌群也发生这种现象。另外，在维持坐位和立位姿势时，起支持作用的肌群，特别是头部与躯干的肌群也都必须保持姿势紧张的一定高度，才能保证其支持身体的作用。可以说，只有保持姿势紧张的一定高度，才能保证发挥滞空现象与支持性两种功能。

（2）在运动中姿势紧张要保持一定的低度：只有在运动中保持姿势紧张的一定低度，才能在上、下肢及躯干向任何一方向活动时不产生抵抗，保证弛缓的可动性（mobility）。

正常的姿势紧张可以保持一种连续性，即在滞空与支持性方面的一定高度及适应于可动性方面的一定低度的中间范围的肌肉活动能力。

**4. 姿势紧张异常**

中枢神经系统损伤、疾病和发育障碍的患者会出现姿势紧张的异常，表现为以下两个方面。

（1）姿势紧张降低：

1）是指缺乏姿势紧张的一定高度，表现为缺乏滞空现象与支持性，肌肉收缩减弱，称之为弛缓性（atony sexual）或虚脱（collapse），也称为姿势紧张的柔软性（flaccidity of muscule tone）。这种现象常常见于患儿的婴儿早期，往往是一过性出现，不久会移行于姿势紧张亢进，成为痉挛型脑性瘫痪或姿势紧张动摇的不随意运动型脑性瘫痪。姿势紧张降低是由于中枢神经系统损伤后，使脑干的抑制中枢从小脑的控制下解放出来，产生过度活动，使γ运动系（γ motor system）对刺激的阈值增高，而致姿势紧张减低。常见于共济失调型、肌张力低下型脑性瘫痪，有时在不随意运动型脑瘫患儿也可见到姿势紧张低下。临床检查可见到的肌紧张低下的各种症状，如围巾症、蛙状肢位、对折状态、足外翻等。

2）弛缓的程度区分：

A. 重度弛缓：完全不能维持抗重力姿势，或只能维持限定的状态。

B. 中度弛缓：能维持某种程度的静态平衡。但当姿势从正中线偏斜时不能保持立位、坐位。

C. 轻度弛缓：能维持静态姿势，但难以维持姿势转换等动作中的动态姿势。

3）弛缓对患儿的影响：

A. 抗重力姿势、运动困难。

B. 姿势紧张的积累和持续性同时发生困难。

C. 缺乏自己身体像的概念，身体像再生困难。

D. 对环境的关注和注意力降低。

E. 小脑性弛缓容易产生代偿性姿势固定。

（2）姿势紧张亢进：也称为过紧张，是指缺乏姿势紧张的一定低度，肌肉呈过紧张状态，使患者失去可动性，表现为痉挛或强直。

1）痉挛（spasticity）：随着研究的不断深入，对痉挛的认识不断改变。

A. Rushowrth（1960）：认为痉挛的出现是由于γ运动系和少量的α运动系从高位中枢的抑制控制中释放出来而造成的。可能是由于脑干内的促通机制的释放，提高了γ运动系的感受性或偏位（bias）。为了提高易刺激性，对适当的肌肉伸展产生最大形式的反应，也就是以同期性全放电（synchronised total discharge）的形式来反应，结果在同期性的后兴奋不应期（synchronised phase of post excitatory innibition）之后同期性兴奋期紧接着到来，这期过后，不应期后的兴奋状态又到来。这样一来，肌肉处于高度的连续的兴奋状态，将这种现象称为痉挛。临床检查可见到的肌肉痉挛的表现是深部腱反射的亢进、折力现象、关节活动范围减小及肌肉的硬度增强等。

B. 古典的定义：

a. 是上位神经元障碍的症状之一。

b. 牵张反射的过度敏感引起腱反射亢进。

c. 其特征是依存于紧张性反射活动的速度而增强运动障碍。

C. 美国国立保健研究所的定义：

a. 痉挛是一种过紧张（hypertonia）状态。

b. 抵抗外力下的运动，如果加快牵张速度会增加紧张。

c. 对于外力的抵抗根据速度和关节角度（关节运动方向）使域值降低。

D. 痉挛的机制：Sdigai 等认为，痉挛是脊髓以上是上位神经抑制作用中断，造成脊髓水平的肌梭和运动神经的异常兴奋。因此痉挛属于感觉系的现象。

E. Lnce 1980 年的定义：关于痉挛的定义是古典的定义，既不是速度依存性（velocity dependence）的，也对紧张性牵张反射（tonnic stretch reflexes）没有特异性。

F. Pandyan（2005）、Burridge（2005）等的定义：痉挛是指上运动神经元损伤引起的感觉、运动系统调整异常的状态，是肌肉活动的间歇性或持久性的肌肉不随意运动。

2）强直（rigidity）：美国国立保健研究所的定义：

A. 强直是一种过紧张。

B. 对于外力下的运动产生的抵抗表现为非常缓慢的运动，速度不引起域值的改变。

C. 强直表现为对被动牵张的持续性抵抗，引起主动肌和拮抗肌的同时收缩，对反方向的运动会马上产生抵抗。

D. 四肢固定于特定姿势，无法返回最大关节角度。

E. 远位肌的随意运动使强直恶化，僵硬的关节不能产生没有意图的运动。

3）过紧张引起的不良影响：

A. 由于异常姿势运动、负荷体重能力低下和支撑面不充分，导致平衡功能差。

B. 引起肢体及躯干等的短缩或挛缩。

C. 来自末梢的异常感觉，使感觉输入低下，异常的本体感觉回馈。

D. 有导致半脱位和脱臼的危险。

E. 至年长儿阶段会引起关节与肌肉的疼痛。

4）过紧张的程度区分：

A. 重度过紧张（severe hypertonia）：抵抗非常强，无法活动，没有联合反应的模式变化，只出现痉挛增强。

B. 中度过紧张（moderate hypertonia）：运动作为整体模式出现，缺乏选择性。联合反应表现为模式和痉挛增强。

C. 轻度过紧张（mild hypertonia）：出现在手、足等末梢部位，由于联合反应，在运动时痉挛增强，但稍后会降低，阻碍精细运动的发育。

肌肉的强直难以说明，在脑性瘫痪中见到肌肉强直与帕金森病中所见到的肌肉强直是不同的，这种强直大概与 Sherrington 记述的去脑（decerebration）而致的强直相近。这种姿势紧张的亢进实际上就是肌肉痉挛的重症。有很多人在除脑动物上研究了有关痉挛型的临床现象与成因。脑性瘫痪中的强直，大概被称为“形成的紧张亢进”（plastic hypertonus）。无论屈曲与伸展，对肌肉的伸展在各方向上产生不变的抵抗现象是由于同时收缩引起的。其内容将在相反神经支配一题中叙述。

关于在不随意运动型脑性瘫痪中所见到的姿势紧张的可变性，目前还不能解释。姿势紧张变动的幅度很大，可表现为紧张低下，也可表现为正常，也有的表现为亢进。即使在同一患儿身上的不同部位，姿势紧张也常发生变化。

**5. 判断姿势紧张异常的意义**

根据姿势紧张的高、低，可以对脑性瘫痪进行分型；根据治疗前后姿势紧张的变化，可以判定治疗效果。

**6. 在对患儿评定和设定治疗计划方面的注意点**

（1）作为肌肉现象的紧张亢进与紧张低下非常容易变动，姿势紧张可由于患儿的一般状态与易兴奋性以及伸展的强度和速度的不同而发生变化。

(2) 即使在同一患儿身上姿势紧张的异常性也因身体部位的不同而有差异。

(3) 同一部分的异常姿势紧张，也因时期的不同而发生着变化，这样的病例则需要再评定与再分型。

(4) 身体的某些特定部位的紧张亢进的强度与范围，是由于紧张性反射活动而产生的，当头部的空间位置发生变化，或者头部与颈部对躯干的相对位置发生变化时，这种紧张亢进也发生变化。

**7. 姿势紧张对治疗的指导意义**

前面所说的滞空是一种自动被适应的诱导运动能力，是维持人由于活动而引发运动的能力，最终使患儿获得自己活动的能力。其次要求有空间保持能力，谋求皮质的回馈即随意运动反应。滞空是一种自动、自主的运动调节控制能力，所以可以应用手法操作达到使某一肢体保持在空间位的目的。可以将滞空作为一种促通反应应用于治疗中。

**（二）相反神经支配**

**1. 相反神经支配的概念**

当主动肌收缩时，支配主动肌的神经纤维传出兴奋冲动通过皮质脊髓路也向拮抗肌传入抑制冲动，使拮抗肌弛缓，与此同时，兴奋冲动还产生侧支。这种主动肌越收缩，拮抗肌越弛缓的法则称为相反神经支配（reciprocal innervation）。把这种拮抗肌的弛缓状态称为相反抑制（reciprocal inhibition），一般是产生两侧性侧支支配，所以是双重性的相反神经支配（double reciprocal innervation）。这种现象是 Sherrington 用蛙的下肢试验得出的结论，试验中当他刺激蛙下肢的伸肌与屈肌时，看到了这种主动肌越收缩，拮抗肌越弛缓的现象（图 6－2）。

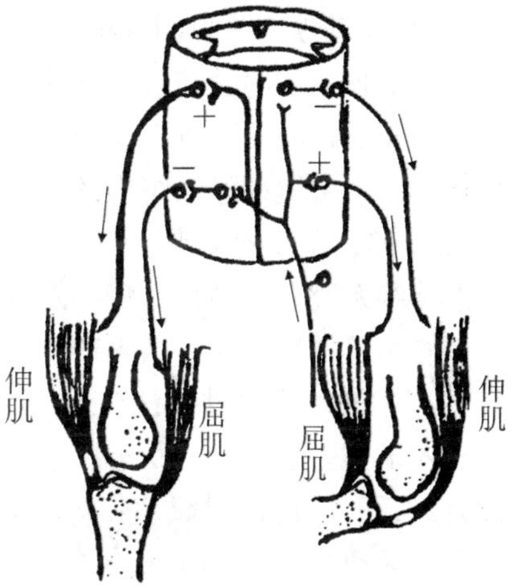


**图 6－2　相反神经支配示意**

+：兴奋　－：抑制

虽然这种相反神经支配是交替运动的基础，具有重要意义，但是在正常人身上由于大脑皮质与小脑皮质的调节，在实际运动中并不会产生极端的主动肌百分之百收缩、拮抗肌百分之零收缩的现象。在运动中，拮抗肌会根据运动的方向与性质，很快改变为协同肌发挥作用或者准备变换为主动肌。上述的中枢神经系统适应人类身体的姿势与运动的变化，协调主动肌、协同肌、拮抗肌的作用称之为相反神经支配。Sherrington 在蛙的下肢所做的试验中出现的相反抑制现象，若在人类出现时，就会形成拮抗肌的不收缩或变为弱的肌肉（weakness muscle）。

**2. 相反神经支配的作用**

相反神经支配在正常情况下是支配以下自律活动与随意运动不可缺少的条件。

(1) 保证末梢部位的可动性和近位端共动的稳定性。

（2）调节肌群自律的适应姿势的变化。

（3）根据运动的时间与方向性，使主动肌、协同肌、拮抗肌阶段性的收缩或弛缓，维持着共同的作用。

（4）在维持姿势与正常运动时调节姿势紧张。

（5）在相反神经支配的控制下，拮抗肌配合收缩中的主动肌的步调，阶段性地用适当的方式被抑制而产生弛缓，这种作用给予正在进行中的运动以重要的稳定的、指导性的影响。同时协同肌为了给予运动以准确性和与拮抗肌间作用而形成最适当机械的状态，使邻近的关节肌群收缩、固定，保证运动的完成。例如，当拇指与其他手指同时收缩欲握某一物体之时，手指的屈肌收缩，伸肌作为拮抗肌出现弛缓，腕关节的背屈肌作为协同肌使腕关节背屈并固定于伸展位上，这样才能保证抓握运动的完成。

（6）相反神经关系（Reciprocal Interaction）：有的学者提出运动皮质的运动纵列（Column）的概念，其作用如下。

1）控制特定的关联肌群的活动。

2）调节空间中特定的关节位置：为了使关节处于相应的角度，运动纵列可以根据手、腕现在的位置进行屈曲、伸展活动。

3）一个运动纵列是控制各个关节肌群的神经小集团，并不是一连串肌肉收缩的指示，是为了实现一连串关节位置变换命令，在运动皮质将运动符号化的过程。

总之，相反神经支配可以保证机体有选择地做出某种运动模式，并引导正在进行协调肌肉活动的中枢神经系统内的兴奋、抑制能力。

**3. 相反神经支配的障碍**

中枢神经系统发生损伤、疾病及发育障碍时，失去了对正常相反神经支配的控制，形成异常的相反神经支配，结果产生两种情况：

（1）产生同时收缩过剩：缺乏相反抑制，拮抗肌不能弛缓，造成肌肉痉挛或强直，使患者陷入了失去运动性的状态。

（2）缺乏正常的同时收缩：运动时拮抗肌过度松弛，造成姿势紧张的动摇或弛缓，出现突发的运动（表6-1）。

**表6-1　异常相反神经支配障碍**

| 项目 | 缺乏同时收缩 | 缺乏相反抑制 |
|---|---|---|
| 异常相反神经支配类型 | 过剩的相反抑制 | 过剩的同时收缩 |
| 姿势紧张的特点 | 弛缓或动摇 | 痉挛或强直 |
| 脑性瘫痪分型 | 共济失调型、不随意运动型 | 痉挛型、强直型 |
| 临床症状 | 突发的运动 | 运动性降低 |
| | 难以维持稳定的姿势 | 或丧失运动性 |

**4. 学习相反神经支配的意义**

（1）用相反神经支配的理论来解释肌肉的异常状态：这一理论认为肌肉痉挛或紧张亢进的原因有两点。

1）由于异常的相反神经支配，产生了过剩的同时收缩，这时痉挛性的主动肌被同等的或更为紧张的痉挛性拮抗肌所拮抗，特别是在近位关节表现更为明显。

2）相反神经抑制的过剩也可以使拮抗肌产生明显的痉挛，这种痉挛的拮抗肌体现出某种肌肉的紧张性抑制同样也会抹杀运动性，但却给人以“弱”肌肉的感觉。过剩的同时收缩和过剩的相反抑制这两方面可以出现于同一个痉挛型患儿身体的不同部位。例如，在患儿身上呈现的肩部被强力地牵拉向下方，并伴有肩胛骨固定的痉挛性收缩状态，是过剩的同时收缩引起的。而这时肩关节周围的所有肌肉会表现出对上肢的前方上举、后方伸展和水平外展等动作的抵抗，这是由于相反神经抑制过剩引起的。再如，当髋关节的屈肌和伸肌发生痉挛性同时收缩时，髋关节对完全屈曲与完全伸展两方面均产生抵抗，使髋关节既不能完全屈曲，也不能充分伸展。

紧张性相反神经抑制的现象，可以以内翻尖足为例，这种状态就是由于相反神经支配的抑制过剩所引起的，这时的腓肠肌群就是拮抗着痉挛性的胫骨前肌和胫骨后肌的“弱的”肌群。

（2）解释脑性瘫痪的症状：痉挛型脑性瘫痪之所以表现为患儿的活动性降低，是因为患儿为活动而做的努力会导致主动肌与拮抗肌同时收缩，而使四肢被固定，结果使此类型患儿被固定于两三个姿势，运动颇为困难；即使能够运动，其范围也受限，并要付出相当的努力。不随意运动型和共济失调型患者的异常相反神经支配表现为完全的、无限制的相反神经抑制过剩。当患儿试着进行运动时，会诱发拮抗肌即时而过剩的弛缓，拮抗肌群本身既不能使运动停止，也不能诱发运动，再加上缺乏同时收缩，协同肌的支持作用也差，从而导致不随意运动与共济失调型患者的过剩运动性以及缺乏固定能力和姿势调节能力，形成不能充分控制运动、运动范围过大、协调运动差的临床特点。这些特征是 Hemmond 将“不能保持一定姿势的状态”的病态命名为“手足徐动”的理由。

（3）相反神经支配的理论，也可应用于脑性瘫痪患儿姿势与运动模式的分析和分型。

（4）对治疗的指导性意义：根据相反神经支配法则，在进行治疗训练时应该知道以下几点。

1）在进行四肢的离心运动之前，首先要保持好身体近位部位的稳定。

2）治疗时要注意协调主动肌和拮抗肌。进行分阶段的治疗，使两肌群间出现相互协调的渐增和渐减。

3）肌肉方面，在身体中枢部位和近心部位起紧张性抗重力作用的多裂肌、腹横肌和腓肠肌等的 SO 纤维（慢肌）首先出现活动，做好稳定姿势的准备工作。在此基础上，FG 纤维（快肌）才能使在远位部的四肢进行灵巧的活动。在治疗中要充分理解这一点，为了使四肢更好的活动，首先应该把控制的关键点放在近位部，在取得近位部稳定后，再开始四肢的活动训练。

只要不改变身体力线关系就不能改善相反神经的关系。例如，偏瘫患儿出现明显的患侧肩胛带的不稳定，患侧躯干短缩，使身体力线向患侧倾斜。治疗时首先要矫正身体力线的直线化，可在患侧臀下加垫，使坐位保持对称姿势。然后，通过促通前锯肌的收缩，获得肩胛带的稳定性，减轻患侧肩胛带和上肢的沉重感，维持躯干抗重力的伸展活动。

4）据有关报道，有的运动单位存在不按常规原理参与运动的情况，如手指肌肉（拇长伸肌、拇指内收肌）就是首先从 FG 类型的肌纤维运动单位开始参与活动的。因此，在对手部进行治疗时，需要采取特殊的治疗措施。即使在肩胛带和上肢近位部尚未充分恢复的情况下，也必须针对手指的灵活动作和腕关节的稳定性进行相应的治疗。当然，同时一定要考虑到功能性和上肢近位部位的稳定性、抗重力性的恢复治疗。

### （三）运动模式的多样性

#### 1. 运动模式的概念

运动模式（motor pattern）即运动的样式。人与动物在做各种目的动作时，需要全身各个肌肉群与关节的配合，这种配合就形成了一定的运动样式，即模式。我们观察运动时不能只注目于某个关节的运动范围和某个肌群的收缩与弛缓，而必须通过全身的姿势和运动来判断运动的成效。例如，我们在观察肩关节的运动时，必须同时观察在躯干、肘关节、手等部位所发生的动作，从中可见到各种共同运动，而这些共同运动源于很多肌群的协调性，是由于这些肌肉活动的协同作用才产生了肩关节的运动与姿势的保持。又如，当正常人向前方上举肩关节时，无论他的上肢呈内旋位、外旋位，肘关节呈伸展位、屈曲位，或在他的体位呈坐位或立位时，在所有的姿势条件下都能完成这一动作。上述运动中，关节的配合及运动各种体位的配合，都与运动模式有关。

#### 2. 正常儿运动模式发育

正常儿的运动模式是逐渐发育成熟的，婴幼儿的早期运动模式是原始的、整体的模式（表 6-2）。

**表 6-2　下肢的整体运动模式**

| 整体伸展模式 | 整体屈曲模式 |
|---|---|
| 髋关节伸展 | 髋关节屈曲 |
| 膝关节伸展 | 膝关节屈曲 |
| 髋关节内收 | 髋关节外展 |
| 髋关节内旋 | 髋关节外旋 |
| 踝关节跖屈 | 踝关节背屈 |

当婴幼儿的发育处于整体模式阶段时，在他的活动中可以见到以下现象：当髋关节或膝关节开始伸展时，就会出现表 6-2 中左侧的所有的伸展模式，即髋关节内收、

内旋及踝关节跖屈的伸展→伸展→伸展的整体伸展模式。相反，当髋关节或膝关节开始屈曲时，则出现表6-2中右侧的所有屈曲模式，即髋关节外展、外旋和踝关节背屈的屈曲→屈曲→屈曲的整体屈曲模式。上述的两种模式分别称为整体的伸展模式和整体的屈曲模式（图6-3）。

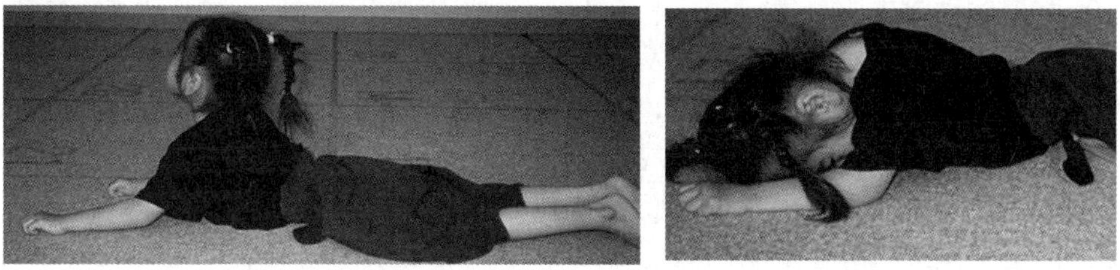

a b

**图6-3 整体模式**

图中为一个4岁的痉挛型双瘫患儿，a可见到在俯卧位上，患儿呈现出髋关节、膝关节和踝关节（跖屈）的伸展、伸展、伸展整体模式；b是在患儿主动屈曲膝关节时出现了髋关节、膝关节和踝关节（背屈）的屈曲、屈曲、屈曲整体模式。

随着小儿的生长发育，逐渐从整体的模式中解放出来，出现下肢的踢蹬动作用，这动作是从整体性屈曲模式和整体性伸展模式的交替运动开始的，逐渐出现多种运动形式的组合，比如在伸展膝关节时出现髋关节外展、外旋模式与踝关节背屈相组合；屈曲膝关节时，髋关节外旋、外展要素消失，出现了中间位的状态。下肢踢蹬运动的不断发育与变化是为将来的步行做准备的活动，在步行运动中所表现的就是成熟的、多种模式的组合（表6-3）。

**表6-3 步行中正常模式的组合**

| 支撑期 | 向摆动期移行期 | 摆动期 |
|---|---|---|
| 髋关节伸展 | 髋关节伸展 | 髋关节屈曲 |
| 膝关节伸展 | 膝关节屈曲 | 膝关节从稍屈曲转向伸展 |
| 下肢外展、内收中间位 | 下肢外展、内收与外旋、内旋的中间位 | 下肢稍外展、外旋 |
| 踝关节背屈 | 踝关节跖屈 | 踝关节背屈 |

从表6-3中可见到步行运动中模式组合的多样性。上肢的运动模式组合比下肢更为复杂多样，因为上肢要进行各种日常生活动作，只有复杂的运动模式才能适应复杂多样的日常生活动作。例如，代表正中位指向发育的两手握在一起。代表上肢伸展的手伸向远处。代表肘关节分离动作的手到口。代表腕关节背屈和手指屈曲的握物动作。代表腕关节中间位及手指外展、伸展的抓握物体后再松开物体的动作。代表肩关节稳定及前臂、腕关节及手指可向多方向运动的使用手的各种操作等，上述所有模式的组合人类都是在正常的发育过程中逐渐出现并逐渐发育完善的。

现代生理学中阐述，姿势与运动间是相互作用、两者密不可分的关系，也可以说各种运动的本身只不过是身体姿势的变化或者是某一部位的变化。当人类做选择性的、有意识的动作时，必须有姿势模式为前提，比如头的控制与回旋、对身体位置的矫正能力及平衡反应等。而且，这些姿势反应的协调模式其本质上与运动模式是相同的。

**3. 异常运动模式**

当中枢神经系统损伤、疾病和发育障碍时，由于原始反射的残存，异常的姿势紧张及异常的相反神经支配等原因，使患儿的运动模式也出现异常。患儿呈现与年龄不相称的原始的、整体的模式，或运动中难以组合形成不同的模式，或者固定于代偿的、异常的模式之上。各关节特别是缺乏伸展、外旋、旋后、背屈的运动。难以形成的运动模式的组合常见的有屈曲要素与伸展要素的组合、固定近位部使远位部进行分离动作的组合等，因而表现为任何时候都是一定形式的姿势与运动。痉挛型脑性瘫痪患儿表现为单一的运动模式，缺乏多样性；不随意运动型患儿则表现为缺乏控制运动的能力，多为整体模式；共济失调型患儿缺乏对模式的选择性，运动时常出现意向性震颤。

综上所述，正常的姿势反应机构的要素为以下三点，即正常姿势紧张、正常相反神经支配和模式的多样性，三位一体形成随意运动的基础。正常姿势反应机构表现的中枢神经系统的发育成熟，是人类基本的运动能力（principal motility）。正常情况下，生后10个月的大部分小儿已确定了各种正常的姿势反应机构。

4. 运动模式对治疗的指导意义

图6－4是图6－3中的患儿，对其整体模式进行手法操作，图中a是被动地屈曲其膝关节同时抑制髋关节的屈曲，破坏了整体伸展模式，出现了踝关节屈曲（背屈），呈现出髋关节伸展、膝关节和踝关节屈曲的模式。图中b是在被动地屈曲其膝关节同时进一步抑制髋关节的屈曲，并给膝关节的屈曲以阻力时，可以破坏整体伸展模式，出现了髋关节伸展、膝关节屈曲和踝关节伸展的模式。

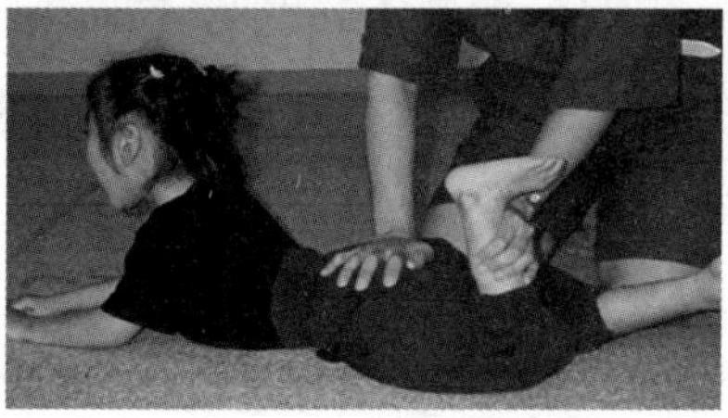
a

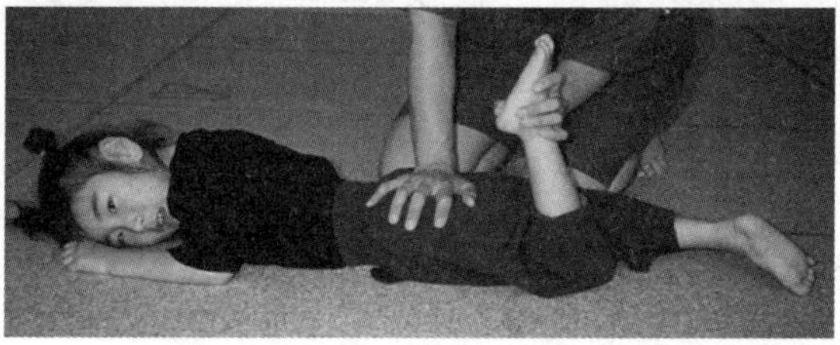
b

**图6－4　破坏整体模式的操作手法**

## 第三节　小儿脑性瘫痪的Bobath分型及各型特点

Bobath博士根据小儿脑性瘫痪姿势紧张的性质及分布，对小儿脑性瘫痪进行了分型。此分型与本书第二章中所描述分型没有原则上区别，只是Bobath本人为了便于评定与制订治疗计划而进行的分型。Bobath 分型共分六型，本书中为了尊重原来的分型方法并对治疗进行指导，故而进行介绍，以供参考，临床上仍然应该应用第二章所介绍的分型方法。

## 一、分型

Bobath 博士制订的分型如下：

（1）重度痉挛型。

（2）轻度痉挛型。

（3）手足徐动型。

1）伴有痉挛：重度痉挛型手足徐动、中度痉挛型手足徐动。

2）不伴有痉挛：舞蹈样手足徐动、单纯手足徐动。

（4）失调型。

（5）弛缓型。

（6）过剩运动型。

## 二、各型的特点

### （一）重症痉挛型

重症痉挛型（severe spasticity）患儿肌紧张亢进、铅管样强直（Bobath 博士也称其为可塑型肌紧张亢进）。

**1. 障碍程度**

患儿的障碍多数为四肢瘫、双瘫和偏瘫。

**2. 肌紧张的性状和变形的可能性**

（1）过剩的肌紧张：肌紧张在各种体位上几乎无变化，始终处于高度紧张状态。

（2）同时收缩：主动肌与拮抗肌均处痉挛状态。

（3）肌紧张无急剧的变化，不因情绪等发生变化。

（4）常处于被限定的姿势和体位，所以变形的危险性大。

**3. 脊髓水平的原始模式**

（1）常被紧张性反射完全控制，呈现不完全的、原始的整体伸展模式或整体屈曲模式。

（2）常见惊吓反射（startle reactions）。

**4. 紧张性反射模式**

（1）少见联合反应。

（2）肌紧张异常亢进。

（3）残存紧张性颈反射、紧张性迷路反射、阳性支持反应。

**5. 矫正、平衡、保护伸展反应**

（1）障碍部位缺乏矫正反应。

（2）多出现颈矫正反应。

（3）缺乏保护伸展反应和平衡反应。

**6. 运动范围与运动障碍**

（1）除强刺激外，几乎见不到活动。所以在治疗中控制患者肌肉痉挛时，必须给予强刺激。

（2）由于肌肉的同时收缩，运动范围被限定于中间位。

（3）即使有活动也是勉强进行的、很小的活动。随意运动的自发性极小。

（4）无不随意运动。

（5）同时收缩在近位部比末梢部多见。

**7. 性格的特征**

（1）由于过剩的肌紧张而有恐惧、不安，惧怕跌倒，易对高调的声音出现恐惧感。

（2）患儿几乎不接触外部环境，行动与处事非常谨慎。

（3）只有限定的反应。

（4）不能适应身体与精神的变化。

（5）性格固执。

**（二）中度痉挛型**

中度痉挛型（moderate spasticity）患儿有中度的肌肉痉挛和铅管样强直。

**1. 障碍程度**

中度痉挛型患儿障碍程度分为四肢瘫、双瘫、截瘫和偏瘫。

**2. 肌紧张的性状及变形的可能性**

（1）由于不同强度的刺激，肌紧张的程度可在正常至过剩的范围内有一定的变动，如当努力做动作、情绪改变、发声时，可以见到肌肉的紧张性增强。

（2）主动肌比拮抗肌的痉挛表现明显，末梢部比近位部肌肉痉挛明显。

（3）变形的主要原因：①经常处于异常姿势。②用定型的异常模式来学习功能动作。③由于应用症状轻的部位进行各种动作而引起其他部位的联合反应。

**3. 脊髓水平的模式**

（1）明显的整体性屈曲模式和伸展模式。

（2）常出现惊吓反应。

**4. 紧张性反射模式**

（1）出现非常明显的联合反应。

（2）紧张性颈反射、紧张性迷路反射及阳性支持反射残存。

**5. 矫正、平衡、保护伸展反应**

（1）可见一定程度的矫正反应，但大多数情况下阙如。

（2）平衡反应发育不完善，特别是立位与步行的平衡反应得不到发育，但有时膝立位、坐位的平衡反应可能出现。

**6. 运动范围与运动性质**

（1）运动范围稍大于重症痉挛症患儿。

（2）在进行治疗时需要给予使之产生安心感的训练手法。

（3）一般对外部环境的接触能力较好。

（4）与重症痉挛型相比，运动反应不那么被限定，正常反应多于重症痉挛型。

（5）对剧烈的、迅速的体位等变化缺乏适应能力。

**7. 性格特征**

（1）与重症痉挛型极其相似。

（2）大部分患儿性格固执。

**（三）中度痉挛型手足徐动**

中度痉挛型手足徐动（athetosis with spasticity）患儿的临床特点为：

**1. 障碍程度**

中度痉挛型手足徐动患儿的障碍有四肢瘫和偏瘫。

**2. 肌紧张的性状及变形的可能性**

（1）中等度的肌肉痉挛，肌肉痉挛末梢部比近位部多见。

（2）手足徐动活动多见于末梢的关节部。

（3）肌紧张动摇于正常与过紧张之间。

（4）变形的可能性少于痉挛型，有时见髋、肘、膝关节部位的屈曲变形。

（5）近位部可有很少的同时收缩。

**3. 脊髓水平的原始模式**

中度痉挛型手足徐动患儿存在脊髓水平的原始模式，但常被不随意运动所修正。

**4. 紧张性反射模式**

中度痉挛型手足徐动患儿受对称性紧张性颈反射、非对称性紧张性颈反射和紧张性迷路反射的影响明显。

**5. 矫正、平衡反应**

（1）多数情况下中度痉挛型手足徐动患儿存在矫正反应，但由于间歇性的出现姿势紧张，矫正反应有时呈不定型的形式。

（2）平衡反应阙如或不完善。

**6. 运动范围和运动性质**

（1）缺乏选择性的运动（selective movement）。

（2）难以将运动控制在中间范围。

（3）缺乏调节肌肉作用的能力。

（4）姿势模式类似于中度痉挛型。

**7. 性格特征**

中度痉挛型手足徐动患儿的性格与中度痉挛型患儿非常相似，但对变化比较适应，恐惧感少。

**（四）重度痉挛型手足徐动**

重度痉挛型手足徐动（athetosis with tonic spasms）患儿的临床特点为：

**1. 障碍程度**

重度痉挛型手足徐动障碍只有四肢瘫。

**2. 肌紧张的性状**

（1）肌紧张动摇于低紧张至过紧张状态之间。

（2）缺乏肌肉的同时收缩，或取伸展状态，或取屈曲状态。

**3. 变形的可能性**

（1）由于极度的非对称姿势的影响而易发生以下变形：

1）脊柱侧弯。

2）脊柱后弯。

3）后头侧的髋关节脱臼。

（2）如果长时间处于坐位，导致髋、膝关节的屈曲挛缩。

**4. 脊髓水平的原始模式**

重度痉挛型手足徐动患儿几乎不存在脊髓水平的原始模式，因患儿常处于低紧张或过紧张的状态而少有自发运动。

**5. 紧张性反射模式**

（1）呈现明显的对称性紧张性颈反射和非对称性紧张性颈反射。

（2）呈现明显的紧张性迷路反射。

**6. 矫正、平衡、保护伸展反应**

重度痉挛型手足徐动患儿的矫正、平衡、保护伸展反应阙如。

**7. 运动范围和运动性质**

（1）几乎不能随意地控制运动。

（2）有明显的、间歇性的过紧张。

（3）常呈极端的伸展或者极端的屈曲姿势。

（4）不随意运动多出现在末梢部位。

**8. 性格特征**

（1）情绪不安，不成熟。喜怒无常，变化剧烈。

（2）一旦发生肌肉痉挛，会立刻变得神经质，常有恐惧感。

（3）常因语言的障碍而引起达不到欲望的不满情绪。

**（五）舞蹈样手足徐动**

舞蹈样手足徐动（choreoathetosis）患儿的临床特点为：

**1. 障碍程度**

舞蹈样手足徐动患儿障碍只有四肢瘫。

**2. 肌紧张的性状**

（1）肌紧张动摇性：

1）从低紧张至正常。

2）从低紧张至过紧张。

（2）缺乏肌肉的同时收缩。

**3. 变形的可能性**

舞蹈样手足徐动患儿少有变形，但有肩关节和手指关节半脱位的倾向，也有出现足外翻的病例。

**4. 脊髓水平的原始模式**

舞蹈样手足徐动患儿存在脊髓水平的原始模式，但常被不随意运动所修正，表现出非正常的反应形式。

**5. 紧张性反射模式**

舞蹈样手足徐动患儿有间歇性的紧张性反射模式。

**6. 矫正、平衡、保护伸展反应**

（1）矫正、平衡反应某种程度存在，但并不是以协调运动的形式出现。

（2）保护伸展反应以异常的形式出现，或者常常缺乏。

**7. 运动范围和运动性质**

（1）运动范围相当大，不能调节至中间位。

（2）常出现大的突发性动作。

（3）不随意动作多出现在近位部，末梢部稍少。

（4）手指肌肉的肌力弱，在随意动作中，常常出现过度的不协调运动。

（5）缺乏选择性运动。

（6）缺乏运动中的固定能力。

**8. 性格特征**

（1）情绪相当不稳定，不成熟。

（2）对他人表现友好，性格爽朗，但常有感情变化。

（3）少有恐惧感，容易兴奋。

**（六）单纯型手足徐动**

单纯型手足徐动（pure athetosis）患儿的临床特点为：

**1. 障碍程度**

单纯型手足徐动患儿多为四肢瘫和偏瘫。

**2. 肌紧张的性状**

（1）肌紧张动摇在极低紧张与正常之间。

（2）缺乏肌肉的同时收缩。

（3）单块肌肉或肌纤维有痉挛。

**3. 变形的可能性**

单纯型手足徐动患儿中少数病例可见到足外翻，与舞蹈样手足徐动同样有引起肩关节及手指关节半脱位倾向。

**4. 脊髓水平的原始模式**

单纯型手足徐动患儿存在脊髓水平的原始模式，但常被不随意运动所修正。与舞蹈样手足徐动相比，运动模式比较有选择性，原始模式较少。

**5. 紧张性反射模式**

单纯型手足徐动患儿几乎不受紧张性反射的影响。

**6. 矫正、平衡、保护伸展反应**

单纯型手足徐动患儿存在矫正、平衡、保护伸展反应，但常受不随意运动的妨碍。由于没有主动肌和拮抗肌的调节能力，所以常以异常的运动形式来反应。

**7. 运动范围和运动性质**

（1）缓慢的不随意运动多出现于末梢部位。

（2）缺乏进行精细的、选择性运动时的固定能力。

**8. 性格特征**

单纯型手足徐动患儿性格同舞蹈样手足徐动患儿。

**（七）失调型**

失调型（ataxia）患儿的临床特点为：

**1. 障碍程度**

（1）失调 + 痉挛。

（2）失调 + 手足徐动。

（3）失调 + 痉挛 + 手足徐动。

**2. 肌紧张的性状**

（1）一般表现肌紧张低，常动摇于低紧张与正常之间。

（2）有肌肉痉挛的病例，常以屈曲模式占优势。

**3. 矫正、平衡、保护伸展反应**

（1）矫正反应可得到很好的发育，但动作不协调。或者矫正反应有时过度地出现。

（2）平衡反应发育良好，但动作不协调。

（3）有意向性震颤和眼球震颤。

（4）常有距离测定障碍（dysmetria）。

**4. 运动范围和运动性质**

（1）缺乏对姿势的持续控制能力，缺乏肌肉的同时收缩。

（2）通常情况下，呈现原始的、相当接近正常的协调运动，这种运动受手足徐动和肌肉痉挛程度影响而出现不同情况。

**（八）弛缓型**

弛缓型（flaccidity）患儿的临床特点为：

**1. 障碍程度**

（1）常向不随意运动型或痉挛型发展。

（2）四肢瘫。

**2. 肌紧张的性状**

（1）表现肌肉的紧张度弛缓，因此呈现出下肢屈曲、外旋、外展位，躯干与胸廓扁平，上肢与手指屈曲。

（2）间歇性的伸肌痉挛。

（3）肌肉的紧张非常低，不出现紧张性颈反射。

（4）由于呼吸肌弛缓，呼吸浅表。

**3. 变形的可能性**

（1）由于蛙状肢位而致髋关节脱臼。

（2）踝关节极度背屈，外翻。

（3）立位及步行时用足跟支持体重。

（4）卧位时其姿势呈下肢外展、外旋、屈曲。

**4. 脊髓水平的原始模式**

弛缓型患儿脊髓水平的原始模式非常显著。

**5. 紧张性反射模式**

（1）仰卧位上紧张性迷路反射最明显，仰卧位与俯卧位均不能抬头。

（2）下肢呈现极端的髋关节屈曲、外旋、外展姿势。

（3）伸肌痉挛以及伴有痉挛的紧张性颈反射逐渐增强。

**6. 矫正、平衡、保护伸展反应**

弛缓型患儿矫正、平衡、保护伸展反应阙如。

**7. 运动范围和运动性质**

（1）关节的运动过剩。

（2）肌肉不能同时收缩。

**8. 性格特征**

（1）患儿特别老实，在仰卧位上除了微笑，任何事都不想自己做。

（2）身体消瘦，面色苍白，很少哭泣。

（3）无论患儿处在什么姿势，都见不到其表现出不快感。

（4）智能水平不一。

（5）痛觉及其他感觉的阈值高。

**（九）过剩运动型**

过剩运动型（hyperkinetic）患儿的临床特点为：

**1. 障碍程度**

（1）伴有精神迟滞及精神障碍型。

（2）不伴有精神迟滞型。

（3）多为四肢瘫，偏瘫。

**2. 肌紧张的性状**

（1）一般比较正常。

（2）或多或少的有肌肉的痉挛。

（3）有或多或少的手足徐动。

**3. 变形的可能性**

过剩运动型患儿一般无变形。

**4. 脊髓水平的原始模式**

过剩运动型患儿不出现脊髓水平的原始模式。

**5. 紧张性反射模式**

过剩运动型患儿不出现紧张性反射模式。

**6. 矫正、平衡、保护伸展反应**

（1）矫正反应出现过剩，不能在高层次中枢被调整。

（2）缺乏大脑皮质水平的平衡控制，不能用一只脚支持体重站立，立位时不能接住抛来的球。

**7. 运动范围和运动性质**

（1）动作笨拙，不灵活，缺乏精细动作。

（2）不能静止，这种状态在 2～4 岁时，为正常的表现，超过 4 岁以后应考虑为过剩运动型。

（3）注意力难以集中。

（4）呈现原始的运动形式。

（5）在坐位和立位上缺乏躯干的回旋运动。

（6）眼与手的控制（协调）困难。

**8. 性格特征**

（1）注意力涣散，活动频繁。

（2）自己不能对多种刺激进行选择整理。

（3）性格固执。

## 第四节　促　通

### 一、促通的概念

（1）促通（Facilitation）是为了使患者便于运动，通过手法操作，为患者提供的简单的、较为正常的运动、姿势等感觉输入的方法，使患者体验较为正常的运动感觉，为运动的再学习提供帮助。

（2）促通是临床专家通过对患者的检查、评定，根据患者的病情，所指定的适当的、容易被判断的能让患者运动的治疗技术。

### 二、促通的特点

（1）促通所应用的手法未必是让患儿进行被动的活动。

（2）设定目标，给患者增加各种信息，通过相似的、不同的感觉信息或是感知来改善身体图示（body schema）。身体图示是指个体在潜意识下对其身体的运动和姿势不断调整的过程。

（3）促通的基础是真正理解如何调节给患者刺激的强度和频度，只有真正理解才能达到预想的目的。

（4）为了取得治疗效果，治疗师的手法操作是关键的一环。

### 三、张力影响模式的目的

（1）改善患儿的活动范围和行为水平。

（2）维持所获得的功能。

（3）管理和护理养育人员对患者的日常援助和护理。

（4）不同操作（Handling）的目的：

1）被动（Passive）运动或安定时：使患儿进行被动的运动或使之处于静态姿势，并不能或很少对患者的功能和可动性提供援助。

2）主动协助运动或是安定时可以给患儿少量的功能援助。

3）让患者活跃起来集中地进行一些主动运动，而且从运动的开始就要带有持续的目的性。可以给患儿较大的援助。

4）通过向心信息的输入，包括压迫、压缩等手法使肌肉活化，达到改善运动功能的目的。

## 四、张力影响模式的原则

（1）设定的治疗目的动作要使患者容易做到，不感到特别困难。

（2）治疗过程中，要给予患者积极的感觉运动学习过程，要使治疗过程在治疗师和患者之间形成一种积极的运动配合过程。

（3）运动策略是先把患者安静下来，尽可能的根据其运动能力找到最适合的动态的对线和神经肌肉活动让运动成为有效的运动形式。

（4）治疗师用最适当的频率和协调性给予患者输入，患者尽可能多地实施运动的场面。

## 五、促通的手法

### （一）关键点

**1. 运动的概念**

从运动力学的观点解释运动，所谓的运动是指由一个姿势的对线到另一个对线运动的轨迹。运动是所有关键点活动的结果，所以在运动中控制关键点是最重要一环。

**2. 关键点（Key points）的作用**

1）操作身体的一部分，调整全身肌紧张、姿势和运动，促通广范围的自发运动。

2）对重力、支持基底面积、被实施的目标所产生的姿势的紧张度进行最快、最简单、最有效的修正，改变身体的不同领域。例如，从坐位站起的运动中，在坐位上和站起的过程中头和颈、肩胛带、骨盆带和膝关节始终是关键点（图6－5、图6－6）。

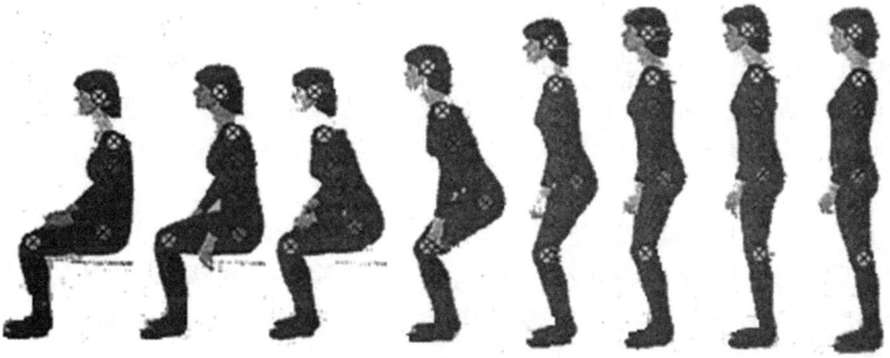

图6－5　从坐位站起动作中的关键点

⊗关键点

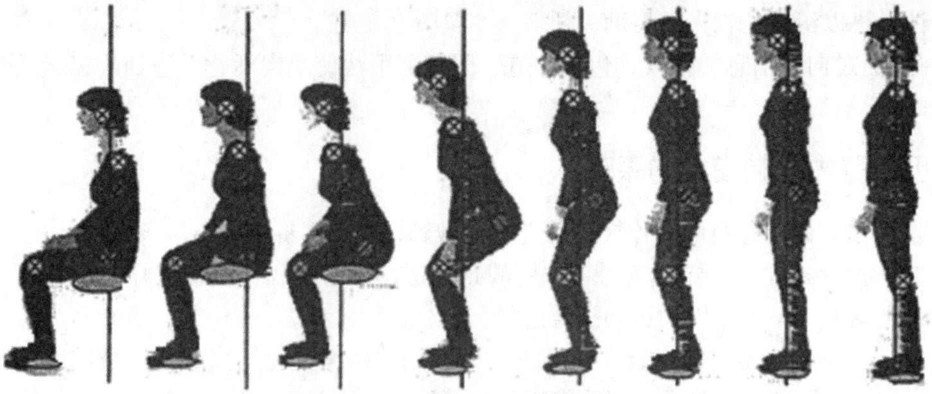

图6-6 从坐位站起动作中的基底支持面和身体对线

基底支持面 ⊗关键点

**3. 关键点的类别**

（1）中枢的关键点或关键区域（Central Key points/area，CKP）：胸廓。通过对胸廓的控制或辅助，使躯干得到平衡和获得良好的控制姿势（Postural control），这是维持四肢活动和功能性稳定的基础。

（2）近位关键点或关键区域（Proximal Key points/area，PKP）：包括头部、肩胛带、骨盆、髋关节，其作用如下。

1）肩胛带：保证上肢和手的功能性支撑动作，同时起到稳定和掌握平衡的作用。

2）骨盆（髋）：保证下肢和足的功能性支撑动作，同时起到稳定和掌握平衡的作用。在将对抗重力位的反应向支持基底面传导的同时，也反过来向躯干传导，从而维持膝立位和立位的平衡和功能性活动。

3）远位关键点或关键区域（Distal Key points/area，DKP）：包括手关节、手指、肘关节和前臂以及足、膝关节和小腿。手和足是重要的感觉器官，能够探索和适应周围环境，手和足的这种特性是个体进行环境适应的重要基础。

**（二）参照系**

个体在进行高效率的运动控制过程中，对身体各部分之间、身体与空间环境之间作出准确的判断，这样才能保证动作的高效准确。参照系是人脑对空间认识的基本体现，参照系的选择是运动学习的结果，是在运动实践过程中逐渐形成的。

参照系分为两类：

（1）以自己为中心：涉及自己的身体，如姿势控制的参照系是头部和躯干。

（2）以他者为中心：涉及外界，如姿势是重力和垂直关系的调节。

参照系以运动、感觉学习为基础，即内部表象（internal representation）自己的身体和外界关系的发育。

**（三）基底支持面**

**1. 基底支持面的概念**

基底支持面（Base of Support，BOS）是指人体在各种体位上支撑身体部分的面积。

**2. 基底支持面的作用**

（1）平衡功能的关系：作为物体来说，重心越高，基底支持面越窄。人体也同物体一样，基底支持面越大稳定性越大；而重心越高，基底支持面越窄，姿势也不稳定（图6－7）。但是，这种姿势不稳定使移动变得容易，有利于人体的活动。当出现姿势不稳定时，人体可以通过其具有的高度的姿势保持功能来维持姿势的稳定。

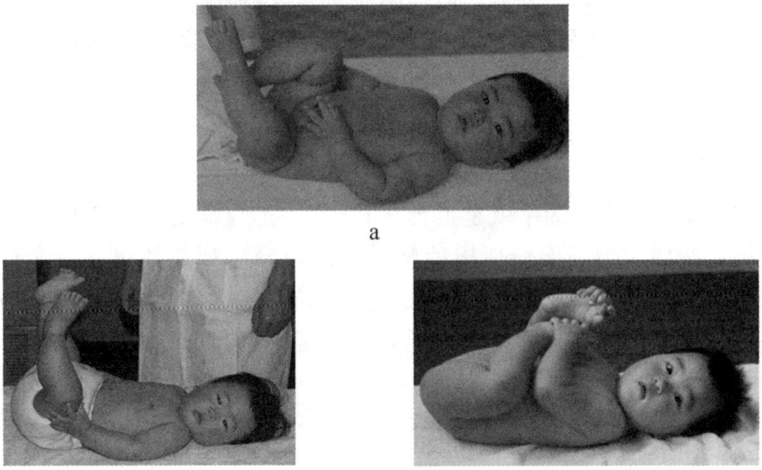

a

b　　c

**图6－7　正常小儿仰卧位上基底支持面的动态改变**

1）抗重力功能：经过长期进化，人类具有对抗重力的机构和肌力，可以起到保持姿势稳定的功能。

2）具有各种体位上的姿势保持功能：在各个体位上的倾斜反应、保护伸展反应及直立体位上的姿势保持功能。

脑性瘫痪患儿由于运动发育障碍和姿势保持功能发育不完善，在各种体位常呈现与生活年龄不符的基底支持面（图6－8）。

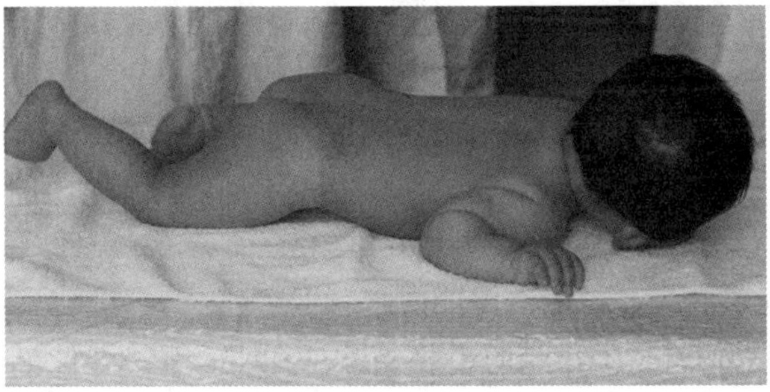

**图6－8　脑性瘫痪患儿卧位上基底支持面增大**

8个月不随意运动型患儿

3）基底支持面的感受性：人体通过感受到的基底支持面所承受的负荷体重的压力等进行动态地调节姿势肌紧张及姿势变化，使所处体位稳定、舒适等。

4）基底支持面具有与从外因（主要是重力）和内因（肌紧张、本体感觉等）等环境因素感受到的向心性信息进行相互作用的能力，从而调节与控制机体的稳定性和活动性。

**3. 基底支持面在治疗中的作用**

在进行运动治疗、作业治疗和言语治疗时，为了维持患儿在各体位上姿势的稳定，必须考虑到在基底支持面积的问题。成功的促通需要治疗师要充分理解稳定性（Stability）和可动性（Mobility）的关系，利用这种关系确定治疗手法。另外，要注意使治疗效果在时间上和空间上逐渐加强。

## 六、促通的工具

为了促通运动，治疗师的手就是工具（Tools）。治疗师要用自己的手来控制和诱导患儿保持姿势。例如，为了促通抓握的感觉，作业治疗师要给患儿一个促通的感知，如给予手的触觉（触摸不同质地的物体）、温度觉等刺激，观察患儿有什么样的感觉和反应。并进一步根据反应进行下一步的治疗。并要通过反复地练习来提高和深化已经获得的功能。

## 七、促通的练习

为了学习促通，治疗师在对患儿实施手法前，需要事先进行实际操作的练习。通过实际练习中感知到的感觉变化，体会什么样的运动变化是促通技术（Facilitation skills）中最良好的关键点（KEY），并对手法的有效性进行探讨。

**（一）促通练习的内容**

作为康复医生和治疗师，有在治疗患儿前进行促通练习（Facilitation exercise），主要内容如下。

1. 躯干的选择运动：躯干的运动与四肢与头颈部的协调性有密切关系。同时视觉的、听觉感觉功能对躯干的运动起到重要的用，所以要认真评定视觉和听觉功能。

2. 针对性；因为每个患儿的姿势和运动的表现类型不同，治疗师的手法也要相应有变化。

3. 变换体位时注意身体的对线，根据生物力学的研究，身体各部分之间的对位关系与姿势性肌肉张力 、肌的长度和可动性、姿势控制（Postural control）、运动模式、循环（皮肤温度等）等因素相关，常常相互影响。

**（二）在促通练习中治疗师需考虑的问题**

1. 在进行手法操作时，治疗师的手放在患儿身体的哪一部位最恰当，所说的恰当是指能容易诱发患儿的主动运动，而且不能因治疗师的手给患儿过多的辅助而影响患儿的活动，或过多的刺激引起感觉反馈的混乱等。

2. 要考虑治疗师在进行手法操作时的姿势，所谓治疗师的姿势，就是指治疗师与患儿接触的方式，根据患儿的运动发育程度、认知程度以及治疗场所的环境和条件确定具体的操作姿势。一般要确保患儿的舒适和安全，同时还要确保治疗师对患儿的有效操控，另外，也要注意治疗师对自身的劳动保护，避免劳损。

3. 要注意“稳定”与“运动”的关系，人们在日常活动中，肢体的运动往往是在肢体近端节段稳定的前提下实现的。因此，稳定是运动的基础，尤其是姿势稳定才能确保动作的准确和顺畅。在治疗过程中要注意稳定与运动的关系。另外，患儿在运动学习过程中，对参照系的选择也需要相对稳定的参照点，以保证正确有效的感觉信息的传入。

4. 重视治疗师手（Hands）的作用。治疗师的手是实现促通的重要工具，是治疗师与患儿进行信息交换的重要媒介，不能仅仅将其看作“控制”的手，更应该是“评价”的手、“感知”的手、“安抚”的手。

5. 重视感觉（feeling）输入，明确感觉输入的内容和方式，使患儿逐渐掌握相对正确或高效的姿势控制和运动控制的方式，在促通运动的同时，也是在促进正常的感觉反馈的建立。但是这种感觉往往是下意识（subconscious）的，是融入到功能性活动之中的。

以上几点是促通操作练习的重要内容，也是实际治疗过程中能否实现治疗目的的必要条件，无论在练习中还是在实际工作中，都要在操作的过程中对以上几点进行不断的评定，以获得更好的效果。促通练习的最终目标是确定最佳治疗方法，使患者容易完成运动课题。

## 八、安置（placing）反应

**1. 安置反应的概念**

安置反应手法是将一上肢或一下肢被动地活动到一定体位，然后使之滞空，也称其为放置反应。

**2. 安置反应的作用**

在患儿各体位上有功能的对线时，给予充分的刺激所引发出自动的反应是随意运动的前兆，四肢充分安置反应（Placing response）时是非常好的促通手法。

为了达到适当的姿势的安定，需要在适宜的对线上给予适当的刺激，完成这一功能需要通过前馈控制的功能。

前馈（feedforward）的机制与作用：

（1）为产生后面的运动准备效应器，首先进入姿势运动的完成阶段。

（2）为预期特定信号的感觉系统做准备。

例如，在取物体的运动在中，当想要取放在桌面上的物体时，首先要通过视觉感知来预测物体的重量、大小，决定取物体时应用的运动方式、速度等。然后，通过视觉反馈将这种感觉输入中枢神经系统，依赖神经系统的功能进行取物体的运动。与此同时，对取物体时手的构型也在进行着伴有预测性的控制（图 6 -9）。

图 6 -9 中，在欲抓取前方物体时首先要预测手向前方运动时随时间改变的轨迹，还要预测握拳的手随时间推移张开的速度等。然后将这一些预测传入中枢神经系统，通过其控制进行取物体的动作。

## 九、促通技术

包括体重负荷（weight bearing）、压迫（pressure）、压缩（compression）、抵抗

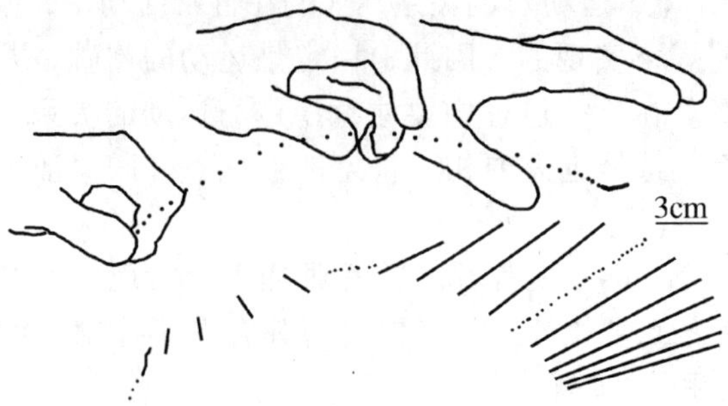


图6-9　取物时手的构型的预测性控制

(resistance)、安置(placing)和保持(holding)、叩击(tapping)等技术。

其中叩击技术可以和安置反应相组合。叩击手法包括抑制的叩击、压迫叩击、交互叩击和摆动叩击几种手法。

具体操作方法将在第八章中叙述。

(陈秀洁)

# 第七章　小儿脑性瘫痪的评定

## 第一节　评定的目的与原则

### 一、评定的目的

在小儿脑性瘫痪的诊断与治疗中，评定是其中的重要一环，其目的如下。

（1）明确患儿运动发育水平：包括粗大运动和精细运动的发育情况，通过评定计算出发育商。

（2）了解患儿身体障碍程度：身体障碍的程度如何，异常姿势和异常运动模式的样式，以及其产生原因及可能的发展趋势。

（3）神经反射发育情况：是否有原始反射的残存，正常的自律反应是否出现及成熟度情况，病理反射存在与否等。

（4）了解异常肌张力的情况：了解异常肌张力的范围及其分布情况，异常肌张力对于外界刺激有否变动等。

（5）变形与挛缩的情况：了解目前有否变形与挛缩，将来是否有出现挛缩与变形的因素和可能性等。

（6）其他：评定患儿的语言发育、摄食运动、智能发育、社会性、认知功能、情绪等，全面了解患儿的整体情况。

评定的最终目的是为正确制定治疗目标提供依据，也作为判定治疗效果的指标。

在神经发育学治疗法的概念中，治疗与评定是一体化的，对患儿进行评定后予以手法治疗，在治疗过程中要对患儿的反应进一步评定，根据反应确定存在的问题再次制订下一步的治疗计划，如此循环往复地进行，使治疗科学化及患儿的功能得以改善。

### 二、评定的原则

#### （一）全身性的、综合性的评定

脑是人类精神与运动两方面的中枢器官，无论何种原因导致脑损伤、疾病和发育障碍，都会出现精神与运动等多方面障碍，无论小儿或成人都不能例外。Hellbrugge 曾经对脑性瘫痪患者的全面情况进行调查，结果发现，其中 91% 的患者具有重复障碍。因此，评定时不能只注重患儿的运动发育，还要将患儿作为一个整体，从各方面去评定，要探索患儿所表现出的各种反应的相互关系及相互影响，找出异常反应及其引起的连锁反应，找出原发的异常要素及患儿力所能及的、发挥适当功能时最主要的姿势与运动的构成要素，作为设定促通与抑制手法的依据。

脑性瘫痪患儿的临床症状除表现在运动方面外，还常合并精神、认知、情绪、智能、语言等多方面障碍，所以在评定时，一定要将患儿作为一个整体，从各个方面去综合评定。

**（二）随年龄变化进行不断的评定**

要注意的是，在婴幼儿期的异常表现多数只是运动发育迟滞，其他方面的障碍尚未分化。评定时要考虑到随着患儿年龄的增长可能发生的异常性及其质与量的变化，这种变化可以持续到青春期仍不会停止，且随环境的变化而发生多种多样的变化。要以正常儿的精神、运动发育及情绪和社会性的发育的里程碑为依据来观察脑性瘫痪患儿的运动与反应的协调性，以及对外来刺激的选择性。另外值得注意的是，无论是脑性瘫痪患儿还是正常儿，其发育过程均有个体差异，尤其脑性瘫痪患儿则表现更为明显，常表现出千奇百怪的个人的异常发育，评定时要注意到这一点。

**（三）定期的评定**

因为脑性瘫痪患儿的临床症状复杂，所以不能通过一次评定就能了解其障碍的全部情况，也不能凭一次评定就决定治疗方案。评定应该分为初期评定、再次评定和最后评定三个步骤。

1. 初期评定

初期评定是在刚刚接触患儿时对其进行的评定。由于患儿的恐惧感和紧张感，在进行评定的过程中往往不能表现出其实际的运动发育水平，也可能由于评定人员初次接触患儿对其不了解，评定的结果不能说是很准确的，所以初次评定只是着重于找出急需治疗的问题，以便采取相应的治疗方法和手段。根据初期评定的结果所制定的治疗方案只是试验治疗，要在治疗中详细观察患儿对治疗的反应，判断治疗的方法和手段的正确与否，找出不当之处，为再次评定做准备。

2. 再次评定

在经过初期评定治疗一定时间（一般为1～2周）后，一定要对患儿进行再次评定。再次评定的重点是了解在前一段时间治疗中患儿的反应和变化，并评定前次评定的正确性和治疗的有效性。根据患儿的反应和变化及治疗的成效，决定原来的治疗方法和手段中有哪些是可以保留的，哪些是需要改变的，据此制订下一步治疗方案。

再次评定要根据患儿在治疗过程中的情况进行多次，一般每3～4周进行一次。在治疗过程中如有特殊情况，如患儿有较大的病情变化等，要进行即时的评定。

3. 最后评定

患儿经过治疗在出院时要进行的评定为最后评定，此次评定的目的是掌握患儿在住院期间的治疗效果，同时了解目前仍存在的问题，对患儿今后的治疗和家庭疗育提出具体的建议，并指导家长如何进行家庭疗育。

总之，小儿脑性瘫痪是症状复杂的综合征，所以决不能通过一次评定就确定最终的治疗方案。例如，在评定中一定要考虑到患儿目前的异常因素中引起继发障碍的可能性，治疗手段中一定要有阻断继发障碍的方法。脑性瘫痪的继发障碍的衍变过程见

图7－1。从评定中确认婴幼儿脑的可塑性（plasticity）、治疗的有效性、评定的正确性等，只有这样才能对患儿采取全面的、综合的康复手段。

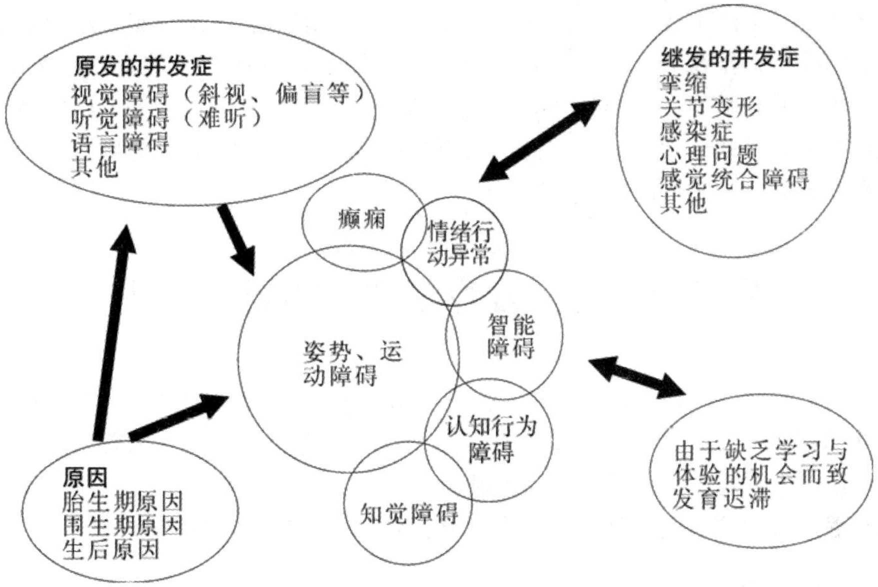


图7－1　脑性瘫痪的原发障碍与继发障碍的衍变过程

**（四）评定与治疗一体化**

如上所述，对运动障碍患儿的评定至关重要，通过评定掌握患儿脑损伤的程度和脑的潜在能力，为制订整体治疗目标、选择治疗方法和手法提供依据。进行治疗以后，针对患儿的反应进行再次评定，然后再制订治疗方案，如此循环反复进行。所以说在康复治疗中，治疗与评定是一体化的过程（图7－2）。

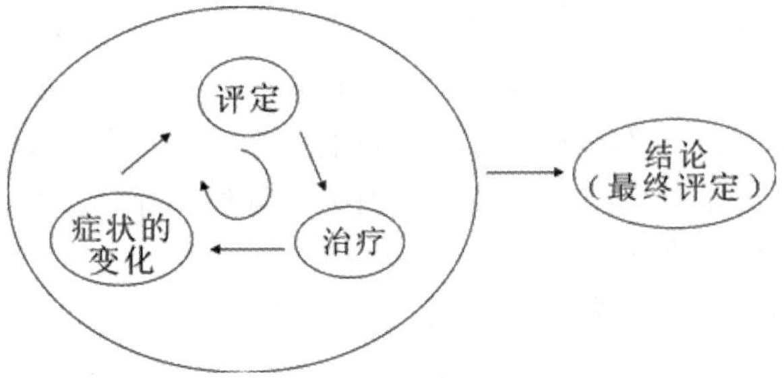


图7－2　评定与治疗一体化示意

**（五）对患儿周围环境等的评定**

评定主要是针对患儿，但也不应忽略患儿的家长、家庭周围环境等情况，如家庭经济状况、患儿兄弟姐妹情况、患儿与家长的关系、在家庭中疗育的可能性与条件、父母的文化程度等。

### 三、参加评定的人员

评定不是一个医生或一个治疗师的单独作业，应该组成评定小组，小组成员有医生、运动治疗师、作业治疗师、语言治疗师，另外还应有社会工作者、家庭访问员、心理测定人员及教师等。各类专业人员要密切配合，并以医生为核心，由医生领导评定小组进行评定，并进行总结。在初期筛查阶段可以由各专业人员分别进行，各自收集患儿存在的问题，然后进行小组集中评定。

## 第二节　神经发育学评定的思考方法

脑性瘫痪是在发育途中脑受到损伤、罹患疾病或发育障碍的结果，其临床表现在每个患儿间存有很大的差异，而且每个患儿本身所表现的临床症状随着生长发育也会有很大的改变，评定中必须考虑到这些因素。

从神经发育学的观点，对患儿的综合评定应从以下几方面来考虑。

### 一、整体的评定方针

#### （一）观察分析要点

评定的主要项目之一是对姿势反应和对包括摄食活动在内的精细运动的评定。这里所说的姿势反应的评定不只是通过对姿势反应的检查来看其发育所达到的阶段，更需要了解以下几点。

（1）各种姿势反应之间如何进行协调。

（2）患儿如何自发地应用这些姿势反应及如何适应姿势反应的异常状态。

（3）关于运动发育的评定，也不能只观察患儿的发育水平达到哪个月或年龄，还要同时观察运动发育与患儿的社会性、交流能力、智能发育的关系。

（4）评定要扩展至患儿与双亲及家庭成员的关系，以及家庭环境对患儿的影响等。

（5）必须考虑到患儿的感觉运动经验和有无感觉障碍等多方面问题。

#### （二）姿势模式与运动模式

脑性瘫痪患儿异常问题的发生不是各块肌肉或各组肌群本身的障碍引起的，而是因多群肌肉的活动缺乏协调性所致。在临床上表现为运动模式间的不均衡，出现特异的姿势与运动模式，而且运动的种类被限制在少数的、定型的模式上。也就是由于矫正反应与平衡反应的发育受阻碍及原始的反射残存，使患儿的运动发生困难，常以异常的、代偿性运动代替应出现的正常运动。在发育的初期阶段出现的这些异常运动模式也有可能将来变为较为正常的模式。

评定时要考虑到由姿势模式与运动模式所决定的运动的质量。

#### （三）运动模式的性质

判断运动发育正常与否，不能只依据是否达到发育指标，必须考虑到与姿势和固有运动要素有关的感觉运动行为的质量，运动模式受自律的姿势反应影响，这些自律的姿势反应的性质在很大程度上又左右着姿势紧张的状态，两者呈相辅相成的关系。

**（四）姿势肌紧张**

姿势肌紧张的评定以全身的各种运动模式与姿势模式为基础。也就是说，不是评定各块肌肉或各组肌群的状态，而应评定姿势肌紧张在全身的分布状态。评定过程中若在末梢部、远位部见到异常姿势肌紧张时，要考虑到它与近位部各种模式的相关性。另外，姿势肌紧张的程度及分布要受很多因素的影响，如兴奋状态、努力地做某种目的性动作时、身体各部位在空间中的方向性、身体姿势力线等因素，都影响着全身的姿势肌紧张。

**（五）自律的姿势反应**

当一个人要做某种功能性动作，如发育完善的精细动作或有意图的运动时，必须有自律的姿势反应作保证才能得以完成。最重要的自律的姿势反应就是矫正反应和平衡反应，由这些姿势反应而产生的运动模式的发育，是在抗重力姿势的发育及被有效控制的运动模式的发育中所必需的。只有各种矫正反应的相互作用才能保证翻身和腹爬等姿势的变换和前进移动运动的进行。人类通过平衡反应才能获得姿势的控制与平衡功能。矫正反应和平衡反应的运动构成要素，在有意图的运动中被统合在一起，构成协调运动的基础。

## 二、适应行为

当中枢神经系统发育不成熟或发生异常时，会影响机体对其整体状态及环境刺激的反应性，并会出现由于适应反应的质的不同而导致不同程度的异常运动征候。这一点常见于发育初期，在评定中必须要了解以下几点。

**（一）对刺激的阈值**

通过观察小儿对各种刺激反应的灵敏程度可以发现中枢神经系统功能障碍。正常小儿在生后数周即形成了对各种刺激的适应能力，获得构成刺激—反应形态的能力，可以以此来应对妨碍运动的各种刺激，同时对于过度的刺激也可以有一定程度的防御能力。也就是说，小儿一旦被刺激就会产生对应刺激的各种各样的适应能力和防御方法。

1. 刺激的阈值异常低

部分脑性瘫痪患儿对刺激的阈值异常低，表现为对刺激的过敏性。由于这种过敏性，患儿非常容易对刺激产生反应性混乱，其结果导致运动的紊乱，同时对听觉刺激、视觉刺激、触觉刺激都会产生过敏反应。

2. 刺激的阈值异常高

由于中枢神经系统障碍的不同，有的患者恰与此相反，由于对刺激的阈值异常的高而致缺乏反应性，表现对视觉、听觉刺激等反应迟钝，也同样会导致运动紊乱。

**（二）行动的多样性**

正常的婴幼儿从相当早期就可以适应环境中不断发生的新状况，并对其采取对应的反应，如各种各样的原始反射就是对应各种刺激的手段。这种应对常常是不可预测的，这是正常发育的重要特征。而脑性瘫痪患儿在感觉运动功能、社会性功能、情绪功能、精神功能等方面，反应的形式非常有限，缺乏多样性，常常呈现定型的反应形式。

**(三) 精神反应性**

正常小儿在新生儿时期即具有觉醒状态和注意力，但持续时间很短。随着生长发育及对于从环境而来的刺激的反应能力的不断成熟，使注意力这一能力从早期开始不断得到发育并逐渐完善，这种注意力的发育对将来的精神发育至关重要。

中枢神经系统障碍会导致在异常发育过程中出现精神反应性的阙如，或出现极度的注意力涣散现象，这两种异常表现导致患儿丧失或减少初期的学习机会，使小儿精神发育更加延迟。与正常儿典型的反应相比，脑性瘫痪患儿对同一刺激任何时候都表现出相同的刻板的反应，而且这种反应会反复出现。

**(四) 与环境的相互作用**

正常婴幼儿在发育过程中，常表现出对周围环境的关心与好奇，当取得交流能力后又能表现出喜、怒、哀、乐的感情，常常为了吸引他人的注意而努力地做各种讨人喜欢的动作。

脑性瘫痪患儿对环境的相互作用和反应能力受到抑制或有障碍，表现为对周围环境的反应迟钝与淡漠，对环境变化的适应能力差或对周围环境漠不关心。

**(五) 运动的精细性与发育指标**

运动源于视觉、听觉、前庭感觉等感觉刺激，再由本体感觉和触觉的反馈而形成，同时视觉和听觉刺激常常会促进运动行为。

小儿所掌握的功能性精细动作和在相应年龄获得的精细动作都应作为评定的一部分。但是若将患儿的功能水平放于某特定的月龄和周龄上来评定，则不能反映真正的发育障碍。因为在已获得的精细运动的过程中会有解离现象，运动与精神的发育未必在同一年龄段上，所以只评定运动发育水平而不评定精神发育水平，不能反映患儿的整体发育水平。

## 三、各种功能动作的评定要点

**(一) 头的控制和躯干的控制**

头部与躯干的控制程度可以反映矫正功能和平衡功能的水平，所以要对俯卧位、仰卧位、坐位及从仰卧位向坐位拉起等情况进行评定。头部与躯干的控制还必须在额状面上评定。例如，正常情况下当体重移向一侧时，头与躯干应向相反侧倾斜，保持头的正中位（矫正反应），其后还需要回旋的要素。这种反应在俯卧位、坐位及立位悬垂位上均可诱发出来。如果患儿已经获得了头与躯干的控制能力，还应检查 Landau 反应。该反应除表现出包括颈部的全身性伸展外，还出现髋关节的伸展、外展、外旋动作。

**(二) 上肢功能**

上肢功能的评定内容如下。

(1) 在俯卧位和坐位上观察上肢与手的支持功能。

(2) 根据相应的年龄与功能，检查各方向的上肢保护伸展反应。

(3) 评定手的伸出、抓握物体、松开抓握的物体等各项动作功能的随意控制情况。

(4) 评定小儿将物体从一只手递向另一只手及用两只手操作的能力。

(5) 当观察到在活动中一只手的活动明显占优势时，应考虑到是否有感觉方面的非对称性和肌紧张的非对称性。

(6) 评定小儿用手玩耍、用手探索身体、手到口、吮指等运动，这些都是正常发育中的重要阶段，评定中不可忽视。

如果3个月以后的小儿手在任何时候总是握拳，则一定是异常的。

**(三) 姿势的变换**

姿势变换能力是重要的运动功能，从俯卧位向仰卧位翻身、从仰卧位向俯卧位翻身、从俯卧位转换为四点支持位或坐位、抓物站起等都可称为自立的运动功能。要评定与记录这些动作中的控制能力和平衡能力的发育程度，有时稍稍地给予患儿以扶助即可进行姿势转换。但也有的患儿不扶助就不能变换体位。同时，必须评定患儿维持各种体位的能力。

**(四) 前进移动**

小儿的前进移动发育顺序是：翻身转动、腹爬、四爬移动、高爬移动、向侧方行走，最后至双足步行。也有的小儿不是用爬而用坐位姿势来移动，如偏瘫患儿在坐位上用健手支撑于床面上，通过健侧臀部的向前移动而将身体拉向前方，患侧上、下肢在后方被牵拉向前方，这种患侧肢体退后的现象在步行时也同样可以见到。评定步行时，医生与治疗师可让患儿向各方向行走，行走中要改变方向，同时要对患儿在无支持站立或有支持站立的各种状态下进行评定。也要评定上、下楼梯的情况。

**(五) 支持立位**

尚不能步行的患儿，可在患儿取支持立位时评定其体重负荷能力。在检查下肢的保护伸展反应时，应注意有无异常姿势和异常肌紧张（见第二章）。

## 四、对运动模式质量的评定

评定中若发现患儿缺乏相应年龄运动的成熟性或者说是未达到相应年龄的发育指标，即可以确定为异常发育。但是为了早期发现脑性瘫痪，还需要对姿势肌紧张的性质和运动模式的性质进行质的评定。在发育过程中，运动模式逐渐完善，姿势反应机构逐渐复杂并逐渐形成有效的运动形式。运动模式的质量反映中枢神经系统的成熟度和整合功能的阶段性。而整合的感觉运动行为是为数众多的知觉与认知功能的发育基础，所以运动的质量对小儿将来的运动发育程度有莫大的影响。

为了早期认识异常的感觉运动行为，必须掌握有关正常运动模式的知识，以及在发育过程中如何变化，这些已在第四章中叙述。

**(一) 姿势肌紧张**

姿势肌紧张反映中枢神经系统内的兴奋中枢与抑制中枢间动态的相互作用，小儿的内、外感觉器敏感地对刺激发生着反应，而对刺激反应的结果会使姿势肌紧张的程度和分布发生变化，而这种变化还受感觉刺激的种类与质的影响。

1. 正常发育

姿势肌紧张的质与分布是可以通过姿势和运动模式、运动的难易程度和努力程度表现出来。在第六章第二节中已经叙述过正常姿势肌紧张在对抗体重负荷和抗重力支持时要保持着充分的高度，而对于主动运动与被动运动要保持一定的、快速出现的、容易适应的低度。这是进行选择性精细运动的必要条件，是稳定性与运动性间高度协调性的基本保证。

肌紧张的分布状态在发育过程中是不断地变化着的，Saint-Anne Dargassies（1977）论述，在婴儿的早期阶段，身体远位部的肌紧张高于近位部，上肢高于下肢。这种模式随着生长发育会完全逆转，逐渐获得相对的近位部的稳定性和远位部的运动性。

相反神经支配决定着人体的稳定性与运动性及其两者之间的相互作用，依靠正常的相反神经支配调节着相对的肌群。在具有正常运动的调节功能时，由于主动肌群收缩而开始的运动，可以诱导拮抗肌阶段性的弛缓和伸张。当主动肌与拮抗肌同等收缩时即发生了同时收缩，这种正常的同时收缩可以获得姿势的稳定性和近位部的稳定性。

2. 异常发育

异常发育已在第五章第二节中详述。

**（二）运动反应的多样性**

正常婴幼儿的运动反应具有多样性，这种情况在早期出现反射性运动时就已经表现出来。在发育过程中，有的时期呈现某种运动模式占优势的状态，但是在同一时期不只存在这一种运动模式，还会同时存在不同于这种优势模式的模式，甚至存在着与此模式相反的运动模式。例如，出生后6个月的小儿，在俯卧位上常以伸展模式为主，表现为俯卧位上脊柱伸展、上肢伸展支持体重、下肢也呈伸展姿势。而同一时期的小儿在仰卧位上却经常在屈曲模式上玩耍，表现为骨盆和下肢抬起，手伸向膝与足，呈明显的屈曲模式。

如果一个小儿出现与上述正常小儿的运动反应相违，如在任何体位上都毫无例外的呈现定型的运动模式和单一的优势运动模式，应考虑有中枢神经系统的障碍。

**（三）运动的阶段化**

1. 正常发育

运动的进行必须是运动控制中枢与各种感觉的反馈系统之间进行统合之后，才能给运动的强度、速度及敏捷性等方面赋予阶段性，运动反应必须适应于迷路觉、视觉、本体感觉、触觉、听觉的反馈。只有运动在空间上达到阶段化，才能保证体重负荷和体重移动时的运动阶段化。

2. 异常发育

异常发育的患儿，由于感觉反馈和运动控制系统的异常，阻碍了运动阶段化的发育。例如，如果患儿不能充分控制头部，就不能出现视觉与听觉的正常反馈，也不能充分将运动与感觉进行统合。同时，头部姿势竖直能力的发育出现障碍时，也影响迷路性反馈的发育。另外，如果患儿缺乏控制躯干的能力，或者由于肩胛带近位部不稳定等因素致缺乏充分的姿势稳定性时，会在很多的运动功能之中影响手顺利地伸向各方向，常呈现突发的运动，伸手时常常超过预想目标。即使有的患儿已经获得了抓握物体并能将其松开的能力及用上肢与手支持体重的能力，但是如果存在异常姿势肌紧张，也不能使运动阶段化地、顺利地完成。随着生长发育出现的肌紧张动摇性和不随意运动、震颤，也会阻碍协调的、有效的运动模式的发育。逐渐地会出现运动不足与运动混乱，并在将来作为中枢神经系统损伤的症状出现，且常伴有感觉障碍，继而致运动发育迟滞。

**（四）运动的连续性（顺序性）**

1. 正常发育

每个矫正反应都可以促进或诱发其他的矫正反应和平衡反应的发育，其结果会产生反应的连锁状态，即引起了运动模式的连续性。例如，由于头部向侧方的矫正反应可引发躯干向侧方的矫正动作，其后才能获得在两栖类反应和平衡反应中所出现的四肢的反应姿势。矫正反应和平衡反应的连续的活性状态波及全身，就形成了身体在空间的姿势变换，也就是出现了前进移动这一重要的运动功能。

2. 异常发育

当矫正反应与平衡反应发育迟滞或受阻碍时，就会破坏运动的连续性。另外，如果只是持续地以一种运动模式占优势，或者过剩地使用身体的一部分，也会阻碍运动的连续性。例如，有的患儿因为缺乏控制下肢与骨盆运动的能力，而代偿性地应用上肢和上部躯干来进行相应的动作。又如，四肢的蛙状肢位与“W”状坐位等支持基底面增宽的仰卧位与坐位，是为了以基底面积的增加来保持稳定性。上述状况在导致姿势变换发生困难的同时也阻碍了运动的连续性。这种状态使患儿呈现静态的临床像，与在正常儿所见到的活动和运动行为形成了鲜明的对照。

**（五）原始反射群的统合**

在脑性瘫痪的诊断中最具有诊断意义的原始反射有 Moro 反射及紧张性迷路反射、非对称性紧张性颈反射、对称性紧张性颈反射等紧张性反射群。

中枢神经系统发育正常的小儿，生后即存在或在数周后出现这类反射，这些反射控制着小儿的运动行为。但是有意图的行为可以战胜这些反射，摆脱这些反射的控制。当中枢神经系统发育成熟后，这些原始反射被修正，并被统合成为更为复杂的姿势反应，于是这些原始反射就不再以单纯的形式出现了，即临床上所说的消失。

中枢神经系统损伤的患儿，紧张性反射的残存阻碍了随意运动，而且由于紧张性反射占优势，阻碍了矫正反应与平衡反应的发育。由于这种紧张性反射的存在使患儿与正常小儿相比较，其运动为定型的或各种反射反应表现得很强烈。如果同时呈现姿势肌紧张的异常和其分布持续地异常，会导致这些原始反射的异常程度更加增强。如加上向重力方向牵拉的力量，会使抗重力矫正能力的发育受阻碍。

**（六）姿势的对称性**

姿势的对称性及正中位指向的发育，对众多的知觉功能来说是相当重要的，也是知觉功能的必要条件。在具有高度功能的功能性的一侧占优势和两侧的交替性功能发育之前，必须首先形成身体两侧的统合，正常小儿在 3 岁左右最终发育为一侧功能占优势的状态。

如果患儿表现出残存姿势与功能的非对称性，就会阻碍正常知觉发育的流程。若缺乏正中位指向和两侧手的活动功能，就会产生对身体像和身体认知的偏差，妨碍患儿学习各种物体性状能力的发育。

**（七）姿势的直线化**

正常小儿利用矫正反应的影响来学习抗重力的矫正功能，也就是保持头部在空间的正常位置，恢复或维持头部、躯干、四肢三者间适当的姿势直线化。在身体的各个面上，与矫正反应同时存在着各种各样的运动模式。

1. 矢状面的矫正（抗重力伸展与屈曲）

（1）正常发育：姿势调节的发育是从抗重力伸展模式开始的，在矢状面上较为成熟的矫正模式中必须有轴性伸展与轴性屈曲的协调性。例如，在仰卧位上只有通过抗重力屈曲姿势调节的阶段性发育，才能使小儿取得功能性的对称姿势，进而达成手与手、手与足、手与膝、手与口间协调动作的发育。

另外，只有屈曲模式与伸展模式进行了有机的组合，才能使头部与躯干姿势的直线化关系得到高度平衡，达到近位部的稳定性。前面所述两种功能发育完成才能获得四肢的分离运动，如上肢肘关节伸展状态向前方伸出，下肢在仰卧位上伸展的抬起等。

（2）中枢神经系统损伤的患儿的异常表现：

1）异常姿势肌紧张：由于异常的姿势肌紧张使抗重力的矫正反应发生变化，呈现低紧张状态的患儿其身体是沉向重力的方向，而呈现高紧张状态的患儿则是被牵拉向重力的方向。当紧张性反射支配运动行为时，向重力方向牵拉的力量特别强，患儿越努力地抵抗重力，越会增强肌肉的紧张程度。

2）身体各部位屈曲与伸展的协调异常：中枢神经系统受损伤、患疾病和发育异常时，屈曲与伸展间微小的相互作用发生障碍，这样的患儿可以有一定程度的抗重力活动，但姿势的直线化发生异常，运动构成要素的统合也不充分。

3）伸展模式占优势：当伸展模式占优势时，颈椎、腰椎被向前方牵拉而形成过度的前弯，结果使头部过度后屈而下颌部分向前突出。如果抗重力屈曲活动未得到发育，颈部就不能前屈。为了对抗这样的屈曲而不能保持身体的竖直，会使骨盆被拉向前倾方向，这样就会阻碍髋关节完全伸展能力的发育，也使身体各个面的矫正反应和平衡反应及其后的发育停滞。

4）代偿性屈曲：患儿以屈曲模式占优势的状态多数是以代偿模式的形式出现的，这种屈曲占优势的状态特别容易发生在坐位或四点支持位等接近直立位姿势的时期。在俯卧位与仰卧位上，由于这种屈曲模式对抗了已经发育的初期伸展模式，使身体或各关节容易向屈曲方向的异常短缩发展。

2. 额状面的矫正（侧屈）

在适当地整合额状面姿势的直线化时，需要向侧方的矫正反应做基础。在头部和躯干向非负荷体重侧侧屈的模式形成的同时，负荷体重侧躯干发生自动的伸张与伸展。当将体重移向侧方时，就出现了轴性回旋的要素。向侧方的矫正反应必须在整体的伸展模式与整体的屈曲模式被抑制后才有可能出现，因此可以说向侧方的矫正反应是发育过程中有意义的精细运动的体现。

中枢神经系统受损伤、患疾病和发育异常的患儿，若仍然存在整体伸展和屈曲模式，会阻碍向侧方的矫正反应的发育。有时可见到用躯干的侧屈来代偿躯干的回旋活动，这时如果仔细观察姿势直线化的状态，就可以发现这种代偿性的侧屈与真正的矫正反应的性质和效率相比较有很大差距。在异常发育中，躯干侧屈常与脊柱优势的伸展相组合，所以不能形成正确的姿势直线化。因此，在额状面不能达成肩胛带与骨盆带的直线化，不能引起负荷体重侧的自动伸展，但是颈椎关节可获得最大范围的稳定性。

3. 水平面的矫正反应（体轴内回旋）

体轴内回旋的发育受身体矫正反应的影响。例如，对于从侧卧位坐起、从坐位向四点支持位等姿势变换等这样的运动来说，体轴内回旋这一运动功能是重要的构成要素。体轴内的矫正反应可以在分节的翻身运动中观察到，比如从俯卧位向仰卧位翻身时其运动始于骨盆，然后是肩的回旋。而从仰卧位向俯卧位翻身时，运动由头部与肩开始，然后是骨盆部的回旋。在坐位这样更加直立的体位上，由于回旋动作的发育使躯干的控制能力增加，使上肢获得自由，这样小儿就可以操作玩具，手的精细动作功能也可得以提高。回旋动作在平衡反应中与屈曲运动相组合，在坐位与四点支持位间的姿势变换中与伸展运动相组合。

中枢神经系统受损伤、患疾病和发育异常的患儿，体轴内回旋以及由于回旋而产生的高度的平衡反应的发育出现障碍，多数用头部及躯干的侧屈来代偿体轴内的回旋活动，而且为了取得平衡必须非常的努力。于是，患儿将四肢过度地外展以增宽基底支持面，形成了静态的体位。由于不能充分控制躯干，必须用上肢的保护伸展来预防跌倒，结果限制了上肢与手的功能，即限制了游戏活动和对物体的操作能力。

**（八）姿势的稳定性与运动性**

在所有的运动中都会发生身体重心的转移，所以在各项运动中必须随时调整姿势。在小儿的正常发育过程中，随着运动复杂性的增加，不断减少依赖物体来获得稳定性的动作，最后获得独立的稳定性。在调节运动的过程中需要有与之相对应的姿势稳定性和取得运动与姿势两者间的平衡，这种姿势的稳定性必须在运动的所有发育阶段中不断地进行调整，因此可以说有效的姿势稳定性是动态的，而控制四肢运动的基础则是近位部的稳定性。只有在平衡反应发育之后才能获得对身体在空间中运动的控制能力。

1. 近位部动态的稳定性

（1）正常发育：根据由头向尾方向及由近位部向远位部发育的原则，姿势的稳定性首先见于颈部及肩胛带周围，然后是躯干，其后进展至骨盆，姿势的稳定性是通过负荷体重而逐渐得以发育的。小儿是通过用上肢负荷体重以及在两侧上肢间进行体重移动的活动方式来获得在空间上控制上肢的运动功能，上肢的运动功能是在肩胛带、躯干获得稳定性之后才形成的，这一功能在正常儿5～6个月时可以达成。进一步，为了获得控制手指的运动和分离运动则需要肘关节及腕关节的充分稳定性。随着体重在躯干下部和骨盆上移动能力的发育，头部和躯干的控制能力也日趋发育成熟。在下肢和足部的平衡活动中也需要有效地控制躯干与骨盆的姿势。

（2）异常发育：在异常发育中，如果缺乏近位部的稳定性，会使身体在所有面上的正中线控制活动发生困难，也就是不能获得头部、肩胛带及骨盆带之间适当的直线化。这时，患儿常常通过头部的运动而引起体重移动，导致头部向负荷体重侧即重力的方向倾斜，这与正常的矫正反应和平衡反应恰好相反；正常时头部应向抗重力方向倾斜。头部的反向倾斜妨碍了头与躯干控制功能的发育，也使手指的操作功能不能得到完全的发育，同时也增加了下肢运动模式的异常性。

当患儿缺乏适当的体重移动能力及矫正反应、平衡反应时，常常通过异常的、固定的模式来获得一定程度的姿势稳定性，但这种稳定性绝对不同于正常的姿势稳定性。这种固定的模式是静态的，不但不能进行有效的体重移动，而且会导致关节的挛缩。这种固定模式常出现在肩胛带与骨盆带的周围，如以肩的上举和骨盆带前倾的形式出现。同样为了获得姿势的稳定性，而将四肢大幅度地外展，以增宽基底支持面的方式使患儿呈现静态姿势。其他形态异常的固定姿势有时也发生在四肢的远位部，这一点特别表现在低紧张儿，他们常依赖于手的尺侧和足的外侧来负荷体重，从而保持姿势的稳定。

2. 平衡反应

人类可以通过矫正反应来获得姿势的直线化，也可通过调节肌紧张或通过代偿的运动来维持平衡或使姿势恢复到原来状态，这就是平衡反应。平衡反应必须在矫正反应已经发育的基础上才能得以发育，反过来又可修正矫正反应。前面已经叙述平衡反应约在正常小儿6个月时出现，首先见于俯卧位，其次是仰卧位、坐位、四点支持位，最后出现于立位及步行过程中，在5~6岁时基本上完成。应该注意的是，在俯卧位上最初的平衡反应发育时，小儿基本上已经可以无扶持地取坐位。这种运动功能发育在时间上的重复现象，在坐位与立位、立位与步行之间也同样发生。立位和步行时的平衡反应出现在1~2岁，这时候在近位部姿势调节的基础上，在前足部和足趾发生固有的代偿运动，或者可以通过向各方向的跨步来矫正平衡状态，其后数年姿势的调节越来越协调。

构成平衡反应的因素有：头部和躯干的侧屈和轴性回旋及将“四肢伸展”的模式，四肢的伸展模式依据体重移动方向的不同而有多种多样形式，常出现一定程度的外旋和伸展的模式。当运动模式高度分离时，平衡反应的调节会非常协调和迅速。

在异常发育中，如果呈现原始的、整体的运动模式，如运动性受限及异常姿势肌紧张等现象都会阻碍平衡反应的出现。

3. 上肢的保护伸展反应

上肢的保护伸展反应是出现在平衡反应尚未充分发育时，其发育先于其他的平衡反应，且与其他的平衡反应有部分的重复现象。正常小儿在5~6个月时，如果可以无扶持地取坐位，即可以在手指稍屈曲的状态下支持身体。其后数周，随着上肢的完全伸展及手的各关节运动性的增加，就可以在手指与腕关节逐渐充分伸展状态下支持体重。前方、侧方、后方的保护伸展反应在6~12个月时逐渐发育成熟。

当患儿缺乏肩胛带和躯干的稳定性时，会阻碍上肢有效的负荷体重能力的发育。正常情况下，上肢的保护伸展伴随着头的矫正反应而出现。所以任何原因使矫正反应的发育迟滞或障碍时，都会阻碍上肢保护伸展反应的发育。

**（九）运动的分离（成熟的运动模式与原始的运动模式）**

1. 正常发育

（1）运动模式的构成：各种运动模式的构成都需要相应的抑制控制能力，如屈曲模式与伸展模式组合时，必须存在相应的抑制控制能力。这种抑制控制能力是伴随着中枢神经系统的成熟而逐渐发育的。机体必须在整体的运动模式被抑制后才能使运动发生分离与分化，也只有在整体的运动模式分离后，才会形成许多新的运动模式，才能获得所有精细运动活动的姿势机构。

(2) 分离模式的形成：非常原始的准备阶段的分离模式或许在非对称性紧张性颈反射样姿势中见到，因为这种反射样姿势可见到身体左、右两侧的不同姿势模式。其后由于抑制控制能力的发育，出现了矫正反应和两栖类反应，于是整体模式被抑制，出现了各种各样的分离模式。

近位部运动分离的出现时期早于远位部，因为发育的方向是从头向尾，所以从用肘和手支持体重的俯卧位向侧方移动体重时，可见到头部、肩胛带、躯干的运动分离，这种见于上半身的运动分离要早于骨盆运动与躯干运动的分离。只有这种分离运动的出现，才能产生在翻身运动或从俯卧位坐起活动中的骨盆向后方回旋的运动。下肢与骨盆运动的分离，出现在婴儿发育的后半期，其后变为步行模式。如果骨盆在侧方的抬举运动明显地减少，会使步行的摆动期中出现髋关节屈曲。由于步行模式的成熟，而出现足跟着地的模式，表示全身的运动模式的分离。回旋模式发育之后，这种精细性在各个体位上逐渐发展扩大，如髋关节、膝关节、踝关节的运动分离现象在成熟的步行模式出现之前，已经出现在俯卧位、坐位、四爬移动之中。

2. 异常发育

如果有感觉运动障碍，会阻碍运动模式的分离、分化的发育。如果残存原始的、整体的运动模式，就难以进行较复杂的高度运动，于是就出现了代偿的、异常的模式。这种现象在患儿接近直立姿势时表现得更为明显，这样就使正常运动行为和异常运动行为的差距越来越大。

## 五、原发异常模式与代偿异常模式

在制订治疗计划时，必须对原发异常模式和为了代偿它而出现的继发异常模式进行区分。如果将治疗的重点集中在代偿模式上，则会加重原发的异常模式，并会使代偿模式成为小儿运动中不可缺少的模式。相反，当患儿为了克服异常的伸展模式而应用代偿的屈曲模式时，如果只强调对伸展模式的治疗，也会使代偿的屈曲模式越来越加重甚至固定化。

异常发育的顺序基本上与正常发育相同，是从头向尾的方向进行的，最早出现的异常症状常常是头部的矫正能力障碍和肩胛带稳定性的障碍，这种障碍会因中枢神经系损伤的种类不同而出现多种情况。另外，与正常发育相同，最先出现的异常模式是伸展模式。这种异常的伸展模式在很长一段时间内支配着患儿的运动，当然这种伸展模式的质和分布状态不同于正常发育，长时间存在会影响患儿屈曲模式的发育。

代偿模式常出现的时期是接近直立位及患儿想要移动时，最早、最频繁出现的代偿模式是伴有肩的上举和肩胛骨前突的上部躯干和颈部的异常屈曲。这种状态之中不仅屈肌紧张亢进，而且屈肌肌紧张要比伸肌肌紧张占优势。

## 六、挛缩与变形

当患儿被限制于少数的姿势与运动模式时，容易产生局限性运动，进而引起关节的挛缩，其中一部分还会导致变形。在检查患儿的运动性时，应该考虑到占优势的姿势和运动模式是否有引起挛缩与变形的危险性。要严格区别由于过度紧张而使运动受限和真正的挛缩，检查时必须摆正患儿的身体，使之对称并全身呈一直线，以免导致判断错误。

常见的引起挛缩和变形的因素如下。

1. 紧张性反射

明显的紧张性反射群是挛缩与变形的最大影响因素，如 ATNR 反射使患儿身体姿势不对称，长时间存在则形成变形。

由于存在对称性紧张性颈反射样姿势，多数患儿应用它而取“W”状坐位或将其应用于四爬移动中，其结果导致下肢屈曲挛缩，严重影响立位和步行的发育。

2. 异常姿势与运动模式

异常的姿势和运动模式也可以导致变形，如由于髋关节内收、内旋的过紧张姿势，可导致髋关节脱臼和半脱位。这种关节的脱位不只发生在髋关节，也会发生在其他关节。其他一些异常姿势，如脊柱侧弯、膝关节屈曲等也是导致挛缩与变形的因素。

常发生的变形除脊柱侧弯外还有肋骨的变形，特别是不能取抗重力体位的患儿常常形成胸廓的扁平和向外侧方向扩展的胸部形态，这样变形会严重影响呼吸与发声的模式。

3. 肌肉紧张度的异常

（1）髋关节伸肌群的紧张：伸肌过度紧张的结果会导致髋关节伸肌群的短缩，使髋关节屈曲时运动受限。判断髋关节伸肌短缩的方法是：患儿仰卧位，将其下肢上举，使髋关节屈曲呈 90°，若骨盆从床上抬起，即判断为髋关节伸肌群短缩。

（2）低紧张：低紧张患儿表现出在大部分的关节活动范围过度增大的倾向，要注意这类患儿的习惯性模式有时也会引起挛缩。例如，低紧张患儿持续处于典型的下肢屈曲、外展模式上，则阻碍了髋关节的完全伸展与内收，这将成为影响正常立位与步行中的重大问题。

4. 肩的后退

由于肩的后退引起肩胛骨和上臂之间被固定，如果上举上肢就会出现翼状肩胛。

5. 脊柱运动受限

当伸肌紧张占优势形成颈部过伸展的习惯性模式时，即使是婴幼儿也不能使颈椎屈曲或伸展。这种运动受限现象也常发生在脊柱的其他部分，其结果会影响躯干与骨盆的运动。

以上只不过列举了几个例子，多数的代偿模式出现于接近直立位和移动之时，必须在各个阶段评定它对患儿运动及发育的影响。与异常姿势肌紧张相同，评定中必须弄清楚引起挛缩与变形的异常运动模式，以便采取适当的治疗手法和预防对策。

# 第三节 评定的具体内容

## 一、患儿的整体像

### （一）观察与询问

评定时首先要对患儿仔细观察，观察的最初印象非常重要，观察应从家长带患儿进入诊室之时即已经开始。观察与询问应从以下几方面入手。

（1）患儿的表现是动态的还是静态的，对医生与治疗师的态度是友好的还是惧怕的。

（2）首先让患儿坐于母亲的膝上，观察母亲抱患儿的方式、对患儿支持的程度、支持的部位与范围的大小。然后让家长脱下患儿的衣服，观察其脱衣服的方式，患儿在脱衣过程中自己可做哪些动作等。再观察患儿离开母亲独自坐到检查床上时所表现的态度，坐在床上时所做的动作情况。

（3）观察患儿的移动方式、活动的耐久力、移动时是否需扶持、扶持程度的大小。

（4）观察患儿应用手的方式，以及如何做他会做的动作。

（5）诱发患儿的语言，注意语言的表达、理解能力，从而了解智能发育情况。

（6）询问家长患儿在家中一天的生活如何度过，如游戏、进食、穿衣、排泄等所采取的方式及其当时的姿势，以及卧（或睡眠时）、坐、移动的姿势或运动状态等，从而分析患儿常用的运动与姿势模式及日常生活动作情况，以便从中找出需要修正与抑制的动作和可选择的动作。

（7）询问患儿出生前、出生时、新生儿期的高危因素，判断患儿的病因。

（8）询问家庭情况，如父母的文化程度、职业、与患儿的关系、对患儿疾病的认识、对患儿的养育情况等。

（9）询问有无癫痫等合并障碍。

（10）询问家庭中遗传病史，是否近亲结婚等。

据上述观察与询问中判断脑性瘫痪的类型，如表现为静态，多为痉挛型，此类患儿的活动常常只限于自己身体范围之内，很少移动身体的重心，不愿去抓取远处的玩具。而不随意运动型患儿多表现为动态的，表现为难以安静地坐、卧，可观察到两手共同运动的困难及不自主的运动等。

### （二）设定场景进行观察

（1）让家长改变他协助患儿的体位与动作方式，观察不同场景下患儿姿势与运动的变化。

（2）给患儿各种玩具，诱导他玩耍，观察游戏方式及各种动作的状态。

（3）在患儿活动中，观察患儿体位变换时的各种姿势。

（4）观察过程中可对患儿进行适当的引导，详细观察并记录。引导的方式可为：

1）减少对患儿的扶持。

2）变换患儿的姿势。

3）确定对治疗手法的反应。

## 二、原始的、正常的运动模式的评定

所谓原始的、正常的运动模式的评定，就是对患儿运动发育的评定。正常小儿由于在正常运动模式与姿势模式的支配下进行运动，所以在任何发育阶段都显示出姿势与运动的协调性。脑性瘫痪患儿虽然被异常的运动模式和异常的姿势模式所控制，但仍然或多或少地存在与正常儿共有的未成熟的模式，即原始模式，同时也存有正常模式。评定后应明确以下问题。

（1）患儿的发育年（月）龄；根据正常儿的发育规律来判定脑性瘫痪患儿在各种体位上的发育年（月）龄。

（2）向下一阶段发育的可能性。

（3）发育停留于某一阶段的危险性与停留的原因，具体地说就是这种发育的停滞是哪一种异常的运动模式造成的。

（4）确认以下几项发育状况：抗重力伸展活动、正中位指向的发育、上肢与下肢的支持性、体轴的回旋、躯干与四肢的分离运动、选择性模式的多样性等。

## 三、姿势肌紧张的评定

### （一）评定方法

姿势肌紧张的评定应在患儿静止状态、情绪正常、不过度紧张也不过度兴奋时进行，主要了解肌肉痉挛、强直、弛缓、动摇性的程度及分布状态。

受紧张性姿势反射影响的体位，可在患儿竖颈及上、下肢的滞空状态中评定。可以给患儿较强的刺激，观察其反应，也可让患儿自发地运动，在运动中评定基本姿势紧张的变化。另外要进行肌张力的检查，判断肌张力的状态。

### （二）姿势肌紧张的种类

（1）痉挛。

（2）强直。

（3）弛缓。

（4）动摇性。

以上几种姿势肌紧张的特点已经在第二章第二节中叙述。

### （三）姿势肌紧张程度的判定

根据内收肌角来判断姿势肌紧张的程度。

（1）重度：自己几乎不能活动或活动相当困难，内收肌角为0°～30°。

（2）中度：只能用一种模式活动，内收肌角为30°～60°。

（3）轻度：表现为精细运动能力差，内收肌角为60°～90°。

## 四、异常姿势模式与异常运动模式的评定

### （一）评定的顺序

（1）首先应注意观察患儿在哪一体位上的异常性最明显。异常性包括非对称的、

定型的、不变化的固定体位，紧张性颈反射及其衍变来的异常姿势模式，伴有肌肉过度收缩的运动及突发的运动，突然失去维持姿势的状态等。这些都是中枢神经系统受损伤的症状。

（2）要清楚地知道患儿处于什么样的姿势，所处姿势与其他姿势有何关联，如姿势是否对称。如果4个半月以后的小儿仍然持续地呈现非对称姿势，肯定是异常的。

（3）要观察患儿在抗重力负荷体重时非对称姿势是否有变化、变化的原因是什么、为什么会有一侧短缩、为什么患儿只会向一侧翻身等。医生与治疗师要边评定边问自己，并能应用既往掌握的知识解答出来，然后确认患儿的运动模式、运动方法，运动的效应、运动中是否有优势模式，运动中欠缺之处等。

**（二）评定中的重点内容**

1. 整体像

整体像评定内容包括全身是屈曲模式占优势还是伸展模式占优势，是否有身体的某一侧占优势的现象。

2. 向各种体位转换

向各种体位转换的可变运动形式评定内容包括：在各种运动形式和各种姿势中患儿能完成的和不能完成的动作是什么。例如，能取坐位，但坐时上肢不能自由活动，原因何在；可独立步行，但不能中途停下来，为什么；会爬，但只应用上肢爬，原因是什么；向坐位转换时，只能从一侧转换，而不能从对侧转换，为什么。

3. 头与躯干的控制

头与躯干控制的评定内容包括：头与躯干的控制是否充分，若不充分，要判断是什么原因引起的对头与躯干控制能力的欠缺。

评定过程中，医生与治疗师应尝试着修正或减轻患儿的异常模式，确定抑制异常模式与促通正常模式时所需要的手法和操作方法应用方式与力度。评定中，也可以让患儿做一些基本动作，从中发现异常模式与异常程度，并弄清楚这些异常模式是如何阻碍着运动的，以及运动中是否有因过剩的努力而增加了肌肉的痉挛，也就是是否有联合反应。另外要注意原发的异常模式与继发的异常模式的因果关系，同时要注意观察、分析代偿的运动模式。

**（三）评定中应用的名词解释**

为了更好地评定，需要清楚认识以下几种名词的概念。

1. 代偿的运动模式

当患儿身体的某部位功能受限时，为了做目的动作，就会用功能相对较好的部位来代偿。例如，痉挛双瘫患儿，在发育到腹爬阶段时，因两髋关节内收、内旋及两下肢交叉，加上下肢功能障碍重于上肢，腹爬时只能用两上肢来代偿下肢的功能，即常常用两上肢负荷体重，靠两上肢的力量驱动身体前行。这种只用上肢进行爬的移动模式称为代偿模式。同时，由于两上肢的过剩努力，导致下肢的联合反应，使下肢的姿势肌紧张增强，进而加重髋关节的内收、内旋。与此同时，因为此类患儿多数为屈肘姿势腹爬（也称之为肘爬），所以也会增强肘关节异常的同时收缩，并使之呈持续状态，导致肘关节屈曲的加重。

2. 原发的异常模式与继发的异常模式

原发的异常模式是由于疾病本身导致的姿势紧张异常造成的，继发的异常模式是由于原发的异常模式长期持续存在而导致产生的新的异常模式。例如，痉挛型双瘫患儿的髋关节屈曲是原发的异常模式，这样的患儿在站立以后，由于腹部肌肉、骨盆带肌肉、腰部肌肉的力量弱，而髋关节又不能充分伸展，于是为了负荷体重使身体前倾，逐渐形成了脊柱的后凸，尤其是腰椎部分最为明显，这就是继发的异常模式。

3. 联合反应

联合反应是一种产生于一个肢体肌群、作用于其他肢体肌群的紧张性反射。此概念产生于头部与颈部，作用于躯干和四肢的紧张性颈反射和紧张性迷路反射。

Walshe 通过对偏瘫患者的研究得出结论：联合反应产生于骨骼肌，是由于骨骼肌的最大的随意的努力方式而使用力的肌肉产生紧张性收缩，而这种紧张性收缩往往超过正常姿势反应的容许量。这种随意性努力即肌肉的紧张性收缩在本体感受器发生持续的冲动使大脑皮层产生兴奋，兴奋泛化而使未用力的相应的骨骼肌也产生紧张性收缩，即联合反应，所以随意性努力是联合反应的刺激源。这反应具有相当长的潜伏期，反应缓慢地、持续地进行着，可见联合反应具有刺激源、潜伏期、反应形式和持续反应，表现出了紧张性反射的所有特征。例如，当偏瘫患者用健侧手用力握物时，由于是单手用力，所以往往超过正常姿势反应的容许量，于是这种过剩的努力使患侧产生持续的、过度的同时收缩，表现为共同的屈肌运动或共同的伸肌运动，这就是联合反应。这种联合反应可以导致患侧肌肉的痉挛增强。

在此要了解联合运动的概念。联合运动与联合反应相类似，也是由于超过正常姿势反应容许量的随意努力而产生的，见于正常的姿势反应尚未发育完全的婴幼儿。在向下一发育阶段移行时，或者小儿智能发育或兴趣超过自身具有的运动发育阶段而产生的运动笨拙的表现。如在刚刚获得步行能力时，立位和步行的平衡反应尚未发育完成，为了调整步行中的平衡而将两上肢高举，称之为“熊步”。随着立位与步行中平衡反应的发育趋向成熟，两上肢渐渐下落，最后在步行中自由地摆动。成人在做一些无经验的、高难度的运动时，也可以见到联合运动的出现。联合运动始终都保持着正常的姿势张力和正常的协调运动，与联合反应有本质的不同。

## 五、基本的自律反应的评定

基本的自律反应是指矫正反应、平衡反应、保护伸展反应等。评定中要在各种体位上逐一诱发，观察出现的反应，判定反应的成熟情况，找出阻碍这些反应形成的异常要素，试验应用促通这些反应的手法，观察患儿对手法的反应，为制订治疗方案提供依据。

## 六、挛缩与变形的评定

### （一）常见的挛缩与变形

脑性瘫痪患儿由于紧张性反射的影响，常常出现以下的变形与挛缩，以及因此而导致的其他异常症状。

1. 膝关节屈曲挛缩

髋关节紧张屈曲使膝关节屈肌的起点部分被动伸展，它的止点部分被迫收缩代偿，在没有外力的作用下，无法维持伸展状态，这样就使膝关节产生屈曲；同时，髋关节的紧张屈曲使股直肌收缩，由止点向起点的收缩，它限制了膝关节伸肌的功能，股直肌做由起点向止点的收缩。如果髋关节的紧张屈曲长时间得不到纠正，膝关节由于屈肌挛缩而产生屈曲畸形。

随着屈肌痉挛的增强，久而久之就会形成膝关节挛缩，使其伸展困难，影响其运动功能。

膝关节屈曲可动范围为130°，如果小于130°，根据其屈曲度数即可诊断为不同程度的屈曲挛缩。

2. 肘关节屈曲挛缩

由于肘关节屈肌群痉挛，使患儿肘关节长期处于屈曲状态，随着屈肌痉挛的增强，久而久之就会形成肘关节挛缩，使其伸展困难，影响其运动功能。

肘关节屈曲全可动范围为145°，如果小于145°，根据其屈曲度数即可诊断为不同程度的屈曲挛缩。

3. 髋关节内收、内旋与屈曲

由于内收肌群和内旋肌群的痉挛而形成，使髋关节内收、内旋且不能充分伸展，另外还常伴有尖足和/或足外翻，这种情况有时与膝关节的挛缩同时存在。

4. 髋关节屈曲与伸展挛缩

由于髋关节的屈肌与伸肌的挛缩可使其屈曲或伸展困难，重者出现挛缩。

髋关节屈曲可动范围为125°，如果小于125°，根据其屈曲度数可诊断为不同程度的挛缩。

对于髋关节伸展挛缩，可应用Thomas测定法判定。方法是：使患儿仰卧位，使一侧髋、膝关节极度屈曲，大腿靠近腹壁，并使腰部紧贴床面，骨盆固定于床上，若另一侧下肢不能伸直为阳性，表示有挛缩。也可测量其股骨与床面形成的角度，正常为0°，如果大于0°，根据其伸展的度数即可诊断为不同程度的挛缩。

5. 髋关节脱臼和髋关节半脱位

由于髋关节内收、内旋肌群痉挛及骨盆扭转而引起髋关节脱臼或半脱位，或者是由于非对称性紧张性颈反射残存，而形成身体非对称姿势，长期处于这种体位也会使后头侧髋关节脱臼或半脱位。

髋关节脱臼和半脱位会引起髋关节变形性关节炎，可发生明显的疼痛。而这种疼痛刺激又会使髋关节炎症加重，形成一种恶性循环。

6. 脊柱后弯和侧弯

由于髋关节屈曲和腰、腹部肌肉力量减弱，而代偿地形成脊柱的后弯。脊柱侧弯则是因为身体姿势长期处于非对称体位而引起。

7. 前臂旋前和拇指内收

由于前臂和手部肌肉痉挛而引起，常与肘关节挛缩同时存在，也常伴有肩关节内旋，使上肢后伸。

8. 胸廓变形

由于身体姿势非对称和胸廓肌肉力量减弱，而使胸廓产生多种变形。如，扁平胸、漏斗胸、胸廓的一侧塌陷等。胸廓变形会使肺部和心脏受压，影响呼吸、循环功能，甚至可危及生命。

9. 踝关节变形和挛缩

根据足背屈角大小判定踝关节变形和挛缩，应用 DKF 法测定，患儿椅子上坐位，使髋、膝关节被动地充分屈曲，测量踝关节自动背屈时的角度为足背屈角，正常全可动范围为20°，小于20°，说明有挛缩。

10. 手变形和挛缩

判定手变形与挛缩方法是，患儿仰卧位或坐位，使其肘关节处屈曲状态，检查者指示使患儿将自己的手心向上，手指张开。患儿可完成动作则判定为无变形与挛缩。如果不能完成动作或需外力协助则判定为有挛缩。

上述变形与挛缩均见于重症患儿，在评定时应了解患儿在日常生活中惯用的体位，活动中应用什么样的固定姿势和运动模式，可以从这些异常姿势与运动中找出引起变形和挛缩的原因，同时也可以用以指导实施治疗时确定应用矫正和抑制的手法，作为儿童康复医生还要向整形外科医生提供临床数据，协助其对患儿进行必要的外科治疗以及应用辅助用具和矫形器等。

**（二）对挛缩与变形应采取的对策**

上述变形与挛缩均见于重症患儿，评定时应明确患儿在日常生活中惯用的体位、固定的姿势模式与运动模式，从中找出引起变形与挛缩的原因。同时，指导在治疗时为了纠正与预防挛缩、变形所采取的手段，还要向整形外科医生提供正确的临床资料，以便手术治疗或应用矫形器及辅助用具等。

对于经常处于非对称体位及不良体位的患儿，一定要向家长与患儿说明其不利影响，杜绝在日常生活中可引起挛缩与变形的危险性。例如，痉挛型双瘫患儿经常跪坐位或“W”状坐位，在这种坐位上，髋关节的屈肌、内收肌及内旋肌始终处于紧张状态，膝关节也呈过度屈曲状态，久而久之，可以导致髋关节外展、外旋困难。在这体位上也难以穿鞋袜，所以一定要杜绝这种坐位。

目前，日本的一些学者对此观点有新的看法。他们认为，在具体的训练中，为了用恰当的方法引发出脑性瘫痪症状中隐藏着的随意性，比较关键的部分就是要排除“W”状坐位是不良体位，在训练中要尽可能地避免应用这一体位的想法。的确，“W”状坐位是左右分离性差的对称性体位之一，运动发育水平低于侧坐位、伸腿坐位，所以以前有的学者认为最好是尽量避免这一体位的训练。但是，从阻碍自发的训练这一观点来看，应该排除这一想法。

“W”状坐位训练是在治疗过程中诱发从腹爬运动向更高一级的四爬运动发育的准备训练课题，实践证明，完全排除“W”状坐位训练，就会使进行从腹爬运动向四爬运动发育的训练中产生困难。所以应该摈弃这一想法，将“W”状坐位作为一个到达点，融入训练之中，使之成为从腹爬移动向四爬移动做准备的训练体系，同时也可能有益于预防髋关节脱臼。另外，对于预计将来可能出现内旋步行的病例，最好是首先训练患儿达到“W”状坐位，然后再考虑步行的训练。其训练方法也是首先获得“W”状坐位之后，再进行以侧坐位为中心的训练。

## 七、口腔功能的评定

口腔功能的评定包括摄食模式的分析及口腔功能的检查。

**（一）与摄食功能有关的姿势的评定**

1. 方法与要点

影响摄食功能的姿势主要有头部的控制、躯干的控制、肩胛带稳定性的程度、姿势紧张的状态及紧张性反射群所支配的姿势等。评定时可让患儿安定地坐在母亲膝上进行，观察并记录其头部、肩部及骨盆间的直线关系及与口腔、颜面模式的关系。同时要询问父母如何喂患儿吃饭及吃饭时存在什么问题、患儿进食时经常呈现的姿势、饮食的种类及数量、饮食用具、就餐需要的时间等。也可以实际观察患儿父母喂饭时的情况，从中找出问题。

2. 常见的异常模式

（1）全身伸展模式：当患儿呈现头部与肩胛带的后退或异常的全身伸展模式时，常出现以下几种异常模式：张口模式，异常的舌模式，流涎及口唇上、下牵拉模式，或者几种异常模式组合。

（2）异常的屈肌紧张状态：当患儿呈现异常的屈肌紧张状态时，会出现口唇闭合或下颌部的硬性闭合。一定要观察与记录固定的姿势和口腔的非对称性，同时要观察患儿是否存在手到口与拿物到口的运动功能。

**（二）摄食模式的观察**

1. 进食时的观察

在父母喂患儿吃饭的现场观察并记录患儿的姿势及分析这种姿势对口腔功能的影响。注意患儿头部是否向后方倾斜及倾斜的程度，患儿能否坐直，头部、躯干与骨盆能否成一直线，肩胛带与颈部的紧张程度，患儿的就餐姿势及他人协助的方式，异常的伸展模式和非对称性模式等。

2. 吸吮状况

观察并记录用奶瓶喂奶时奶嘴的种类，饮品（乳类、果汁等）的浓度及流动性等。并观察患儿吸吮、咽下时与呼吸间的协调性，以及下颌、唇、舌的运动模式。

3. 用杯饮水

观察记录杯的大小，饮用的水或其他饮料的量和浓度等。

4. 用勺吃饭

记录勺的种类与形状及所进食物的种类。

5. 咀嚼与咬

观察并记录口腔运动的成熟性、是否有分离运动、是否有反射性活动和异常的咽下模式及这种异常模式是否占优势、是否因口腔功能的障碍而出现食物经常堵在咽喉部位的现象等。同时注意就餐中或就餐后是否有呕吐。因为上述问题长期存在会导致患儿营养不良，或因误咽呕吐物而发生危险。

6. 独立进食

观察并记录就餐时患儿与母亲的相互作用、双方的紧张程度、克服障碍的方法等。

**（三）各种摄食障碍的观察方法**

1. 咽下障碍的观察方法

（1）咽下食物时的姿势，其中包括躯干的姿势与颈部姿势。

（2）咽下运动与呼吸运动的协调性，患儿的呼吸是用鼻还是用口，是腹式呼吸还是胸式呼吸。

（3）下颌、口唇的随意性闭合状况，是否有下颌与舌的固定现象。

（4）唾液的咽下状况。

（5）不同食物对咽下的影响情况。

（6）有无反向咽下，是否残存有婴儿型的咽下模式。

2. 摄入食物障碍的观察方法

（1）观察摄入食物时的姿势，特别注意躯干姿势与颈部姿势。

（2）下颌运动的控制状况，如张口的大小。

（3）上、下口唇活动的协调性。

（4）唇部、口角部的活动状态。

（5）因食物进入口腔部位不同而引发的各种动作。

（6）与摄食用具的对应能力。

3. 咀嚼（臼磨运动）障碍的观察方法

（1）咀嚼时的姿势，包括躯干姿势与颈部姿势。

（2）用门齿咬断食物的状况。

（3）左、右口角在咀嚼活动中有无差异。

（4）咀嚼中下颌运动与口唇活动之间的协调性。

（5）颊部与舌在咀嚼运动中的协调性。

（6）是否有食物在口腔前庭处停留的现象。

**（四）口腔的检查**

通过对患儿口腔功能状态的评定，可以系统地了解患儿就餐时出现的摄食行为障碍与口腔功能的相关性及产生原因。对口腔的检查也是评定的一部分，检查时应设法使患儿充分地放松并取对称的体位，因为在不同的姿势上检查，可出现不同的口腔反应。口腔检查的具体项目如下。

1. 口腔模式、肌紧张及口腔的构造

（1）评定时的状态：首先通过观察自发的口腔姿势及运动来评定颊部、口唇、舌的模式和肌紧张。可在以下三种状态下评定。

1）在静止状态下给予上述三部位以各种强度的刺激时。

2）在发声时。

3）在患儿执行医生与治疗师吩咐的某种功能动作时。

（2）观察要点：观察并记录下颌的位置，记录时可以用下颌前突、下颌后退、下颌向侧方偏位、下颌被拉向下方等几项来表示。另外还要注意下颌的非对称性及舌的非对称性模式。同时要记录口唇能否自发地闭合，是否有张口、流涎，并记录口腔运动的阶段化程度。

（3）脑性瘫痪患儿常出现的异常模式：脑性瘫痪患儿常常由于异常肌紧张而影响颜面运动和口腔运动，如果是肌紧张亢进，会导致颜面与口腔运动的阙如，口唇紧张而被牵拉向上方或向下方。这时要观察是否有舌的后退与上举，若舌肌表现紧张亢进，则使舌前伸，舌尖变得非常尖。如果是肌紧张低下则表现为颜面缺乏表情，但口腔的模式却是多种多样的，常表现为颊与唇呈无力状态，舌平坦且宽，舌的位置在口腔底部或上、下牙齿之间。不随意运动型患儿由于肌紧张的动摇和不随意运动，呈现出极端的愁眉苦脸的面容。

（4）检查方法及注意事项：对口腔进行检查时可将一手指放入患儿的颊与齿龈之间或口唇和齿龈之间或直接接触舌，用手指感觉上述三部位紧张的程度。在触摸口腔及其周边时一定不要给予强刺激，以免难以鉴别肌紧张是原有的还是因刺激而产生的。初次接触患儿的医生与治疗师如果强制地触摸，有时难以让患儿接受，会出现抵抗，所以要设法多接触患儿或逗引其玩耍，感情融洽后再检查。

在进行口腔内检查时，为了适当控制患儿的下颌运动，可在支持颜面的状态下进行。

首先观察齿龈的状态，检查有无肥厚、肿胀，如果有，应询问是否服用过抗癫痫药物。然后观察上、下齿咬合情况和齿的状态，由于舌的突伸和异常的吸吮模式可出现各种咬合异常，如开放咬合、交叉咬合等，这种异常的咬合，往往加重异常的咬物模式和咀嚼模式。同时由于重度舌的突伸和异常的吸吮模式会使牙齿的形状发生变化。

软腭和硬腭与摄取食物的运动有密切关系，当硬腭极度狭窄或呈现高腭弓时，舌在口腔内因无空间而处于上、下齿之间，有时将舌推向牙槽突，这样会阻碍正常的咽下模式，舌的正常位置应该对着牙槽嵴。应该明白，只有硬腭弓具有一定的宽度，才能使舌维持在正常的状态，同时软腭的构造及异常肌紧张也影响咽下功能。另外，腭裂畸形也会影响吸吮和咽下功能。当患儿咽食物时，如果软腭与咽后壁不能进行协同运动使鼻腔关闭，食物及饮用物会逆流入鼻腔，引起误咽。

2. 口腔的感受性

给正常小儿的口腔及口腔周围予以感觉刺激，可以诱发出摄食反射的连锁反应。为此为了达成有效的摄食行为，必须调节正确的口腔感觉的反馈功能。感觉过敏的患儿，触觉、味觉、嗅觉及温度觉的刺激，能引起口腔、颊部、舌的紧张性异常，进而引起头部的后屈和全身性异常伸展模式。

如果有感觉反馈的障碍，则会产生口腔功能的障碍，必须进行详细的检查。可以通过观察患儿进食时对各种刺激的反应来了解是否有感觉反馈的障碍，也可刺激患儿口腔周围，通过观察其反应来了解感觉反馈的状况。

3. 口腔反射

在给口腔周围以触觉刺激的同时也可诱发口腔反射，口腔反射包括探索反射（觅食反射）、吸吮—咽下反射、咬反射及呕吐反射。

（1）探索反射与吸吮—咽下反射：已经在第二章中叙述。当中枢神经系统损伤时，探索反射明显亢进，使选择性的口唇运动被抑制，同时也是引起口唇、下颌及舌非对称性的原因。

(2) 吸吮—咽下反射：检查时可将手指或乳头放入小儿口中进行诱发，要区别吸吮是随意的反应还是确切的反射性行为。

(3) 咬反射：生后即出现。诱发方法是触摸小儿口腔侧方的齿龈或牙齿的咬合面，反应方式为下颌的上、下运动。这一反射行为随着精细的咬运动和咀嚼运动的出现而发生变化。因中枢神经系统异常而致异常发育的患儿，咬反射非常容易诱发，且长期残存，并因此而妨碍精细的咬运动及咀嚼运动的发育。咬合运动不是相动性的、连续的咬运动，而是由于对齿龈的触觉刺激而诱发出紧张性的、不受控制的咬反射。存在异常咬反射的患儿难以张开咬紧的口。

(4) 呕吐反射：此反射的诱发方法是刺激舌或硬腭后方使之产生呕吐反应，这是一种保护性反射，新生儿出生时即存在。在小儿开始咀嚼固形物之后，呕吐反射的诱发带减少，只限定在口腔内的后方部位。具有中枢神经系统损害的患儿，多数表现出呕吐反射过度亢进，常与咽下的问题同时存在时表现更明显。也有的此类患儿缺乏呕吐反射，这是个相当大的问题，因为这样会导致误咽，所以此类患儿进食时一定要注意。

4. 呼吸模式

咽喉部位是摄取食物与呼吸气体两方面的通道，所以必须使摄食与呼吸双方保持正常的协调性才能使食物在口腔中进行充分处理后咽下。咽下运动要早于呼吸运动，呼吸运动与咽下运动的节律受吸吮中枢与呼吸中枢的控制与影响，当中枢神经系统损伤后，不能正常调节与控制吸吮、呼吸、咽下三者的相互作用，使之发生吞咽时喉部的闭塞或者过分开大而致误咽。

检查时要观察并记录患儿的呼吸方式是经鼻还是经口，正常小儿3个月后应经鼻呼吸，而中枢神经系统损伤的患儿则常常是经口呼吸，所以常常吞入过量空气和误咽，应引起注意。

目前对脑性瘫痪患儿的评定常常忽略对口腔功能一项的评定，脑性瘫痪患儿口腔的功能关系到摄食、呼吸功能及语言功能，同时也影响头部与颈部的姿势，所以评定时切不可漏掉。

## 第四节　评定的程序与具体方法

归纳以上所述，评定应依据以下程序及方法。

### 一、整体的印象

整体的印象包括意识状态、双亲的情况及双亲与环境的相互作用、与人交流状况、对刺激的反应等。

## 二、感觉障碍及其他相关资料

脑性瘫痪患儿多伴有感觉异常，表现为感觉迟钝或感觉过敏，可通过温、触、压觉的检查来确定感觉障碍情况，也可通过询问家长得知患儿是否不喜欢他人抚摸与抱，是否对各种感觉反应不敏感等。

## 三、运动功能评定

### （一）观察自发运动及运动、姿势模式

在评定过程中，应该在各种体位上观察与评定自发运动、各种运动模式、异常的姿势模式等。

1. 俯卧位

（1）自发运动的观察：抬头的角度、肘与手的支撑状态、向各方向伸手、腹爬等动作的状态。

（2）抗重力伸展活动的程度与性质及其与生活年龄的关系。

（3）从仰卧位翻身为俯卧位时，患儿能否从自己的身体下方拿出两上肢，如果上肢压在身下，检查者应从骨盆或躯干部位促进患儿的体重移动，使患儿的两上肢能自动地伸出。

（4）患儿呈明显的整体屈曲模式时，可将患儿的两上肢拉向前方，在这种状态下评定肩胛带和上肢的肌紧张和可动性。

（5）在用前臂或手掌支持的俯卧位上，评定患儿向侧方的矫正反应，以及体重移动能力、向物品伸手的能力。此时若髋关节不能伸展，可以扶持其骨盆使之稳定。

（6）应用玩具诱发患儿向各方向移动，观察其移动方式及运动模式，如躯干回旋及用伸展的上肢将身体推向后方的活动、翻身、各种方式的爬运动等。

（7）观察体位是否对称，做抬头动作时是否能保持脊柱与四肢的对称性，应用四肢时的对称情况及躯干与骨盆是否有扭转。

（8）如果患儿在腹爬时应用上肢而引起下肢的联合反应，应该促进患儿的体重在躯干与骨盆的左右侧移动，诱发两栖类反应，在诱发同时观察患儿的反应及有无肌紧张等。

2. 仰卧位

（1）观察自发运动的质与量。

（2）注意对称性及优势姿势模式，若有非对称姿势要观察其与近位部姿势模式的相关性，如与头的回旋、骨盆与躯干姿势的关系等。当患儿进行向外伸展上、下肢时，以及抓握物体、进行足的踢蹬运动时，很容易发现非对称姿势。

（3）如果伸肌紧张占优势，注意观察患儿是否呈现颈椎与腰椎的过度前弯，或表现为肩胛带内收和上肢后伸的姿势，而且常伴有肩的上举、不能充分地控制头部等现象。

（4）头部的位置影响着身体的姿势与口腔模式，注意观察患儿头部是否居正中位，是否经常向某一侧扭转，以及头部的运动与肩胛带、骨盆运动的分离情况。

（5）观察四肢有否原始模式或异常模式，如蛙状肢位、前臂旋前、拇指内收、肘关节屈曲等异常姿势。

（6）将患儿向坐位拉起时有无头的后垂、两侧肩部有无向伸展方向的抵抗、两下肢是否出现屈曲、有无代偿性脊柱后弯及有无失张力状态等。

（7）观察患儿是处于静态姿势还是动态姿势，并观察其运动性，如有无用手游戏及手与足的协调性运动、有否从仰卧位开始的活动；活动时应用什么样的模式，如分节的翻身运动或原始的、整体的异常模式。另外，要观察仰卧位“搭桥”动作的完成情况，以及异常时所应用的异常模式。

（8）医生与治疗师可进行手法操作，认真的体会姿势紧张的情况，观察头部位置变化对姿势张力分布的影响。另外，了解运动受限的程度及关节挛缩情况，通过观察患儿对手法操作的反应，可了解患儿对触觉感受性，也可以了解手法的可应用性。

（9）检查正中位指向的发育情况，观察能否自发地将两手合在一起、手能否入口、手能否抓自己的足等。如果未观察到，可在正中线上用玩具逗引，诱发这些运动。

（10）用可以发出声响的玩具或将纸张弄出声响的方式检查患儿听觉注意力，观察患儿反应。

（11）用玩具逗引检查患儿的注视与追视能力。可移动玩具诱发追视，以不动的玩具诱发其注视，追视往往成为患儿从仰卧位向俯卧位翻身的诱因。

（12）回旋患儿的两下肢促其翻身，观察头的回旋活动及作用于头部的身体矫正反应发育情况。

（13）将骨盆与下肢上举，使脊柱弯曲，在此位置上检查头颈部伸展的情况。

（14）其他检查包括髋关节活动范围、踝关节的姿势紧张状况等。

（15）蒙脸试验：用手帕罩住患儿的颜面，尤其是眼睛，正常小儿在2个月时即可表现出不快，可以头的扭动来表示不满；6~7个月的小儿即可伸手抓去手帕。脑性瘫痪患儿因智能问题或上肢运动功能问题，表现反应迟钝。

3. 四点支持位

对于生活年龄及实际发育已经达到四点支持位发育阶段的患儿，检查评定时可让患儿取四点支持位，并诱发小儿进行四爬移动。

脑性瘫痪患儿可能在四点支持位和四爬移动时出现以下几种情况。

（1）如果平衡尚未发育完善，身体各部位的运动不能充分分离时，常呈现两侧髋关节过度屈曲，踝关节背屈肌群不同程度的紧张现象。

（2）如果有明显的过紧张状态，四爬移动时常呈兔跳样四爬模式。

（3）如果有脊柱过度屈曲或过度伸展及下肢过度外展时，则不能产生肩胛带和骨盆间的回旋运动。

（4）评定上肢负荷体重时是否有肩胛带的前突和上举、肩关节的内旋、上肢不能充分伸展等，是否有手指屈曲与握拳，姿势是否对称。

（5）观察向膝立位及椅子坐位移行时的活动方式、在四点支持位上伸出一个或两个肢体呈三点支持位或两点支持时身体保持平衡的情况，以及向侧坐位移行时骨盆带与肩胛带的回旋情况等。

4. 坐位

（1）观察患儿坐位时双手是否可自由操作、近位部（肩、上臂）是否稳定。

（2）在坐位姿势上分析以下运动状况：

1）额状面上：脊柱的侧屈，肩胛带、骨盆带向侧方倾斜。

2）矢状面上：上部躯干与下部躯干的屈曲与伸展、髋关节的屈曲与伸展、骨盆的前倾与后倾。

3）水平面上：骨盆、肩胛带及躯干的扭转，头部的回旋。

（3）坐位支持点是在坐骨结节还是在骶骨上。

（4）下肢模式是原始的模式（髋关节屈曲、外展、外旋、膝关节屈曲）、异常模式（髋关节屈曲、内收、内旋），还是成熟的分离模式。

（5）取坐位时是否仍需双上肢支撑，有否存在肩胛骨前突与上举及肩关节内旋等异常模式。

（6）检查髋关节负荷体重是否两侧对称，可以将两手置于患儿两侧骨盆下，通过感受患儿两臂对两手的压力来判断其对称与否。将骨盆与躯干的重心向前、后、左、右移动，检查患儿矫正活动的情况。已经取得坐位平衡的患儿可让他坐于活动的支持面如平衡板、球上进行检查，也可以通过让患儿去取放在他身体前、后、侧方玩具的方式诱发坐位平衡和体轴回旋。

（7）诱导患儿从坐位向四点支持位、侧坐位、俯卧位的姿势转换，评定运动性质及控制程度。

（8）如果患儿因缺乏躯干的控制和运动的分离而常取“W”状坐位时，应在伸腿坐位上评定坐位平衡及坐位姿势等。

5. 膝立位与单膝立位

（1）让患儿进行膝立位移动，评定躯干平衡、骨盆回旋、髋关节伸展位的保持，左右交替运动等，如果患儿不能完成上述几项运动时，要观察他是如何代偿的，如是否是以膝关节明显屈曲的方式来增宽基底面积的代偿方式等。

（2）单膝立位是小儿抓站时的最初模式，观察单膝立位上骨盆回旋是否充分及两下肢紧张程度。

6. 立位与步行

（1）观察有无非对称性，如果有，要观察是否由于体重负荷在一侧下肢而产生的代偿性非对称，还是两下肢障碍程度不同引起的。

（2）观察立位平衡情况，如果患儿已经能保持立位则可检查立位平衡反应，若阙如，要观察产生什么样的代偿体位与运动。

（3）评定站立时姿势的直线化，如支持面、姿势控制、体重负荷及体重移动模式。不能步行的患儿，要在支持立位上进行同样的评定。

7. 手的操作、眼与手的协调性

手的操作、眼与手的协调性已在上述各体位的检查中叙述。

**（二）检查诱发的反应与运动**

当患儿无自发运动时，要诱发矫正反应、翻身运动、姿势变换、Landau 反应、平衡反应、上肢保护伸展反应等，并要在卧位、坐位、四点支持位、蹲位、膝立位、立位等体位上逐一诱发平衡反应与倾斜反应。

**（三）运动性与姿势肌紧张的检查**

1. 正常运动模式

（1）检查抗重力矫正活动，如伸展、屈曲、侧屈、轴性回旋等。

（2）检查头的控制，如竖颈、仰卧位抬头、俯卧位抬头（4个月以后）情况等。

（3）检查对称性及正中线上的控制（4个月以后）。

（4）检查肩胛带（肩胛骨）的稳定性（4个月以后）。

（5）检查运动的分离性与多样性。

（6）检查姿势的稳定性与运动性、上肢保护伸展反应（6个月以后）。

2. 异常姿势反射

（1）由于过剩的紧张反射群的影响使患儿身体被拉向抗重力方向的屈曲或伸展模式、明显的非对称性、明显的踝关节跖屈及手指的紧握等。

（2）头部与颈部的过度伸展，缺乏抗重力活动（3个月以后）。

（3）肩胛带被固定于前突位（外展）或后退位（内收）。

（4）全身呈伸展、屈曲、代偿性屈曲等姿势模式。

（5）定型的模式，如蛙状肢位等。

（6）运动量的不足或过剩。

（7）缺乏运动性。

3. 异常姿势紧张

姿势紧张表现为低紧张、过紧张、强直、动摇、联合反应等。要检查在静止时、被刺激时、手法操作时、运动时的肌紧张变化。

4. 各体位上姿势紧张的检查方法

（1）仰卧位：

1）检查者通过以下操作感觉患儿对下述运动的抵抗：使患儿上肢上举、外展、稍外展、伸展与外旋；使患儿前臂旋后、伸展腕关节和手指关节、使拇指外展等（图7－3a）。

2）向前方牵拉伸展、外旋状态的上肢，检查患儿对肩胛带与肘关节伸展的抵抗，

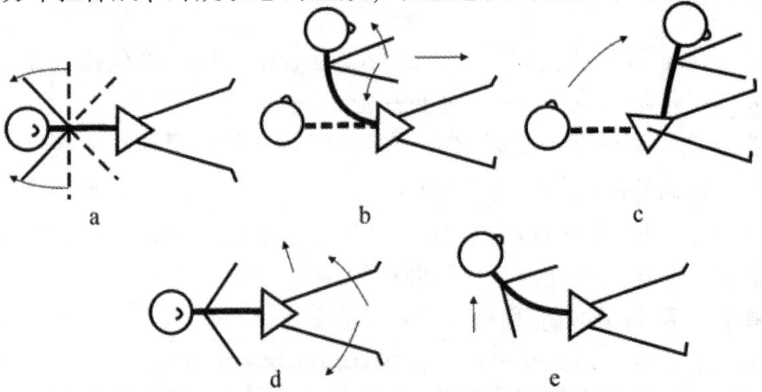


图7－3　仰卧位上姿势肌紧张检查法

也同时检查肩胛带向前屈曲及肘关节屈曲时的姿势紧张情况（图 7－3b）。

3）将患儿从仰卧位拉向坐位，检查其对髋关节屈曲与外展的抵抗（图 7－3c）。

4）将患儿两下肢外旋并外展，然后屈曲再伸展，检查其下肢外展、外旋时有无抵抗，也可同时观察踝关节和足趾的自动背屈状况（图 7－3d）。

5）抬起患儿的头部，之后撤去支持头部的手，或抬起头部向一侧回旋，观察患儿对头前屈和侧方回旋的抵抗，矫正反应的有无，非对称性紧张性颈反射出现与否（图 7－3e）。

（2）俯卧位：

1）抬起患儿的头部与肩部，然后撤去检查者支持患儿头部的手，检查其颈、肩、脊柱、髋关节的抵抗程度（图 7－4a）。

2）使患儿一侧上肢肘关节伸展并举向头的上方，同时外旋，检查其上肢上举、外旋、伸展时的抵抗（图 7－4b）。

3）使患儿上肢在其身体侧方伸展、外旋，检查其上肢对伸展、外旋的抵抗和在此姿势上脊柱、髋关节的屈曲变化（图 7－4c）。

4）使患儿下肢伸展并在外旋位上外展，检查其对下肢外展、外旋的抵抗，如果对此操作反应良好，会出现踝关节和足趾的背屈（图 7－4d）。

5）使患儿两侧髋关节分别在内收、外展位上屈曲，检查其髋关节对内收与外展的抵抗，及在内旋、外展位上异常屈曲的差异（图 7－4e）。

6）让患儿自己由俯卧位向四点支持位转换，检查其在这一运动中髋关节与膝关节对屈曲的抵抗（图 7－4f）。

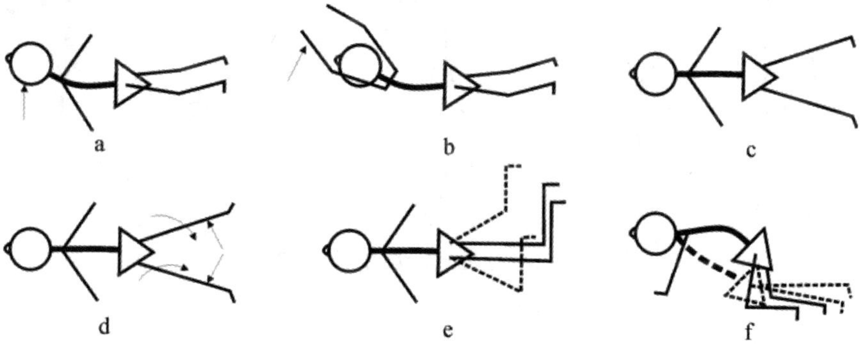


**图 7－4　俯卧位上姿势肌紧张检查法**

（3）坐位、膝立位：

1）患儿取下肢外展、伸展，两上肢伸向前方的伸腿坐位，检查其对于下肢外展、伸展及踝关节与足趾背屈及使躯干前倾时髋关节的抵抗。还可以观察患儿在颈部伸展抬头的状况下或为了使手掌着床时，伸展的上肢能否向前活动（图 7－5a）。

2）患儿取两膝向一侧扭转，两手掌着床的侧坐位，用伸展的两上肢支持体重。观察其使两下肢向一侧回旋时以及维持侧坐位时有否抵抗。可通过操作改变两膝的方向，体会患儿侧坐位时两侧抵抗的差别（图 7－5b）。

3）使患儿从侧坐位向四点支持位转换，检查其对于抬头、肘关节伸展、上肢外展的抵抗。还可检查臀部离开床面时，即髋关节成为90°时的抵抗（图7－5c）。

4）在患儿呈四点支持位上向上牵拉两肩，使其成为膝立位，检查患儿髋关节伸展和两上肢离床时的抵抗（图7－5d）。

（4）立位：

1）蹲位和起立：在患儿足跟着地的蹲位上支持其胸部使之站起，检查其髋、膝、踝关节对屈曲的抵抗。也可以检查蹲位上对踝关节和足部背屈的抵抗，在站起时观察患儿头、肩胛带及躯干向伸展方向的矫正反应（图7－6a）。

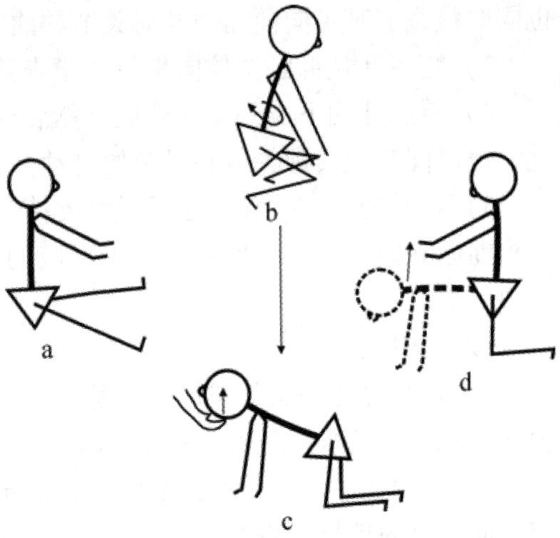


图7－5　坐位、膝立位上姿势肌紧张检查法

2）使患儿保持足跟着地的下肢外展、外旋的站立位，检查其对下肢的外展、外旋及膝关节伸展的抵抗。并检查使患儿躯干前倾、髋关节屈曲时，对膝关节伸展和踝关节背屈的抵抗（图7－6b）。

3）支持患儿的胸部，使之从高爬位转为直立位，检查患儿头部的上举和躯干伸展活动被自律诱发的状况（图7－6c）。

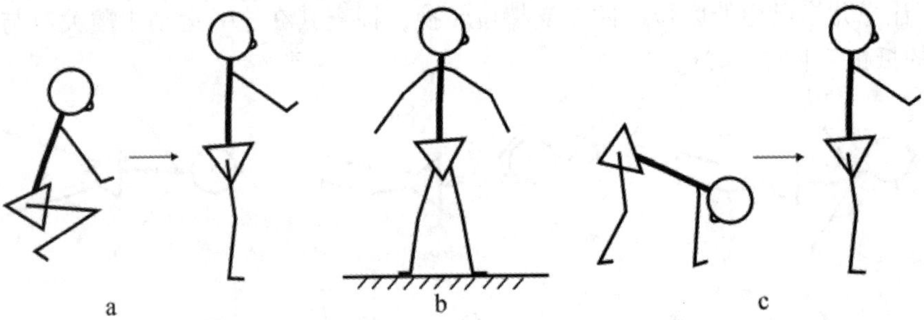


图7－6　立位上姿势肌紧张检查法

## 四、运动行为的整体特征

运动行为的整体特征包括多样性、阶段性、顺序性。注意观察与分析患儿是否只用一种运动模式做一动作，若有，是哪一种。患儿的运动发育是否符合正常发育规律，例如，患儿是否在立位平衡尚未发育成熟时却可以步行，并分析其原因。

## 五、占优势的运动模式

通过上述一系列的观察与检查，找出患儿在运动中占优势的运动模式，如整体的运动模式、分离的运动模式、伸展的运动模式、一侧性运动模式等。又如，爬行移动时，是肘爬、腹爬、四爬还是高爬，爬行时体重移动、上肢与下肢负荷体重情况，兔跳样爬行的有无及成因等。

## 六、被限制的运动性、挛缩与变形的危险性

由于原始反射的残存，使患儿呈现异常姿势模式，前几章已经详述，如 ATNR 反射引起机体的非对称体位、屈曲模式占优势而致屈肌挛缩等。

## 七、对运动觉、触觉、视觉等感觉刺激的反应

通过对各种感觉的检查，了解患儿对各种刺激的反应，了解视、听觉的状况，以便确定有无视、听觉等障碍的并发症。

## 八、总结

### （一）评定要点

1. 肌肉张力分型及强度

（1）基本张力：①痉挛。②强直。③张力低下。④动摇。

（2）给予各种速度的运动、会话、噪声、兴奋及其他刺激时，基本的张力发生何种变化。

2. 异常姿势模式与异常运动模式

（1）分析各体位中所取的模式，即仰卧位、俯卧位、坐位、四点支持位、膝立位、立位、步行移动时的模式。

（2）痉挛或不随意运动的程度。

（3）紧张性反射活动。

（4）非对称性。

（5）紧张性反射活动如何阻碍患儿的能力，通过以下活动观察：①仰卧位抬头。②翻身。③前臂或手掌支持体重。④坐起。⑤在正中位应用两手及手拿向躯干、颜面、口。⑥观察有无联合反应。

3. 基本的自律反应

（1）头的控制（矫正反应），观察在仰卧位、俯卧位、坐位时头的控制。

（2）平衡反应（倾斜反应）和姿势保持反应。

（3）保护伸展反应。

4. 发育阶段

（1）确切了解以患儿年龄与精神活动为基础的发育阶段，决定在运动发育上应主要填补的空白，包括仰卧位、俯卧位、坐位、立位、步行与爬，以及手的功能、语言功能、反射（反应）、智能等方面。

（2）患儿的运动模式是否以原始的运动模式为主，有否病态的异常运动，或为单纯的发育落后。

5. 挛缩与变形

（1）已经出现的挛缩与变形。

（2）挛缩与变形的起因，是因何种运动模式持续存在所致。

（3）目前是否仍处于引起挛缩与变形的异常运动与姿势模式的危险中。

(4) 通过减轻过紧张可否阻止挛缩与变形的进展。

(5) 对尚未出现挛缩与变形的患儿如何预防。

**(二) 评定后确定的问题**

通过上述各项的评定，确定以下几点：

(1) 脑性瘫痪的分型、瘫痪部位。

(2) 导致患儿致病的可能病因。

(3) 有无合并障碍及障碍的特征或类型。

(4) 患儿目前存在的主要问题点，并分析问题的原因。

(5) 目前在治疗中需要首先解决的问题。

## 九、设定治疗目标

治疗目标分为近期目标与远期目标两种。

1. 近期目标

近期目标是经过治疗，预计在短期内达到的目标。以运动发育为例，如 2 个月内可竖颈，4 个月内可翻身等。近期目标要依据本次评定确定的主要问题点设定，随着治疗的进程，还要逐次进行再次评定。近期目标也要根据逐次评定的结果重新设定，每一次的近期目标都为下一步的治疗做准备。

2. 远期目标

远期目标也可以说是最终目标，是预计一个患儿经过治疗后最终能达到的发育阶段与水平。这是需要经过长期治疗才能达到的目标。

无论是设定近期目标还是远期目标，都需要征询患儿家长的意见，要结合家长对患儿治疗效果的期望，当然更需要依据患儿的异常状况来设定治疗目标。

## 十、制订具体的治疗方法

根据初次评定所确定的主要问题点，结合近期目标，决定具体治疗方案。制订前要清楚知道在治疗中应促通的要素和需要抑制的要素，通过某一关键点的控制来进行手法操作及决定是否应用刺激手法等。然后针对患儿的主要问题点制订具体的治疗方法，以某一痉挛型双瘫患儿为例，评定后确定的主要问题点是：髋关节不能充分伸展，双下肢内收、内旋异常，站立时尖足，令其足跟着地时有膝关节的过度伸展，双下肢肌张力增高，内收肌痉挛及下肢后侧肌群如腘绳肌和腓肠肌痉挛、骨盆带肌群肌力减低等。针对这些主要问题设定的具体治疗方法是：

(1) 促通髋关节伸展及双下肢外旋、外展模式。

(2) 增强骨盆带肌群的肌力。

(3) 抑制膝关节的过度伸展。

(4) 降低痉挛肌群的肌张力等。

以上介绍的为物理学治疗的治疗方法，而患儿的全面康复，尚需作业疗法、语言疗法、智力开发、感觉统合等其他方面的治疗方案与方法。

# 第五节　评定的量表及记录方法

## 一、发育商评定法

以正常小儿的发育阶段与水平为依据，判定患儿在仰卧位、俯卧位、坐位、膝立位、立位、步行几方面的发育水平，同时判定手的功能、语言功能，并进行神经学检查，然后以量化方式进行记录。量化的方式可以用运动发育商（DQ）、上肢功能发育商（DQ）、智能发育商（智商，IQ）等来表示，计算方法为，评定后得知的各项指标的发育龄（月龄或年龄），除以被检查儿的实际月龄或年龄后再乘以100。

DQ 或 IQ =（发育月龄/生活月龄）×100

## 二、粗大运动功能测试量表

粗大运动功能测试量表（gross motor function measure，GMFM）是对粗大运动进行量化评定的一种方法，此量表主要测定脑性瘫痪儿童的粗大运动功能随时间推移而发生变化的情况。此量表由 Russrll 始创于 1989 年，当年确定的初版 GMFM 量表是由 88 项构成的，1993 年又进行了修订。2000 年 Russrll 使用 Rasdh 分析法对 GMFM 量表进行了重新修订，删除了 22 项，并进行信度和效度的分析，确立了新的版本 GMFM66 项。

日本也应用了 GMFM88，并对此量表进行了几次修订，目前有 GMFM42 和 GMFM37 等不同的版本。

上海复旦大学附属儿科医院康复中心对 GMFM88 和 GMFM66 都进行了信度和效度以及反应度和精确度的研究，其结论是 GMFM66 在 0～3 岁脑性瘫痪患儿粗大运动功能的评定中具有良好的信度和效度、良好的反应度和精确度，比 GMFM88 更有利康复疗效的判断。

### （一）粗大运动功能测试量表的作用

GMFM 所测试的是被测儿童完成某个项目的程度，用不同的分数对患儿某一项运动功能进行量化，而不是评定完成动作的质量。其主要作用如下。

（1）跟踪观察脑性瘫痪儿童粗大运动功能的发育状况，分析和预测不同类型、不同程度脑性瘫痪患儿粗大运动发育轨迹和结局。

（2）判断各种干预和治疗方法对脑性瘫痪儿童粗大运动的影响，以及各种方法之间的疗效对比。

1）判定运动训练疗效。

2）判定注射肉毒杆菌疗效。

3）判定外科手术疗效。

4）判定肌力训练疗效。

（3）和其他评定指标相结合，全面地分析影响运动功能的因素，有效地促进脑性瘫痪患儿运动发育的研究和运动控制的研究。

（4）GMFM 是目前被公认的粗大运动测试量表，可以和其他量表进行平行效度分析。

正常的5岁儿童应该能完成所有88项测试项目。

**（二）粗大运动功能测试量表的组成**

1. GMFM88

GMFM88共有88项，将全部内容区分为五个能区，每项原始分为3分，总原始分264分。

（1）卧位与翻身能区：计17项，总原始分51分。

（2）坐位能区：计20项，总原始分60分。

（3）爬和膝立位能区：计14项，总原始分为42分。

（4）立位能区：计13项，总原始分为39分。

（5）行走与跑、跳能区：计24项，总原始分为72分。

2. GMFM66

（1）来源：GMFM66是由GMFM88经过Rasch分析后，筛选出具有线性特征（项目特性曲线）的项目组成。GMFM66需要使用电脑程序（Gross Motor Ability Estimator, GMAE软件），输入每个项目的得分，并经分析转化后得到GMFM66分值。

GMFM66测试内容仍然是分为五个能区。

（2）GMFM66的特点：

1）GMFM66是一种等距量表，使得分值更加合理。提高了总分和变化分数的可理解性，能够合理、客观地反映脑性瘫痪患儿的粗大运动发育变化。

2）GMFM66重新确立了项目难度顺序。

3）GMFM66删除了22项不适合的项目，增加了评定的单维性。

4）GMFM66重新确立脑性瘫痪人群中的信度和效度。

**（三）评分标准**

GMFM每一项都为4级评分，具体标准如下。

0分：完全不能进行要求的动作（动作没有出现的迹象）。

1分：可完成动作的一部分（动作开始出现），完成动作的10%以下。

2分：部分完成动作，可以完成动作的10%～90%。

3分：可全部完成动作。

**（四）评分结果计算方法**

1. 各能区百分比

各能区百分比=（能区所得总分÷能区原始分）×100%

例如：卧位翻身能区得分为17分，除以该能区的原始分51，得0.33，再乘以100%，最后得33.3%。

各能区百分比代表患儿该能区的运动发育状况，越接近100%说明运动发育水平越高，也可理解为其他量表中的发育商。

2. 总百分比

总百分比等于每个能区的原始分与各自能区总分相除乘以100%之和，再除以5。

例如：卧位翻身能区得分为30，除以51再乘以100%约为58%；坐位能区得分为

25，除以 60 再乘以 100% 约为 41%；爬与膝立位能区得分为 8 分，除以 42 再乘以 100% 约为 19%；立位能区得分 2 分，除以 39 再乘以 100% 约为 5%；行走与跑、跳能区得分为 0 分；58% +41% +19% +5% +0 =123% 再除以 5，总百分比为 24.6%。

3. 目标区分值

目标区分值为选定目标能区原始分与各自能区总分相除乘以 100% 之和，再除以所选定能区数。

**（五）粗大运动功能测试量表测试的要求**

1. 时间要求

完成一次评定要花 45 ~ 60 min，如果一次完成测试有困难，可以分成多个部分进行，且上个部分完成的动作在下个部分中不应重复。全部测试必须在一周内完成。

2. 场地要求

测试的房间应该要足够大，温度适宜。所有需要用的设施都应提前准备好，对设施进行的任何改动都应做记录，保持前后一致。卧位和翻身、坐、腹爬和四爬的项目应在垫子上进行，站立和走、跑、跳的项目应该在地板上进行（部分可在垫子上）。被测儿童应尽量少穿衣服，不可以穿鞋。

3. 测试过程的要求

（1）逐项测试：一定要按项目顺序逐一进行测试，即使下一个项目能够完成也不能认为上一个项目就一定也能完成，因为每个能区最后的项目要比下一个能区开始的项目难度大。

（2）测试时的尝试与指导：每个项目最多可以做三次尝试，孩子自发表现出的动作也计为一次，对任何项目都可以用语言指示和示范，必要时也可以先帮助孩子完成一次后再进行测试。

（3）减少被测试者情绪等方面的影响：孩子的依从性和情绪会影响测试结果，对于孩子能完成而又拒绝做的动作可以留到测试最后进行。

（4）记分的要求：孩子没有尝试去完成的动作均记为 0 分，多做测试前期的观察，确保测试结果尽可能地反映孩子的真正水平，任何跳过的项目均应记 0 分。

4. 常规测试过程

（1）在测试前，被测儿童、家长和测试者一起在测试场所交谈或游戏 3 ~5 min。目的是稳定儿童的情绪，同时观察儿童的表现，在测试用纸上记录观察到的儿童自发运动情况。然后安排儿童从容易的项目开始测试，目的是增强儿童的自信心。如果儿童情绪不稳定，可以暂时中断片刻，保持儿童持续的运动兴趣是测试成功的关键点。

（2）在完成 88 项测试后，将每项测试结果输入 GMFM 软件制成的数据库计算测试结果，也可用手工计算。然后，向家长解释结果，包括儿童发育状况分析、潜在运动能力分析和疗效分析等。

5. 测试间隔时间

小于 1 岁的孩子，至少 3 个月一次，最好每个月一次；1 ~3 岁的孩子，3 个月一次；3 ~6 岁的孩子，接受康复治疗者 3 个月一次，观察者 6 个月一次；6 岁以上的孩子，可以一年一次。

6. 特殊儿童的测试

第一次测试应该去掉鞋、辅助设备和矫形器等，如果儿童平时一直应用矫形器和辅助设备，可以穿上后再测一次，但不需要重复所有的项目，用矫形器和辅助设备后测试改变的分数应做标记。

**（六）粗大运动功能测试量表应用的工具**

（1）测试场所的地板：要求表面光滑，质地较硬。

（2）地板上画线与圆：

1）间隔 20 cm，长约 6 m 的两条直线。

2）长 6 m、宽 2 cm 的直线。

3）直径 60 cm 的圆。

（3）垫子：厚度最大 1 cm、面积为 1.2 m×2.4 m 的训练用垫子。

（4）玩具：

1）用一只手或两只手能触到的、能引起小儿兴趣的玩具，以及高度约 10 cm 的玩具。

2）在评定时应用的能提高小儿兴致的玩具。

（5）小凳子：高度小于 90 cm 的小椅子，小儿坐在上面必须使其足部着地。

（6）大长凳：用于立位和向侧方走项目的测试，适当高度（高度在小儿的肩和腰之间）的大凳子，也可用桌子。

（7）平行棒。

（8）秒表或带秒针的表。

（9）棒：长度为 30 ~60 cm 的棒。

（10）大的物品或玩具：可用两只手拿的物品或玩具，如足球大小的球等。

（11）阶梯：标准高度的有 6 层的阶梯。

**（七）举例说明测试方法**

卧位和翻身能区

项目名称：仰卧位：头正中位，在保持四肢对称的状态下回旋头部。

（1）开始姿势：使小儿头部保持在正中位，可能的情况下将两上肢舒适地放置在对称的位置上（但未必是必须放在身体的两侧）。根据放置的状态可以简单地决定给予适当的分数。

（2）评分标准：

0 分：头部不能保持在正中位。

1 分：头部可保持正中位 1 ~3 s。

2 分：头部可保持正中位，但头部一回旋四肢就出现非对称姿势。

3 分：即使头部回旋四肢也能保持对称姿势。

（3）检查方法和注意事项：

1）指示小儿将头部从一侧向另一侧回旋，或者将一目标物从一侧向另一侧活动，诱导小儿追视时回旋头部。

2）虽然吩咐小儿不要活动两上肢，但小儿常常有向物体伸手的动作，在这时可以观察上肢的活动是对称的还是非对称的。

3）得分2中的四肢的“非对称性”应该确定是因头部位置改变而存在明确的非对称性。

## 三、Bobath的记录法

Bobath夫妇建立的“英国西部脑性瘫痪中心”是应用表格来记录评定结果，将各个体位上评定的结果以及对手的功能、反射的发育、语言的发育情况进行量化，判断各自的发育月龄，然后填入表格（表7－1）。

**表7－1　Bobath评定纪录表**

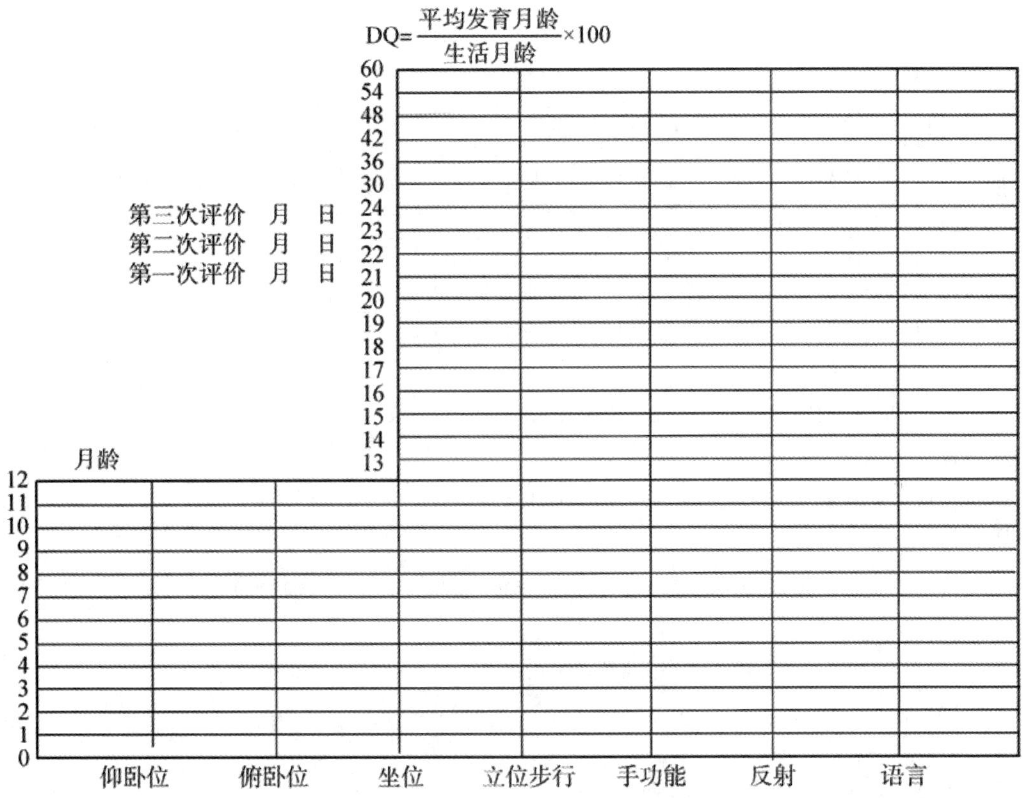


此记录方法的优点是，可以直观地、清晰明了地看出小儿在各个体位上以及手的功能、反射、语言的发育情况。而且多次评定后均填入表内，可以动态地观察患儿的发育情况的变化，其不足之处是很难表示出患儿的异常性方面的情况。

## 四、远城寺式乳幼儿分析的发育检查表

为了判定患儿在与人交流等社会性能力及语言能力、运动能力等综合能力，在日本各疗育机构广泛应用“远城寺式乳幼儿分析的发育检查表”（表7－2）。此检查表比较详细，能综合判定小儿各方面能力，值得推广。

**表 7－2　远城寺式乳幼儿分析的发育检查表**

| 年 | 月 | 出生年月 | 年　月　日生 | 诊　断 | | | | |
|---|---|---|---|---|---|---|---|---|
| 1 | 9 | | 自己上楼梯，但一脚迈上一阶，另脚并拢后再上 | 用铅笔乱涂圆圈 | 用吸管喝水等 | 与小朋友手拉手 | 看图说出 3 种物品名称 | 指出眼、耳、口、手、足、腹（4/6） |
| 1 | 6 | | 跑 | 从一个杯子向另一个杯子倒水 | 穿短裤时可分开两腿 | 遇到困难会求助 | 看图说出 1 种物品名称 | 让别人给自己读书 |
| 1 | 4 | | 穿鞋走 | 叠 2 块积木 | 欲自己擦自己的嘴周围 | 帮家长做简单的事 | 说 3 个字的词 | 执行简单的命令如：把报纸拿来 |
| 1 | 2 | | 走 2～3 步 | 取出杯中小丸 | 可撕下饼干包装纸后吃饼干 | 反复做被夸奖的动作 | 说 2 个字的词 | 理解要求（3/3）过来，给我，睡觉 |
| 1 | 0 | | 从坐位站起 | 潦草地写 | 用勺吃 | 总跟在父母后面 | 正确模仿 1～2 字的话 | 理解要求（1/3）过来，给我，睡觉 |
| 0 | 11 | | 扶物走 | 用手拨动玩具车使之前行 | 自己拿杯饮水 | 认生人 | 模仿声音 | 对“拜拜”、“再见”的话有反应 |
| 0 | 10 | | 抓物站起 | 可打开与盖上瓶盖 | 不是用哭表示要求 | 可模仿某些动作如摇头 | 不停地喃喃自语 | 一说“不行”，就缩回手 |
| 0 | 9 | | 扶物站 | 会敲打玩具鼓 | 两手握杯并拿到口 | 抢下玩具表示不快 | 发 tata、qia 等声音 | |
| 0 | 8 | | 独坐玩耍 | 用拇指与食指拿物 | 厌烦擦脸 | 对镜笑或说话 | 发 ma、ba、pa 等声音 | |
| 0 | 7 | | 腹爬位旋转 | 可把玩具从一手递向另一手 | 会饮杯中水 | 懂得父母生气的表情 | 对玩具等发声 | 能分辨父母的说话方式及情感（禁止等） |
| 0 | 6 | | 翻身 | 伸手抓物 | 自己吃饼干 | 对镜中自己的影像有反应 | 对人发声 | |
| 0 | 5 | | 放在侧卧位时能翻身 | 摇哗啷棒 | 一看见玩具，就表现活泼的动作 | 见人笑 | 发 ka ka 音 | 能分辨母亲与他人的声音 |
| 0 | 4 | | 竖颈 | 可握住玩具 | 会饮勺中水 | 被逗引时笑出声 | 笑出声 | |
| 0 | 3 | | 仰卧位抬起身体时可保持头的位置 | 想要动手取接触到面颊的物品 | 用布蒙脸表示不快 | 向人的声音方向转头 | 不哭时发出 a、wa 等声音 | 听到人的声音后表现安静 |
| 0 | 2 | | 俯卧瞬间抬头 | 可将手到口、吮吸 | 吃饱后用舌将乳头顶出，或转过头 | 注视人脸 | 发出各种各样的哭声 | |
| 0 | 1 | | 仰卧位时而左右转头 | 抓握、触到他手的物品 | 空腹时一抱起头就转向乳头方向 | 哭时一抱起就安静 | 哭声有力 | 对大的声音有反应 |
| 0 | 0 | 生活年龄 移动运动 手的运动 基本习惯 对人关系 发声 语言理解 | 移动运动 | 手的运动 | 基本习惯 | 对人关系 | 发声 | 语言理解 |
| | | | 运　动 | | 社会性 | | 语言 | |

续表

| 姓名 | | | | 男女 | 门诊号 | | 检查日期 | 1. 年 月 日<br>2. 年 月 日 | 3. 年 月 日<br>4. 年 月 日 |
|---|---|---|---|---|---|---|---|---|---|
| 年 | 月 | 出生年月 | 年 月 日生 | 诊 断 | | | | | |
| 4 | 8 | | 左右腿交叉向前跳 | 自己折纸飞机 | 自己穿衣服 | 在沙堆与他人协作堆山 | 复述短文(2/3)：①2个小孩打秋千。②大月亮升到山上。③昨天妈妈去买东西了 | 分辨左右 | |
| 4 | 4 | | 能站立打秋千 | 能抓住蹦跳的球 | 看信号正确过马路 | 会应用“石头、剪子、布”定胜负 | 复述四位数(2/3)：①5－2－4－9。②6－8－3－5。③7－3－2－8 | 明白1~5数的概念 | |
| 4 | 0 | | 用单足跳数步 | 沿直线剪纸 | 洗澡时，能自己洗身体 | 可事先告诉妈妈，去朋友家玩 | 说出父母的姓名及家庭住所 | 根据用途指出物品（5/5）<br>书、铅笔、表、椅子、电灯 | |
| 3 | 8 | | 两足并拢向前跳 | 会画十字 | 会擤鼻涕 | 与小朋友轮班玩同一玩具（秋千等） | 复述短文(2/3)：①美丽的花在开放。②飞机在空中飞。③歌唱得好 | 明白1~3数的概念 | |
| 3 | 4 | | 会翻筋斗 | 会系扣 | 会自己洗脸 | 做什么之前会征求同意：可以这样做吗 | 可与同龄小儿对话 | 明白高、矮 | |
| 3 | 0 | | 单足站立2~3 s | 可使剪子剪纸 | 可自己脱上衣 | 会玩做饭的游戏 | 复述短句（2/3）：①小布娃娃。②红气球。③好吃的点心 | 知道红、蓝、黄、绿4种颜色（4/4） | |
| 2 | 9 | | 站立位旋转转圈 | 模仿画圆 | 自己穿鞋 | 想要照顾比自己小的孩子 | 复述二位数（2/3）：①5－8。②6－2。③3－9 | 懂得长短 | |
| 2 | 6 | | 两足交替迈步上楼梯 | 模仿画直线 | 自己吃饭不撒 | 与小朋友打架后能向家长述说 | 会说自己的名字 | 懂得大小 | |
| 2 | 3 | | 双足跳跃 | 可两手握单杠吊在上面 | 自己脱短裤 | 模仿打电话游戏 | 能表达出“好看”、“好吃” | 能指出鼻、头发、舌、脐、指甲（4/6） | |
| 2 | 0 | | 向前踢球 | 横着排列2块以上的积木 | 可以预告排尿 | 离开父母玩耍 | 说主谓语词，如狗来了 | 懂得“再来一个”、“再来一点” | |

（陈秀洁译自日文版）

## 五、PALCI 评定表

PALCI 评定表（表 7－3）中的 P 代表肢体位置，A 代表日常生活动作，L 代表移动，C 代表语言、听力，I 代表智能。

**表 7－3　PALCI 评定表（一）**

〔P〕肢体位置

| No | 级别 | 体位保持情况 | 肢体位置变换情况 |
|---|---|---|---|
| 5 | 极重度 | · 不能保持坐位 | · 不能翻身或翻身困难 |
| 4 | 重度 | · 可保持坐位<br>· 膝立位不能或困难<br>· 不能立位 | · 坐位时体位变换不能或困难<br>· 坐起不能或困难<br>· 坐位←→卧位也不能或困难 |
| 3 | 中度 | · 用手杖可立 | · 坐位时可随意变换体位 · 立位时体位变换相当受限<br>· 坐位←→卧位可<br>· 坐位←→立位可（困难或不可者加半分）<br>· 安全动作不充分 |
| 2 | 轻度 | · 不用手杖可立 | · 立位时可随意变换体位<br>· 坐位←→立位良<br>· 安全动作相当好 |
| 1 | 低正常域 | · 不需任何矫形器可保持安定的卧位、坐位、跪位和立位，但姿势较差 | · 体位的变换和在立位的体位变换几乎接近正常，但速度和反复性稍差 |

0　1　2　3　4　5　6　7　8　9　10

〔A〕日常生活

| No | 级别 | 饮食动作 | 排泄 | 更衣、整容 |
|---|---|---|---|---|
| 5 | 极重度 | · 咀嚼、吸吮、咽下困难<br>· 摄食动作不可或非常困难（全扶助） | · 完全失禁<br>· 需完全扶助<br>· 不能使用便器 | · 完全扶助 |
| 4 | 重度 | · 动作相当困难，但经努力可完成（半扶助） | · 常常失禁<br>· 需特殊设备扶助<br>· 几乎不能进行事后处理 | · 需相当的扶助，但经努力可完成部分动作 |
| 3 | 中度 | · 大体上可自立，但需相当的努力（部分扶助） | · 大体可自立应用便器，有时需扶助<br>· 经努力可完成事后处理 | · 需某种程度的扶助、在本人努力下大半动作可完成<br>· 精细动作不可或困难 |
| 2 | 轻度 | · 有时需稍稍扶助<br>· 动作受限或稍困难<br>· 需要时间 | · 可自立应用便器<br>· 事后处理稍显困难 | · 几乎无需扶助<br>· 精细动作需时间且拙劣 |
| 1 | 低正常域 | · 稍稍忙乱、有狼藉<br>· 动作稍笨 | · 可自立 | · 与年龄相应的精细动作稍笨 |

0　1　2　3　4　5　6　7　8　9　10　11　12　13　14　15

## PALCI 评定表（二）

〔L〕移动

| No | 级别 | 室内床上移动 | 室外平地移动 | 移动应用动作 |
|---|---|---|---|---|
| 5 | 极重度 | ·爬行、坐行均不可<br>·不能反复翻身 | ·不能 | ·在各发育阶段不能爬行缓坡<br>·几乎不能操作轮椅 |
| 4 | 重度 | ·可设法卧位回转与爬行<br>·可设法进行短距离的坐位移动 | ·可设法操作轮椅<br>·手杖步行不可或困难 | ·可设法使轮椅在缓坡上下<br>·无论用手杖或扶手都不能在楼梯或坡道上下<br>·床上与轮椅间的上下不可或困难 |
| 3 | 中度 | ·可用手杖步行<br>·可扶助下或短距离步行 | ·可用手杖步行<br>·可扶助下或短距离步行 | ·用杖、扶手可上下楼梯、汽车及在不平路上行走<br>·可进行床与轮椅间的上下，轮椅操作相当熟练<br>·外出需要扶助保护<br>·跑很困难 |
| 2 | 轻度 | ·自立步行大体上有实用性但在速度及平衡方面稍差 | ·自立步行大体上有实用性但在速度及平衡方面稍差 | ·可短距离的步行，不能跳跃<br>·在应用上速度和平衡相当差 |
| 1 | 低正常域 | ·速度、平衡、耐久力稍差 | ·速度、平衡、耐久力稍差 | ·日常生活上几乎无问题，但速度、平衡及应用方面稍差 |

0　1　2　3　4　5　6　7　8　9　10　11　12　13　14　15

〔C〕语言听力　　〔I〕智能

| | | | |
|---|---|---|---|
| 5 | 极重度 | ·不能实用对话 | IQ < 30 |
| 4 | 重度 | ·对话的实用性非常小 | IQ = 31 ~ 50 |
| 3 | 中度 | ·具有明显障碍，但对话能力大部分有实用性 | IQ = 51 ~ 75 |
| 2 | 轻度 | ·发音、音调、节律、表达能力明显差，但对话实用相应好 | IQ = 76 ~ 85 |
| 1 | 低正常域 | ·在清晰、流畅、表达能力方面稍差 | IQ = 86 ~ 100 |
| 0 | 正常 | | IQ > 101 |

| No | P | A | L | C | I |
|---|---|---|---|---|---|
| 5 | 10 | 15 14 | 15 14 | 5 | 5 |
| | 9 | | | 4.5 | (4.5) |
| 4 | 8 | 12 13 11 | 12 13 11 | 4 | 4 |
| | 7 | | | 3.5 | (3.5) |
| 3 | 6 | 9 10 8 | 9 10 8 | 3 | 3 |
| | 5 | | | 2.5 | (2.5) |
| 2 | 4 | 6 7 5 | 6 7 5 | 2 | 2 |
| | 3 | | | 3.5 | (1.5) |
| 1 | 2 | 3 4 2 | 3 4 2 | 1 | 1 |
| | 1 | | | 0.5 | (0.5) |
| 0 | 0 | 0 1 | 0 1 | 0 | 0 |

| | | 评定分 |
|---|---|---|
| 5 | 极重度 | 46 ~ 50 |
| | | 41 ~ 45.5 |
| 4 | 重度 | 36 ~ 40.5 |
| | | 31 ~ 35.5 |
| | | 26 ~ 30.5 |
| 3 | 中度 | 21 ~ 25.5 |
| | | 16 ~ 20.5 |
| | | 11 ~ 15.5 |
| 2 | 轻度 | 5 ~ 10.5 |
| 1 | 低正常域 | 2 ~ 4.5 |
| 0 | 正常 | 0 ~ 1.5 |

| 评定分合计 | 判定 |
|---|---|
| | |
| 评定年月日 | 年　　月　　日评定者 |

（陈秀洁译自日文版）

## 六、日常生活动作评定表

对于年长儿，日常生活动作能力的训练至关重要，应用表7－4的日常生活动作评定表，可做训练前评定，了解患儿的粗大运动功能与精细运动的状况，训练后评定可以判定疗效。

**表7－4　日常生活动作评定**

<table>
<tr><td colspan="2">检查年月日</td><td colspan="2"></td><td colspan="2"></td><td colspan="2"></td><td colspan="2"></td></tr>
<tr><td colspan="2">检查者姓名</td><td colspan="2"></td><td colspan="2"></td><td colspan="2"></td><td colspan="2"></td></tr>
<tr><td rowspan="5">Ⅰ姿势保持</td><td>1. 跪坐位</td><td colspan="2"></td><td colspan="2"></td><td colspan="2"></td><td colspan="2"></td></tr>
<tr><td>2. 坐位</td><td colspan="2"></td><td colspan="2"></td><td colspan="2"></td><td colspan="2"></td></tr>
<tr><td>3. 膝立位</td><td colspan="2"></td><td colspan="2"></td><td colspan="2"></td><td colspan="2"></td></tr>
<tr><td>4. 立位</td><td colspan="2"></td><td colspan="2"></td><td colspan="2"></td><td colspan="2"></td></tr>
<tr><td>5. 其他（　　）</td><td colspan="2"></td><td colspan="2"></td><td colspan="2"></td><td colspan="2"></td></tr>
<tr><td rowspan="7">Ⅱ移动</td><td>1. 仰卧位移动</td><td colspan="2"></td><td colspan="2"></td><td colspan="2"></td><td colspan="2"></td></tr>
<tr><td>2. 翻身</td><td colspan="2"></td><td colspan="2"></td><td colspan="2"></td><td colspan="2"></td></tr>
<tr><td>3. 膝立行走</td><td colspan="2"></td><td colspan="2"></td><td colspan="2"></td><td colspan="2"></td></tr>
<tr><td>4. 爬</td><td colspan="2"></td><td colspan="2"></td><td colspan="2"></td><td colspan="2"></td></tr>
<tr><td>5. 抓物走</td><td colspan="2"></td><td colspan="2"></td><td colspan="2"></td><td colspan="2"></td></tr>
<tr><td>6. 步行</td><td colspan="2">拐（有，无）</td><td colspan="2">拐（有，无）</td><td colspan="2">拐（有，无）</td><td colspan="2">拐（有，无）</td></tr>
<tr><td>7. 上楼梯</td><td colspan="2"></td><td colspan="2"></td><td colspan="2"></td><td colspan="2"></td></tr>
<tr><td rowspan="11">Ⅲ饮食动作</td><td>1. 吞咽</td><td colspan="2"></td><td colspan="2"></td><td colspan="2"></td><td colspan="2"></td></tr>
<tr><td>2. 吸（用吸管）</td><td colspan="2"></td><td colspan="2"></td><td colspan="2"></td><td colspan="2"></td></tr>
<tr><td>3. 用手吃</td><td colspan="2"></td><td colspan="2"></td><td colspan="2"></td><td colspan="2"></td></tr>
<tr><td>4. 用勺吃</td><td colspan="2"></td><td colspan="2"></td><td colspan="2"></td><td colspan="2"></td></tr>
<tr><td>5. 用筷子吃</td><td colspan="2"></td><td colspan="2"></td><td colspan="2"></td><td colspan="2"></td></tr>
<tr><td>6. 用杯</td><td colspan="2"></td><td colspan="2"></td><td colspan="2"></td><td colspan="2"></td></tr>
<tr><td>7. 用玻璃杯</td><td colspan="2"></td><td colspan="2"></td><td colspan="2"></td><td colspan="2"></td></tr>
<tr><td>8. 拿着饭碗吃</td><td colspan="2"></td><td colspan="2"></td><td colspan="2"></td><td colspan="2"></td></tr>
<tr><td>9. 剥橘子皮</td><td colspan="2"></td><td colspan="2"></td><td colspan="2"></td><td colspan="2"></td></tr>
<tr><td>10. 削苹果皮</td><td colspan="2"></td><td colspan="2"></td><td colspan="2"></td><td colspan="2"></td></tr>
<tr><td>11. 能挑出鱼刺</td><td colspan="2"></td><td colspan="2"></td><td colspan="2"></td><td colspan="2"></td></tr>
<tr><td rowspan="12">Ⅳ更衣</td><td></td><td>脱</td><td>穿</td><td>脱</td><td>穿</td><td>脱</td><td>穿</td><td>脱</td><td>穿</td></tr>
<tr><td>1. 套头衬衣</td><td></td><td></td><td></td><td></td><td></td><td></td><td></td><td></td></tr>
<tr><td>2. 前开门衣服</td><td></td><td></td><td></td><td></td><td></td><td></td><td></td><td></td></tr>
<tr><td>3. 裤子</td><td></td><td></td><td></td><td></td><td></td><td></td><td></td><td></td></tr>
<tr><td>4. 短筒袜子</td><td></td><td></td><td></td><td></td><td></td><td></td><td></td><td></td></tr>
<tr><td>5. 鞋（运动鞋）</td><td></td><td></td><td></td><td></td><td></td><td></td><td></td><td></td></tr>
<tr><td>7. 支具（　　）</td><td>解开</td><td>扣上</td><td>解开</td><td>扣上</td><td>解开</td><td>扣上</td><td>解开</td><td>扣上</td></tr>
<tr><td>8. 纽扣・1.1 cm</td><td></td><td></td><td></td><td></td><td></td><td></td><td></td><td></td></tr>
<tr><td>・1.7 cm</td><td></td><td></td><td></td><td></td><td></td><td></td><td></td><td></td></tr>
<tr><td>・2.0 cm</td><td></td><td></td><td></td><td></td><td></td><td></td><td></td><td></td></tr>
<tr><td>・2.4 cm</td><td></td><td></td><td></td><td></td><td></td><td></td><td></td><td></td></tr>
<tr><td>・2.8 cm</td><td></td><td></td><td></td><td></td><td></td><td></td><td></td><td></td></tr>
</table>

续表

| | | | | | | | | | |
|---|---|---|---|---|---|---|---|---|---|
| 检查年月日 | | | | | | | | | |
| 检查者姓名 | | | | | | | | | |
| Ⅳ更衣 | | 解开 | 结上 | 解开 | 结上 | 解开 | 结上 | 解开 | 结上 |
| | 9. 按扣 | | | | | | | | |
| | 10. 拉锁・上衣前面 | | | | | | | | |
| | ・裤或裙 | | | | | | | | |
| | 11. 带・腰带 | | | | | | | | |
| | ・鞋带 | | | | | | | | |
| | 12. 有松紧带的裤子 | | | | | | | | |
| | 13. 将衣服塞入裤中 | | | | | | | | |
| Ⅴ清洁 | 1. 洗脸 | | | | | | | | |
| | 2. 洗手绢 | | | | | | | | |
| | 3. 刷牙 | | | | | | | | |
| | 4. 擦身体 | | | | | | | | |
| | 5. 开关水龙头 | | | | | | | | |
| | 6. 应用便器 | | | | | | | | |
| | 7. 便后处理 | | | | | | | | |
| | 8. 剪指甲 | | | | | | | | |
| | 9. 梳头 | | | | | | | | |
| Ⅵ用笔 | 1. 画竖线 | | | | | | | | |
| | 2. 画横线 | | | | | | | | |
| | 3. 画圆 | | | | | | | | |
| | 4. 画三角形 | | | | | | | | |
| | 5. 在2 cm之内写自己的名字 | | | | | | | | |
| | 6. 用尺画线 | | | | | | | | |
| Ⅶ桌上运动 | 1. 翻书页 | | | | | | | | |
| | 2. 使用剪子 | | | | | | | | |
| | 3. 将信纸装入信封并封上 | | | | | | | | |
| | 4. 用小刀削铅笔 | | | | | | | | |
| Ⅷ其他 | 1. 开门与关门 | | | | | | | | |
| | 2. 使用锁 | | | | | | | | |
| | 3. 拧电器开关 | | | | | | | | |
| | 4. 使用笤帚 | | | | | | | | |
| | 5. 椅子・坐 | | | | | | | | |
| | ・站起 | | | | | | | | |
| | 6. 收拾床上的物品 | | | | | | | | |
| | 7. 上手表弦 | | | | | | | | |
| | 8. 开闭收音机或电视机 | | | | | | | | |
| | 9. 使用伞 | | | | | | | | |
| | 10. 提皮包行走 | | | | | | | | |

（陈秀洁译自日文版）

## 七、简便的评定记录法

在临床实践中，为了便于记录，可应用表 7－5 所示的记录法。

**表 7－5　简便评定记录**

姓名：　　　　年龄　　岁　　月　　性别　　诊断

母子关系（家庭状况）

整体印象

a. 能完成的动作（能力）

b. 不能完成的动作（障碍）

c. 用异常方式完成的动作及原因

确认事项

姿势模式

非对称性

呈屈肌过紧张或伸肌过紧张体位

静止时及刺激时的肌紧张状态

已经出现的挛缩变形或有可能出现的危险因素

检查项目（仰卧位、俯卧位、拉起、坐位、立位等）

头的控制及躯干的稳定性

上肢的支持能力

坐位：自己坐起，坐椅子，坐位平衡，穿、脱衣物等日常生活动作中的坐位

立位：抓站，扶站，坐位站起中是否能应用双手

步行：自己从地上站起（用何种方式），独站，独步，单足站立，弯腰拾东西的能力

主要问题

治疗的目的

促通的方法

修正与抑制的方法

## 八、0～6 岁小儿神经心理检查

目前在我国广泛应用此检查方法，共包括五方面功能。

1. 大运动：指头颈部、躯干和四肢幅度较大的运动，如翻身、爬、步行、跑和跳跃等。

2. 精细运动：是指手的动作，以及随之而来的手眼协调能力，精细运动如书写、绘画等技能。

3. 适应能力：指婴幼儿对外界刺激的分析和综合能力，如对物体和环境的精细感觉，解决实际问题时运用运动器官的能力，对外界不同情景建立新的调节能力等。

4. 语言：是人类所特有的心理活动，包括对语言的理解和言语功能。

5. 社交行为；指社会交往能力、生活自理能力、适应外界要求的能力、懂得社会常识。是孩子对现实社会文化的个人反应。其行为模式也是内在成长因素所决定的，

有一定的发展程序。

根据对小儿每项功能检查得出的实际发育月龄（智龄），计算出发育商（DQ），并以图线表示出（表7－6）。DQ和智龄图示上方的虚线是被检查小儿的生活月龄，可以清楚看出小儿发育商与正常发育商的差距。

**表7－6　0～6岁小儿神经心理检查表**

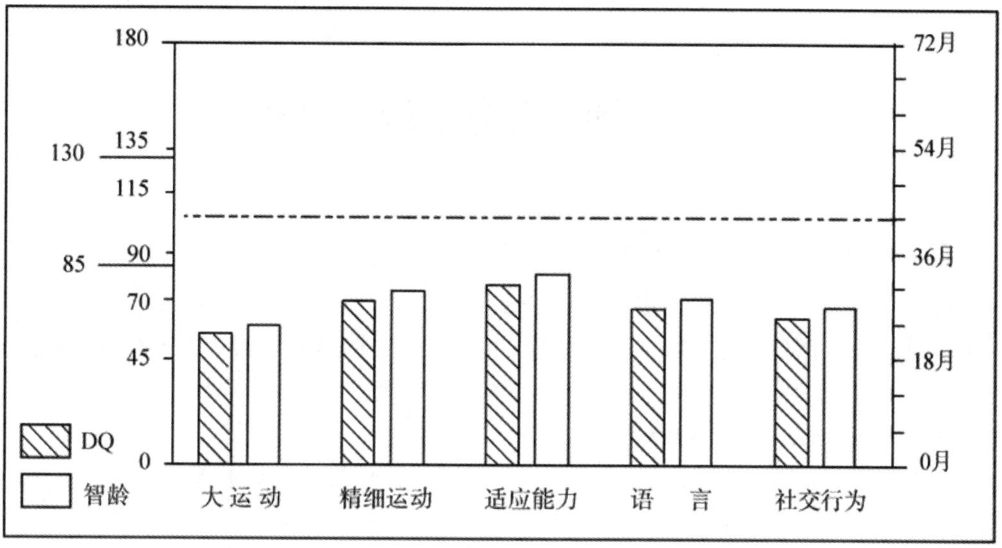


目前，还有许多用于检查小儿运动、智力等多方面功能发育的量表，如Gesell发展诊断量表、韦氏智力量表（wechster lncelligence Scale）、贝利量表、丹佛智能筛查量表（DDST）等，都可应用于小儿脑性瘫痪患儿的各方面功能的筛查与评定。

（陈秀洁）

# 第八章　脑性瘫痪的神经发育学治疗法总论

## 第一节　神经发育学治疗法概述

### 一、神经发育学治疗法的治疗原则

脑性瘫痪是一组症状复杂多样的综合征，临床表现因类型、因人而异，治疗时需要根据每个患儿的不同临床特点采取相应的手法。在确定治疗程序与具体手法时，应从以下几方面去思考。

**（一）促通运动模式的协调性**

神经发育学治疗法的主要概念是，中枢神经系统损伤、疾病和发育障碍所引起的症状，不是单纯的肌肉瘫痪，更重要的是导致某种程度的运动功能丧失，以及产生异常姿势模式与异常运动模式。因此治疗要通过一定的手法，让患儿修正自己异常的运动模式，学习新的较为正确的运动模式，进一步学习运动的协调性，达到恢复一定的运动功能的目的。所以，神经发育学治疗法的治疗手法不是活化某一块肌肉，也不是单纯的伸展某一肌群，而是通过促通运动模式的协调性，来达到姿势的协调性，进而改善患儿的运动功能。

**（二）利用运动、姿势与姿势肌紧张的相关性进行治疗**

运动模式的变化伴随着姿势的变化，所以这一变化是动态的，而姿势本身又可以促通运动，两者密切相关。当患儿日常生活中的姿势模式的量受限时会导致目的运动也受到限制，如痉挛型双瘫患儿常常只取“W”状坐位，而伸腿坐位困难。正常人之所以有正常的姿势与正常的运动，是因为身体上姿势肌紧张的强度与分布是正常的。而脑性瘫痪患儿则表现为异常姿势肌紧张与异常姿势，使异常运动相伴出现。神经发育学治疗法在进行治疗时就是利用这三者间的关系，通过修正其中一方面的功能，以改善另两方面的功能。例如，通过修正患儿的非对称姿势，使头、躯干呈一直线，可以改善姿势肌紧张，进而获得较为正常的运动模式。

**（三）促通自律运动与随意运动**

在正常情况下，姿势与姿势肌紧张的调整及平衡的维持都受皮质下中枢的控制，姿势的调整大部分是自律的，是通过随着生长发育逐渐成熟的矫正反应来实现的。矫正反应、平衡反应、保护伸展反应等自律的姿势反应，以及在子宫内已经出现的初期运动模式都是随意运动的基础。只有这几方面正常发育才能保证高位皮质中枢组织有意图的运动和各种精神行为的功能。

治疗的目标是通过手法确实地诱发出自律反应，这种自律反应的作用是，可以减轻在实施治疗过程中因患儿过分努力而产生的过度紧张状态。另外，可以在这种自律的水平上诱发出运动反应。因这种方法只要通过治疗师的手法操作即可达到目的，无须患儿协力，所以适用于智能落后儿及婴幼儿。

**（四）利用各种运动模式间的相互关系进行治疗**

由原始反射和初期的矫正反应产生的原始运动模式，在正常发育过程中或逐渐变为复杂的模式，或者消失，取而代之的是平衡反应等比较成熟的自律反应。脑性瘫痪患儿处于异常发育过程中，原始反射消失过晚或不消失，紧张性反射常常占主导地位，以致运动模式的统合不充分，最终导致以复杂的、运动协调性的发育为基础的神经学、生物力学的不成熟状态。将这种初期的、异常的运动构成要素称为“传导阻滞”。这种现象导致以后异常模式向末梢部发育。

治疗时，要“疏通”这种“传导阻滞”，抑制原始反射模式对患儿正常运动发育的影响，促通运动模式的整合，防止异常模式的形成。

**（五）通过控制感觉刺激的传入来促通自律反应或抑制异常姿势反应**

治疗中所设定的目标是，在抑制异常姿势反射的同时促通矫正反应、平衡反应等实用的姿势反应，并且诱发患儿的运动，治疗中通过各种手法来达到这一目标。治疗师的操作手法作为感觉刺激冲动传入中枢神经系统，在中枢整合后形成运动冲动传出至效应器官而产生反应与运动。神经发育学治疗法就是通过控制感觉刺激冲动的方法间接地控制运动冲动的传出，促使形成较为正常的感觉反馈，确定正常的姿势反应，这样才能获得持续的、随意运动的能力。

**（六）正确理解正常协调性的发育**

Bobath 技术是“神经－发育学”，由于脑性瘫痪的病态表现阻碍正常发育，所以是要针对脑性瘫痪的发育迟缓、发育停滞以及发育障碍进行治疗。

脑性瘫痪的症状并不是因为某块肌肉或某个关节本身的问题，而是由于异常姿势肌紧张而导致的姿势和运动的协调性异常，使肌肉和关节活动时出现异常模式，进而阻碍了功能性的精细活动所需要的高效的、多样性的、协调性运动模式的出现。另外，异常姿势肌紧张再加上废用会导致发生挛缩和变形，并逐渐加重。

作为医生和治疗师在观察正常儿童的发育时，要研究、分析正常的协调性模式的发育，不仅要观察发育至各月龄阶段的儿童在做什么，重要的是要分析他们在怎样做。要清楚知道，发育的过程中并不是在获得某个发育指标或一个活动之后再发育下一个指标和活动，而是在同一过程中，同一水平的多种活动能力相结合的结果。运动的多样性和运动的连续性是以重复模式进行发育。

**（七）对治疗技术的认识**

多年以来，针对患儿的治疗技术不断发展，一个技术只不过是一种工具，使用它们得到的反应，不是治疗技术本身的效果。重要的是这个技术的使用方法及其治疗患儿时的实时效果。Bobath 概念不是技术，Bobath 概念提倡的是观察患儿的方法和分析每个患儿的需求的方法。

治疗师和患儿必须在一个治疗时间段中取得良好效果，带有灵活性，促通患儿向下一阶段发展是训练的重点。但作为治疗仅有这些还不够，必须要增加患儿功能性活动的能力。如果功能不明确，做一些与改善功能无关的训练的话，什么效果也得不到。患儿的年龄、分型、功能水平不同，其需求也不同。

**（八）为患儿准备功能性的精细动作**

作为医生与治疗师分析患儿能做的和不能做的动作很重要，此外，也要仔细地分析患儿想要做的动作。进行分析的目的之一是为了找出患儿（如何）进行某个功能性精细动作，以及（为什么）使用某种特殊的操作手法来治疗。由此，可以了解是什么原因妨碍患儿获得这些精细动作，如何改变这种情况，以及如何帮助患儿积累那些没有掌握的必要的动作（活动能力）。治疗目的是要帮助患儿逐渐积累主要的特定功能性精细动作，之后，逐渐开始练习那些通过学习可以掌握的功能性精细动作。

**（九）脑性瘫痪患儿的感觉－运动问题**

正常人是通过运动的感觉来学会运动的，也就是说是通过找到完成运动的感觉等进行运动的学习。因此，那些只知道异常的运动模式的患儿也只学到了异常的运动感觉。人们都是从记忆中将已知的或经历过的记忆进行提取和再利用的。所以治疗的目的是，在治疗时通过玩耍和设计活动课题，尽可能地使患儿体会正常的运动感觉。

**（十）姿势性肌张力的变化**

因为可以改变姿势性肌张力，所以也能够改变患儿的运动方式。因此，这可以说是治疗的基本原理。治疗师可以降低痉挛，提高弛缓患儿的肌张力，调整不随意运动型和共济失调患儿的姿势性肌张力。因此，患儿可以学习到运动的组织和控制能力。

脑性瘫痪患儿能够通过一天中各种各样的活动体验肌张力的变化，表现为兴奋时、努力做动作时、不安时的肌张力增高。在治疗时，可以通过使患儿的姿势性肌张力逐渐接近正常来改变病态紧张，要在变化中展开训练。如果肌肉、关节的构造发生改变，则要考虑相应的治疗计划，同时也会考虑手术的可行性。治疗目的是抑制那些产生挛缩和变形的运动模式，同时减少紧张性模式，以防止挛缩与变形的恶化。

**（十一）治疗团队**

在本质上来讲，所有和患儿疗育相关的人员，都必须要作为治疗组的一员发挥作用。为了使大家对患儿存在的问题达到共同的认识和理解，治疗组成员间必须团结合作。这样可以多方协作，配合每个患儿的需要，共同完成目标。实际上，PT、OT、ST所担当的任务在很大程度上是重叠的。

所有科室的治疗师，都应清楚地理解改善患儿姿势性肌张力和感觉—运动发育有效的方法。因此，每个治疗师都要为了患儿在各方面达到发育目标而共同努力。例如，在OT训练中有效的某种特定游戏活动在PT的治疗中也会被强调。作为言语前提的精细运动不论是在PT还是OT治疗中都要进行强化。

患儿的父母或养育者的作用在小组治疗中有着非常重要的意义。治疗目的之一是指导家长，告诉他们怎样才能更好地在日常的生活动作中强化患儿使用接近正常的运动模式，对患儿如何更好地进行手法操作。这样，就可以引导家长通过更衣、饮水、进食、玩耍等日常动作进行家庭疗育。

以上十二点，就是 Berta Bobath 和 Karel Bobath 的神经发育学治疗方法的基本概念，归纳为一句话，即应用特殊的操作手法抑制异常运动模式，促通较为正常的自律反应。

## 二、神经发育学治疗法的治疗方法和注意事项

### （一）评定与再评定

缜密的评定是治疗的基础。评定和治疗密切相关，治疗师通过评定分析患儿的状态，再通过评定的结果制订治疗计划。之后，还要感知患儿对训练的反应，以及判断患儿的潜在能力。然后再通过手法操作对患儿进行相应的训练和治疗。

对脑性瘫痪患儿的评定至关重要，通过初次评定掌握患儿脑损伤的程度及脑残存的潜在能力，进一步评定异常姿势模式与异常运动模式、异常姿势肌紧张等临床上的特征，作为制订整体治疗目标和选择具体治疗手法的依据。这种手法的刺激会产生相应的反应，这种反应又反映出中枢神经系统的功能。观察分析这种反应实际上是对患儿的再次评定。在神经发育学治疗法的概念中，治疗与评定是一体化的，即评定→制订治疗方案→手法治疗→再评定→制订新的治疗方案→手法治疗，如此循环往复地进行（图 7－2）。

### （二）患儿对自身整体像的修正

患儿在治疗进程中要依赖自己本身的整体像和已掌握的感觉－运动经验来提高运动行为的质量和进一步学习新的、更为协调的动作。而自己的身体像又是通过感觉－运动的经验形成的，这是一种循环往复的再形成过程。所以，通过修正与改善患儿自身的身体像，可以达到修正异常运动的目的。

这种修正的方法是通过选择感觉的传入来进行的，上一节已经叙述，正常的感觉传入可以间接地控制运动传出，从而决定了感觉反馈的种类与质量。这种感觉的反馈必须反映多目的的感觉运动经验。这就是说，在用操作手法控制各种运动之前，要有感觉准备，如在负荷体重的同时产生的活动的就是如此。即负荷体重的身体部位感觉到了体重对其的压力，由于这一压力的刺激使机体设法进行调整以减轻压力，这一调整过程就产生了运动。又如，婴幼儿在肩胛带的控制功能发育成熟之前，在俯卧位上或仰卧位上将体重大部分负荷于头部及躯干上，随着生长发育，在俯卧位上逐渐可用肘、手负荷体重，同时产生了逐渐抬头的活动。而在仰卧位上则由肩部及躯干负荷体重，逐渐进行抬起下肢和举起上肢的活动。在治疗时，应该结合这种发育过程采取使患儿边负荷体重边活动的操作手法，给予患儿感觉上的准备。

### （三）阶段性地给予刺激手法

在治疗过程中，要尽可能地给予患儿正常的感觉－运动反馈，这一反馈的出现决不是通过用各种质与量的操作方法给患儿以爆发样的刺激而产生的。而是应该在训练过程中采取多数的体位与设定多数的场面，使之充分地反复出现适当的姿势反应，与此同时必须对为数众多的运动模式进行调整。必须强调的是，不能让患儿长期应用同一种运动模式，因为这种做法与正常的发育流程相违，会导致不良后果。

医生与治疗师要善于发现患儿对姿势控制能力的变化情况，即使稍有改变或初步具有控制姿势的能力，也应选择性地、阶段性地给予支持手法，同时让患儿体验各种

体位，积累感觉经验。另外，应用支持手法时，即使在一种体位上也要使患儿的平衡能力发生多种的、不同程度的变化。比如，即使是患儿的坐位平衡尚未充分发育，也可以适当地支持其身体，如使其在身体姿势呈一直线的状态（支持体位）下进行手法操作。

**（四）应用运动构成要素进行治疗**

制订治疗计划要遵循正常的发育过程，最先促通的应该是单纯的运动，然后促通复杂的运动。只有在早期获得了比较单纯的运动及单纯运动构成要素的组合之后，才能使复杂运动得以发育完成。所以，常把单纯的运动构成要素看做是“协调性运动的前阶段”。治疗师在训练患儿进行比较难的课题前，必须证实患儿已经确立了“协调性运动的前阶段”方可进行。最重要的基本协调性有头部及躯干的矫正能力，以及躯干、肩胛带和骨盆带这些近位部的稳定性。这些都需要从原始的、整体的运动模式修正而来。

在神经发育学治疗法中，最大的目标是获得功能性的动作能力，但治疗时并不是把重点放在功能性动作本身的训练和发育指标的促通上，而应将目标构筑在为患儿建立多量的、自律的、随意的动作所必需的姿势基础之上。这就需要治疗师掌握正常小儿发育的有关知识，从中选择一些必需的基本运动能力，这种被选择的运动能力应该是在目前及将来发育出现的协调动作和运动功能中所必需的。

**（五）对肌肉痉挛的处理原则**

治疗师所制订的治疗操作方法中，设定的开始姿势应该是能减少异常姿势反射活动的体位与姿势。在这种情况下所应用的被动的操作手法，称为反射性抑制模式。通过这种反射性抑制模式的操作，可诱导患儿本身具有的、潜在的功能自动出现，从体表上可以见到某一肌群从原来的无收缩状态出现了收缩，如果出现了充分的收缩，就没有必要再进行肌力的强化和耐久性的训练了。有的患儿表现出在某部位重度的肌肉痉挛，或者肌肉痉挛分布范围较广，这时必须进行反射性抑制模式的操作，但一定要注意不要因长期应用而限制了患儿的自由。经过这种方法治疗，一旦出现异常姿势反射的活动性减弱，肌肉痉挛的程度减轻及分布范围的缩小，哪怕是一点点，也应适当减少治疗师支持患儿身体的力量，缩小支持范围，对肌肉痉挛的抑制不要依赖于治疗师的直接援助，要让患儿自身能动性地使肌肉的功能再现，即以患儿自己控制为目标。

**（六）增加姿势肌紧张**

对于肌张力低下型患儿、低紧张的不随意运动型患儿及痉挛型双瘫患儿，当经过治疗后肌肉的痉挛被抑制后呈现出无力状态等情况时，由于姿势紧张低而缺乏维持姿势的能力，治疗时应持续地给予本体感受器和体表感觉器两方面的感觉刺激，以达活化脑的目的，增强姿势肌紧张，保证维持姿势的能力。

**（七）促进整体性模式的分离**

为了使患者获得功能的、选择的运动，应该破坏患儿的粗大的、整体的运动模式，促进整体运动模式的分离。治疗时应注意防止整体模式的出现，若已经出现就要尽早抑制，促其分离，只有这样才能保证分离运动的发育。

**（八）避免联合运动**

即使是肌肉痉挛的分布范围较小的患儿，也不要指示他进行活动强度过大及使精神感到紧张的训练课题，更不要让患儿在短时间内进行诸如步行训练、上肢训练、语言训练、日常生活动作训练等多方面的训练。训练中要充分考虑到头部与躯干、上肢与下肢的相互关系。不要让患儿用身体一部分的过剩努力，来代偿其他部分的功能。比如，痉挛型双瘫的患儿在发育到腹爬阶段时，因双髋关节内收、内旋，两下肢交叉，在腹爬时不能使体重左右移动。患儿常常是用肘关节屈曲的两上肢支撑身体，用力牵拉身体使下肢向前移动，这时由于双上肢的过剩的努力，会导致双下肢的联合反应，加重双下肢的姿势肌紧张，使髋关节的内收、内旋更为明显。同时，由于肌肉异常的同时收缩，也会加重双上肢肘关节屈曲，使之成持续状态。所以作为医生与治疗师不仅是在训练时要避免这种腹爬方式，也要指导家长在家庭中避免。可用一块木板安上滑轮，让患儿俯卧其上，两肩及上肢游离板外，使两下肢呈外旋、外展位，将两踝关节及骨盆处固定。使患儿用两手向前爬行，这样在抑制两下肢内收、内旋的同时，可促通上肢的伸展及手的支撑，避免因代偿动作而产生联合反应。

**（九）正确选择治疗手法**

1. 对于肌肉痉挛和出现异常模式的治疗原则

对于因肌肉痉挛而出现异常模式的治疗原则是，以抑制为主体，不进行同时的、交替的促通手法操作。只有在肌肉痉挛被控制后，才能将患儿的随意运动组合进来。颈部与躯干部的肌肉痉挛肯定会影响上肢与下肢的肌肉痉挛，所以对有此症状的患儿必须选择增大颈部和躯干间可动性的操作手法。

2. 对于肌张力低下和不能充分维持姿势的治疗原则

对于肌张力低下和不能充分维持姿势的治疗原则是，以促通刺激为主体，应选择负荷体重及利用上、下肢重量等与患者的意识相结合的有效的姿势与体位。应用操作手法后，出现反应需要时间，要耐心等待直至反应出现，要确保刺激量的不断累加。

3. 对所有患儿都必须提高感觉统合水平

要让患儿掌握正常儿所经历的正常感觉－运动经验。由于有肌肉痉挛，被异常压迫感和抵抗感控制的患儿，并不明白自己所做的动作。而处于肌张力低下状态的患儿对自己的上、下肢有很强的异样感觉，姿势不稳，头的位置也不稳定。上述两种情况都会使患儿不能正确地认识自己的身体，也难以认识身体各部在空间中的位置关系。运动治疗师要逐渐地、系统地减少对患儿被动操作的控制，让患儿自己控制自己，使运动感觉化，并使运动与视觉、触觉、本体感觉和体表感觉相结合，提高运动与感觉及各感觉间的相互作用，改善上位中枢的感觉统合。

**（十）应用动态的治疗手法**

促通矫正反应和平衡反应是主要的治疗目标之一，所以治疗手法不应该是静态的，必须是动态的。所有的运动都会引起体重的移动，所以促通矫正反应与平衡反应要与促通体重移动的手法相组合。体重移动本身又可诱发矫正反应和平衡反应，所以可以作为诱发姿势反应的手段而应用。

同样的方法也可应用于增强运动性和欲拉长肌肉时，但不宜应用被动的伸张与强制的抵抗手段。只要促通运动反应，就可以使肌肉自动地伸张。同样的过程也可见于正常发育，如在仰卧位上抬起骨盆和下肢左右移动身体时可使伸肌群伸张拉长。通过小范围的运动和体重移动，可以防止与阻碍向各方向运动时的异常肌紧张的增强。

**（十一）通过操作手法促通运动行为的形成**

1. 刺激强度要适宜

神经发育学治疗法中，为了诱发并形成运动反应，要通过治疗师的手来进行手法操作。当然，手的触摸本身也是一种刺激，这种手的触摸刺激的强度要符合每个患儿的具体情况并要放在适当的位置上。对于患儿来说，有时即使非常轻的触觉刺激也可能是患儿感觉到的最强的刺激，或许会诱发出肢体回缩的反应。相应的触觉刺激可以直接成为诱导的手段，但决不能给予过分的压迫。手法操作时，治疗师的手指应该呈伸展状态，并使全手张开，这样给予患儿的支持比较充分。要用手掌和整个手指给患儿以压迫，避免用指尖压迫局部而引起疼痛。治疗就是通过治疗师的手所传出的感觉刺激冲动传入患儿的中枢神经系统来促通各种反应，应该从手的各部分开始给患儿以不同程度的压迫、刺激，并进行微妙的调节，使这种压迫刺激不断发生变化。

2. 对触觉过敏的处理

对手触觉过敏的患儿，如果致频繁变换手放置在患儿身上的部位，会使触觉刺激成为爆发的，或成为非常混乱的，致使患儿难以耐受。另外，如果治疗师给予患儿的感觉刺激在患儿身上无固定部位，而是随意地从一处移向另一处时，使患儿所接受的感觉信息是混乱的，会引起患儿的焦躁与哭泣。所以操作时最好要有确定的关键点，并保持一定的压力，这样才能达到预期效果。

3. 慎重选择关键点

治疗师对患儿的手法操作目的，不单纯是支持，还有诱发姿势反应（促通）和修正异常姿势（抑制）的目的，因此必须慎重选择关键点。要清楚躯干、肩胛带、骨盆带等中枢部位的关键点可给予运动模式最大的影响。末梢部位的关键点应该用于患儿已经能自己部分地控制姿势之后。

4. 正确地给予支持与控制

究竟给予多大的支持与控制，要根据患儿的不同情况具体设定。例如，要求出现平衡活动的手法大体上应从非负荷体重侧开始操作，而且必须同时促通抗重力的矫正反应。如果过于支持负荷体重侧，会使患儿倒向重力方向。

**（十二）针对每个患儿的个别治疗**

1. 熟知正常运动发育规律

治疗师在进行治疗时必须熟知自己施行的治疗手法操作对于患儿将要形成协调性的影响，以及患儿在初期的感觉运动经验形成后对确立自己的身体像有什么样的影响。所促通的运动模式要尽量是正常的模式、正确的模式，所以全面掌握正常发育和正常运动的知识的必要性不言而喻。脑性瘫痪患儿在各发育阶段上常有阻碍高度的、复杂的精细动作的因素，尤其是异常的代偿动作，一定要指导患儿父母在日常生活动作中正确地防止这些异常的代偿动作的发生与过度应用。

2. 治疗时要考虑到个体差异

在实施治疗程序中应用手法时也必须考虑到个体差异，由于患儿的基本姿势肌紧张的种类不同，对刺激的反应和对手法的应答会产生相当大的差别。有些游戏活动可引起一些患儿过度兴奋、肌紧张亢进，而有的患儿对同样的刺激则可能完全不出现类似的反应。另外，运动的速度和节律性也影响肌紧张，如果给低紧张的患儿加上非常缓慢的、规则的运动，会使习惯性的、异常的固定模式更趋固定，从一个极端的姿势变为另一个不同的极端姿势。相反，如果将非常快速的运动加于姿势紧张过强的患儿，就使患儿没有调节姿势的剩余时间，也会加重姿势肌紧张。另外，重力的方向也会影响姿势肌紧张，沉向重力方向，几乎与床贴在一起的低紧张儿，在接近直立位的体位上，姿势肌紧张可出现戏剧性的改善。对这样的患儿稍稍给予支持就可使之成为比较活动的状态。与之相反，过紧张儿则表现为身体变硬。再有，运动的幅度也是必须考虑的要素，必须在获得小范围内的姿势控制能力之后才能取得大幅度运动的平衡。

持续的感觉刺激手法如叩击、压迫等，可使肌紧张发生很大的变化，应用时必须正确判断及选择适应证，医生与治疗师应从评定的结果预测患儿的反应，对手法进行适当调整。

**（十三）医生与治疗师要与患儿形成正反馈关系**

医生与治疗师应用手法操作后应该等待患儿的反应，掌握姿势模式与运动模式的变化及反应所需的时间，然后应用自己掌握的知识对其进行分析。并将在操作中自己手感觉到的与观察患儿得到的对手法的应答联系起来，在治疗中针对患儿时时刻刻都在变化着的反应，增加或减少操作的手法，决定下一步的治疗计划，因此，医生和治疗师与患儿间形成了正反馈的关系（图 8－1）。

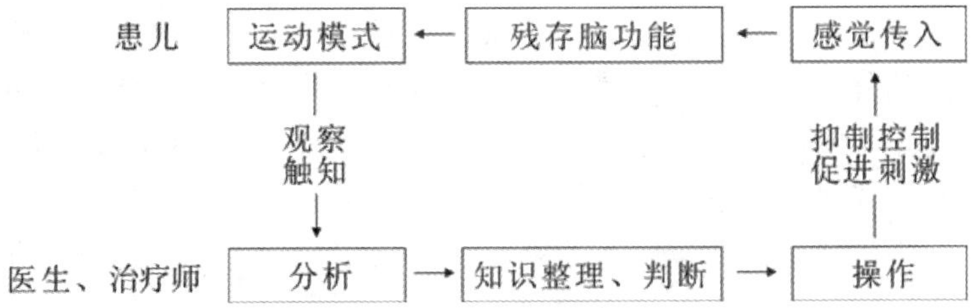


**图 8－1　医生、治疗师与患儿间的正反馈关系**

**（十四）根据患儿的生活年龄、生长发育及智能状况进行评定与治疗**

1. 根据不同年龄确定治疗方案

对不同年（月）龄的患儿应采取不同的治疗手法。

（1）婴儿：1 岁以内的患儿生长发育迅速，发育有明显的阶段化，尚未形成自我意识，治疗与评定是以医生与治疗师为中心。对于这个年龄组的患儿应以促通手法为主体，应着重指导患儿母亲在育儿过程中对患儿的疗育。

（2）幼儿期：幼儿期的患儿已形成自我意识，有了自主性，治疗时应尊重本人意愿设定治疗场面，尽量避免患儿自我意志的活动与异常性和代偿性直接结合，应援助他逐渐丰富感觉－运动经验。

（3）学龄前：对学龄前患儿治疗时不要单纯只考虑运动能力，要设定为入学做准备的训练场面，援助患儿准备好设想的学校生活中的动作，如移动、如厕、上下车及书写等。

(4) 学龄儿童：对待学龄儿童要与学校教师合作，因为这时主要的任务是学习，训练机会减少，会导致异常姿势与异常运动的加重，进而导致变形、挛缩。比如久坐会加重髋关节屈肌痉挛及大腿后侧肌群的紧张，使膝关节不能伸展，尖足加重。这时应与教师合作，设法预防这类情况的发生。同时要唤起患儿的自发性，指导他修正代偿动作，抑制异常模式，学习与掌握在学习、生活场面中所有需要的模式。

2. 生长发育对治疗的影响

患儿的生长发育对治疗有一定影响，身长增加使重心抬高，需要更成熟的平衡能力，如果尚未出现相应的平衡能力，会因代偿动作而导致一些异常姿势。另外，体重增加会使患儿身体重心的移动发生困难，同样会加重异常姿势。在治疗的过程中，一定要事先考虑到这些问题，采取相应措施。

3. 注重智力水平对治疗的影响

多数脑性瘫痪患儿的智能活动水平与运动表现能力之间有一定的差距，此病本来是以运动障碍为主的，但由于存在着感觉 - 运动障碍，使患儿失去了学习的机会，也会使之陷于继发的精神障碍。治疗的目标是缩小这一差距，即在提高运动表现能力的同时，促进全身心的发育。

**(十五) 患儿性格、情绪及家庭环境与治疗的关系**

即使某两个患儿的临床症状与年龄相仿，也未必是一定要设置相同的治疗场面。在对脑性瘫痪患儿的治疗中，有时患儿的感情行为成为主要问题，医生与治疗师一定要根据患儿的情绪、性格设定治疗场面。同时，还需要家长的合作，了解患儿父母对患儿的障碍接受的程度，对患儿的养育态度决定着患儿对医生与治疗师的态度，表现友好者可以配合治疗；否则，可能会拒绝接受训练。医生与治疗师的重要任务之一，是要向患儿家长解释患儿的情况，指导他们客观地判断自己孩子的障碍。同时也必须正确掌握患儿的障碍状态，结合患儿的家庭情况设定治疗场面，指导患儿家长在家庭中如何对患儿进行疗育，使在医院内的治疗与在家庭的疗育有机结合，这样才能提高疗效。

因为患儿的因脑性瘫痪的类型、姿势肌紧张的性质、年龄、病情程度、认知能力和家庭环境等方面的差异，所以治疗时不能对所有患儿都采取同样的方法，不能将“功能性训练”（exercises）处方化，每一个患儿都有各自不同的需求，因此必须制订个性化的治疗计划。

**(十六) 治疗中要援助患儿的学习**

对于脑性瘫痪患儿进行治疗的目的，决不是单纯增强肌力及提高运动能力，而是要引发患儿反复地学习感觉 - 运动的能力。尤其对年长儿，一定要结合患儿的兴趣进行这种学习过程。治疗中稍见成效，就会给予患儿以成功感和自信心，但是同样的治疗方法反复地进行又会使患儿感到无聊而兴趣索然。所以医生与治疗师一定要结合患儿的兴趣，不断变换治疗场面，提高患儿对治疗成功的欲望；同时，不要把患儿看做被动地接受训练者，要顺应他们，让患儿变被动为主动，主动地接受治疗、主动地完成力所能及的运动等。

**（十七）姿势肌紧张和姿势模式的关系在治疗中的运用**

1. 异常姿势肌紧张与异常运动模式相关

正常运动需要正常的姿势肌紧张，姿势肌紧张异常就无法发挥正常的运动。但是，如果某个患儿经过一段治疗后，使姿势肌紧张接近正常，则可通过治疗促通正常的运动模式，并由此获得正常的姿势肌紧张。

2. 治疗的目的

运用特殊治疗手法对患儿进行治疗操作和诱导，抑制异常姿势反射活动造成的异常姿势和运动模式，促通相对正常的运动模式。最终要使患儿对治疗师的手法操作产生自发性反应。尽可能使患儿对感觉刺激产生接近正常的运动反应。这样，可以使患儿体验并形成与治疗前不同的正常运动模式。反复进行这些正常的运动模式，使患儿学习、掌握。

3. 治疗中注意的问题

（1）治疗中应尽量避免患儿过度努力，因为过度努力会增强患儿的痉挛、徐动以及共济失调型患儿的运动震颤。为此，在提高患儿兴趣、设计刺激阶段时需特别注意这一点。

（2）治疗师并不是要教给患儿某个动作或矫正他的某个姿势，而是要尽可能地通过手法操作为患儿叠加接近正常的运动。使患儿在功能性动作中自己帮助自己来控制运动。

（3）实施手法操作的目的是利用对不同关键点的控制，使患儿能够进行阶段性控制自己的运动。然后，治疗师逐渐减少手的操作和辅助。患儿不断地向操作者发出回馈，引导治疗师如何对应和变化操作手法。治疗是适时变化的，其中，患儿和治疗师持续性地相互作用，每个患儿对手法操作会产生各自的反应，患儿的反应可以诱导操作者，反过来再去诱导患儿。

总结本节一、二题的内容，所谓神经发育学治疗法，就是应用神经发育学的知识，为达到患儿正常感觉－运动发育的一种治疗方法。从发育科学的理论来讲，常出现“依据正常发育的原则”或“沿着正常发育的顺序进行治疗”这类的治疗理念，并应用于对异常发育儿进行疗育。但是，这种理念只是单纯地遵循正常儿的发育指标，固执于被教条整理出的发育顺序，会造成错失许多学习丰富的发育经验的机会。因此与其机械地遵循发育科学理论，莫如从患儿及其父母的视点出发，引导患儿正常的感觉－运动发育。医生与治疗师要通过分析患儿到达某一发育指标所必需的运动学要素和神经学机制来发展治疗技术，并要知道运动学要素和神经学机制的功能意义，使治疗目标具体化。而且要分析运动行为的时间和空间的协调性，即在哪个领域上与中枢神经系统的成熟一起发生，是经过哪个阶段而逐渐发育的，在对上述问题充分分析的基础上设定治疗程序。具体的在正常感觉－运动发育治疗中应用的因素有以下几点。

1. 关于运动发育指标的因素

（1）为了达到发育指标的运动学要素。

（2）为了达到发育指标的神经学机制。

（3）达到发育指标的功能意义。

2. 运动行为时间的、空间的协调性发育因素

(1) 自律性的发育。

(2) 选择性的发育。

(3) 适应性的发育。

(4) 竞争性的发育。

(5) 运动性的发育。

(6) 稳定性的发育。

(7) 分离性的发育。

(8) 律动性的发育。

3. 运动发育的重要阶段的因素

(1) 杂乱的运动相（新生儿期）。

(2) 非对称运动相（屈曲—外展模式时期）。

(3) 两侧性对称运动相（伸展—外展模式时期）。

(4) 两侧性非对称运动相。

(5) 一侧性运动相（最大伸展—外展模式时期）。

(6) 交替、反复运动相。

(7) 对角线、螺旋状运动相（回旋模式时期）。

(8) 前进移动时期。

## 三、设定治疗程序

通过对患儿的观察与评定，分析出患儿的运动、自律反应等方面的能力与障碍及阻碍正常功能的原因，缺乏什么样的功能，并找出代偿运动，同时要探索患儿特殊的问题及其发生原因。当然，在治疗时不能单纯针对上述的每个问题逐一地应用各种各样的手法，要尽可能地制订具体的目标，再制订为达到这一目标的治疗程序。这种治疗程序必须符合患儿本身的具体情况，并保证能够实现。制订治疗程序时切莫忘记要结合家长的希望和要求。

治疗目标要分为以下几方面。

(1) 功能的目标：根据患儿目前所获得的功能情况及评定结果，确定该患儿将来能达到何种程度的功能，可以说是远期的目标。

(2) 现实的目标：即目前患儿存在的异常姿势、异常模式中的最主要的问题，亟待解决的问题，定为近期的治疗目标。

(3) 个别的目标：针对患儿的特殊问题，确定治疗目标。

(4) 阶段的目标：在现实与个别目标的基础上，确定阶段目标，可为 1 个月，也可为几个月不等。

结合所设定的 4 个目标，制订总的治疗计划和治疗程序。

# 第二节 神经发育学治疗法的操作手法

神经发育学治疗法的手法有3种，即控制关键点、促通自律姿势反应手法、刺激本体感受器和体表感受器手法。

## 一、控制关键点

控制关键点（key point of control）的概念是，在各种体位上应用一定的手法来操作患儿的有效部位，可以达到抑制异常模式并同时促通广范围的自发运动的目的，将这种操作有效部位的方法称为控制关键点。

关键点多选在身体的近位部，随着治疗的进展，症状改善后也可以逐渐地发展到远位部。近位部关键点的选择及操作方式、预期的作用如表8－1。

**表8－1 近位部关键点的操作方式及作用**

| 关键点 | 操作方式 | 对屈曲模式的作用 | 对伸展模式的作用 |
| --- | --- | --- | --- |
| 头部 | 屈曲 | 促通 | 抑制 |
| | 伸展 | 抑制 | 促通 |
| 肩胛带 | 肩前屈 | 促通 | 抑制 |
| | 肩后伸 | 抑制 | 促通 |
| 躯干 | 屈曲 | 促通 | 抑制 |
| | 伸展 | 抑制 | 促通 |
| 骨盆带 | 屈曲 | 促通 | 抑制 |
| | 伸展 | 抑制 | 促通 |

### （一）头部关键点的控制

1. 头部的伸展（伴有肩胛带的伸展）

通过在俯卧位、坐位、立位等体位上使头部伸展（后屈）的手法，可促通全身的伸展模式与伸展运动，使全身以伸展占优势，同时可以抑制全身性屈曲模式（图8－2）。但是，如果仍然存在着对称性紧张性颈反射的影响，在使患儿的头部后屈时，会引起髋关节及下肢的屈曲。在这种情况下，虽然由于头部的后屈可以使脊柱与颈部伸展，但同时也可增加使脊柱前弯和髋关节及下肢屈曲的屈肌痉挛的危险性，须引起注意，操作中要排除STNR的影响，抑制髋关节与下肢的屈曲，以达到治疗目的。

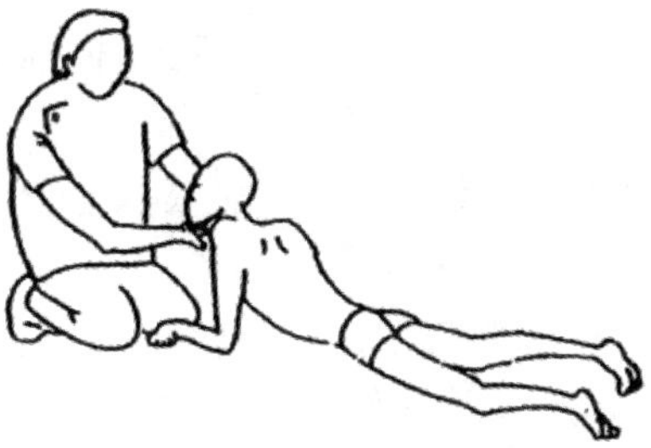

图8－2 头部的伸展

另外，通过头部的后屈，促使全身伸展模式的操作，在俯卧位与立位是有效的，而在坐位上进行此手法操作可能会妨碍髋关节的屈曲。

2. 头部的屈曲（前屈）

通过使患儿进行伴有肩胛带屈曲的头部前屈的手法操作，可出现以下效果。

（1）可以抑制伸肌痉挛与挛缩：这种伸肌痉挛与挛缩可见于痉挛型与不随意运动型患儿，当这两类型患儿在仰卧位上颈部与肩胛带被强力地拉向背侧时，通过操作使其头部前屈可以抑制这种异常姿势。

（2）可促通从仰卧位向坐位拉起的过程中和翻身至侧卧位过程中头部的控制。

（3）可以抑制不随意运动型患者在起立与步行时所发生的髋关节与膝关节的过伸展。

（4）可以促通坐位上的屈曲模式（图 8－3）。

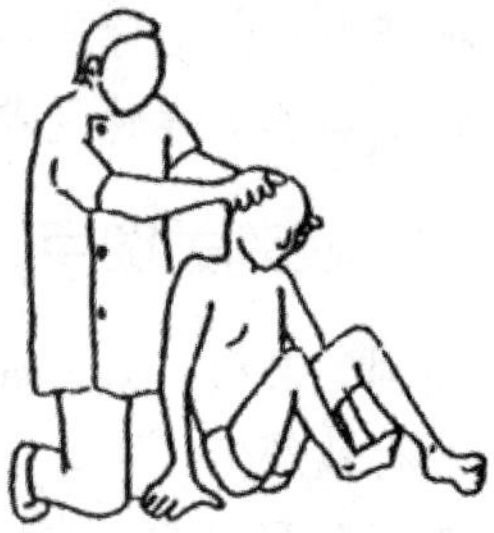

图 8－3 头部的前屈

但应该注意的是，若患儿存在对称性紧张性颈反射，在仰卧位上前屈头部与肩胛带会增加髋关节及下肢伸肌的痉挛。这时应用这种手法操作虽然可以改善头部的控制，但从仰卧位坐起时常有抵抗。如果为了对抗这种抵抗而利用头部与肩胛带的屈曲来促通患儿向坐位转换，会导致脊柱的后弯。所以操作时应注意避免引起脊椎后弯，如出现应予以矫正。

3. 头部的回旋

通过使头部回旋的操作手法，可以破坏整体性屈曲模式和整体性伸展模式，诱导体轴内回旋和四肢的外展、外旋模式和内收、内旋模式（图 8－4）。

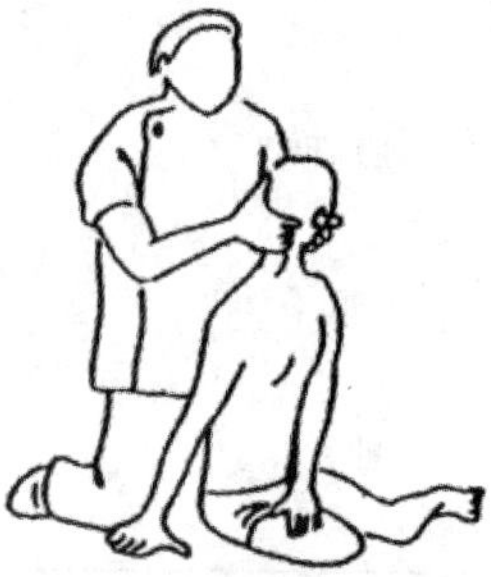

图 8－4 头部的回旋

对于痉挛、强直和阵发性痉挛等肌紧张增强的重症患儿，应避免直接操作头部，最好通过下述的肩胛带与躯干部的关键点控制来改变头部的位置。重症患儿在椅子上坐位时，要根据上述各种手法充分考虑头的位置，设定良好的坐位姿势。

**（二）肩胛带及上肢关键点的控制**

1. 肩胛带前突（protraction）

通过手法操作使肩胛带呈向前方突出的位置，可使全身以屈曲占优势，并抑制头部向后方的过度伸展及全身的伸展模式；可以诱导上肢在伸展状态下向前伸出，同样可促通肩胛带向前方突出（图 8－5）。

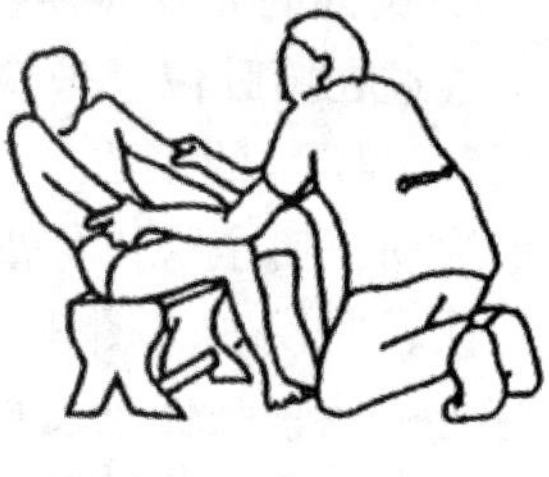

图 8－5 肩胛带前突

2. 肩胛带后退（retraction）

通过手法操作使患儿的肩胛带呈向后方后退的位置，可使全身以伸展占优势，并抑制因头部前屈而形成的全身性屈曲模式，促通抗重力伸展活动。实施手法时可直接保持或操作肩胛带，也可以保持上肢使肩胛带的体位发生变化（图 8－6）。

3. 肩关节内旋

在前臂旋前状态下，通过使肩关节完全内旋的手法操作，可抑制伸肌挛缩，此手法对不随意运动型患儿有效。对于痉挛型患儿反而会增加颈部、躯干、髋关节及下肢的屈肌痉挛。

4. 肩关节外旋

在前臂旋后、肘关节伸展状态下，通过使肩关节完全外旋的手法，可抑制全身的屈曲模式，增强全身的伸展。

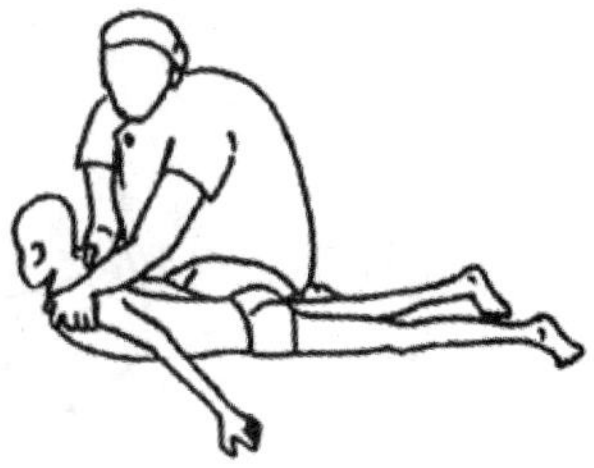

图 8－6　肩胛带后退

5. 上肢水平外展

在前臂旋后、肘关节伸展、肩关节外旋位上（手心向上），通过使上肢水平外展的手法，可抑制屈肌痉挛（特别是胸部肌群和颈部屈肌群的痉挛），还可以促通上肢与手指的自发的伸展，又可促通伴有下肢外旋、伸展的下肢外展。

6. 上肢上举

在肩关节的外旋位上，通过上肢上举（手心向后）的手法，可以抑制痉挛型四肢瘫和双瘫患儿的屈肌痉挛及上肢与肩胛带被牵拉向下方的异常模式，致使脊柱、髋关节及下肢的伸展变得容易。

但是对于痉挛型偏瘫的患儿，由于其存在着患侧上肢的屈肌痉挛会导致下肢的伸肌痉挛和伸展模式的形成，因此可以通过患侧躯干的侧屈肌群的伸展及同时上举同侧上肢的手法来促通患侧下肢的屈曲和外展。这是利用这一手法来达到打破上肢的屈曲模式和下肢伸展模式的目的。

7. 上肢的对角线伸展

通过使上肢向后方的对角线伸展的手法操作，可以产生与上肢水平外展的手法同样的效果，即可抑制屈肌痉挛。这一手法常被应用于重症病例，比应用上肢的水平外展手法更有效，所以在想要达到抑制屈肌痉挛目的时，最好先从这一手法的操作开始。因为在上肢水平外展并向前方活动时，可能会增强屈肌的痉挛。另外，即使是在开始时使处于内旋、伸展位的上肢向后方对角线伸展，也会与上肢水平外展一样促通上肢与手指的伸展。但有可能的话，应与上肢的外旋同时进行。因为如果上肢内收、内旋，会增加下肢的内收、内旋及躯干的屈曲，所以在治疗中要避免上肢的内收、内旋。

8. 拇指外展

在前臂旋后、腕关节伸展的状态下，通过使拇指外展与伸展的手法操作，可促通所有手指的伸展，使手张开。

**（三）躯干（脊柱）部关键点的控制**

1. 躯干前屈

通过手法操作使躯干部前屈，使全身成为屈曲位，可以抑制全身性伸展模式，达到促通屈曲姿势和屈曲运动的目的（图 8－7a）。

紧张性不随意运动型患儿，如果在仰卧位上呈现非常明显的全身性伸展模式，则可应用强制的使躯干屈曲的操作方法，达到减少全身过度紧张的目的（图 8－7b），这就是所谓的“抱球姿势”。对于年长的紧张性的不随意运动患儿，坐于轮椅和椅子上时一定要注意，不要由于姿势不当而增强躯干的过度伸展；此时在头部和背部设靠背，使躯干保持前屈位来避免之。

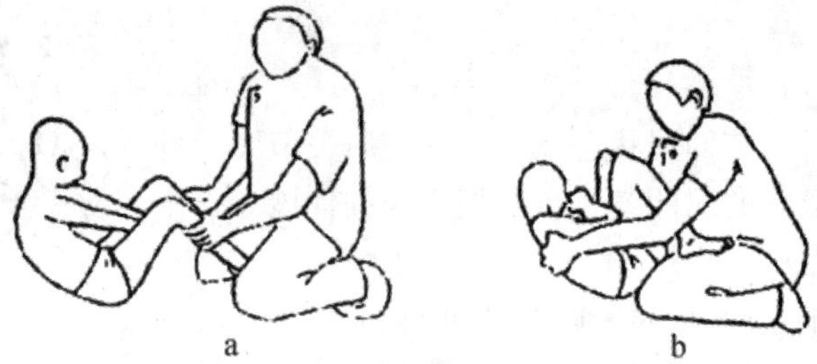

a　　b

**图 8－7　躯干前屈**

2. 躯干后屈

通过手法操作使躯干部后屈，形成全身伸展模式，能抑制全身性屈曲模式，达到促通伸展姿势与伸展运动的目的。

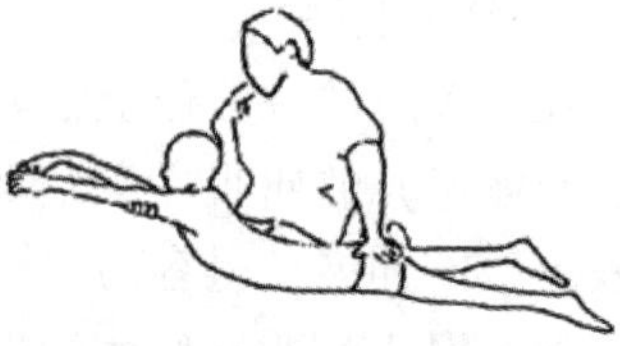

**图 8－8　躯干后屈**

痉挛型四肢瘫患儿，在俯卧位上受全身性屈曲模式支配，上肢屈曲抱在胸的下面，髋关节和膝关节屈曲，体重负荷于头部与颜面，这时可应用躯干后屈的操作。方法是将上肢从胸的下面拉出来，使肩和胸抬起到一定高度，并使髋关节与下肢伸展、骨盆紧贴床面，形成躯干部后屈、全身伸展的姿势。在这种姿势上鼓励患儿抬头和用两下肢负荷体重，可促通抗重力伸展活动（图 8－8）。

3. 躯干回旋

通过手法操作使躯干回旋，可以破坏全身性伸展模式和全身性屈曲模式，促通正常的体轴内回旋运动和四肢的回旋活动。

**（四）骨盆带及下肢关键点的控制**

此操作手法主要用于坐位和立位。

1. 骨盆带后倾

在坐位上，通过手法操作使骨盆带后倾，可使上半身以屈曲模式占优势，下肢以伸展模式占优势。

在立位上，通过手法操作使骨盆带后倾，可使身体以后倾姿势占优势并促通全身伸展模式。

不随意运动型患儿常呈现以下症状：由于头部控制的不充分，使肩胛带后退，坐位时不能用上肢支撑，立位时下肢总是跳起呈屈曲位，足底不能着地，也不能安稳地坐在椅子上。对于这样的患儿，可以通过使骨盆带后倾的手法操作使上半身屈曲，设定较好的坐位姿势。

痉挛型患儿常常出现以下症状：立位姿势为典型的两下肢交叉的剪刀状体位，用前足部支持体重。对这样的患儿通过使骨盆带后倾的操作，将体重移向后方，促通髋关节和躯干的伸展，形成良好的立位姿势。

2. 骨盆带前倾

在坐位上，通过手法操作使骨盆带前倾，可促通上半身以伸展模式占优势，下肢以屈曲模式占优势。

在立位上，通过手法操作使骨盆带前倾，可形成身体前倾姿势和全身性屈曲模式。

痉挛型患儿中有的呈现头前屈，使脊柱屈曲成呈圆背状态，并将上肢牵拉成屈曲位，两下肢固定于伸展、内收位，足底不能着地等一系列症状，形成不稳定的姿势。这种情况可让患儿坐在椅子上，使骨盆带前倾、躯干部充分伸展，以促通髋关节和下肢屈曲的可动性，练习稳定的坐位姿势。

不随意运动型中的部分患儿，在步行中表现腰椎过度伸展，常用膝关节过度伸展来代偿，以防止跌倒。对这类患儿可使其骨盆前倾，学习下肢充分的可动性。

3. 下肢屈曲

通过手法操作使下肢屈曲，可促通下肢外旋、外展及踝关节的背屈。

4. 下肢伸展位上外旋

通过手法使下肢在伸展位上外旋，可以促通下肢的外展及踝关节的背屈。

5. 足趾背屈

通过手法操作使足趾，特别是外侧的3～4趾背屈时，可抑制下肢的伸肌痉挛，促通踝关节背屈及下肢的外旋、外展。但是这样会使髋关节和膝关节伸展困难，特别是立位时更明显，操作时应注意。

**（五）各种体位上关键点的控制**

以下介绍的是在各种体位上控制不同的关键点的操作手法。

1. 俯卧位

（1）通过手法操作使患儿抬头，上肢向头上方伸展，然后使脊柱伸展，可以促通髋关节及下肢的伸展。

（2）通过手法操作使患儿抬头，使伸展的上肢水平外展，可促通脊柱伸展、手指的伸展及下肢的外展。

（3）通过手法操作使患儿的头部一边抬起，一边向一侧回旋，可促通类似爬运动时的颜面侧下肢的屈曲—外展及上肢向上方运动。比如，使偏瘫患儿头部向患侧回旋时，可促通患侧上、下肢的运动。

2. 仰卧位

对于有轻度肌肉痉挛同时有肩胛带和颈部后退的患儿，可通过手法操作其下肢使之处于外展位，然后使该下肢最大屈曲压向患儿的腹部。该操作可促通上肢向前方伸出，使两手容易在正中位上合在一起，即促通正中位指向的发育。

3. 坐位

（1）通过手法操作使患儿下肢呈外展位、躯干在髋关节处充分向前方屈曲，可以促通脊柱的伸展及抬头的动作。要注意，虽然此手法在患儿的盘腿坐位上操作更容易，但是由于这样会过度地屈曲髋关节，有导致下肢屈肌挛缩的危险，进而可导致起立困难或将来形成脊柱前弯。所以此操作手法一般要在下肢伸展位即伸腿坐位上进行。

（2）通过手法操作使患儿处于伸展状态的上肢内收并保持在前方时，可使肩胛带安定，可以促通从仰卧位向坐位拉起及再回到仰卧位时头部的控制。

（3）压迫患儿的胸骨部使胸椎部向前方屈曲，可抑制颈部和肩胛带的后退，使头部与上肢移向前方。这方法也有助于头部的控制和上肢伸向前方。

4. 膝立位、立位及步行

（1）通过手法操作使患儿的上肢在内旋位及前臂旋前位上屈曲，同时使胸椎部屈曲，可以抑制不随意运动型患儿的伸肌挛缩和髋关节和膝关节的过伸展。但是，此手法却可引起痉挛型患者的髋关节与膝关节的屈曲。

（2）通过手法操作使患儿上肢在外旋位上伸展，伸向对角线的后方并保持，可抑制痉挛型患者的躯干、髋关节及下肢的屈肌痉挛，可促通伴有脊柱伸展和髋关节及下肢的外旋、外展位上的伸展。

5. 四点支持位

通过手法操作使患儿在四点支持位上伸展上肢并用手掌负荷体重，可以促通患儿肩胛带的上举，并保持滞空而不下落。这样可以防止肩胛带被过度地推向外侧（防止胸部肌肉挛缩）。因此可抑制上肢的屈肌痉挛和内收，促通手与手指伸展、外展，使手张开。

6. 单膝立位

通过手法操作使患儿非负荷体重侧（向前方迈出的下肢侧）的骨盆向后方回旋，会促通骨盆的稳定以及向前方迈出的下肢内收与屈曲，可以防止负荷体重侧下肢的屈曲。

以上所叙述的控制关键点的手法，可根据患儿的肌肉痉挛、强直、阵发性痉挛等程度的不同，单独或组合应用。重度的患儿多应用以抑制为目的的操作手法，中度患儿在抑制的同时加用促通的操作手法，轻度患儿也必须考虑在促通同时用抑制的手法操作。控制的关键点多位于近位部，随着治疗的进展，应逐渐减少被动的保持与操作，移向肘、腕关节、手指、膝、踝关节、足趾等的远位部的关键点控制，这时治疗师的手只限于协助患儿。

## 二、促通自律的姿势反应的手法

促通自律的姿势反应的手法的目的是最大限度地引发出患儿的潜在能力，使其体验到在无意识的动作中作为功能活动基础的运动模式。手法操作后要等待反应，并且不要因操作妨碍患儿自身的行动。如果出现异常反应，应与上述的控制关键点的手法结合应用。

### （一）促通颈矫正反应的操作手法

这是一种通过手法使正常发育再现的方法，治疗师通过操作患儿的头部，促通躯干部、上肢、下肢的运动性。在对患儿实施手法之前，治疗师最好先用正常儿当模特，在充分熟悉正常反应之后和手法熟练后，再逐渐地应用于患儿。

1. 从仰卧位至俯卧位的促通手法

（1）操作手法：患儿呈仰卧位，治疗师跪坐在患儿头部的上方，用两手缓慢抬起患儿的头部（图 8 – 9a）。

为了增强颈部周围肌群的同时收缩性，要逐渐地减少支持患儿头部的力量（图 8 – 9b）。当头、颈部肌肉的同时收缩性波及肩胛带和腹部时，可以感觉到患儿头部重量减轻。这时治疗师要将扶持患儿头部的手换一下部位，用一只手或者只用指尖轻轻支持患儿的后头部，另一只手扶持其颜面，然后缓慢将头部向一侧回旋（图 8－9c）。

这时应注意，要持续地保持头部处于空间位，使之距离床面有一定的高度。当头部回旋以后，肩胛带、上肢、躯干、骨盆带、下肢会依次出现活动，引起矫正运动（图8－9d、e）。即诱发了从仰卧位向侧卧位、俯卧位，然后又从俯卧位向仰卧位翻身的运动。

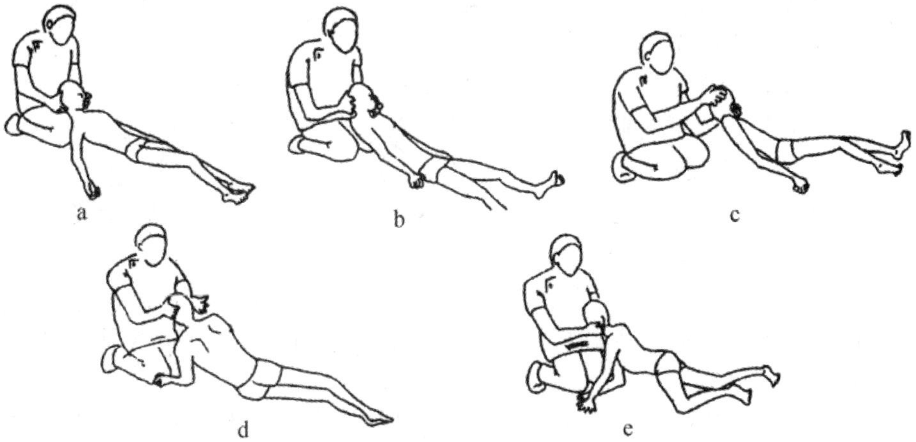

**图 8－9 促通颈矫正反应手法（1）**

从仰卧位至俯卧位

（2）所诱发的正常模式：这一操作手法并不是操作被动的翻身运动本身，而是通过翻身运动诱发以下的正常发育的协调模式，即腹背肌肉的同时收缩性、正中位指向、对称性姿势、抗重力伸展活动、上肢和下肢的分离运动等，可使患儿体验到正常运动的感觉，所以必须配合患儿的反应慎重操作。

（3）操作手法的应用：

1）不随意运动型：此类型中部分患儿表现出轻度肌肉痉挛和阵发性痉挛，当为了达到促通这类患儿的两手正中位指向、侧卧位的对称性姿势、躯干肌群的同时收缩性等目的，可应用此手法。

2）痉挛型：部分痉挛型患儿虽然肌肉痉挛通过其他手法操作可得以抑制，但患儿本人并不能理解正常的运动，为了使他学习下肢的分离运动（特别是外展、外旋模式），可应用此手法。

2. 从俯卧位至伸腿坐位、四点支持位的促通手法

治疗师一手支持已成为俯卧位患儿的下颌部，另一手扶持其后头部，然后将头部向一侧回旋。这时如果患儿可以用前臂支撑身体，即可诱发骨盆回旋及一侧下肢屈曲并向前方迈出的动作（图 8－10a）。如果出现了上肢的屈肌痉挛增强，治疗师就要将操作的手从患儿的头部改换到扶持其两腋窝处，通过肩胛带的回旋来诱发骨盆回旋及一侧下肢向前迈出（图 8－10b）。这种方法也可用于痉挛型双瘫患儿，是通过远隔操作来促通下肢协调性运动模式的一种方法，操作时应两侧交替进行。

然后，在患儿前臂支撑的俯卧位姿势上，再缓慢回旋头部，诱发上肢伸展与躯干回旋，使之成为伸腿坐位（图 8－10c）。之后，在患儿伸腿坐位上保持其头部，诱导两

上肢在身体的侧方支撑身体，继续回旋患儿头部，于是使体重负荷于两手上，再继续进行躯干回旋运动，使骨盆从床上抬起成为四点支持位（图 8－10d）。

3. 从四点支持位至膝立位、立位的促通手法

当回旋处于四点支持位的患儿头部时，其骨盆也同时发生回旋运动，这时若将患儿的体重向后方移动，患儿可以成为侧坐位。如果在回旋的同时将患儿的体重向前方移动时，会出现一侧下肢向前迈出，开始四爬前进。但要知道，这种操作不是为了练习四爬移动本身，而是为了让患儿学习上肢的支持性、体轴内回旋，下肢的分离运动的协调性模式等。

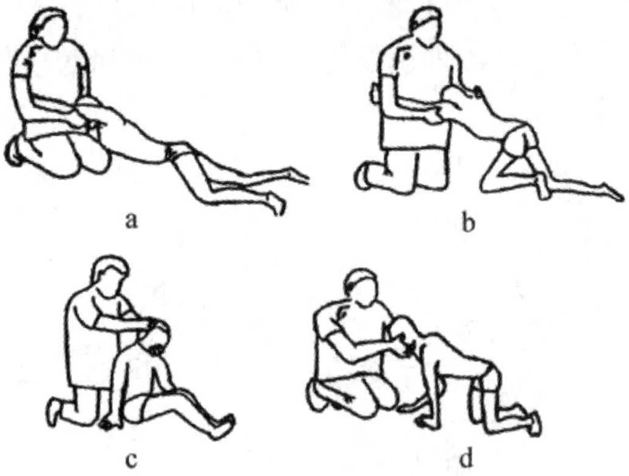


**图 8－10　促通颈矫正反应手法（2）**
从俯卧位至伸腿坐位、四点支持位

接着，保持在四点支持位上的患儿的下颌和后头部，缓慢地将体重移向后方，提高髋关节和躯干的抗重力伸展活动，使患儿成为膝立位（图 8－11a）。

然后，治疗师移到患儿侧方，用两手保持患儿头部，将其体重移向一侧膝部（治疗师所在侧）（图 8－11b）。之后使其头部向对侧回旋，于是未负荷体重侧下肢向前方迈出，成为单膝立位（图 8－11c）。应该注意，治疗师的双手此时不要离开患儿的头部，让患儿用已迈向前方的一侧足底支持体重，随着髋关节的逐渐伸展，将头部向下肢留在后方的一侧回旋，于是诱导出两足底支持体重的立位（图 8－11d、e）。

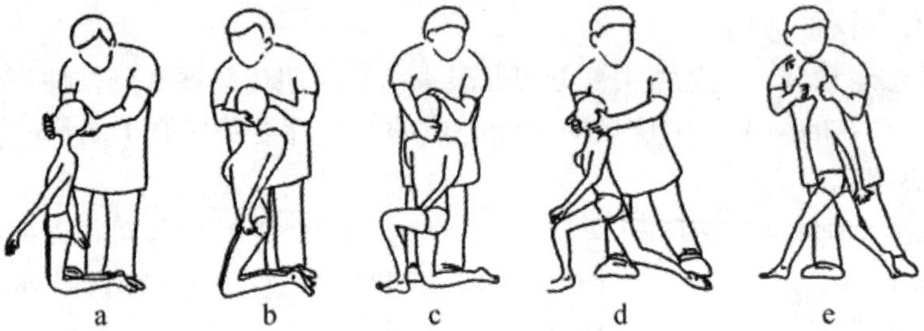


**图 8－11　促通颈矫正反应手法（3）**

**（二）注意事项**

上述连续的动作是在颈矫正反应基础上的无意识运动，不是患儿遵从治疗师的口头指示的有意识行动，是通过手法操作引导出的偶然的自律运动。如果这一偶然的运动表现出了正常的协调性，就肯定达到了使诱发的运动与患儿的自发性结合的目的。如果表现出异常的反应就要同时应用抑制手法，或通过口头指示进行修正。

不是所有病例都要将上述从仰卧位至立位的手法全部操作一遍，要选择患儿缺乏的模式，而且是在功能的活动中必需的协调性的模式，并应集中进行促通。这一手法

可以不从头部开始，可从肩胛带、骨盆，或者上、下肢开始操作。操作时要注意，必须根据患儿的症状，选择适当的操作部位，进行适当的手法操作。

除了促通颈矫正反应手法外，还有许多促通手法，如身体对身体的矫正反应、作用于头部的身体矫正反应、迷路性矫正反应、保护伸展反应、平衡反应的促通手法等。

## 三、本体感受器及体表感受器的刺激手法

### （一）刺激手法的适应证

1. 肌肉收缩减弱

经过治疗使肌肉的过度紧张（痉挛、强直、阵发性痉挛）完全被抑制或减轻后，在局部可见肌肉收缩减弱时，可应用刺激手法。

2. 有感觉障碍

缺乏肌肉收缩的反应或反应相当弱，也就是感觉冲动的传入阈值非常高的状态时，应用此手法。

3. 缺乏整体的活动

患儿缺乏整体的活动，感觉－运动的经验不足时，应用此手法。

通过反复应用这种手法，可达到刺激效果在时间上、空间上加强的效果，最后将效果扩展到神经通路上，反复应用可使效果逐渐积累加强。为了不将刺激传递到异常反射模式的通路上，可以配合抑制模式同时应用。经刺激后如果肌紧张明显增高，应立即中断此类手法的应用。这种手法应该只应用于姿势肌紧张低的患儿。此手法以局部反应为目的，应避免出现大范围的联合反应。

### （二）刺激手法的种类及操作方法

1. 体重负荷、压迫、压缩、抵抗手法

为了便于理解，以三角肌为主的肩周围肌群缺乏收缩，而导致患儿出现手的功能障碍的患儿为例来说明各种操作方法。

（1）体重负荷（weightbeartion）：让患儿俯卧位，用前臂支持体重，此即体重负荷手法。

（2）压迫（pressure）：治疗师用手扶持患儿的肩关节，使患儿的大部分体重移动至一侧前臂，等待治疗师扶持患儿肩关节的手感到其周围肌群收缩时，再以手向床面加压，增大体重在这一侧的负荷量，此即压迫手法。

（3）压缩（compression）：加压的方法也可沿上肢的长轴向肘部压迫，此即压缩手法。

（4）抵抗（resistance）：如果患儿的体重有向侧方移动倾向，治疗师可用自己的手对这种移动的力量给予抵抗防止体重的移动，此即抵抗手法。

所有这些方法的目的都是增加肩关节周围肌群的同时收缩。这类操作手法当然不只限于俯卧位，在坐位、四点支持位、膝立位、立位等都可同样的进行。

2. 安置反应与支持反应手法

安置反应手法是将一上肢或一下肢被动地活动到一定体位，然后使之滞空，也称其为放置反应。期待着以肢体重量作为刺激的正常的姿势反应机构的反馈出现。比如

让患儿取坐位，使他的上肢水平上举，然后治疗师撤去支持患儿上肢的手，使之滞空，这样即可以增大肩关节各部位的同时收缩性。

在上述的肢体滞空过程中，如果有患儿的意志加入时则称为支持反应（holding）。这种手法操作中也是通过使患儿的姿势发生变化来达到目的，如俯卧位、坐位、立位、仰卧位等的姿势变化及上、下肢的体位变化来提高目的肌群的收缩和本体感受器的感受性。

3. 叩击手法

叩击是叩击固有感觉和本体感觉来调整姿势的紧张度，肌收缩的时间，并使之空间的加重和渐增。是为了达成放置反应成为可能而应用的一种手法操作，是通过对本体感觉和体表感觉的刺激，使颈部、躯干部及四肢的姿势紧张增大的一种方法。

（1）抑制叩击手法：抑制叩击可以活化被抑制的相反肌群，所以要与放置反应配合应用。

当叩击局部有肌肉过度紧张时，不要直接接触紧张的肌肉，而应在小的范围内反复地、瞬间的拉伸，使拮抗肌活化。抑制叩击是与反射抑制模式同时应用的，要期待着等长性收缩的出现。例如，若患儿的上臂的肱二头肌明显痉挛，治疗师可以用一手在患儿的肘的下方予以支持，另一只手对患儿的前臂肌肉的明显收缩处给予小的叩击，逐渐使肘关节伸展，这样就会增强肱三头肌的收缩。再如，对于下肢伸肌的明显痉挛，可在俯卧位上从小腿开始予以叩击，渐渐地使膝关节伸展，提高大腿后侧肌群的收缩力。

（2）压迫叩击手法：目的是活化姿势保持肌，通过手法操作期待达到主动肌、拮抗肌、协同肌同时发挥作用。从主动肌和拮抗肌处于同等长度的中间位开始，对关节感受器和肌纺锤给予强的刺激。此手法操作多用于过度的活动、缺乏固定性、难以维持一定姿势紧张性不随意运动型患儿。例如，让不随意运动型患儿坐在凳子上，两手掌支撑于凳面上，治疗师从他的两肩部向下方进行叩击，期待达到使患儿维持对称的中间姿势的目的。这种方法也可应用于俯卧位、坐位、立位等姿势中，压迫叩击手法操作的方法是向支持面给予垂直方向的叩击。

（3）交替叩击手法：这种叩击手法操作是继抑制叩击和放置反应、支持反应之后进行的手法操作，在为了达到使患儿确实保持中间位的目的时应用，可以获得相反神经支配的适当状态，改善平衡。具体地说，这种叩击法的目的，对于不随意运动型患儿与失调型患儿来说是为了使他能使身体姿势接近中间位，而对痉挛型患儿则是为了促通他的平衡反应的出现，或在将要失去平衡时用交替叩击法使之恢复平衡。此手法操作可应用于各种姿势上。比如一痉挛型双瘫患儿腹部肌肉的姿势紧张低，站立时腰椎呈前弯状态，治疗师可在患儿的后方，两手从患儿双肩的前方进行向后方的叩击，使其身体向后方倾倒。然后再从后方向前方叩击，使患儿的身体向前方倾倒，反复进行这样的手法操作可以达到增强腹肌收缩的目的，以及提高立位平衡能力。偏瘫患儿可在伸腿坐位上进行同样的手法操作，也可向左右两侧方向叩击使体重左右移动，增强坐位平衡能力。

（4）扫刷样叩击手法：这种叩击法可以作为放置反应、支持反应、压迫叩击的一部分来应用。为了达到使主动肌或协同肌更加活性化的目的，对特定的肌肉与皮肤给予强力的刺激。具体方法是，治疗师用伸展的手指，流畅地、扫刷样的、快速地刺激患儿的肌肉和皮肤。比如，患儿在俯卧位上在用前臂支撑时需要治疗师给予下颌部以支持，协助患儿控制头部时，随着患儿自发的抬头能力的增加，治疗师可以撤去支持下颌的手，之后在其头部再次落下时可以对下颌进行扫刷样叩击，使头保持中间位。或者在患儿坐位时一侧上肢上举并滞空放置，应用瞬间的扫刷样叩击，保持上肢的体位。

（5）摆动叩击手法：这种叩击手法可以引发出运动的方向性和活化性。通过手法操作使肢体发生摆动，促通相关关节周围的稳定肌收缩，以实现促通稳定性的作用，可以诱发姿势性肌紧张。

叩击方法注意点：

对脑性瘫痪患儿叩击的刺激有引起异常运动反应的危险性。应用时一定要在防止出现异常性反射活动的模式的同时，与反射抑制模式同时应用，使刺激只对局部起作用。在实施叩击手法操作时，第 1 次的叩击未必会有刺激传导的发射，尤其在肌紧张非常低的情况下，刺激阈值高，反应的出现要有很长的潜伏期，因此需要一定程度的持续的叩击。要在第一次叩击的效果逐渐减弱之前给予下一次的叩击，第二次、第三次连续进行，不要给予肌肉不发生反应或弛缓的机会。叩击的节律要不断改变，使患儿不能预测。可以用叩击的手法操作防止患儿失去平衡，持续地、自律地控制他的头部、躯干及四肢。叩击的手法要好，只能瞬间地接触到患儿身体，在叩击与叩击之间，需要保持有对患儿无支持的间隙，使患儿在无支持时应用本身的自发的调节能力。如果治疗师的手触摸患儿身体的时间过长，患儿就成为被动者，而过分松弛，难以获得活动性。要密切观察患儿由于连续的叩击而引起的反应，根据反应改变叩击的节律与方向。

## 第三节 治疗手法的应用

脑性瘫痪的症状因人而异，治疗时必须结合每个人的特点选择适当的治疗手法。不随意运动型与痉挛型患儿在神经学症状上呈现鲜明的对比，而且各自有着完全不同的异常发育过程，所以治疗时必须熟知两者的不同点。

### 一、关于抑制过紧张

不随意运动型患儿的姿势肌紧张是动摇的，常出现阵发的肌肉痉挛或者急剧出现异常紧张（dystonic attach），形成不能预期的过紧张状态，多数患儿呈现非对称性的过度伸展占优势的模式。对这类患儿要给予抑制手法，使其运动范围变小，将其自发运动限定在功能的模式上。而痉挛型患儿被固定于持续亢进状态的姿势肌紧张之上，因此治疗的目标是在抑制模式中配合多种的运动组合，同时要扩大运动范围，增加运动速度。对痉挛型患儿不应要求他过分努力地去完成某些动作，要循序渐进地增加刺激的量，避免静态的治疗，尽可能地增加肌肉的可动性。

## 二、关于同时收缩的治疗原则

不随意运动型患儿缺乏同时收缩性，主动肌与拮抗肌均无强度，易发生过剩的相反抑制，所以容易使运动成为无秩序的、极端的行为。为了达到使躯干近位部稳定的目的，可应用体重负荷、压迫、压缩、叩击等手法。

与此相反，痉挛型患者呈现过剩的同时收缩性，被固定于异常的姿势和体位上，主动肌收缩时拮抗肌并不弛缓，所以运动缓慢且范围窄，几乎被限定于中间位上，且患儿自身不想活动，也不喜欢活动，更不知道如何活动为好。对这类患儿的治疗目标是扩大运动范围、活化运动过程，使活动变得容易。医生与治疗师在进行诱导时，其操作要适应姿势的变化。

## 三、关于促通矫正反应、平衡反应、保护伸展反应

不随意运动型患儿虽然具有潜在的正常姿势反应，但因头部与上肢的控制相对困难，常出现异常形式的姿势反应。所以应该在协助患儿头部的控制、上肢的支持性及手的抓握的同时来促通他的矫正反应和平衡反应的发育。另外，这类型患儿肌紧张经常变化，出现紧张性痉挛，常常不能保持姿势，所以在促通手法中还应结合抑制控制。痉挛型患儿多表现为在瘫痪部位的矫正反应与平衡反应阙如，同时由于肌肉的痉挛阻碍适应于矫正反应和平衡反应的运动性，所以在体重移动和重心移动时容易出现联合反应。对这类患儿的治疗，应从增大痉挛或强直部位的可动性入手，开始先从小的范围，逐渐地进行躯体的前后方向、侧方、回旋等多方向的体重移动和重心移动，并要反复进行，达到促通矫正反应、平衡反应发育的目的。这些将在下一章中叙述。

## 四、治疗手法要适应患儿的性格

不随意运动型患儿少有恐惧感和不安情绪，行动大胆，性格外向易顺应环境的变化，但情绪不稳定，喜、怒、哀、乐等情绪变化激烈，临床症状易受情绪左右。此类患儿非常容易兴奋且敏感，因为智力的发育早于运动发育，当不能完成某些动作时，容易产生未实现愿望的不满足情绪；难以接受自己的运动障碍，要求达到的目标过高。

痉挛型患儿稍有刺激就会产生恐惧和不安，常常依赖于母亲和监护人。此类患儿无论发生什么事都不喜欢变化自己身体的姿势，对新的环境和场面适应困难；常处被动地位，不喜欢与他人交往，缺乏自主的判断能力；情绪稳定，但表情和表现力欠丰富；从很早就接受了障碍的事实，但缺乏克服障碍的意愿，习惯于作为一个被人协助的人。

以上叙述的是两种类型脑性瘫痪患儿所表现的一般性格特征，当然有例外的特征，性格异常程度也各不相同。总之，无论什么情况，在治疗中都要注意到对精神发育的治疗，治疗手段要适应患儿的性格特征。

（陈秀洁）

# 第九章　脑性瘫痪的神经发育学治疗法各论

在了解了神经发育学治疗法的理论基础与基本手法基础上，本章重点介绍针对脑性瘫痪患儿的各种运动功能及各种运动构成要素所产生的障碍应用神经发育学治疗法的治疗手法。

本书前几章已经叙述了正常小儿的姿势、运动发育，得知其发育过程是从早期的原始姿势、运动开始，逐渐发育为高级的、成熟的、精细的运动功能与姿势模式。而脑性瘫痪患儿的姿势、运动发育是一种异常的过程，在这一过程中常常表现出发育的不成熟性及异常性，产生了各种各样的异常姿势模式和异常运动模式，而这些未成熟及异常的要素又相互影响，互为因果，且表现在患儿的各种运动中及各种体位上。本章具体介绍针对患儿在各种体位及各种运动中针对异常姿势模式及异常运动模式所采取的治疗手法及如何促通患儿各种运动功能的发育手法。

必须要清楚的是，在控制所有的姿势、运动模式时，最重要的是以下三方面：①姿势的直线化，即矫正反应的统合。②姿势的控制，即平衡反应的功能。③提高各种运动构成要素的质量。

神经发育学治疗法的手法就是根据上述三点来设定的，这种手法要依据患儿具体异常要素，必须符合每个患儿的具体情况，同时要根据异常姿势模式及异常运动模式的不断变化而不断地改变。

## 第一节　促通头部控制能力的治疗方法

脑性瘫痪患儿早期的异常症状常首先出现于头部，表现为竖颈发育时间延迟。即使可以竖颈也常以异常的、未成熟的姿势模式与运动模式竖起头部及维持平衡。头部的控制能力发育成熟与否在小儿的整体运动发育及日常生活动作等高级的运动功能的发育中起着相当重要的作用。如果小儿不能充分地控制自己的头部，将会阻碍他学习高一级的运动功能，并可由于头部的异常姿势与运动而导致全身的异常姿势与运动。

### 一、头部控制能力发育的必需条件

**1. 头、颈的中间位控制**

颈部左、右两侧肌肉的对称性活动是保证头部保持在中间位置的基础。

**2. 俯卧位上能够用上肢支持体重**

正常小儿在俯卧位上能够用上肢支持体重，3 个月左右时用肘部，5 个月以后用双上肢伸展状态下的双手，6 个月可用一只手，同时能保持对称体位。只有这些功能发育完善才能保证头部的控制。

**3. 矫正反应机构发育成熟**

矫正反应机构发育成熟，尤其是颈矫正反应及迷路性矫正反应发育成熟，才能保证患儿抵抗重力抬头及向侧方倾斜时头部矫正至正中位。

**4. 头、颈部的轴性伸展和轴性屈曲间的平衡**

头、颈部的轴性伸展和轴性屈曲间的平衡是调节头部与躯干间姿势协调性的基础，若失去了这两者间的平衡，就不能使肩胛带和躯干获得稳定性，而这种稳定性又是头部自由活动所必需的要素，然而也会使头、颈在正中线上的控制及向侧方倾斜时的矫正活动发生困难，阻碍颈部的伸展。

**5. 头、颈部分离运动发育**

头部与颈部的运动必须与肩胛带、躯干等部位出现分离，才能保证头、颈的协调运动。

**6. 主动抬头**

在从仰卧位向坐位拉起时，患儿的头部能主动抬起而不后垂，且能保持在中间位的位置。

## 二、阻碍头部控制能力发育的因素

**1. 肌紧张异常**

肌紧张异常包括颈部肌肉、肩胛带肌肉、躯干部肌肉的紧张性异常，同时也包括全身的紧张性姿势都会影响头部控制能力。

**2. 原始反射残存与矫正反应阙如**

原始反射的残存与矫正反应的阙如，如非对称性紧张性颈反射、Moro 反射、紧张性迷路反射等均影响头、颈的控制能力。另外，正常姿势反应如矫正反应的阙如也同样使头、颈控制能力的发育受阻。

**3. 异常姿势**

影响头部控制的异常姿势有：

（1）由于原始反射残存而继发的异常姿势。

（2）头、颈有固定地向左、右任何一方回旋的倾向。

（3）应注意鉴别因斜颈、斜视而致的头、颈的非对称性。

**4. 异常运动**

异常运动包括不随意运动、震颤等导致头部控制发育障碍。

## 三、促通头部控制能力的神经发育学治疗法

### （一）促通头部抗重力伸展的操作手法

脑性瘫痪患儿的颈部及肩胛带周围的肌肉痉挛影响竖颈和头部的活动，也有造成挛缩与变形的危险，所以必须应用各种操作手法进行治疗。

**1. 治疗目标**

治疗目的是诱发头部与躯干间的直线关系，使头部能在正中位上正常地屈曲、伸

展与回旋。

**2. 各种体位的操作方法**

（1）床上坐位的手法：患儿取床上坐位，一般取两下肢稍外展及膝关节稍屈曲的坐位姿势。治疗师坐在患儿的对面或后方，将两只手分别放于患儿的两肩部，在支持患儿的同时修正肩的异常姿势。常见的异常姿势是肩上举，对其采取的手法是将患儿的肩部压向下方及外侧。一定要注意，患儿的肩部及其周围对刺激非常敏感，操作中避免用指尖给予锐利的压迫。另外，对患儿的支持及对肩部的压迫要在有限范围内，以不限制患儿的自发运动为宜。

操作时治疗师应缓慢地使患儿的身体向后方倾倒，使其身体的重心从基底面上向后方移动，使骨盆后倾、脊柱弯曲，这样可以诱导患儿的头部向竖直方向调节。用同样的手法再使患儿身体向前方倾斜，也可以连续地轻轻摇动患儿的身体，使之连续地、反复地向前方再向后方向倾斜，但倾斜的角度要适当；如果随着身体的倾倒，头部倒向伸展方向或过度前屈时，要减少向前、向后的倾斜度，要通过操作使患儿的头部维持在接近直立的位置上。

（2）滚筒上坐位的操作方法：

1）促通目的：主要是促通头部的竖直，同时给躯干以伸展刺激。

2）应用范围：主要应用于呈全身性屈曲模式的患儿，如图 9－1a 所示，躯干与头、颈部呈明显的屈曲状态，或者是因为全身肌紧张低下而呈现头、躯干前倾姿势的患儿。

通过操作可使患儿克服屈曲，促通抗重力伸展而竖直头部。

3）操作方法：患儿骑跨坐于滚筒上，将滚筒前方一端垫高，治疗师坐于其后方握持患儿的两上肢，根据患儿的具体情况，握持上肢的部位可以在上臂、前臂、手等。然后将患儿的两肩关节外旋同时上举，与此同时治疗师用自己的腹部顶住患儿的背部，使其脊柱伸展（图 9－1b）。

通过上述操作，患儿逐渐可以自己抬起头部并使之竖直，这时可以逐渐使患儿上举的上肢下落，让患儿通过自身调节维持头部的竖直状态。

4）注意事项：不要使患儿的臀部离开滚筒，要确保患儿坐于其上。

（3）治疗师膝上坐位的操作方法：

1）促通目的与应用：同滚筒上坐位的手法。

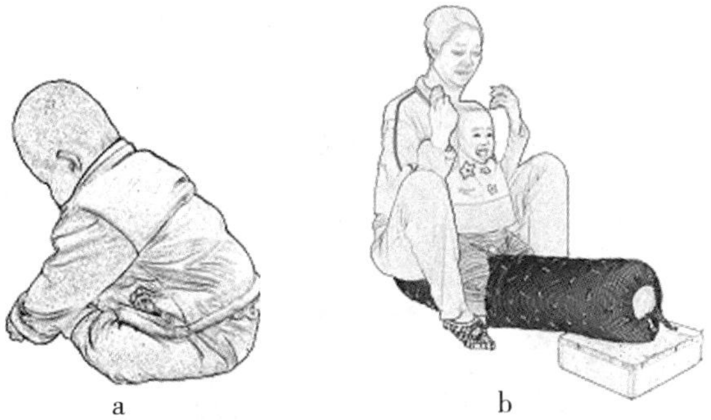

a　　b

**图 9－1　促通头部抗重力伸展操作方法（1）**
滚筒上坐位

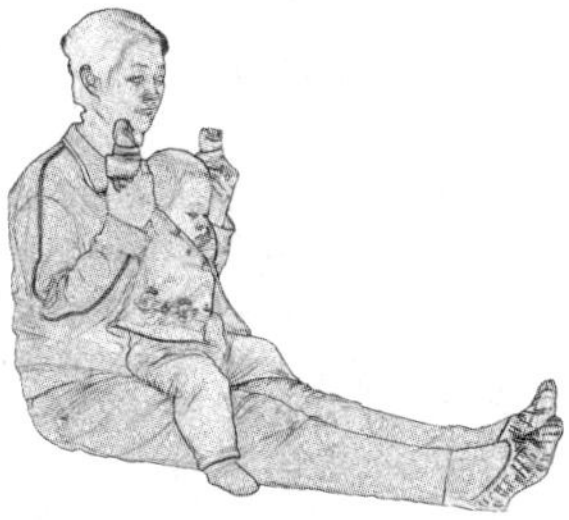

**图 9－2　促通头部抗重力伸展操作方法（2）**
治疗师膝上坐位

2）方法：患儿骑跨坐于治疗师的膝或大腿上，其余操作方法与注意事项同滚筒上坐位的手法（图9-2）。

（4）治疗师膝上俯卧位的操作方法：

1）促通目的：头的控制，俯卧位抬头，同时为两上肢伸展、支持做准备。

2）方法：治疗师坐于床上，两下肢伸展，让患儿松弛地俯卧于其双腿（小龄患儿也可以用单腿）之上，治疗师根据患儿的情况，支持患儿的肩、上臂、肘、前臂或手等部位。然后治疗师左右活动自己的身体，使患儿身体随之向前、后方向移动，当向前方移动时使患儿上肢支持自己的体重。在该过程中会促通患儿抬头，并维持头与躯干成直线的位置。为了促通患儿抬头并使上肢具有支持能力，治疗师可支持患儿双肩，在将双肩压向下方的同时向外侧分开，然后从肩部向正在支撑的上肢侧的手的方向推压。为了使患儿学习正确的上肢支撑，应使其手张开。

3）注意事项：患儿抬头不要过度，高度以不产生过度颈部伸展为宜（图9-3）。

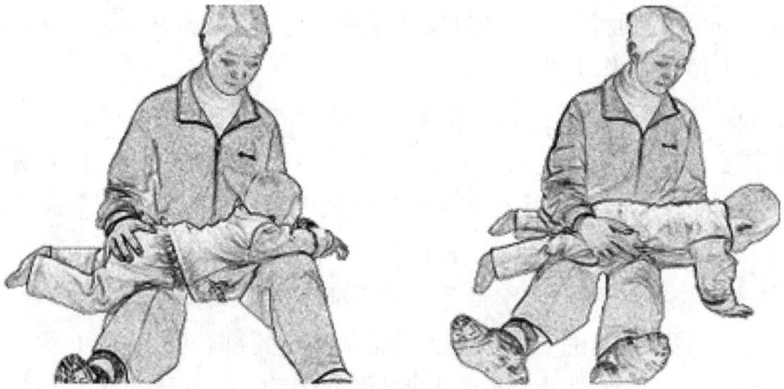

**图9-3　促通头部抗重力伸展操作方法（3）**

治疗师膝上俯卧位

（5）球上俯卧位的操作方法：

1）促通目的：俯卧位抬头并保持之。

2）方法：首先使患儿俯卧于大球上，然后变为肘支持的俯卧位。其后，将患儿的两上肢交替地拿向前方进行支撑，同时将球向前方移动，患儿身体随之向前方移动，利用促通头部矫正反应的效果来诱发抬头运动（图9-4）。

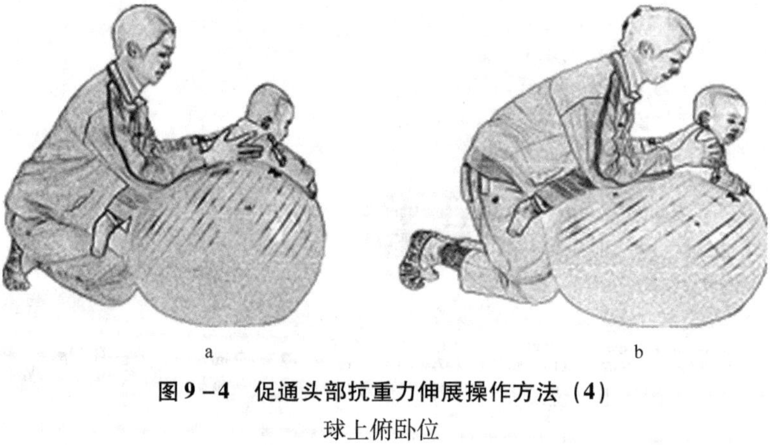

a　　b

**图9-4　促通头部抗重力伸展操作方法（4）**

球上俯卧位

3）注意事项：一定要固定住患儿的双肩部，不要将小儿从肩部拉起。

（6）治疗师膝上坐位：

1）手法的目的：①头的控制。②应用对称的姿势来抑制因非对称性紧张性颈反射的影响而产生的非对称的运动模式与姿势。③学习用上肢负荷体重。

2）操作方法：让患儿骑跨地坐于治疗师屈曲的两腿上，并将两手支持在治疗师的膝上。治疗师两手控制患儿的两肩并同时给予支持。然后治疗师伸直自己的两腿，使患儿身体前倾，促通患儿头部的矫正反应，使患儿的头竖直（图 9－5a）。

3）注意事项：①在患儿身体前倾时会出现躯干的前弯，一定要予以抑制（图 9－5b）。②患儿的两下肢切忌呈内收、内旋位，要呈外展、外旋位（图 9－5c）。

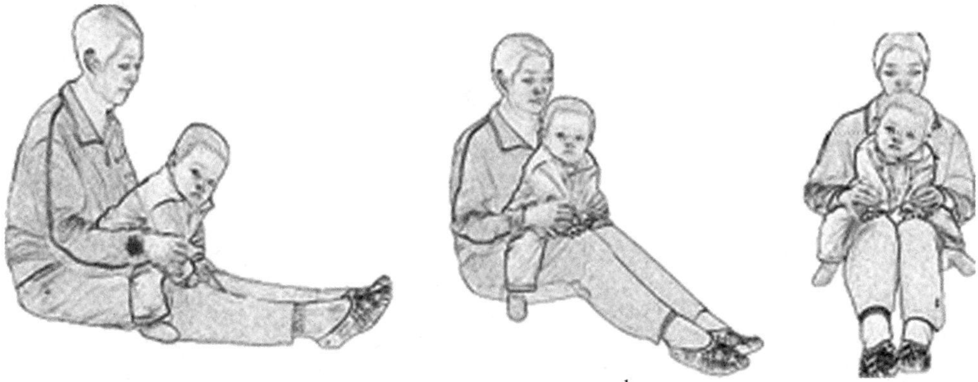

a　　b　　c

**图 9－5　促通头部抗重力伸展的操作方法（5）**

治疗师膝上坐位

（7）侧坐位或伸腿坐位：

1）促通目的：头部竖直及伴有躯干回旋的头部竖直能力。

2）操作方法：此手法用于不随意运动型等头部竖直困难的患儿。患儿伸腿坐位或侧坐位，治疗师两腿外展、伸直坐于患儿身后，让患儿上举两上肢并呈外旋位（手心向后方），并轻轻地给患儿上肢以刺激，使患儿能自行调节，稳定地举手和稳定地坐（图 9－6a）。当患儿的头部能竖直后，要使之稳定。当患儿能稳定地保持头的竖直位时，可将上举的上肢缓缓放下。其后，再次让患儿上举两上肢，使头部保持着竖直位同时回旋躯干，向左右两侧回旋，左右两侧坐位要交替进行（图 9－6b）。

3）注意事项：不要使患儿的头部过度伸展，在上举上肢时注意臀部不要抬起。

（8）球前侧坐位：

1）促通目的：抬头，保持上肢的稳定性。

2）操作方法：患儿侧坐位，面前放一大球（也可用其他物品，如桌、椅、墙壁等），两上肢呈伸展位，治疗师坐于其后扶持患儿的双臂使其有节律地推动球（图 9－7）。此时，在患儿头上方放一玩具，诱发患儿抬头，如果患儿不能抬头，治疗师可在扶持他双臂的同时用手从后向前方推其背部，这样可促通头的竖直。扶臂的双手的力量以只是协助患儿推球为宜。

3）注意事项：不要使患儿头部产生过伸展，在推小儿的肩部时，也不要使患儿躯

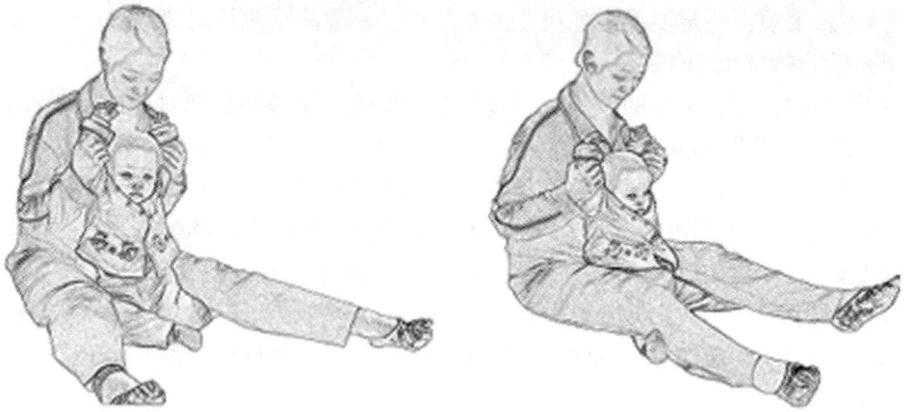

a　b

图 9－6　促通头部抗重力伸展操作方法（6）

侧坐位与伸腿坐位

a. 侧坐位　b. 伸腿坐位

干过度伸展。

（9）球上坐位：

1）促通目的：头的竖直、头的矫正活动与躯干矫正及平衡反应。

2）操作方法：让患儿坐于球上，治疗师在其后扶持患儿的腰部，或根据患儿情况支持其骨盆、肩等部位（图 9－8a）。将球向前滚动，随着球的向前患儿身体会出现前倾，于是促通了患儿头的伸展，即头向垂直方向竖直。这时会出现躯干的后弯。为了矫正这一异常姿势，治疗师一定要注意抑制，使患儿躯干恢复竖直的姿势，要在抑制躯干过伸展的同时促通头的竖直（图 9－8b）。

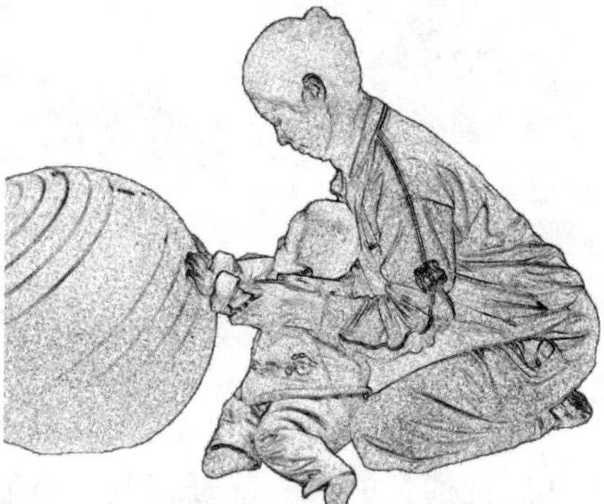

图 9－7　促通头部抗重力伸展操作方法（7）

球前坐位

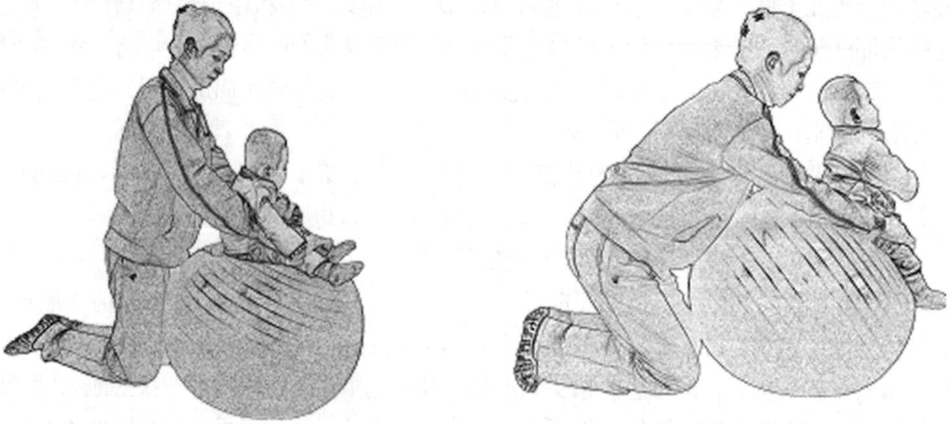

a　b

图 9－8　促通头部抗重力伸展操作方法（8）

球上坐位

（10）指导患儿家长促通其头部抗重力伸展的方法：为了促通患儿抬头及头竖直，除了治疗师的操作外，医生与治疗师应该指导患儿家长在日常生活中如何利用各种体位来促通患儿抬头、竖直，以下几种方法可供应用。

1）三角垫上俯卧位：让患儿俯卧于三角垫上，两上肢伸展在前方支撑于垫面上，脊柱伸展，两下肢外展、外旋，双足在三角垫边缘呈背屈位（图9－9）。

可让患儿在这一位置上伸出一只手玩耍。头部控制能力欠佳的患儿，在这种卧姿上抬起头来较容易，所以可以促通头的控制，尤其是对抗重力屈曲可以起到矫正的作用。

使患儿处于这种体位还有许多作用：①促通抬头。②让患儿适应俯卧位，可在俯卧位上玩耍，也可以学习上肢伸展位的支撑能力。③防止肩胛带内收。④在该体位上固定患儿的臀部，使下肢外展位可抑制对称性紧张性颈反射和紧张性迷路反射。⑤可促通两下肢的外旋、外展，有利于纠正患儿两下肢内收、内旋。⑥双足从三角垫边缘下垂，可起到抑制尖足的作用。

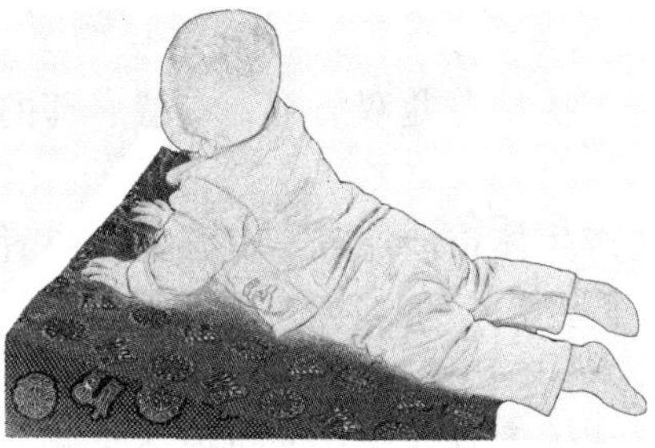

**图9－9　促通头部抗重力伸展操作方法（9）**
三角垫上俯卧位

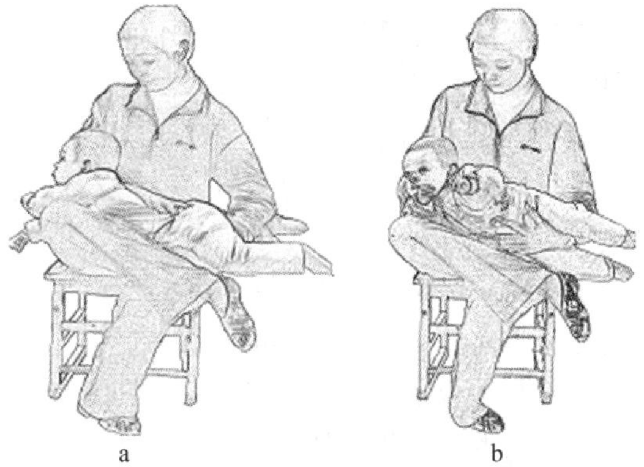

**图9－10　对家长的指导促通头部抗重力伸展方法（1）**
a. 母亲膝上俯卧位　b. 侧卧位

2）母亲腿上俯卧或侧卧位：母亲坐于椅上或凳子上，一侧下肢屈膝放于另一侧大腿上。让患儿俯卧于其上方的大腿上，母亲的一只手从小儿两腿间插入，向上托住其胸部（图9－10a）。在患儿头的稍上方用一玩具逗引，诱发患儿抬头，患儿也可取侧卧位（图9－10b）。

3）母亲胸前俯卧或坐位：母亲在床上将上半身垫起呈半仰卧位，让患儿与母亲面对面地取以下体位：①俯卧于母亲胸腹之上，并使之双肘支持，母亲通过前、后、左、右地摇晃身体，让患儿体验体重移动及全身可动性的感觉。②坐于母亲胸前俯卧位：母亲斜躺，于母亲胸前俯卧，母亲扶持小儿的双侧肩部，前、后倾斜患儿身体，诱发患儿抬头并竖直头部，即诱发头部抗重力矫正能力，也可以强化颈部屈肌的控制能力，使颈部伸肌伸展、拉长（图9－11）。

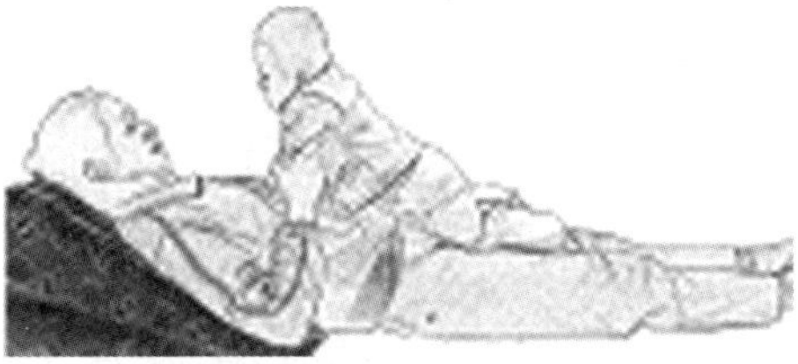

**图9－11　对家长的指导促通头部抗重力伸展方法（2）**
母亲胸前俯卧位

在这种母亲胸前俯卧位上，还可通过向左、右倾斜患儿身体的方法，诱发头部向侧方的矫正能力及体验体重的移动感觉。也可扭转患儿身体，诱发患儿头部回旋及体验体轴回旋的感觉。

4）竖直抱位：将患儿与自己面对面竖直抱起，前、后、左、右地摇晃其身体，同时注视他的眼睛并逗引他。作用如下：①促通头向各方向的矫正能力。②患儿可注视母亲，与母亲嬉笑，促通患儿眼球及颜面表情肌的活动。③促通患儿自身对称性的发育。

**（二）促通头部向侧方矫正活动的操作方法**

头部向侧方的矫正活动也是非常重要的矫正反应，在治疗时应充分考虑到。前几章已经叙述，在小儿的正常发育过程中，当小儿脱离了整体的屈曲模式或伸展模式控制之后，就进入了体轴回旋的重要发育阶段。体轴回旋是完成平衡反应的必需因素，而向侧方的矫正活动是与平衡反应密切相关的。所以从治疗早期开始通过促通患儿头部向侧方的矫正活动来防止患儿被固定于整体的异常模式（促通头的运动与其他部位的分离），并能促通平衡反应的发育。

**1. 治疗目标**

促通头部向侧方矫正活动手法的治疗目标是诱发头部在向侧方倾斜时的矫正反应，使之回到正中位。

**2. 体位与操作方法**

患儿取坐位，治疗师坐于患儿身后或对面，两手扶持患儿双肩部，支持肩部的同时修正肩的异常姿势。

治疗师向左、右两侧倾斜患儿的身体，使患儿产生体重向左或右的移动。或者在使患儿的身体向后方倾斜的同时再缓慢地向左或右摇动患儿的身体（图 9－12）。摇动的幅度一定要适合于患儿，开始时摇动的幅度要小，当确认体重已经能够移向侧方时，再将患儿逐渐地向非负荷体重侧回旋，这样会使负荷体重侧的肩在非负荷体重侧的前方。如果患儿的异常姿势是以伸展模式占优势，向对侧回旋躯干就较为容易。通过这种体轴回旋手法可诱发平衡反应，破坏整体的屈曲模式或整体的伸展模式，同时可增强患儿控制头部的能力，使患儿在身体发生左、右倾斜及体轴回旋时能矫正头部回至正中位。其结果是由于头部的矫正活动产生了负荷体重侧躯干的自动伸展及非负荷体重侧躯干的侧屈。这时治疗师可以再将非负荷体重侧的肩与手向下方牵拉，诱发此侧躯干的进一步侧屈，于是由于体重负荷侧获得了一定的肌紧张，就促通了该侧躯干的伸展、拉长。

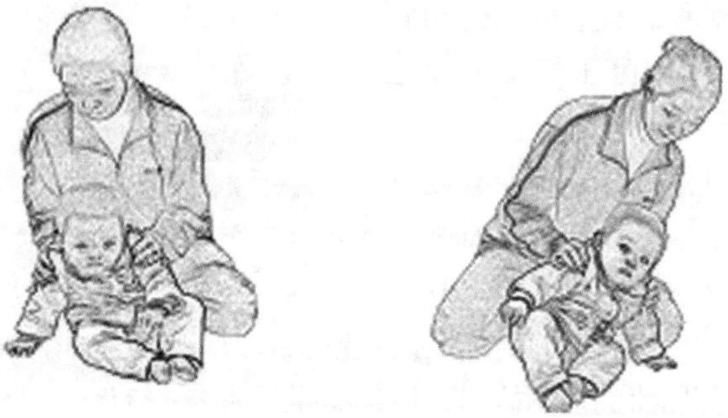

**图 9－12　促通头部向侧方矫正的操作方法**

坐位

**3. 注意事项**

当向非负荷体重侧回旋时，要注意同侧的肩胛带与骨盆带要在一直线上，不要将肩胛带拉向骨盆的前方或后方。

**（三）促通颈部伸展的操作方法**

当患儿欠缺颈部伸展及肩胛带周围的运动性时，会阻碍头部精细控制能力的发育。

**1. 治疗目标**

促通颈部伸展手法的治疗目标是诱发颈部的伸展，并使颈部肌肉拉长。

**2. 体位与操作方法**

（1）仰卧位的促通手法：患儿仰卧位，治疗师跪坐在患儿两下肢处，在使其脊柱伸展以后，抬起他的骨盆。治疗师操作时用食指和中指夹住患儿的两腕关节，将两上肢拉向患儿的骨盆位置并放于躯干外侧，这样就将患儿的肩拉向下方，抑制了肩的上举，避免其被牵拉向后。这时再用两手食指和拇指分别握住患儿两侧骨盆，在抬起骨盆同时向床面推压患儿的双肩。这样的操作既可矫正肩胛带的向前方突出，又可使患儿形成体重向上部躯干和肩胛带负荷的感觉反馈。因为具有异常姿势紧张的患儿几乎没有体验到用肩部和上部躯干负荷体重的感觉，所以这种手法是非常必要的。在将体重负荷于上部躯干和肩部的同时，也促通了颈部肌肉的伸展，使颈后肌肉伸展拉长。

治疗师可以用跪坐时的双侧大腿部支持患儿的骨盆，患儿的骨盆抬得越高，体重负荷在上部躯干和肩部越多，就越会促通颈部肌肉的伸展、拉长（图9－13）。

操作时治疗师也可在用大腿支持患儿骨盆之时，将两手放于患儿双肩部并向下方压迫，这样也会获得同样的效果。

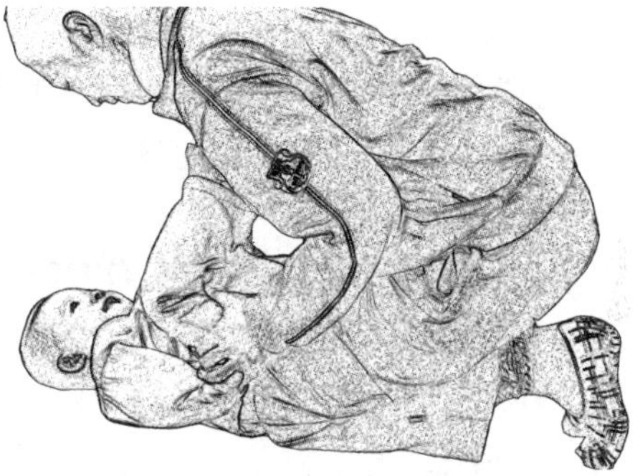

**图9－13　促通颈部伸展的操作方法（1）**
仰卧位

（2）侧卧位的操作方法：患儿侧卧位，头部枕于三角垫，这种体位本身即可诱发颈部肌肉的伸展和使头部的运动从躯干分离出来。

治疗师跪坐于患儿的下肢处，一只手在患儿腹部另一只手在骨盆部支持患儿侧卧的身体，同时用手指将两上肢分别固定于两侧臀部的位置，并将双肩胛拉向下方（图9－14a）。然后将患儿骨盆抬起放于自己的大腿上，使骨盆高于肩胛带，使体重负荷于肩部，这时患儿的肩抵于三角垫上（图9－14b）。通过对患儿肩部较强的感觉反馈刺激，可以强化其侧卧位上颈部肌肉的伸展及姿势的直线化。

在上述位置上，治疗师通过自己的双手将患儿向仰卧位方向推，然后再使之返回侧卧位，再向俯卧位方向推，再返回侧卧位，如此反复进行。推动的幅度要小，使患儿的身体稍向俯卧及仰卧方向转动即可。

（3）注意事项：不要引起颈部的过度伸展和头部的过度伸展。

**（四）促通头部和两只手正中位指向的操作方法**

通过对头部屈肌的控制，可促通正中位指向能力的发育，使两只手可以进行中线上和向对侧的动作，如两只手之间的动作、手与口之间的动作、手与膝之间的动作、

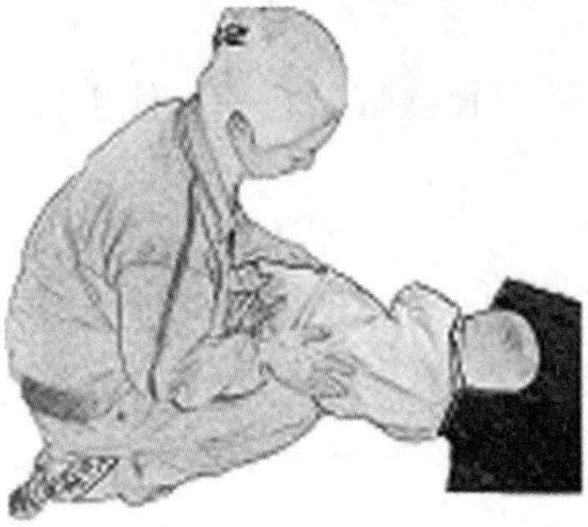

a

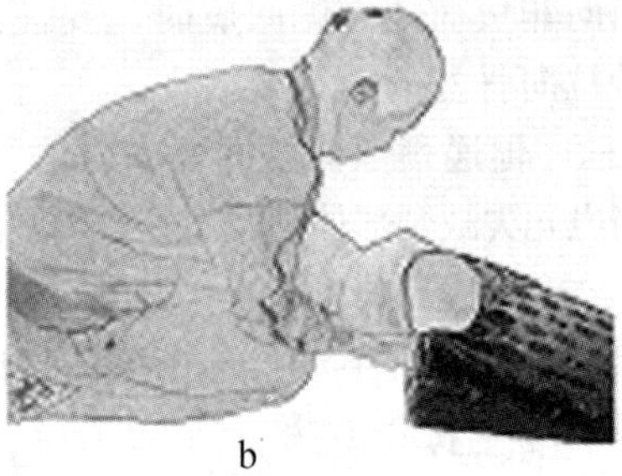

b

**图 9－14　促通颈部伸展的操作方法（2）**

侧卧位

手与足之间的动作等。

**1. 治疗目标**

本手法是通过让患儿抓取正中线上的玩具来达到促通其头部的正中位指向及两手的正中位指向运动的治疗目的。

**2. 体位与操作方法**

患儿可以取床上坐位、治疗师或母亲胸前坐位及椅子坐位等，在其前方放上玩具，诱导患儿去抓取。也可以让患儿仰卧位，抬起他的骨盆，诱导患儿两手抓膝或足，或用右手抓左足，左手抓右足等。

**3. 注意事项**

当患儿抓握物品或用口半含住物品做吸吮动作时，有时会出现肩胛带周围肌肉紧张增强的情况。这时应避免这类动作，可以只让患儿向物品伸手而不抓握，或者用敲打桌面的动作来代替。

**（五）促通头部回旋的操作方法**

头部的回旋是头部控制能力的又一方面，通过头部的回旋可以促通头部运动与躯干、肩胛带的分离，可诱发翻身运动等体轴回旋运动。

**1. 治疗目标**

本手法促通头部的回旋运动。

**2. 体位与操作方法**

（1）治疗师膝上骑跨坐位：

1）促通目的：头的控制、头的上举与回旋，中枢部位的控制，躯干的回旋。

2）操作方法：治疗师膝部略屈曲地坐于地板上，让患儿骑跨地坐于其大腿上。首先按前述方法促通患儿抬起头，然后治疗师将一侧下肢伸直，使患儿一侧臀部下降，用此侧臀部负荷体重，同时从支持的上肢的某部分开始促通患儿躯干向非负荷体重侧回旋。所说的支持上肢的某部分要根据患儿的情况而定，可支持肩部、上臂、肘、前臂和头部，即支持的部位要根据患儿的情况从中枢部向末梢部变换（图 9－15）。

通过这种手法促通头部与躯干的回旋，必须左、右两侧交替进行。

（2）仰卧位：

1）促通目的：缓解头部固定地向一侧回旋，之后控制头部，促通其回旋及屈曲。

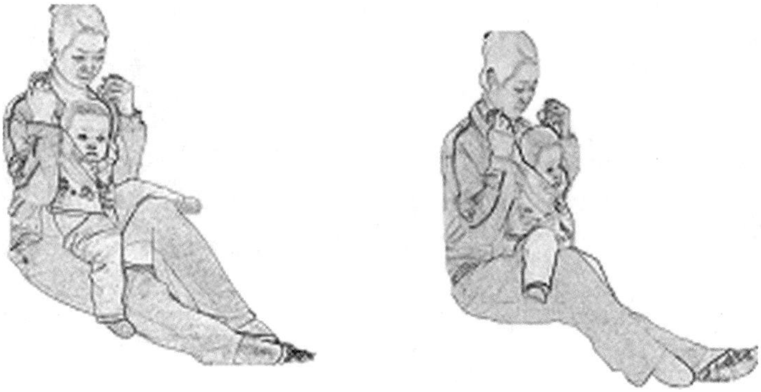

**图 9－15　促通头部回旋的操作方法（1）**

治疗师下肢上骑跨坐位

2）操作方法：患儿仰卧位，髋、膝关节屈曲，两手分别放于自己两侧臀部。治疗师跪坐于患儿下肢处，在患儿身体上方握住患儿两手及两足，有节奏地左右摇晃患儿的身体（图 9－16a）。当头部的固定回旋缓解后，在原有的屈曲体位上，将身体向一侧回旋使患儿形成侧卧位，在此体位上停留数分钟，与此同时治疗师要握住患儿上侧的上肢、肩或拇指根部，将其牵拉至其体侧（图 9－16b、c）。患儿会出现的反应是头的屈曲与回旋，应向左、右两侧回旋操作。

3）注意事项：在左右摇晃患儿身体时，一定让患儿头部处于屈曲位，两肩不要离床。

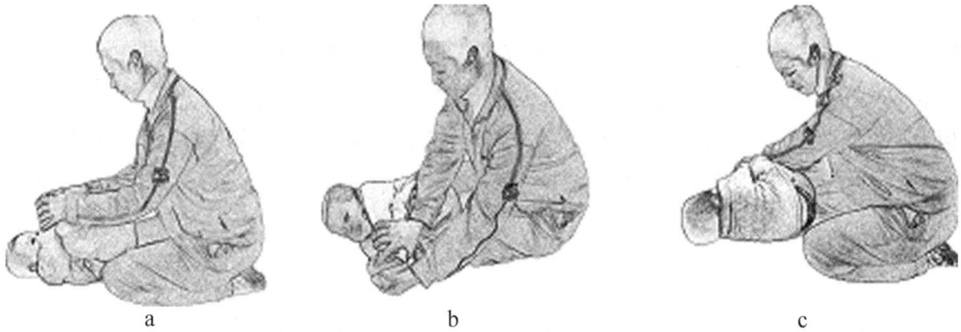

a　　　　b　　　　c

**图 9－16　促通头部回旋的操作方法（2）**

仰卧位

（3）球上俯卧位：

1）促通目的：促通从俯卧到仰卧位再至坐位途中头部的控制。

2）操作方法：首先让患儿俯卧于大球上，让患儿在球上充分地松弛，然后屈曲一侧下肢。如果屈曲左下肢则形成了如图 9－17a 所示的呈右侧用肘支撑，左侧用手支撑，右下肢伸展的体位。这时，头可向屈曲下肢侧回旋。为了保证患儿为肘支撑，治疗师可向球的方向按压患儿的右肩。然后，治疗师将患儿上侧的肩向后牵拉，促通同侧躯干的短缩和头的回旋，但一定要在保持头部与躯干呈一直线的姿势上回旋。在引起头的回旋反应后，要减轻对肩的刺激，保持头的位置（图 9－17）。

（4）治疗师下肢上俯卧位：

1）促通目的：头的回旋、从俯卧位至坐位的体重移动。

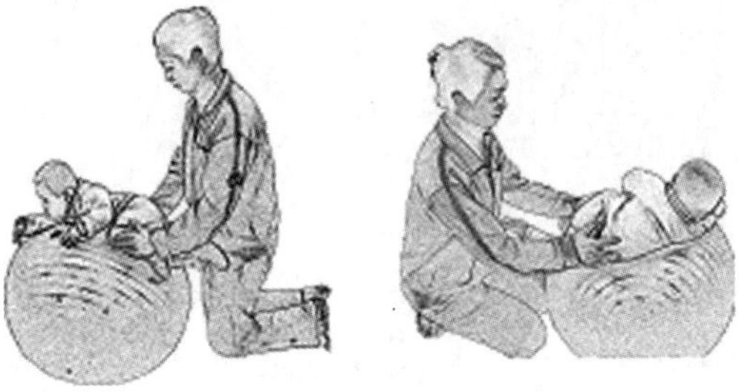

a　　　　b

**图 9－17　促通头部回旋的操作方法（3）**

球上俯卧位

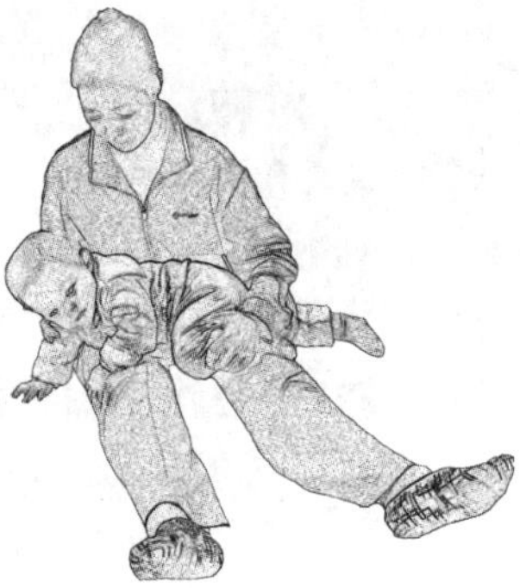

**图 9－18　促通头部回旋的操作方法（4）**

治疗师下肢上俯卧位

2）操作方法：患儿俯卧于治疗师伸直的两下肢上，同球上俯卧位，并屈曲一侧下肢，如果是左下肢，则右肘支撑，左侧上肢在上方放于体侧。然后将左侧上肢向下方外旋，右侧上肢向上方外旋，形成从俯卧位向坐位的转换的过程中的向两个相对方向的力量（图 9－18）。在这一过程中诱发头的回旋和屈曲，以及在躯干回旋时的体重移动。

3）注意事项：不要使头部过度伸展。

（5）滚筒上骑跨坐位：

1）促通目的：头部的控制、上举与回旋。

2）操作方法：患儿与治疗师一前一后骑跨坐于滚筒上，首先使患儿上举两上肢，促通患儿抬头（图 9－19a）。然后治疗师用臀部的力量转动滚筒，使患儿的重心向滚筒一侧移动（图 9－19b）。此时支持患儿的部位要有适当的变化，如当躯干未得到充分旋转时，要支持患儿的肩部、臀部使之呈对角线状，即向右转动滚筒时左肩在前、右臀在后，使躯干回旋，头也随之回旋。

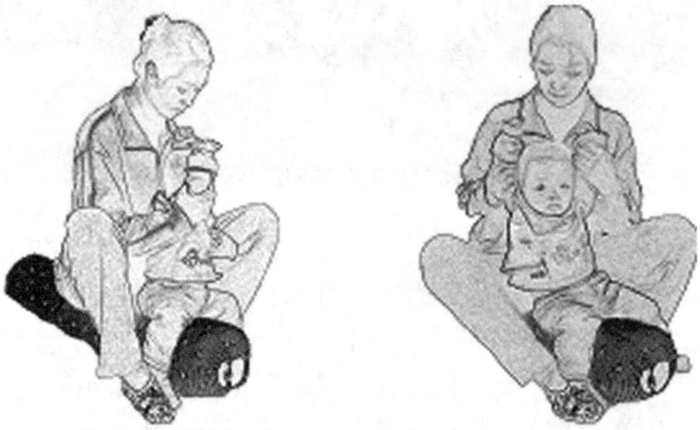

a　　　　b

**图 9－19　促通头部回旋的操作方法（5）**

滚筒上骑跨坐位

（6）球上俯卧位：

1）促通目的：头的回旋与屈曲。

2）操作方法：患儿俯卧大球上，使身体向一侧倾斜，此时使患儿倾斜下侧的上肢支撑于球面。如果这时未发生头的矫正活动，头没有发生回旋和屈曲，治疗师可从患儿肩的部位将其一侧上肢向自己的方向牵拉，促通头的屈曲与回旋（图9－20）。使用此方法时，必须交替操作左、右两侧。偏瘫的患儿应用此手法，可促通患侧上肢的支持性及手指的张开。

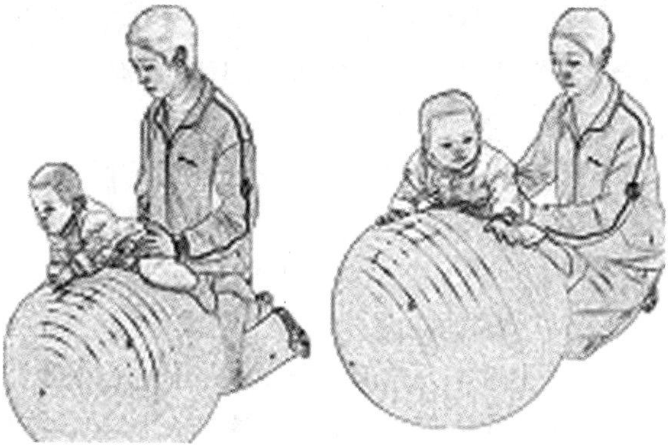

**图9－20　促通头部回旋的操作方法（6）**

球上俯卧位

（7）对患儿母亲的指导：为了防止患儿的头向一侧回旋的倾向，应指导母亲在喂奶时，不要只固定在一侧喂哺，应左右两侧交替进行。

**（六）促通作用于头部的身体的矫正反应的操作方法**

作用于头部的身体矫正反应可以确保适当的身体姿势的直线化，可促使患儿从仰卧位向侧卧位和俯卧位翻身。如果患儿呈现以伸展占优势的姿势或非对称性紧张性颈反射姿势，或者是重症低紧张患儿，就难以出现这一反应。此时，可采用以下手法进行促通。

操作方法是，患儿仰卧位，治疗师在下方抬起他的骨盆与下肢，这种姿势有助于促通抗重力屈曲活动。然后向两侧回旋患儿的骨盆，促通对于头部的身体的矫正反应，反应的方式是躯干与头部向骨盆回旋的方向回旋。

如果患儿有肩胛带后退、肩的过度伸展、肩胛带上举等异常姿势，都应在操作前予以抑制。

为了强化抗重力屈曲活动，在日常生活中家长可利用骨盆和下肢抬高的体位给患儿穿、脱裤子，这样还可以引起肩胛带与骨盆间一定程度的回旋，这种回旋模式还可以为身体矫正反应做准备。

另外，为了达到使头部自动屈曲的目的，可以应用将患儿反复地从仰卧位向坐位拉起，然后再向仰卧位倾斜的操作方法，注意在拉起与向仰卧位倾斜的途中要应用使头部向侧方回旋的手法。

**（七）促通身体对身体的矫正反应的手法**

操作方法是，患儿仰卧位，治疗师在其下肢处，操作时抬高患儿的臀部与下肢，向左、右两侧交替回旋骨盆。此手法与促通对于头部的身体的矫正反应的手法不同的是，要注意固定住患儿的肩胛带与上肢。操作时治疗师用一只手顶住患儿臀部，使之尽可能地向一侧回旋，另一只手固定回旋对侧的上肢，这种手法可诱发体轴内的回旋。

**（陈秀洁）**

# 第二节　促通躯干控制能力的治疗方法

躯干控制能力的发育时期是在头的控制能力得以发育之后，但两者在发育过程中也有重叠之处。只有在肩胛带和躯干开始有一定程度的稳定性时，头才可以自由地活动，而头部的运动又可引发躯干的代偿运动。比如，在仰卧位上当头部向一侧回旋时，由于颈的矫正反应的作用，可使躯干产生回旋运动，出现翻身运动。小儿在俯卧位上最早期的活动是头和躯干向一侧扭转，其后当平衡反应（倾斜反应）得以发育之后，可将体重向一侧移动，未负荷体重侧的上肢与手可抬起，可伸向某一物品。躯干在仰卧位与俯卧位上的固有运动为矫正反应和平衡反应的发育做了必要的准备。当患儿未获得充分的控制能力及有异常的姿势紧张时，会影响以后躯干控制能力的发育。

## 一、促通俯卧位上躯干伸展与屈曲统合的操作方法

小儿在俯卧位上抬起头部的过程中，需要屈肌要素的参与，因为这些要素可以确保颈部的伸长（elongation）。为了使患儿获得这种成熟的头与躯干的姿势调节能力，有时需要通过手法促通。

**1. 治疗目标**

本手法促通患儿于俯卧位抬头，并移动体重。

**2. 体位与操作方法**

（1）体位：患儿取俯卧位，用肘或手掌支持体重，肘支持点的位置要在肩部与床面的垂直线的前方。这种姿势可以增加肩关节的外旋程度，在这种体位上稍稍外展肩部，就可以使体重向侧方移动。为了诱发头部的矫正能力，可用一玩具在患儿面前进行逗引，通过视觉刺激达到诱发抬头的目的。玩具的高度要适宜，不可位置过高，防止颈部的过伸展。

（2）操作方法：治疗师在患儿面前用双手控制患儿的双肩部，重点是通过两手来抑制患儿肩关节的内旋和肩胛骨的上举。治疗师要用全手掌把患儿的肩部包起来。若还需要诱发腹部肌群的收缩，治疗师可将手指伸展，稍向胸部加压。另外，通过从一侧肩部向对角线方向的压迫，可以使患儿躯干部分的体重向侧方移动。如果需要控制腹部肌群，治疗师可以将自己的手指伸展，给患儿的胸廓或腹部以支持，支持的方向应朝向肩部。

## 二、促通仰卧位上屈曲与伸展统合的操作方法

只有完成了仰卧位上屈曲与伸展的统合，才能使小儿颈部充分伸展，使其头部保持在正中位上，进而促使两上肢伸向前方，达到用两手抓住膝或足部的功能发育。婴儿的早期由于有整体屈肌模式的倾向，膝关节呈屈曲状态。当运动模式发育至分离的阶段，才可以出现髋关节的屈曲与膝关节伸展相组合的模式，这时小儿才可以用两手抓两膝或两足左右摇动。通过这一运动可促通腹部肌群的控制能力高度发育，为坐位平衡做了直接的准备。

脑性瘫痪患儿缺乏这种腹部肌群的作用和控制能力，结果导致缺乏运动性，缺乏髋关节、骨盆及躯干间的运动的分离性。在设定治疗手法时，一定要注意这一点。

**（一）床上仰卧位**

**1. 治疗目标**

本手法通过两手抓膝使颈部肌肉得以充分伸展。

**2. 体位与操作方法**

（1）体位：患儿仰卧位，使两上肢上举，如果患儿有颈部的过度伸展，两上肢上举的高度要超过骨盆，在这一体位上鼓励患儿两手伸向两足。如果下肢的屈肌模式非常明显，必须予以修正，使髋关节的屈曲能与膝关节伸展相结合。使颈部能得到充分的伸展，从骨盆或两下肢开始进行体重向侧方的移动和翻身运动。

（2）操作方法：手法操作可以从上肢开始，也可以从下肢开始。治疗师在患儿下肢侧，两手握持患儿前臂周围，如同修正肩胛骨举上的手法，将患儿的上肢向下方及侧方牵拉，然后放于其两膝的后方。治疗师用拇指支持患儿的手与下肢。为了强化膝关节的伸展，治疗师将一根手指放在患儿的大腿部即膝关节上部的股四头肌上，然后向两侧方摇动患儿的身体，操作时注意保持颈部肌肉的充分伸展。或者只握持患儿腕关节处，用手指的里侧向一侧推上举下肢侧的骨盆，可诱导患儿的翻身运动，引起体轴内回旋。治疗师给患儿的支持要保持最小的限度，尽可能地让患儿自动翻身，并要等待患儿自己返回仰卧位。

**（二）治疗师膝上仰卧屈曲体位**

**1. 治疗目标**

用屈曲模式来抑制全身伸展模式，促通头与肩的分离，给躯干以稳定性。

全身呈伸展模式的患儿难以形成仰卧位上屈曲与伸展的统合，可应用此手法予以抑制。

**2. 体位与操作方法**

（1）体位：治疗师坐于地板上，屈膝，以两足支撑于床面上，将三角垫高的一侧向上，放于治疗师的大腿前面，让患儿头枕于三角垫上，两髋关节屈曲，膝关节屈曲，两脚支撑于治疗师胸腹之上（图9－21）。

（2）操作方法：治疗师将两手放于患儿双肩上，抑制双肩的后退，可以轻轻叩击，一边有节律地使肩部获得紧张性，一边向下按压双肩。也可将患儿的头部放入治疗师两膝中间，以保持其中间位。通过这一手法将患儿的头部与肩分开，即头部的前屈出现。

**3. 注意事项**

在向下推患儿的肩部时，注意不要产生由于紧张性增加而致的异常姿势，手法要轻柔，刺激要有节奏。

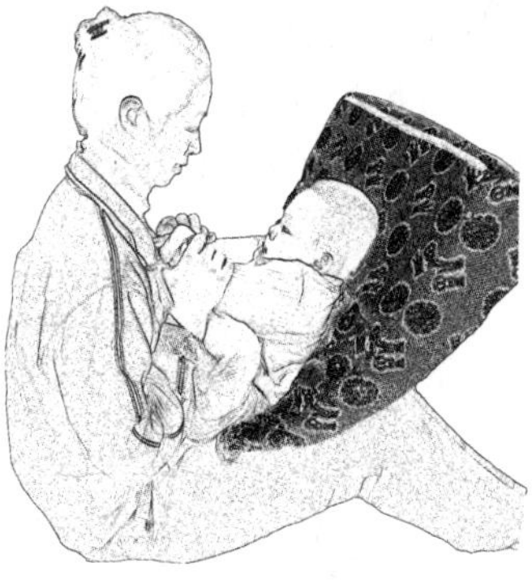

**图9－21　促通仰卧位上屈曲与伸展统合的操作方法**
治疗师下肢上仰卧位

## 三、促通坐位上头与躯干的矫正反应的操作方法

仰卧位与俯卧位上屈曲与伸展统合的发育，是坐位上控制躯干的准备过程。在屈

曲与伸展统合尚未充分发育之前，小儿的坐位会呈现两下肢外展、髋关节与膝关节均屈曲的姿势，与在初期阶段小儿在仰卧位上使用手、足玩耍的模式相类似。9～10 个月之前，小儿可以在仰卧位上充分练习两下肢的分离运动。只有两下肢的分离运动成熟，小儿才有可能形成各种各样的坐位姿势，才能取得充分的坐位平衡。

脑性瘫痪患儿坐位发育不成熟时，究其原因应考虑上述问题。低紧张的小儿在坐位上呈现下肢过度外展、骨盆前倾的姿势，这样一来使躯干在身体重心线的前方，导致腹部肌群难以收缩，因而就不能维持坐位的平衡，也阻碍向侧方倾倒时矫正能力的发育。在治疗这类患儿时，应该在支持坐位、俯卧位、仰卧位上促通控制头部与躯干的能力，为获得良好的坐位做准备。缺乏运动性的患儿，如痉挛型患儿因髋关节不能充分地屈曲，坐位时骨盆呈现明显的后倾。对于这类患儿的治疗，必须在应用拉长伸肌群手法的同时促通仰卧位上的屈曲与伸展的统合能力（已在前面叙述）。当患儿的头与躯干的控制能力已发育至一定程度时，必须实施促通坐位的矫正反应和平衡反应的手法。

**1. 治疗目标**

通过坐位上的重心移动，促通患儿坐位矫正反应与平衡反应。

**2. 体位与操作方法**

患儿取坐位，治疗师开始时蹲于患儿后方，两手伸展状态放于患儿骨盆或髋关节的背面。两手应用的力量要使患儿稍向后倾斜身体，使骨盆后倾，使肩关节的位置在髋关节的后方。然后将一只手掌伸入患儿一侧臀部的下面抬起该侧臀部，使体重移向对侧。这时应注意不要使非负荷体重侧骨盆向前方回旋，因为这样会产生腰椎的过度前弯，使伸展模式占优势，影响坐位平衡的获得。可以通过将非负荷体重侧的骨盆稍向后牵拉的方法使躯干产生回旋运动。为了诱发躯干向侧方的矫正反应，治疗师可用拇指将患儿的肋骨向下牵拉，引起该侧躯干侧屈及体重移动，开始时用力要小，因为用力过大会引起肩、上肢和颈部的固定的异常姿势。当向侧方体重移动增大时，患儿会伸出手去支持体重，即促通了侧方保护伸展反应。（图 9－22）。

其后患儿当无须支持可坐时，治疗师可在患儿的前方，用抬起患儿的膝或足部的方法进行操作，可以达到上述同样的促通目的（图 9－23）。

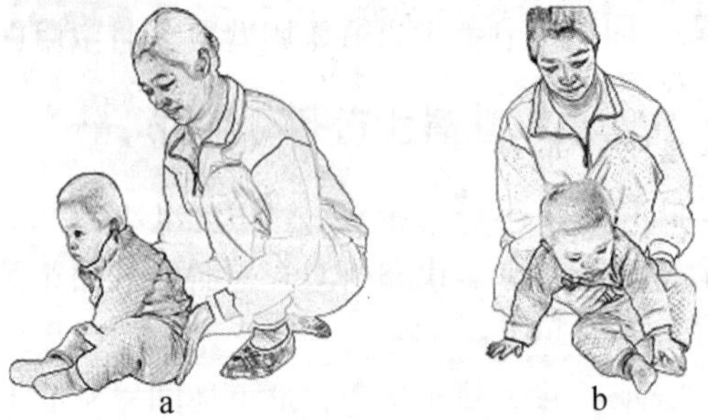

a　　b

**图 9－22　促通坐位头与躯干的矫正反应操作方法（1）坐位**

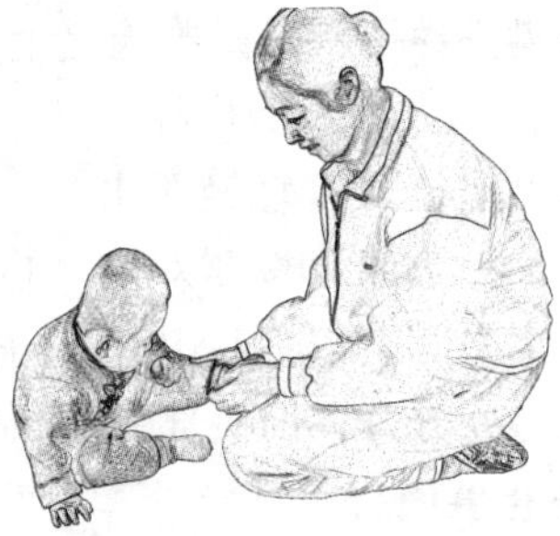

**图 9－23　促通坐位头与躯干的矫正反应的操作方法（2）坐位**

如果通过上述的对骨盆和下肢的操作手法不能诱发出躯干的矫正反应，治疗师可将两手放于患儿躯干处，促通其轴性伸展及轴性回旋。用两手的力量向上牵拉患儿躯干可促通轴性伸展，向左、右回旋躯干可促通轴性回旋，也就是对伸肌群与屈肌群的促通。

另外，可让患儿坐于治疗师的膝上，面向治疗师或背向治疗师均可。通过治疗师上举自己的一侧下肢的方法诱发患儿体重向另一侧移动。即当患儿的臀部随着治疗师下肢的抬起而抬起时，体重向对侧臀部移动，由此诱导躯干的矫正反应和平衡反应。

（陈秀洁）

# 第三节　促通坐位控制能力的治疗方法

## 一、坐位控制能力发育的必需条件

（1）控制头部的能力发育成熟。

（2）在俯卧位上上肢具有支持性，即肘支撑至手支撑。

（3）脊柱伸展至腰椎。正常小儿的脊柱在出生后6~7个月时可达到这一发育指标。

（4）髋关节能充分屈曲，并与躯干出现分离动作。

（5）躯干（体轴）具有回旋能力，即肩与骨盆间扭转能力的发育。

（6）躯干的矫正反应与平衡反应确立。

（7）上肢保护伸展反应出现。

（8）具有姿势转换的能力，从卧位向坐位转换，从坐位向四点支持位转换。

具有（1）~（4）的条件，即可获得比较实用的坐位。再具备（5）~（8）的条件，小儿就可以在坐位上自由玩耍，不会向任何方向倒下，可以向各体位转换。

## 二、阻碍坐位控制能力发育的因素

（1）缺乏上述的必需条件的（1）~（4）项。

（2）卧位的平衡反应（倾斜反应）发育不成熟。

（3）姿势紧张异常。

（4）原始反射残存。

（5）有异常的运动。

## 三、促通坐位控制能力的神经发育学治疗方法

### （一）促通从俯卧位向坐位转换的操作方法

#### 1. 治疗目标

促通头部控制、上肢支持能力、躯干回旋，为坐起做准备。

#### 2. 体位与操作方法

（1）体位：患儿于治疗师下肢上呈俯卧位。

（2）操作方法：

1）方法一：治疗师坐于床上，两腿伸展，让患儿沿其两下肢的横轴俯卧于其

上，给予时间让患儿充分放松。然后如图 9－24a 所示，治疗师抓住患儿的一侧下肢，最好是膝部，向自己身体方向牵拉，使患儿躯干产生回旋运动。治疗师的另一只手所支持患儿身体的部位原则上是肩部或臀部。治疗师在使患儿躯干回旋的同时，屈曲患儿颜面侧的下肢，用以支持患儿的躯干（图 9－24b、c）。在小儿坐起来时要注意他头部的活动。其后的操作以患儿头部的活动为目标，在其头部屈曲、回旋的同时，使小儿成为坐位，在坐起时头部要保持正中位（图 9－24d、e）。若患儿缺乏头部的活动，治疗师要给头部以支持，可以通过将上方的肩部向下方推的手法使患儿头部产生屈曲与回旋。上述手法应用于患儿从俯卧位向坐位转换的早期，随着患儿此动作的成熟，尽可能的等待患儿自己的反应。

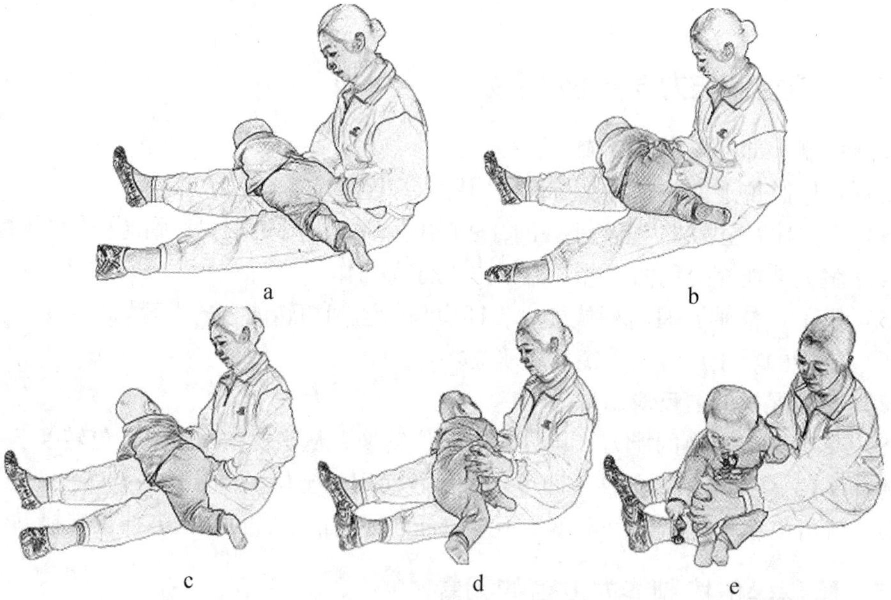

**图 9－24　促通坐位准备的操作方法（1）**

治疗师下肢上俯卧位→坐位

在操作过程中，如果患儿头部的控制能力尚不充分，即使用上述推肩向下的方法也不能获得头部的屈曲与回旋的反应时，应将与患儿坐起的方向相反一侧的上肢保持外旋位，并推向上方，这样可以获得头部的屈曲、回旋反应。这一方法也可以在用其他促通手法不能获得头部控制时应用。

2）方法三：如前述的方法促通患儿从俯卧位至坐位，在坐起的时候，治疗师握持患儿的肩或肘部，将患儿的两上肢向治疗师的胸、腹部方向牵拉，促通发生上肢的支持反应。注意应使肩部充分松弛后再进行操作，使肩部松弛的方法是，扶持双肩或肘上下摇晃两上肢，此时如果患儿头部的控制欠佳，可使两上肢先后交替地摇晃，可达到使肩部松弛、头部稳定的目的（图 9－25）。

**（二）促通坐位躯干稳定与回旋的操作方法**

**1. 治疗目标**

通过促通坐位上躯干的稳定性和躯干的回旋运动手法，抑制躯干的紧张，达到稳定的坐位，为向其他体位转换做准备。

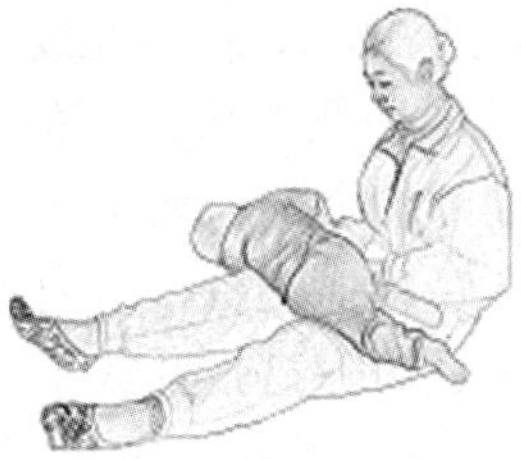

**图9－25　促通坐位准备的操作方法（2）**

治疗师下肢上俯卧位，促通肩部松弛

**2. 体位与操作方法**

（1）治疗师大腿上坐位：

1）促通目的：通过手法给躯干与头部以稳定性。

2）操作方法：治疗师坐于床上，一侧下肢伸展，一侧下肢膝关节屈曲。患儿臀部坐于治疗师伸展侧的下肢上，将两下肢放于治疗师屈曲侧的下肢上，患儿呈两膝屈曲体位。这种臀低、下肢高的体位可以抑制角弓反张。

治疗师两手扶持患儿两肩，将肩向下方按压，当出现头部与肩的活动性分离后，继续从肩部开始向下方进行2～3次的有节奏的按压（图9－26）。

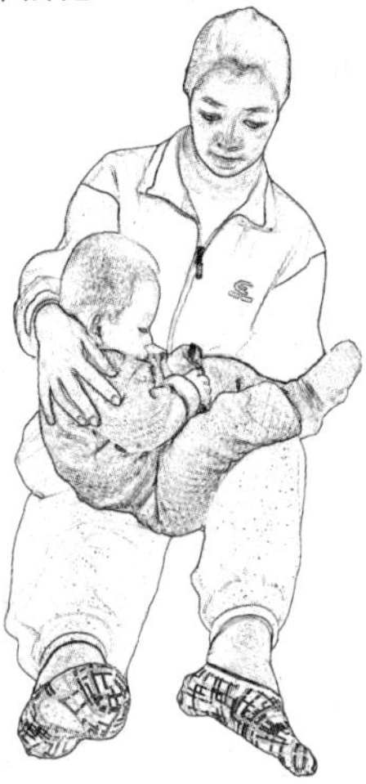

**图9－26　促通坐位躯干稳定与回旋的操作方法（1）**

治疗师下肢坐位

（2）治疗师下肢上骑跨坐位：

1）促通目的：通过手法使坐位上躯干做回旋运动。

2）操作方法：治疗师床上坐位，双膝轻度屈曲。患儿在其大腿上呈骑跨坐位，背向治疗师。坐时要保持头与躯干在一直线上，颜面保持正中位的对称姿势。如果能达到头的竖直位，则可给躯干以回旋运动。回旋的方法是，治疗师将屈曲的一侧下肢伸展，使其高度下降，使患儿的体重向这侧移动并用这侧臀部支持体重，于是引起躯干向对侧的回旋。操作时治疗师两下肢交替地屈曲或伸展，使患儿躯干向两侧回旋（图9－27）。

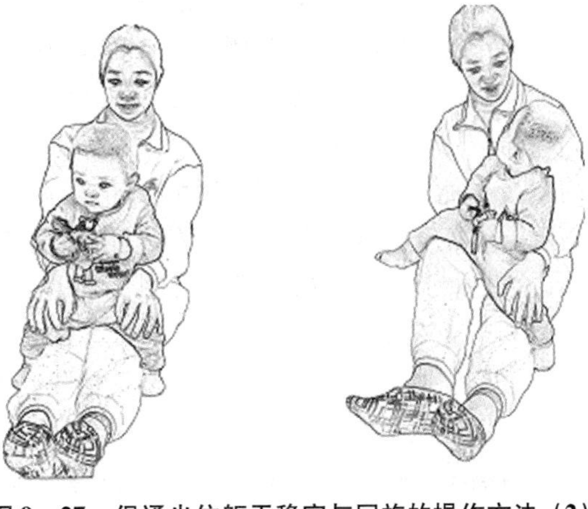

**图9－27　促通坐位躯干稳定与回旋的操作方法（2）**

治疗师下肢上骑跨坐位

（3）抱球姿势：

1）促通目的：通过手法使伴有弛缓的身体侧壁得到伸张及使躯干回旋。

2）操作方法：治疗师跪坐位，患儿头朝向治疗师仰卧位。治疗师用双膝固定患儿头部使之呈中间位（图 9－28a），然后抬起患儿的下肢、臀乃至腰部，使患儿成为头与足均向着治疗师的抱球姿势（9－28b）。治疗师两手扶持患儿的两侧臀部，并有节奏的摇晃，使患儿身体产生紧张。然后让患儿将两上肢举向治疗师的方向，使患儿身体紧张得以消除。治疗师在患儿弛缓状态下一边将其身体向侧方轻轻摇动，一边向侧方倾斜。为了达到使身体侧方充分伸张的目的，可以让患儿将两手的手指张开放于治疗师的大腿上。如果在倾斜途中再度出现紧张，应再次用上述方法使之弛缓。患儿侧卧位，扶持其头部，让其向身体一侧回旋，使身体另一侧的伸张。

如果通过此手法操作后，患儿的身体出现非对称，两侧出现不等长，则短的一侧的伸张会更多些（图 9－28c）。

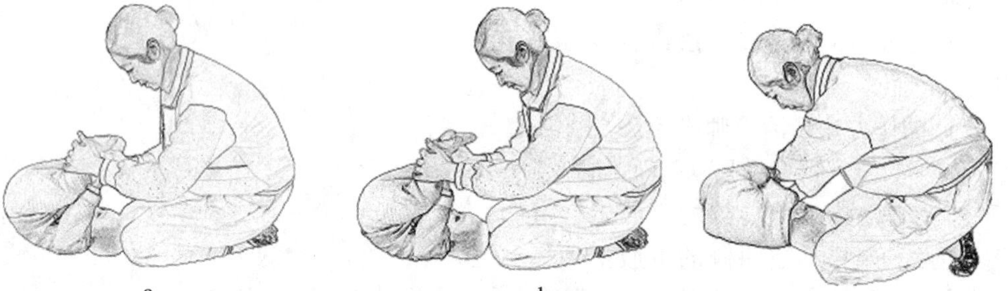

a　b　c

**图 9－28　促通躯干伸张及回旋操作方法**

抱球姿势

（4）球上坐位一：

1）促通目的：通过手法使头部与躯干前屈、上肢向前方伸展；抑制躯干的过度伸展。

2）操作方法：患儿伸腿坐于球上，治疗师可在患儿的前方或后方。对患儿支持的部位（控制的关键点）要根据患儿的不同状态从中枢部向末梢部变更。在给予相应部位支持后，等待反应。然后向后方推球，患儿出现的正确反应应该是头部屈曲、两下肢向前方伸展，躯干前屈（当然不能使患儿全然倒向前方）。如果反应弱，躯干不能充分前倾时，也可以握住双肩向前方牵拉，让患儿体验躯干前屈的感觉（图 9－29）。

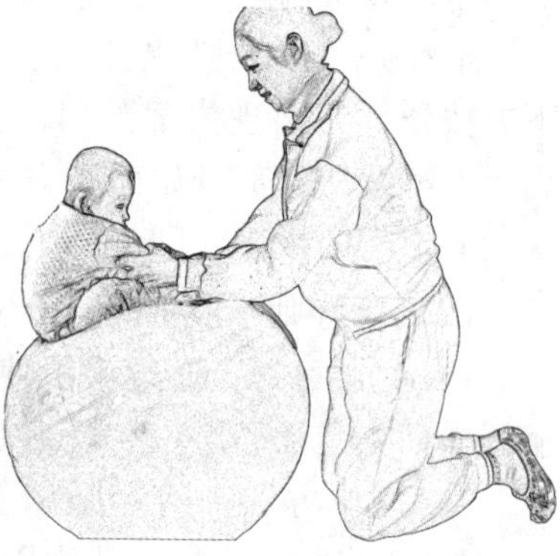

**图 9－29　抑制躯干过度伸展操作方法**

球上坐位

（5）球上坐位二：

1）促通目的：通过手法使头的控制及由于躯干姿势的变化（重心的位置的变化）而出现的反应（平衡反应的获得、躯干的回旋、中枢部的控制）。

2）操作方法：治疗师扶持患儿最易活动的部位，将球和患儿一起向侧后方向倾斜，使患儿的身体重心移至他下方侧的臀部。此时治疗师通过扶持患儿的手来回旋患儿的躯干，回旋方向如图 9－30 所示，向非负荷体重侧回旋。如果躯干不能充分回旋，可以保持肩部和腰部呈对角线位置，即可获得躯干的回旋。手法要在两侧交替操作，根据患儿的反应，回旋力弱的一侧应多次操作。在躯干回旋同时也可以获得头向同侧回旋的运动（图 9－30）。

## （三）促通伸腿坐位平衡的操作方法

### 1. 治疗目标

通过手法为伸腿坐位的平衡做准备。

### 2. 体位与操作方法

（1）方法一：患儿伸腿坐于床上，治疗师也取同样坐位，将两下肢放于患儿两下肢旁，手扶于患儿膝关节（图9－31a）。首先轻轻摇动患儿的两侧臀部，使之产生紧张，然后治疗师使患儿身体向一侧倾斜，使体重负荷于一侧臀部上。之后用一只手扶持负荷体重侧下肢，另一只手扶持患儿的中枢部位如腰部、肩部等，使患儿身体向治疗师扶持的下肢侧（负荷体重侧）倾斜。再用扶持患儿中枢部位的手向前推患儿的躯干，使之回旋（图9－31b）。

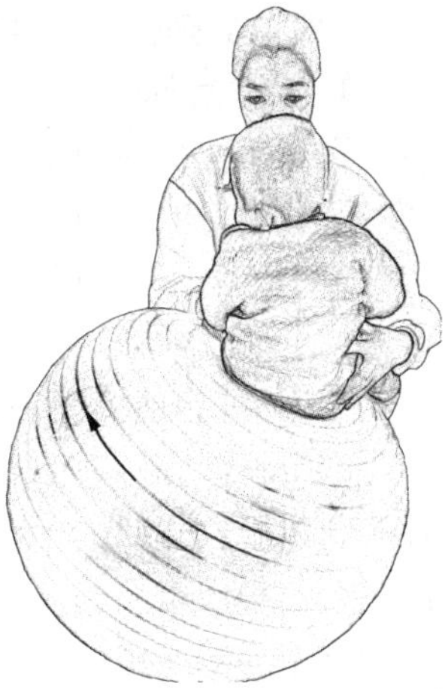

**图9－30　促通躯干回旋平衡反应的操作方法**

球上坐位

此方法产生的反应是多方面的：①患儿的体重进一步向倾斜侧移动。②头向对侧回旋，根据促通刺激的程度，有时还会出现屈曲。③非负荷体重侧躯干侧屈，然后回旋。④非负荷体重侧下肢出现屈曲，负荷体重侧上肢向对侧伸展。

（2）方法二：体位及治疗师支持患儿的部位同方法一，但是在向侧方倾斜患儿时不加躯干的回旋，而是用躯干的侧屈来保持平衡。

向一侧倾斜患儿的身体后，出现对侧躯干的短缩，而对侧躯干被拉长，两侧不等长。操作时治疗师控制中枢部的关键点使患儿身体向对侧倾斜，注意只向对侧不要向前、后方向倾斜（图9－32）。之后，握住非负荷体重侧上举的上肢向下方推压，形成这侧躯干的侧屈与短缩。

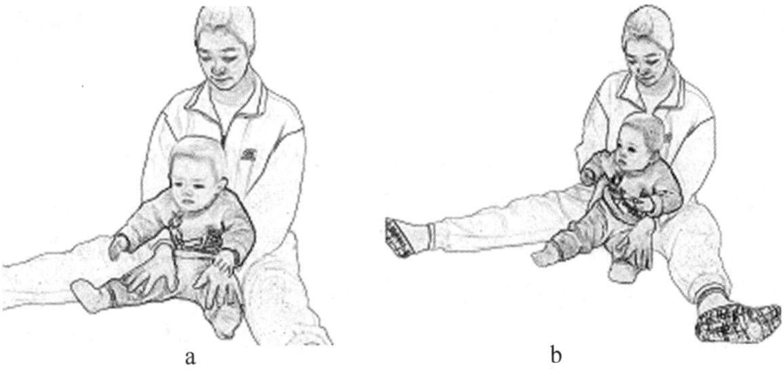

a　　　　b

**图9－31　促通坐位平衡的操作方法（1）**

伸腿坐位

### 3. 反应

（1）体重移动至身体倾向侧下肢与臀部。

（2）非负荷体重侧躯干侧屈。

（3）头部向非负荷体重侧回旋。

（4）非负荷体重侧下肢出现屈曲。

### （四）侧坐位上的各种治疗操作方法

**1. 治疗目标**

通过手法促通稳定的侧坐位和侧坐位姿势变换（侧坐位向四点支持位转换）。

**2. 体位与操作方法**

（1）方法一：

1）促通目的：通过手法获取正确的侧坐位。

2）操作方法：正确的侧坐位是两下肢向侧方伸出，躯干发生回旋，回旋的方向是向着伸出下肢的一侧，身体重心放在两侧臀部上，伸出的两侧下肢应该是一侧压住另一侧。促通侧坐位时，必须两侧交替进行（图 9－33a）。

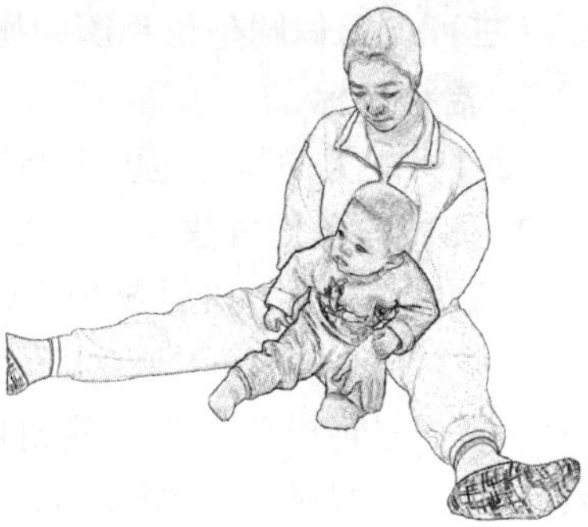

**图 9－32　促通坐位平衡的操作方法（2）**

伸腿坐位

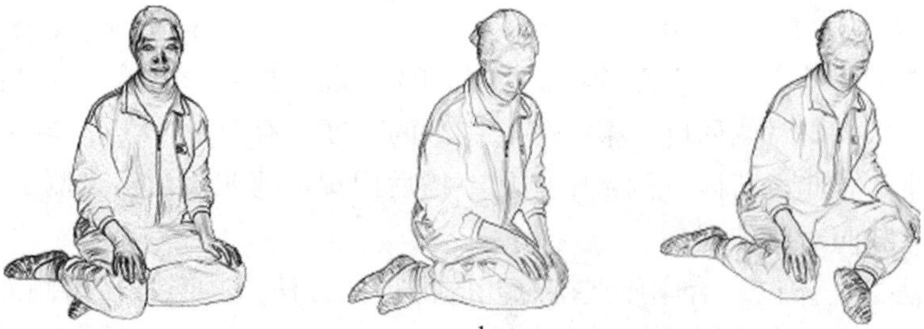

a　　　b　　　c

**图 9－33　正确与错误的侧坐位**

侧坐位

a. 正确的侧坐位　b、c. 错误的侧坐位（两腿分开或呈平行位）

（2）方法二：

1）促通目的：通过手法使患儿躯干充分活动，维持侧坐位平衡，向相反方向的侧坐位转换。

2）操作方法：患儿与治疗师相对侧坐位，治疗师两手拉患儿的两手，使小儿的上肢呈肩关节外旋位，并轻轻予以支持之，然后两人同时向逆向侧坐位转换。开始时，为了向后方移动体重，患儿会出现头部屈曲、上肢向前的反应，这时如果中枢部位（躯干）不能充分活动就会使患儿倒向后方。所以治疗师一定要边观察患儿的反应边进行操作。当患儿无头部屈曲的反应时，可以用呼叫患儿同时将其上肢轻轻向自己方向牵拉的方法诱导。另外，若中枢部不能充分活动时，可以轻轻向对侧后方推患儿，使患儿自己努力地保持身体不倾倒。这样患儿就能与治疗师一起转换为侧坐位。通过治疗师与患儿两人同时转换为逆向的侧坐位，可促通患儿躯干回旋的运动（图 9－34）。

（3）方法三：

1）促通目的：侧坐位上姿势的转换。

2）操作方法：开始体位与方法二相同，治疗师与患儿相对侧坐位，躯干要充分回旋（图 9－35a）。两人互牵双手，由侧坐位同时转换为膝立位，然后再向逆方向的侧坐位转换（图 9－35b、c）。该手法操作时应注意膝立位上患儿的体位，在膝立位上一定要如图 9－35b 所示，躯干呈伸展位，注意臀部不要下垂，髋关节不要屈曲，不要扩大基底支持面。若治疗师经操作不能控制患儿的异常姿势，就不应该应用这种促通手法。

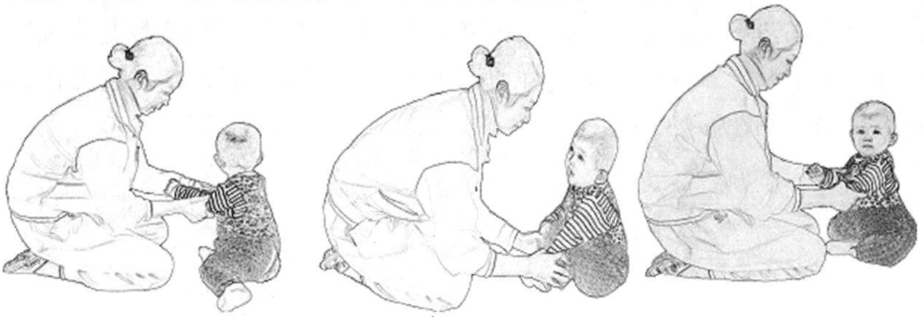

a b c

**图 9－34 促通侧坐位姿势转换的操作方法（1）**

侧坐位

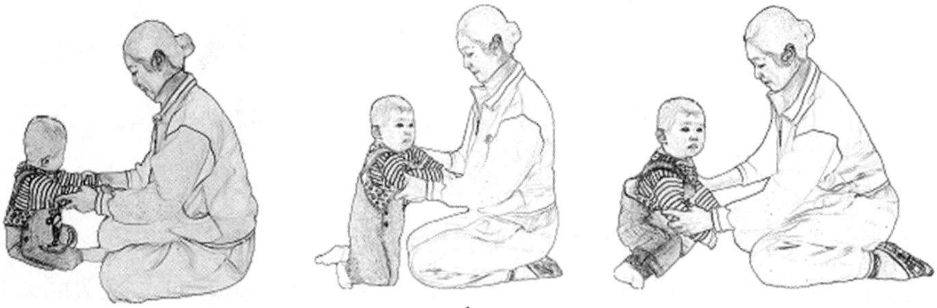

a b c

**图 9－35 促通侧坐位姿势转换的操作方法（2）**

（4）方法四：

1）促通目的：通过手法操作进行侧坐位的姿势变换，并给予中枢控制的感觉。

2）操作方法：根据患儿的状态决定及变换时控制部位，控制部位可为胸腰部、肩部、臀部。图 9－36 所示的是从胸腰部开始的促通的手法。首先将患儿体重向后移动使其负荷于臀部，此时要注意不要引起患儿头部的伸展和肩的回缩（图 9－36a）。然后将患儿身体重心向侧方移动，促通患儿双下肢向对侧侧坐位方向移动（图 9－36b），在向对侧侧坐运动的过程中，患儿的重心移向前方，侧坐于对侧（图 9－36c）。

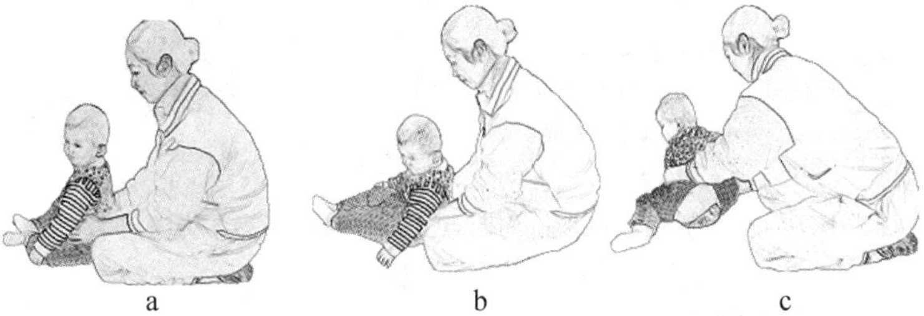

a b c

**图 9－36 促通侧坐位姿势转换的操作方法（3）**

侧坐位

（5）方法五：

1）促通目的：促通患儿从侧坐位向四点支持位转换。

2）操作方法：使患儿从侧坐位开始活动，治疗师根据患儿的状态决定支持的部位。图 9－37 所示是患儿尚无充分控制臀部及上肢的能力，所以促通的关键点应该在臀与肩。操作时治疗师先用自己的一侧小腿和一只手支持患儿臀部（图 9－37a），将患儿体重向其前方移动，然后两手支持患儿肩部，诱发患儿身体向前，臀部抬起，从侧坐位向四点支持位方向伸出上肢，形成四点支持位，然后再从四点支持位转换为与出发体位逆方向的侧坐位，手法操作同样是扶持肩使患儿臀部下降，躯干扭转形成侧坐位，如此反复进行（图 9－37）。

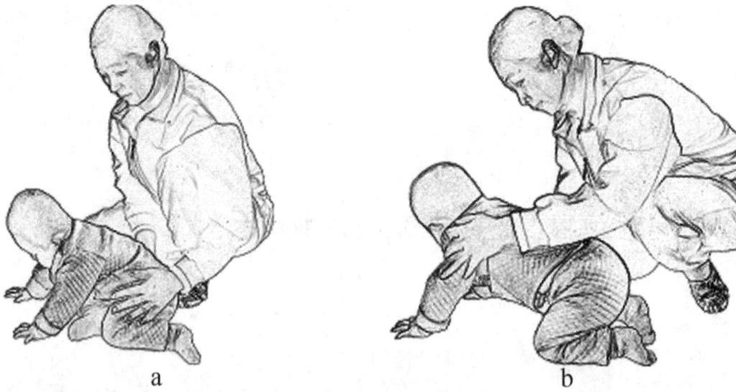

a　　　　b

**图 9－37　促通从侧坐位向四点支持位转换的操作方法（1）**

从后方促通

（6）方法六：

1）促通目的：通过手法促通患儿从侧坐位转换为四点支持位。

2）操作方法：此手法适用于有一定程度的控制臀部的能力而上肢功能欠佳的患儿。治疗师跪坐于侧坐位的患儿面前（图 9－38a），诱导患儿从侧坐位向四点支持位转换。治疗师两手扶持患儿双肩，引导患儿自己抬起臀部，扭转躯干，向前方伸出两上肢并支持体重形成四点支持位（图 9－38b）。在上肢伸向前方时，一定要使体重确实出现移动并负荷于四肢。达到四点支持位后，再回到与出发体位逆方向的侧坐位，然后再诱发移向四点支持位，如此反复进行。

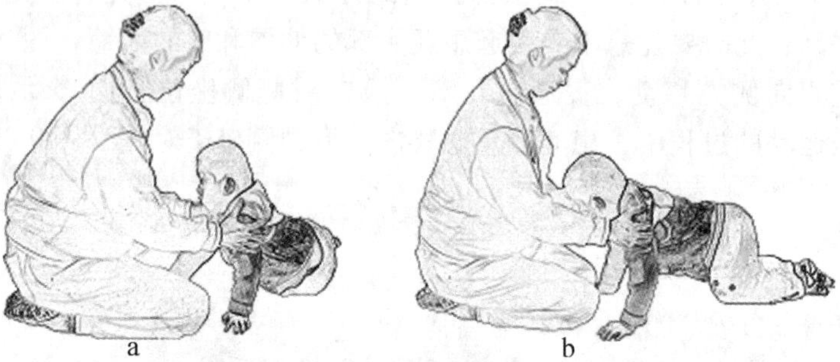

a　　　　b

**图 9－38　促通从侧坐位向四点支持位转换的操作方法（2）**

从前方促通

**（五）对患儿家长的指导**

医生与治疗师应指导患儿家长在训练以外的时间如何为坐位做准备。

**1. 使患儿获得俯卧位上肘与手的支撑能力**

其具体方法已在其他章节叙述。让患儿在肘、手支撑位上前后、左右摇动身体，产生体重的移动及体轴的回旋。

**2. 仰卧位上抓脚游戏**

让患儿仰卧位，用手抓足或膝玩耍，并左右扭转身体，促通屈曲、体重移动、正中位指向等功能的发育。

**3. 应用吊床等使患儿呈屈曲模式**

患儿不能自己抓足和膝时，可将患儿放入吊床或两人分别抓大毛巾被的两端，使患儿形成头部与臀部高位的屈曲位，然后左右摇晃吊床或毛巾被。毛巾被被抓的两端必须是患儿的头、足侧。

**4. 语言提示等促其脊柱的伸展**

患儿在坐位时用语言提示，如“长高、长高”，或在上方放玩具诱导患儿抓握等促其脊柱的伸展。

**5. 坐位的准备**

尚不会坐的患儿要常放到支持坐位上，如放于后有靠背、前有桌板的小椅子中，予以支持坐位，目的是让患儿体验坐位的感觉。在患儿尚未获得坐位平衡之前，要在正面逗引他。已获坐位平衡的患儿就不必要坐上述椅子中，可让他坐于床上，从其侧方逗引，使患儿学习体轴的回旋和体重的移动。这样做时不要限制他的活动范围，以免限制他的进一步发育。

**6. 需注意的事项**

如果患儿仍存在非对称性紧张性颈反射，在坐位姿势上诱导他活动时有两点要注意：

（1）一定要从身体正面进行，尤其是以伸展占优势的患儿非常容易受此反射的影响而呈现非对称姿势。诱导时不要在患儿的上方进行，而是要从下方，如给玩具时要在胸、腹的部位，而不要在患儿眼睛或头上方。

（2）若患儿躯干的稳定性尚欠佳，不要让患儿长时间坐，避免诱发脊柱后弯。

**7. 不同类型患儿的抱法**

对不同类型及有各种异常姿势模式的患儿要采取不同的抱法。

（1）对有角弓反张的患儿，抱法如图 9－39a 中所示，抱起时患儿的姿势应该呈下肢高于腰，髋关节向腹部屈曲呈锐角。

（2）对紧张力低下或躯干肌力低的患儿，抱起时则应使患儿上半身高于下肢，髋关节向腹部屈曲呈钝角（图 9－39b）。

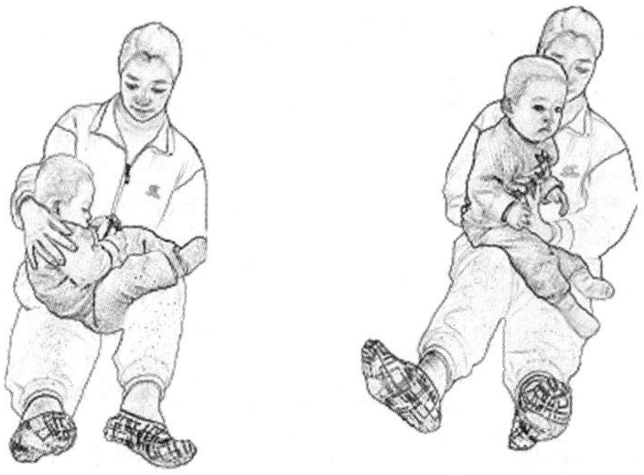

a　　　　b

**图 9－39　对障碍不同的患儿的抱扶方法**

（陈秀洁）

# 第四节 促通翻身运动的治疗方法

## 一、翻身运动发育的必需条件

（1）需获得肘支撑的能力。

（2）能够在俯卧位上（肘支撑或手支撑条件下）进行体重的左右移动，如能用一侧肘或手支撑抬起另一侧上肢。

（3）获得颈矫正反应、身体对于身体矫正反应及两栖类反应。

（4）获得躯干（体轴）回旋的能力。

（5）能够有目的的玩耍，有翻身移动的目的与欲望，如用翻身的方式移动身体去取远处玩具等。

正常小儿翻身的顺序归纳为以下两种。

第一种：从头部开始。首先回旋头部，随之肩胛带、继而骨盆回旋，即头部→肩胛带→骨盆的顺序。

第二种：从骨盆开始。与从头部开始相反，首先回旋骨盆，即骨盆→肩胛带→头部的顺序。

如果小儿翻身的模式为骨盆→头→肩胛带的顺序或固定地用身体反向回旋的方式翻身，则为异常的翻身模式。

## 二、阻碍翻身运动发育的因素

（1）姿势紧张异常，无论其增高或低下都影响翻身运动的发育。

（2）患儿呈角弓反张的异常姿势模式。

（3）原始反射残存，特别是有非对称性紧张性颈反射残存时，影响翻身运动的发育。另外，紧张性迷路反射的存在也影响翻身运动的发育。

（4）未出现颈矫正反应、身体对身体的矫正反应及两栖类反应。

（5）缺乏翻身的动机与欲望，即使小儿已具备翻身条件，因无欲望也可能不进行翻身运动。

在成熟的翻身模式和腹爬的正常模式中，有许多必需的、类似的运动构成要素，如在肩胛带、躯干及骨盆带上的体重移动，身体负荷体重侧的自动的伸展拉长，头部及躯干向非负荷体重侧的矫正活动，以及体轴的回旋等。在上述所有的构成要素中都可见到两栖类反应，反应的方式是负荷体重侧躯干的伸展拉长和非负荷体重侧躯干的短缩，与此同时出现负荷体重侧的上、下肢伸展、内收，非负荷体重侧上、下肢屈曲（图9－40）。如果患儿有全身的过度伸展或过度屈曲就会阻碍两栖类反应的出现。这样的患儿虽然也可以学会翻身与腹爬，但常以明显的异常姿势模式与运动模式进行。所以，在进行手法操作时要在促通两栖类反应的同时诱发体轴内回旋运动，通过这些为提高各种较为正常的功能、姿势及运动质量做充分的准备。

## 三、促通两栖类反应的操作方法

当患儿的肩胛带，特别是肩胛骨和上臂骨之间有一定的硬度时，会阻碍负荷体重侧躯干适当的伸张与拉长。另外，如果有肩胛骨向前方上举和肩关节的内旋，也会导致负荷体重侧的肩不能充分屈曲至头的上方。这就会影响两栖类反应的出现，可以应用以下手法促通。

### （一）治疗目标

通过手法促通两栖类反应的出现，进而促通翻身与腹爬运动发育。

### （二）体位与操作方法

#### 1. 体位

患儿俯卧位，使两侧肩关节充分屈曲，即使两上肢充分向前方伸展。然后使两肩关节保持在轻度外旋位上，使放在支持面上的两上肢处于内收与外展的中间位或稍内收的位置。

#### 2. 操作方法

（1）方法一：使患儿的体重移动至身体的一侧，如在其前方放一玩具，诱导患儿用一手去抓取、玩耍，自然地会将体重移向另一侧。这时可以通过肩胛骨和肩关节及脊柱运动的组合引起肩关节的充分屈曲，肩的充分屈曲表现在负荷体重侧的腋窝紧贴床面上，之间无空隙。此时治疗师和医生应注意观察，如果患儿的肩缺乏运动性，可以见到用过度伸展的脊柱来代偿肩的运动。这时必须对肩与骨盆给予控制，使两者保持在一直线上，不要因脊柱的过度伸展而破坏两者的直线化关系。训练中可以通过增加负荷体重侧的肩关节的外旋程度来强化适当的体重移动和向侧方的矫正活动。注意，不要为了使肩关节充分屈曲而过度向内牵拉上肢。操作时在促通向侧方的体重移动和两栖类反应时，在俯卧位上体重移向一侧后，出现负荷体重侧的上肢向外旋、内收方向活动，同侧下肢向内收、内旋方向活动，治疗师一定要注意用手扶持患儿的负荷体重侧的肘部，促使肩充分屈曲。通过促通患儿在负荷体重侧上肢上的翻身运动，使患儿获得这种姿势的感觉和姿势紧张的准备状态。这时肩关节的屈曲程度一定要在患儿可接受的范围内。治疗师可以通过将患儿的肩向后方回旋或向下方压迫的操作手法来强化用一侧上肢和肩来负荷体重的活动。

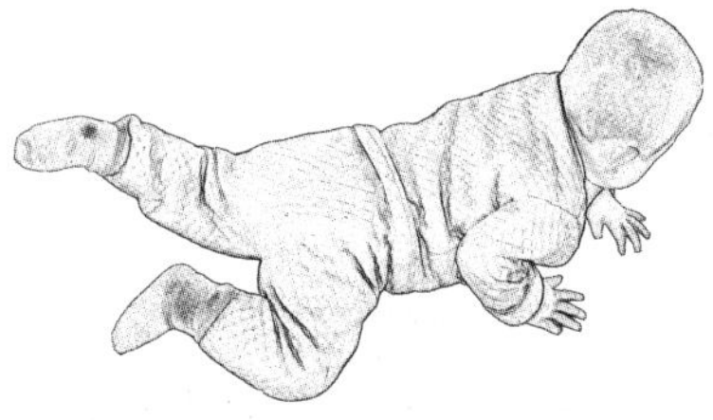

图 9－40　两栖类反应示意

需要注意的是，当患儿呈现姿势紧张低下或其姿势紧张呈动摇状态时，有时见不到负荷体重侧下肢的适当的反应，也有的患儿下肢以异常的反应来取代正常反应。例如，下肢内旋或足向上牵拉而下肢持续地呈现过度的外旋位。这种情况必须予以修正，需要促通适当的姿势反应。治疗师可以向支持面压迫患儿的下肢和足，加强患儿对负荷体重的感觉及反馈，也可以通过压迫刺激，增强负荷体重侧下肢的支持性及支持时所必需的姿势紧张。

治疗师在进行具体的手法操作时，为了修正患儿肩胛带向前方突出，可从肩部开始手法操作。为了确切地给予患儿肩胛骨和上臂骨的外侧有负荷体重的感觉，可对两肩向下方加压，使患儿感觉到并形成感觉反馈。欲达促通向侧方矫正活动的目的，可稍稍向下肢方向牵拉非负荷体重侧的肩胛带及上部躯干。

总结上述促通两栖类反应的手法如下：患儿俯卧位，使其充分放松，使肩处于充分屈曲状态。然后治疗师抬起患儿的一侧骨盆（图9－41a），使患儿的体重移向身体的一侧，再使患儿呈侧卧位，这时上侧的上肢屈曲并呈外旋位，下侧的上肢也呈外旋位。出现反应如下：①头部的屈曲回旋。②两栖类反应，即非负荷体重侧的上、下肢屈曲及躯干的短缩及负荷体重侧上、下肢的伸展、内收以及躯干的伸展、拉长（图9－41b）。注意不要使患儿头部过伸展。

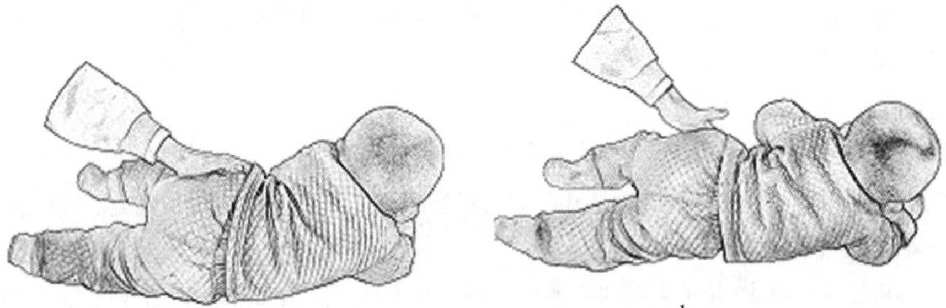

a　　b

**图9－41　促通两栖类反应的操作方法（1）**

床上俯卧位

（2）方法二：患儿俯卧位，抑制肩的异常姿势后使患儿呈肘支撑位，此时需要患儿能抬起头（图9－42a）。然后让一侧时部负荷体重，比如是右肘部支撑，则头向左回旋，将右侧肩向下牵拉，促通头部屈曲，同时促通两栖类反应（图9－42b）。注意两下肢不应同时屈曲。

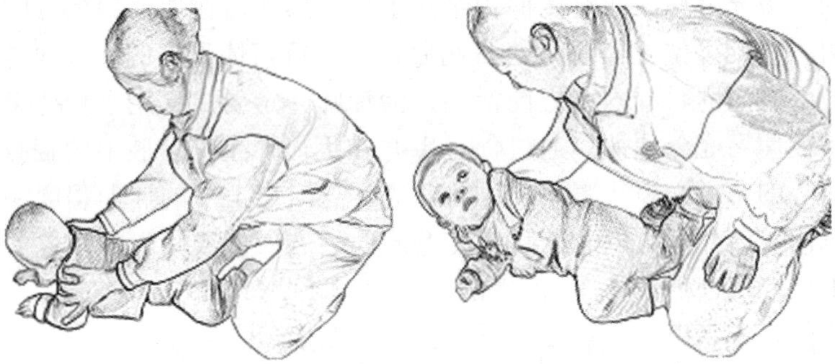

a　　b

**图9－42　促通两栖类反应的操作方法（2）**

床上俯卧位

（3）方法三：

1）体位：治疗师膝上俯卧位。

2）促通目的：头的控制、两栖类反应及俯卧位上体重移动后至侧卧位。

3）操作方法：患儿俯卧于治疗师双膝上。首先使患儿在俯卧位上充分放松，治疗师两手分别放于患儿的躯干部和臀部（图9－43a），给予节律性的触摸，使患儿充分放松。然后治疗师的一只手放于患儿腹部，另一只手放于腹部（图9－43b），在抑制躯干伸展的同时，给予躯干以节律的变化，使中枢部位也感觉到这种变化。待患儿放松后，治疗师支持其腹部与肩部，推患儿至侧卧位，使其背向治疗师，治疗师抬起患儿上侧的下肢。患儿出现的反应应是，头屈曲、回旋，下侧的肩沿体侧长轴下压，上侧的体侧短缩，上侧下肢出现两栖类反应，体重负荷于下侧臀部。

注意：不要使两下肢同时屈曲。

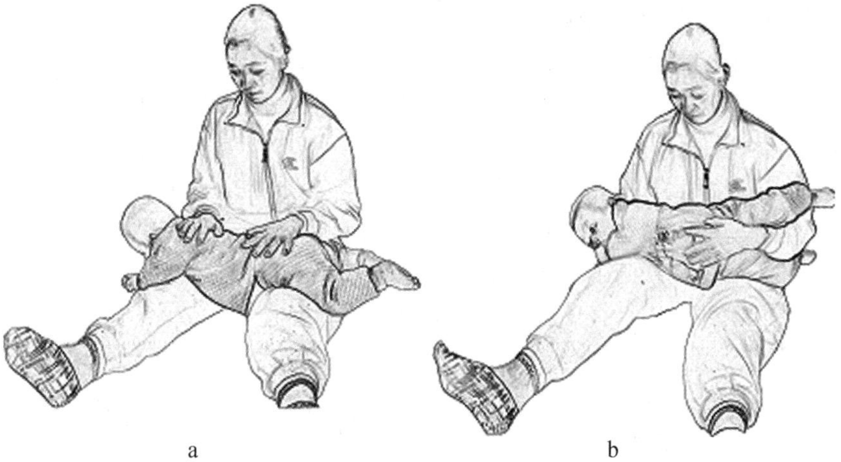

a　　　　b

**图 9－43　促通两栖类反应的操作方法（3）**

治疗师下肢上俯卧位

## 四、促通躯干回旋的操作方法

将患儿置于侧卧位能诱发其向侧方的矫正活动和体轴内回旋运动，使脊柱侧屈，同样可以保证伸展模式与屈曲模式间的平衡。当患儿从侧卧位向俯卧位活动时，会增强伸展要素。相反，向仰卧位活动时会增加抗重力屈曲活动。也可以通过身体对身体的矫正反应诱发躯干的回旋，同时可以诱导分节的翻身运动。如果屈曲与伸展间的微妙的统合作用发生障碍，也会阻碍翻身运动中身体姿势的直线化。

### （一）治疗目标

通过手法促通躯干屈曲与伸展间的统合，促通躯干的回旋，保证翻身运动的完成。

### （二）体位与操作方法

患儿侧卧位，这种体位适合于促通分节的翻身运动。促通的方法是，使患儿向俯卧位、仰卧位活动，但开始时活动幅度要小。为了防止活动时产生过度的脊柱伸展，治疗师要从肩部诱导患儿向俯卧位翻身，从骨盆诱导患儿向仰卧位翻身。在向仰卧位方向翻身时，要将患儿非负荷体重侧的髋关节向屈曲、内收方向活动，向俯卧位方向翻身时将非负荷体重侧的髋关节向伸展、外展方向活动。用负荷体重侧的上肢来调节上肢与躯干间的直线关系，也就是要使肩关节充分屈曲及一定程度的外旋。

当骨盆带与肩胛带之间产生了回旋活动，患儿能够从俯卧位向仰卧位翻身及从侧卧位向坐位转换时，治疗师要从下部肋骨和腹部开始促通上述运动。如果促通的目的是使肩胛骨和上臂骨间的充分伸展，可以在侧卧位上将体重负荷侧的上肢从支持面上上举，强化非负荷体重侧的侧屈，使负荷体重侧充分伸展。

促通体轴回旋的方法还可在仰卧位、坐位、立位等体位上进行，请参照第十章。

## 五、促通翻身运动的操作方法

### （一）球上翻身运动的促通手法

**1. 治疗目标**

通过手法使患儿在球上从俯卧位翻身向侧卧位。

**2. 体位及操作方法**

患儿俯卧于球上，治疗师在其身体的一侧，一手扶持患儿肩部，一手扶持其下肢（图 9－44a）。然后使下侧的上肢举向头上方，上侧的上肢放于上方体侧，一边使该侧上肢外旋，一边向下肢方向牵拉（图 9－44b）。当患儿出现头屈曲、回旋反应时，治疗师一手扶持患儿的下侧上肢，一手扶患儿上侧上肢并将其置于患儿的体侧，同时扶持上侧骨盆部，使患儿从俯卧位转为侧卧位，让患儿体验侧卧位的感觉及等待反应的出现。手法要两侧交替进行，反应弱的一侧要多给予刺激。

**3. 注意事项**

不要出现头的过度伸展。

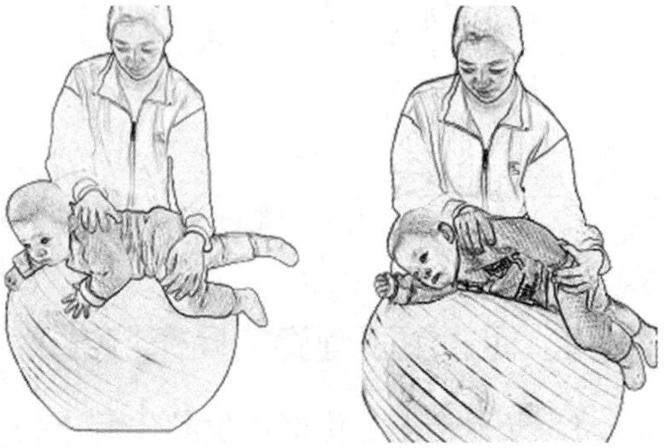

a　　b

**图 9－44　促通翻身运动的操作方法（1）**

球上，从俯卧位→侧卧位

### （二）仰卧位上促通手法

**1. 治疗目标**

通过手法使患儿从仰卧位向俯卧位翻身。

**2. 操作方法**

（1）方法一：操作上肢使患儿从仰卧位向俯卧位翻身。先将患儿欲翻向侧（翻转时在下方的一侧）的上肢向头的方向上举，如向左侧翻身时，举左侧上肢。具体方法是治疗师左手牵拉患儿的左上肢使其上举，右手扶持患儿的腋窝部（9－45a）。然后左手向右牵拉患儿的左上肢使其肩胛带向右侧回旋（图 9－45b）。患儿的骨盆随着肩胛带的回旋向左回旋，成为俯卧位（图9－45c）。

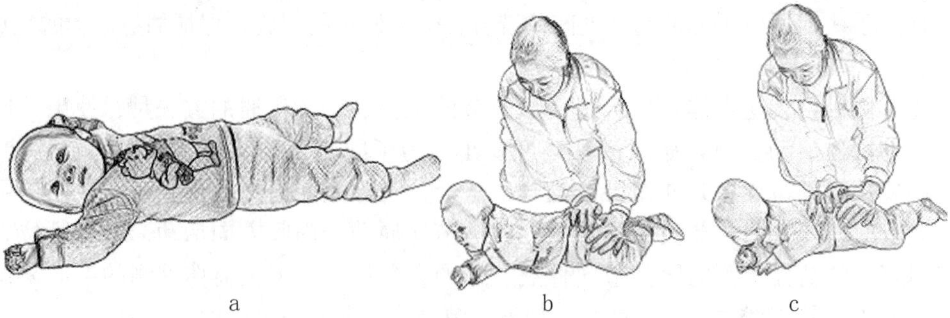

a　　b　　c

**图 9－45　促通翻身运动的操作方法（2）**

从上肢开始

然后再诱导患儿从俯卧位向仰卧位翻身，即先上举欲翻向侧的上肢，治疗师用一只手牵拉这侧上肢使身体回旋，产生翻身运动。

（2）方法二：如果患儿有肩回缩的异常姿势，应操作下肢促通翻身运动。方法是，患儿仰卧位，治疗师位于下肢处，将患儿两上肢上举至头上方。治疗师用右手使患儿右侧下肢屈曲，左手握持患儿的左下肢（图9－46a）。然后回旋患儿的右下肢使其身体向左侧回旋（图9－46b），患儿的肩胛带随之回旋，使身体回旋至俯卧位（图9－46c）。在身体回旋期间，治疗师根据病情可给予适当的手法促通。可推动肩部或屈曲下肢，协助患儿翻身运动，使之成为头部抬起对称的俯卧位（图9－46d）。

上述操作应两侧反复进行。然后再从俯卧位向仰卧位翻身，同样先将在俯卧位上屈曲的两上肢上举，一侧下肢屈曲，然后向对侧牵拉该侧下肢，使身体回旋，翻向仰卧位。注意翻身过程中患儿头部不要过于伸展，如果有此现象一定要修正后再进行翻身的操作。

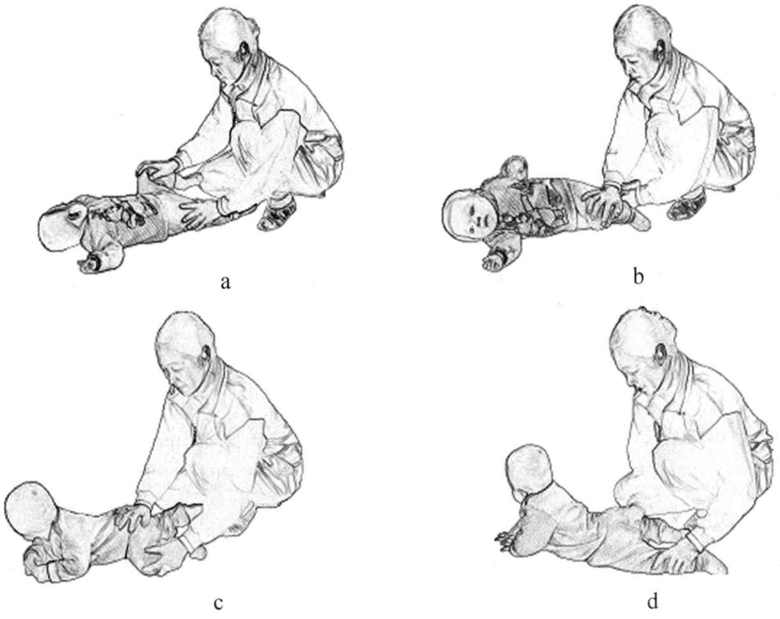

**图9－46　促通翻身运动的操作方法（3）**

从下肢开始

## 六、对患儿家长的指导

**1. 抑制患儿的伸展模式**

患儿如处明显的伸展姿势模式，会影响翻身运动，其抑制方法如下。

（1）患儿仰卧位，让患儿家长屈曲他的双下肢，髋、膝关节屈曲，使骨盆抬高。然后左右摇晃患儿身体，如果可能则同时将两手握住，呈抱球姿势。注意患儿头部应屈曲位，使下颌抵胸。

（2）如果患儿仍有非对称性紧张性颈反射，可以用一只手握持患儿的两手或两足，另一只手支持患儿臀部或肩部，反复地使患儿进行从仰卧位向侧卧位，再从侧卧位向仰卧位的翻身运动。

**2. 反复练习仰卧位→侧卧位→俯卧位**

患儿仰卧位，操作者使其两下肢在身体的正面屈曲，之后使患儿缓慢地转向侧卧位，然后压住上、下侧的下肢，等待患儿肩部的自发地回旋后转向俯卧位。

**3. 促通患儿身体重心的移动和矫正反应**

若欲促通患儿在仰卧位与俯卧位上的身体重心的移动和矫正反应，可应用各种方法。例如，俯卧位上，在患儿侧前方放玩具，诱发患儿抬起一侧上肢使体重移向另一侧；在仰卧位上，在其侧方放玩具来诱导；或将患儿放于毛巾被中，两人分别抓住毛巾被两边摇动使患儿在其中左右摇晃，重心左右移动。类似的方法可以根据家庭条件自行设置。

**4. 诱发患儿对外界刺激发生反应**

被动地让患儿自己触摸自己的手掌与指尖。首先，让患儿在正中位上两手在自己胸前互相触摸；然后使患儿一侧下肢抬起，在对角线上用对侧手去触摸脚；最后，在螺旋线的方向上不抬起下肢，让患儿扭转躯干用手去触摸对侧的脚，目的是给皮肤以刺激，同时诱发患儿正中位指向、躯干回旋、对外界刺激的反应等。

（范艳萍）

## 第五节　促通用上肢负荷体重的治疗方法

在上肢的许多功能中，如向某一方向伸手、在空间中控制上肢的运动、操作某些物品的精细动作等，都需要肩胛带和躯干姿势的稳定性，还需要头部、肩胛带及上肢之间运动的分离。这些能力最初的发育都是通过负荷体重来达成的。有关用上肢负荷体重的正常模式和异常模式已经在前面章节中叙述。

在各种体位上用上肢负荷体重的能力之中，在俯卧位上用上肢负荷体重的模式和骨盆的稳定性是在躯干和骨盆上进行体重移动的基础。而骨盆带的稳定性又必须在获得髋关节的自动伸展能力的基础上才能形成。因此，首先要考虑到如何使患儿获得髋关节的伸展能力。

如果不能获得髋关节的自动伸展能力，就难以获得在体重移动中所必需的骨盆带的稳定性。这些因素在设定治疗手法时一定要考虑到。

### 一、促通俯卧位上控制骨盆和髋关节伸展的操作方法

在小儿的正常发育中，当小儿能够在俯卧位上抬头和使胸部离床时，就会出现髋关节的自动伸展。这种能力至5～6个月时已经发育成熟。6～8个月髋关节伸展的发育向更高一级水平发展，这时小儿可以在俯卧位上将下肢抬起，或者在托起小儿腹部使小儿在空间时小儿可以将下肢抬起。脑性瘫痪患儿运动发育障碍，有些患儿呈现在俯卧位上髋关节屈曲位的原始模式，将体重负荷于胸部，这种姿势阻碍上肢的伸出。对这类患儿治疗时一定要促通并强化在骨盆部位的体重负荷与体重移动能力，从而解放胸部，使胸部与上肢能抬起。

#### （一）治疗目标

通过手法促通患儿俯卧位上髋关节的伸展。

### （二）体位与操作方法

#### 1. 体位

患儿俯卧位，可在床上也可俯卧于球上，要使肩关节充分屈曲、外旋。

#### 2. 操作方法

患儿床上俯卧位，治疗师坐在患儿前方，握住患儿的两上肢或手，鼓励患儿将头部与胸部从支持面上抬起来，使体重负荷于髋关节上。此手法的目的是使臀部肌群收缩，这种收缩肉眼可见，治疗师要认真观察是否达到了这种促通目的。

也可以让患儿在球上俯卧位，通过球的滚动促通患儿体重向髋关节移动，使头部及躯干能够抬起。也可以在球上俯卧位时握持患儿的一只手予以支持，使患儿头及胸部抬起。其时必须观察是否出现了臀部肌群的收缩。

在上述手法操作中，对患儿的支持越少或支持部位越在末梢，就越会增加髋关节上的体重负荷。可能的话，治疗师支持患儿的手可只握持患儿的拇指根部，使腕关节伸展、拇指外展，这样的支持也可为用上肢与手负荷体重做准备。为了得到肩关节的外旋，可使患儿的两手手掌呈相对的位置。另外，不应该把对末梢的支持作为患儿的固定点，因为这样会增强来自上肢的向后牵拉的力量，影响促通手法的进行。为了抑制这种向后牵拉的力量，可以将持续对患儿支持改变为间断性的支持。当患儿非常需要支持时，则应该在相对近位部分予以支持，即扶持患儿的肩部和躯干部以保持促通时的身体位置，而且握持肩胛带和上肢可以抑制肩和肩胛带的上举，同时可促通肩关节的外旋。

## 二、促通肩胛带、头部和躯干间的运动分离性的操作方法

脑性瘫痪等具有感觉运动障碍的患儿，常常缺乏头部、肩胛带及躯干间的运动分离性，所以这类患儿体重的移动多从头部开始，因此常使肩胛带难以获得稳定。所以在上肢和头部的运动中，肩胛带会向前突出、上举，阻碍头与躯干的矫正活动。

### （一）治疗目标

通过手法促通患儿用两上肢负荷体重，促通肩胛带、头部和躯干间的运动分离性。

### （二）体位和操作方法

#### 1. 体位

让患儿俯卧于床、滚筒或治疗师的膝上，并使患儿用前臂或手掌支撑负荷体重。将一侧肩部向对侧髋关节方向推，促通躯干部分的体重向侧方移动。

#### 2. 操作方法

患儿床上俯卧位，治疗师跪坐在其侧后方，首先使患儿用手掌支持体重（图9－47a），治疗师用一只手掌支持患儿的肩部，使患儿两下肢外展并分别放于治疗师大腿上（9－47a），这样可以促通屈曲与伸展的统合，同时也可促通髋关节的伸展。此时，治疗师的手扶持在患儿两侧骨盆上（图9－47b，也可一手扶持），另一只手放于肩胛骨的外缘，向对侧髋关节方向用力，促通躯干部分体重向侧方移动及躯干向侧方的矫正活动。

同样的方法，可将患儿放于球上，随球的滚动，患儿身体向前，两手在前方支持体重（图9－48）。

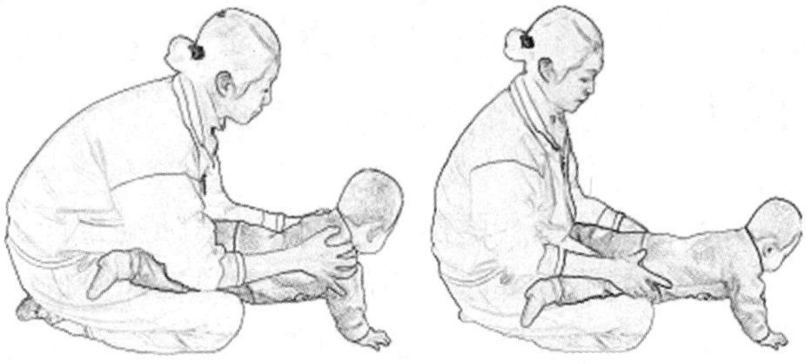

a　　　　b

图 9－47　促通上肢负荷体重的操作方法（1）
治疗师膝上

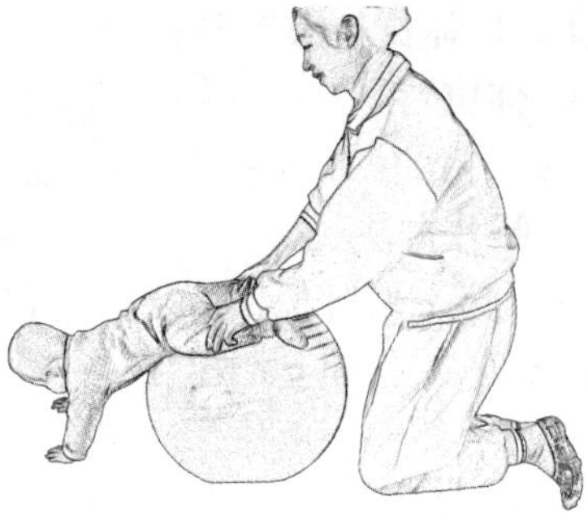

图 9－48　促通上肢负荷体重的操作方法（2）
母胸前俯卧位

## 三、促通坐位上向后方倾斜时用上肢负荷体重的操作方法

用肘或手掌负荷体重和体重移动的模式，也可以在坐位向后方倾斜的姿势上被诱发出来。在这一姿势中使患儿的头部在上部躯干伸展的同时产生屈曲。治疗师要注意抑制引起肩胛骨向前方突出和肩关节显著内旋的原因。由上肢负荷体重时必须在各角度上回旋肩关节，这种操作可形成两上肢在后方伸展的准备状态。在这个姿势上脑性瘫痪患儿肩关节常呈现或多或少的内旋，要注意修正。

在这种坐位后倾姿势，在用上肢支撑的模式中需要肩胛带的稳定性，肩胛带的稳定性不充分的现象在俯卧位上使患儿用上肢支持体重时表现最明显，这时可见患儿呈现躯干无活动性的摇摇晃晃的模式。同时由于腹部肌群的收缩力非常弱，可见肋骨的下部向外侧扩张。为了确保后倾坐位上的上肢的支持能力需控制肩胛带。

### （一）治疗目标

通过手法控制肩胛带与躯干，促通上肢在后方负荷体重的能力。

### （二）体位和操作方法

患儿取坐位，治疗师坐其后方，两手扶持其肩部或肘部，抑制肩胛带向前方突出。然后使患儿身体向后倾斜，并使两手伸展，肩关节外旋，前臂旋后状态支撑于床面上（图 9－49）。治疗师可轻轻向下压迫患儿肩部，强化上肢对体重的负荷。然后可以用自己的膝部等部位轻轻地顶住患儿腰椎部位，促通脊柱伸展或口头指示患儿向上活动腰腹部分也能使脊柱伸展，并用两手交替向侧方压迫肩关节或肘关节促通体重向两侧移动。

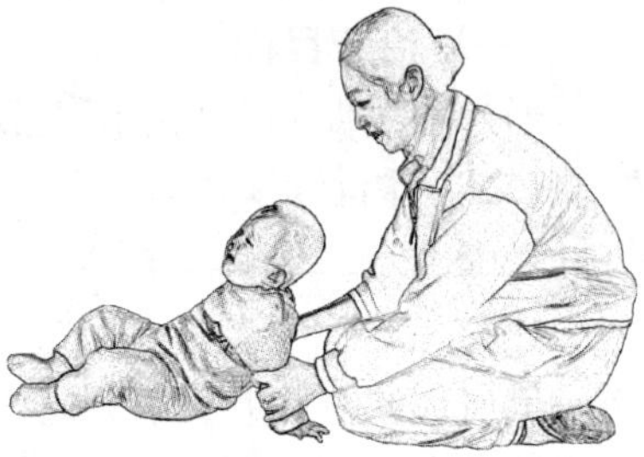

图 9－49　促通坐位向后方倾斜时用上肢支持体重的操作方法

## 四、促通上肢保护伸展反应的操作方法

### （一）构成上肢保护伸展反应的要素

上肢的保护伸展所必需的运动构成要素主要有以下 4 种。

（1）抗重力伸展活动的控制能力。

（2）肩胛带的充分稳定性。

（3）上肢的运动性。

（4）上肢的充分支持性。

本节一至三中所进行的促通手法也是上肢保护伸展的准备操作方法。

**（二）影响脑性瘫痪患儿上肢保护伸展反应发育的因素**

（1）缺乏在用上肢支持体重时头部与躯干的适当矫正能力及适当的姿势调节能力，特别是缺乏体重向侧方移动的能力。

（2）因各种异常姿势模式和异常运动模式而阻碍肩胛带稳定性的发育。

（3）有的患儿表现为上肢保护伸展反应的支持中需要的姿势紧张不充分。

在保护伸展反应中所需的各要素的促通手法已经在本章中有了较多的介绍，下面重点介绍促通肩胛带稳定性的手法。

**（三）促通肩胛带稳定性的操作方法**

治疗师可以应用一边使患儿用上肢负荷体重，一边活动其躯干，为肩胛带和上肢的稳定性与运动性间的相互作用做准备。

**1. 治疗目标**

通过手法向侧方移动体重，使体轴回旋，头部上举。操作同时需抑制肩胛带的向前方突出。

**2. 体位**

先使患儿呈空间俯卧位，治疗师用两手托住患儿的胸部与腹部，使患儿似被悬吊于俯卧位上，然后使患儿两上肢支撑于床面上。

**3. 操作方法**

治疗师跪坐位，使患儿两下肢外展、外旋，放于自己身体两侧，一只手托住患儿胸腹部，使患儿两上肢肩外旋状态下支撑于床面上（图 9－50）。另一只手放于患儿一侧肩上，拇指放于肩的前面，抑制肩胛带的向前方突出和上举。其余手指扶持患儿肘部，防止突发的肘关节屈曲。大鱼际最好放于患儿肩胛骨外缘，抑制翼状肩胛和肩胛骨的过度外展。然后扶持肩的手向下方压迫使体重向这侧上肢移动，两手交替放于胸腹部及左、右肩部，使体重交替地向两侧移动。支持在患儿胸腹部的手的活动还可以诱发躯干的屈曲、侧屈、伸展等反应。

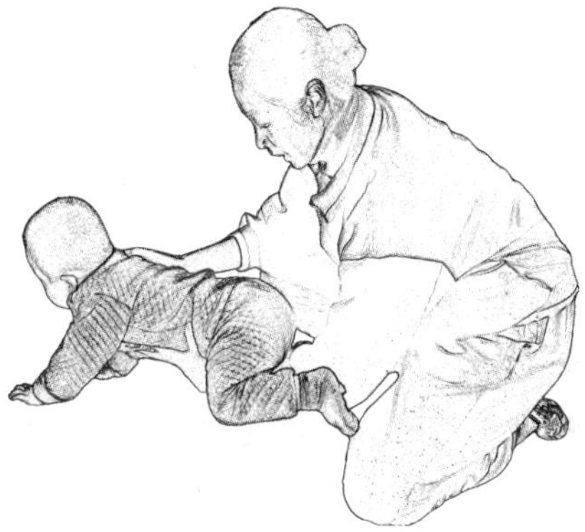

**图 9－50　促通肩胛带稳定性的操作方法**

为了诱发肩胛带的稳定性也可以让患儿自己俯卧于床上，用两手支撑躯体，诱导患儿一手支撑，另一手伸向各个方向，也包括过中线伸向对侧。治疗师同样控制双肩使患儿产生体重移动。当肩胛带获得一定程度的稳定性后，已经无需直接操作肩胛带和上肢时，治疗师的双手可改为支持患儿的上部躯干。

保护伸展反应可在其他体位，尤其是坐位上诱导，方法可参考在俯卧位上的手法。

**（四）伸腿坐位上促通上肢支持能力的操作方法**

**1. 治疗目标**

治疗目标是促通在这种坐位上的上肢支持性。

**2. 操作方法**

患儿取伸腿坐位，治疗师坐于患儿身后，首先使患儿两上肢向前下方伸展，支撑于床面。治疗师两手从患儿两肩向其手及躯干的方向有节奏的按压，促通患儿坐位的稳定性（图9－51a）。控制的关键点也可放于患儿腰部、肩部或骨盆部，治疗师从两侧扶持腰部、肩部或骨盆部有节奏地向下部推压（图9－51b），使坐位稳定，同时使体重确实负荷于臀部并使患儿感觉到。然后使患儿躯干回旋，促通上肢在侧方的支持能力。促通操作方法同前述（图9－51）。

促通肩胛带及坐位稳定性的上述手法主要应用于不随意运动型患儿。

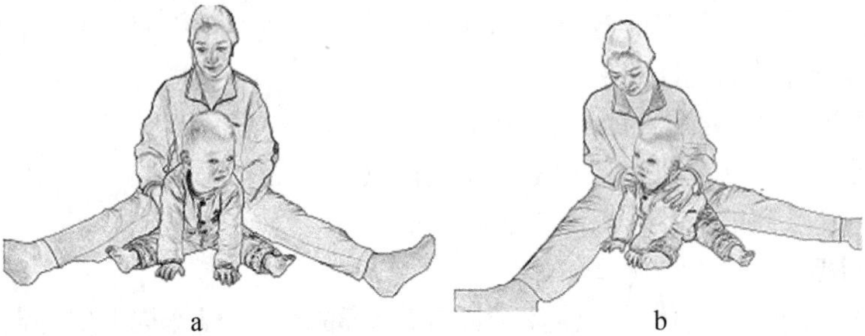

a　　　　b

**图9－51　促通伸腿坐位上上肢的支持能力的操作方法**

**（五）治疗师膝上侧坐位的操作方法**

**1. 治疗目标**

通过手法促通头的控制、坐位侧方保护伸展反应，用上肢支持体重等功能。

**2. 操作方法**

治疗师在床上呈伸腿坐位，让患儿侧坐于其膝上，即患儿臀部放于治疗师下肢上，两下肢都要放在治疗师同一侧大腿的外侧（图9－52a）。首先轻推患儿身体使之失去平衡，确定保护伸展反应的有无。然后治疗师从患儿肩部下压，使其体重确实负荷于一侧上肢上，即一上肢支持于治疗师的另一侧下肢上。这时使未支持体重侧的上肢外旋，牵拉肩部使患儿向治疗师身体方向回旋，并使头部回旋（图9－52）。

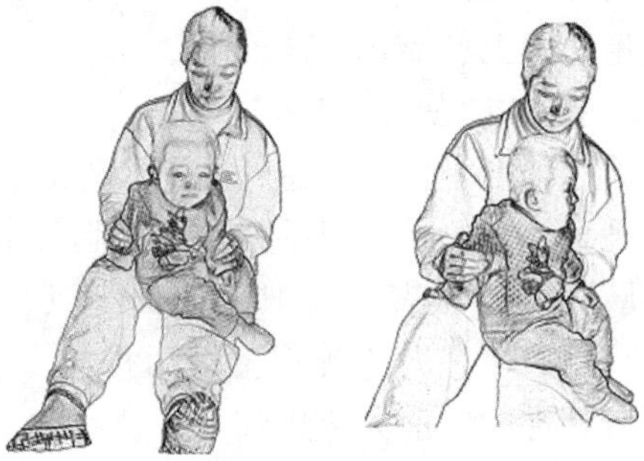

**图9－52　促通侧坐位上用上肢支持体重的操作方法**

治疗师下肢上侧坐位

**3. 注意事项**

手法操作时不要使患儿的头部出现过度的伸展。

（范艳萍）

# 第六节　促通四点支持位及四爬移动的治疗方法

## 一、四点支持位及四爬移动发育的必需条件

四点支持位及四爬移动是小儿将身体从床上抬起的重要阶段，需要发育中更高级的条件。

（1）头部控制能力的发育成熟。

（2）脊柱的伸展至腰椎、骶椎，躯干的稳定性。尤其是腹肌的发育成熟，才能保证躯干的稳定。

（3）骨盆克服地心引力，即抗重力的向上抬举，下肢具有屈膝位的支持性。

（4）上肢支持性发育成熟，获得用手掌支持体重的能力。

（5）四点支持位平衡发育成熟才能进行四爬移动。

（6）有移动的动机与目的。

正常小儿在7~8个月时可取四点支持位，这一时期俯卧位、仰卧位乃至坐位的平衡反应已经发育成熟，在实用的四爬移动发育完成之前，小儿可以在四点支持位上摇晃身体，练习四点支持位的平衡。

## 二、阻碍四点支持位及四爬移动发育的因素

（1）必需条件中的（1）~（4）项未发育成熟，或因异常模式而起不到应有的作用，常有以下表现。

1）应用对称性紧张性颈反射的反应的姿势模式，常见到患儿的上肢支持能力欠佳，头部过度伸展。为了代偿这一姿势异常，患儿将其臀部下降，同时臀肌也少有活动。患儿呈现头及上半身抬起，头上举，上肢伸展，下肢屈曲的姿势模式。反之，当患儿头部前屈时，呈现上半身下降、上肢屈曲、下肢伸展的姿势模式（参照本书图2-18、图2-19）。

2）患儿的四爬移动呈兔跳样模式，上肢可交替向前，两下肢同时向前运动。

（2）缺乏身体左右的协调性，虽然已具备必需条件中的（1）、（2），但患儿四爬时不成直线运动，方向转换也困难。

（3）四点支持位平衡发育不完善，姿势控制不充分，阻碍体重向侧方移动。

## 三、促通操作方法

### （一）四点支持位准备的操作方法

#### 1. 滚筒上四点支持位

（1）促通目的：在抑制下肢的伸展模式或屈曲模式同时做四点支持位的准备。

（2）体位：患儿躯体跨滚筒呈四点支持位，两上肢在滚筒的前方支持体重；两下肢在滚筒的后方，一侧屈膝着地，另一侧伸展（图9-53a）。

（3）操作方法：如前述，患儿跨滚筒上四点支持位，修正两肩部的异常，如果患儿髋关节部有屈曲模式要予以抑制。当患儿的两上肢能支撑时，使患儿躯干前后移动（图 9－53b），促通四点支持位时的上、下肢支撑能力及体重移动，为患儿取四点支持位做准备，要两下肢交替屈曲进行促通。操作时治疗师跪坐于患儿身后，用两下肢夹住患儿屈曲侧的下肢并固定之，可促通患儿稳定的用三个肢体支持身体的姿势（图 9－53c）。

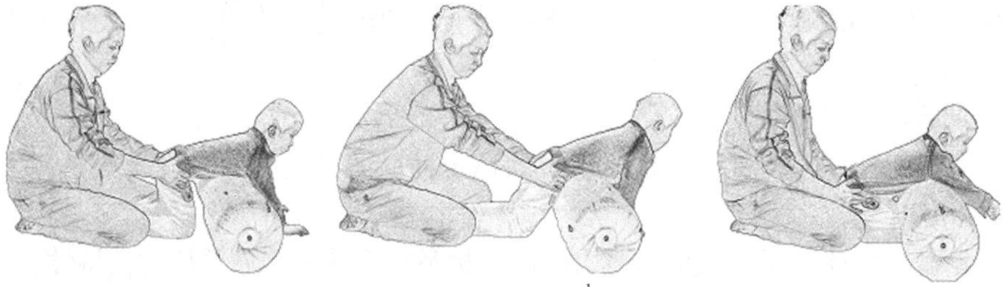

a　　b　　c

**图 9－53　四点支持位的准备操作方法（1）**

滚筒上四点支持位

**2. 仰卧位至四点支持位**

（1）促通目的：通过手法操作为四点支持位做准备。

（2）操作方法：治疗师跪坐于床上，患儿呈头向着治疗师的仰卧位。患儿要保持头部呈中间位，治疗师双手抓住患儿的两踝关节处，同时患儿用自己的两手抱住自己的两膝，使患儿的身体呈完全屈曲状态。这时，治疗师将患儿的两下肢向上并向自己方向牵拉，取得充分的紧张度（9－54a），然后将其躯干向一侧回旋（图 9－54b）。治疗师再用左手固定患儿两手与两膝，右手将患儿的左肩向上并向右侧推（图 9－54c）。当患儿身体旋转向右侧双膝着地时，治疗师以两手握持患儿的两肘关节处使患儿逐渐形成四点支持位（图 9－54d）。反复进行两个方向的训练。

患儿形成四点支持位后，扶持患儿的臀、肩、腰等部位，促通患儿体重前、后移动。继而使患儿一侧下肢屈曲接地，一侧下肢伸展，目的是抑制髋关节的屈曲模式或伸展模式。若患儿在上肢支撑时需要扶持，治疗师可将自己的一侧下肢放于患儿胸部下方。当患儿的躯干呈伸展位时，治疗师可用下肢来抑制。

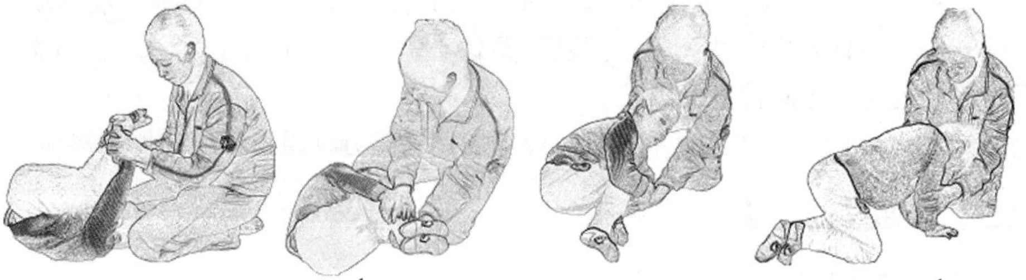

a　　b　　c　　d

**图 9－54　四点支持位的准备操作方法（2）**

仰卧位→四点支持位

**3. 床上四点支持位的操作方法**

（1）促通目的：通过手法为四点支持位做准备，同时抑制下肢的伸展模式或屈曲模式。

（2）操作方法：患儿在床上取四点支持位，治疗师跪于其下肢部位，使患儿两上肢外旋位支持体重。然后使其一侧下肢屈曲，另一侧下肢伸展。与滚筒上四点支持位相比，本操作因无滚筒，患儿的躯干易于伸展。治疗师要注意患儿的肩与臀部不要下垂，躯干呈伸展位后，治疗师用肘部压住躯干，防止过度伸展，两下肢交替屈曲与伸展（图9－55）。

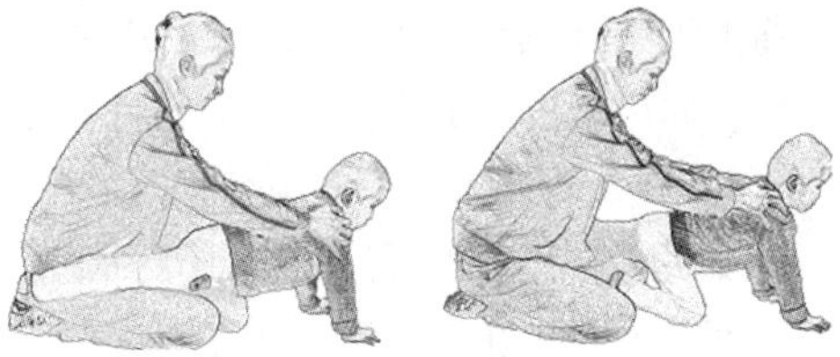

a　　b

**图9－55　四点支持位的准备操作方法（3）**

**4. 床上四点支持位**

（1）促通目的：在抑制两下肢屈曲模式或伸展模式的同时，为四点支持位做准备。进一步向蹲位移行做准备，特别是抑制臀的伸展或屈曲。

（2）操作方法：取与上述3的准备相同为床上四点支持体位，然后，治疗师扶持患儿的双侧骨盆，使右侧下肢伸展（图9－56a），使其体重负荷于屈曲侧下肢。其后，使伸展侧（图中右侧）下肢向前迈出（图9－56b），再使原来屈曲侧（图中左侧）下肢伸展，并保持外展、外旋位，在不伸展躯干的同时前后移动体重（图9－56c），如此两侧下肢交替进行屈曲与伸展。手法操作要循序渐进，患儿达不到图9－56b、c所示体位时，先进行图9－56a所示体位促通，渐渐进入图9－56b、c所示体位。

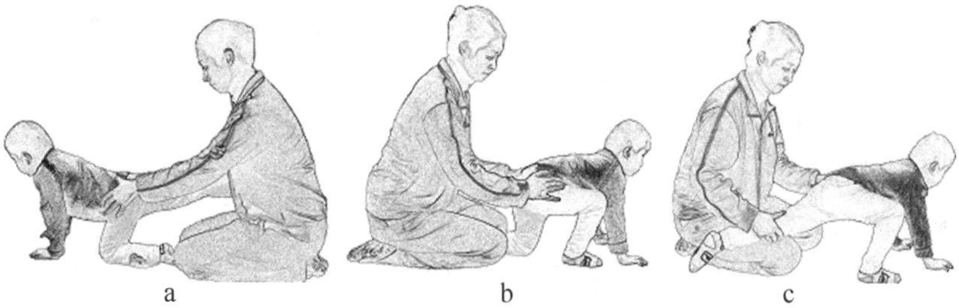

a　　b　　c

**图9－56　促通四点支持位的操作方法**

**（二）促通骨盆的控制和四点支持位平衡反应的操作方法**

**1. 方法一**

（1）体位：患儿呈四点支持位，两下肢呈内收、外展中间位，髋、膝关节屈曲约90°。

（2）操作方法：治疗师在患儿下肢侧，两手在患儿腹侧支持其躯干和骨盆。从操作下肢开始促通体重在两侧骨盆间的移动。开始时体重移动的幅度要小，逐渐地将活动幅度增大，最后使患儿的活动幅度达到从侧坐位向四点支持体位之间活动。此时治疗师一定要注意观察患儿肩胛带是否充分稳定以及骨盆和躯干有无适当的回旋。在手法操作中要抑制肩的向前方突出，负荷体重侧的上肢要伸直，特别是在身体回旋过程中，肩与手要保持上下垂直关系，不能使肩在肩与手形成的垂线前方。

**2. 方法二**

（1）促通目的：为患儿四点支持位平衡做准备。

（2）操作方法：患儿取四点支持位，治疗师跪坐于其下肢处。治疗师用两下肢夹住患儿一侧屈曲的膝部（图中右侧），使患儿稳定（图9－57a）。然后握持另一侧下肢（图中左侧）使之呈伸展状态放于治疗师的大腿上，通过使这一侧下肢伸展并外旋而使患儿体重移向屈曲侧下肢（图9－57b）。此时治疗师一定要注意必须使患儿负荷体重侧上肢呈伸展状态，然后，向后牵拉非负荷体重侧上肢（图中左侧），此时要注意负荷体重的下肢也需髋、膝屈曲90°。在负荷体重侧上、下肢稳定的同时躯干不呈伸展位（图9－57c）。

如此操作出现的反应是，躯干回旋、伸展下肢侧的上肢外展、伸展，头部也向伸展的下肢侧回旋，并屈曲此手法。要左右交替进行。

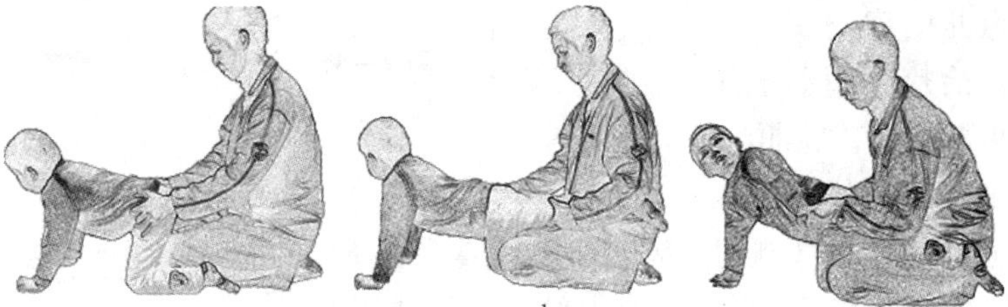

a　　b　　c

**图9－57　四点支持位平衡的准备操作方法（1）**

3. 方法三

（1）促通目的：为患儿四点支持位平衡做准备。

（2）操作方法：患儿与治疗师体位同方法二，本手法主要是针对处于不正确的四点支持位的患儿所进行的促通方法。不正确的四点支持位是肩与臀部下垂，躯干伸展不充分状态的四点支持位，这种姿势上患儿不能正确地用上、下肢负荷体重，也不能正确地进行四爬移动。

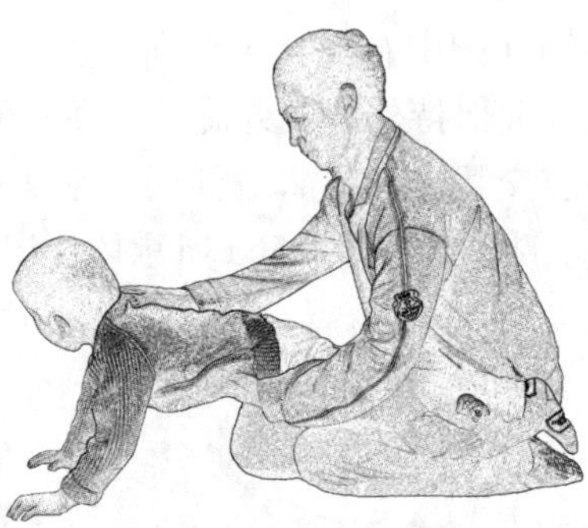

**图9－58　四点支持位平衡的准备操作方法（2）**

在手法操作时要首先使患儿能取正确的四点支持位，治疗师可一手扶持患儿肩部，另一手在患儿腹部，进行对患儿躯干的叩击（图9－58），使躯干的伸展得以矫正并被动地向伸展下肢侧回旋，同时头向同侧回旋，同侧上肢外展、伸展。

**（三）促通四爬移动的操作方法**

1. 方法一

（1）促通目的：学习四爬移动时的体重转移。

（2）操作方法：患儿取四点支持位，治疗师跪立其后（图9－59a）。促通患儿上肢和下肢交替地向前方运动，方法是：首先扶持患儿肩部使一侧上肢确实地负荷体重，另一侧上肢从肩处开始运动至前方（图9－59b），然后使这侧上肢负荷体重。之后使向前运动上肢一侧的下肢负荷体重，对侧下肢迈出，上、下肢呈对角线的交替向前方运动（图9－59c）。

注意：肩与臀不要浮起，同时要抑制躯干的过伸展。

治疗师要清楚知道，对于四爬移动的促通，不是一开始就进行上述手法的操作。应该首先促通从其他体位向四点支持位转换，然后再回原体位，要反复进行。如伸腿坐位与四点支持位的相互转换，俯卧位至坐位再至四点支持位，其后进行四爬移动。以下四种体位间也要相互转换，即伸腿坐位⇌四点支持位⇌俯卧位⇌伸腿坐位⇌四点支持位⇌四爬移动。

经过上述的体位转换训练之后，可促通四爬移动。

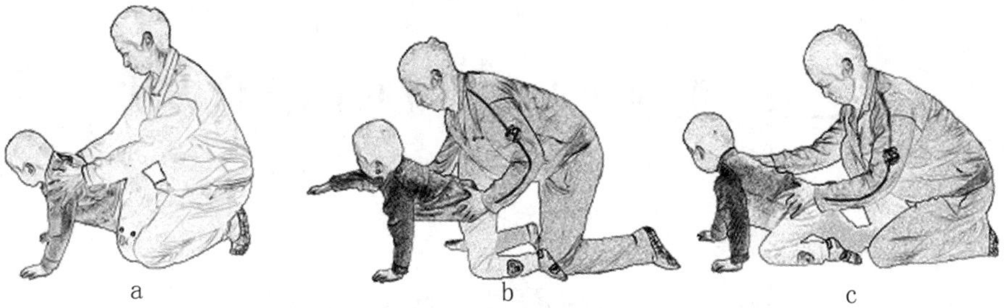

a　　b　　c

**图 9－59　促通四爬移动的操作方法**

**2. 方法二**

（1）促通目的：四爬移动。

（2）操作方法：由两名治疗师分别在取四点支持位患儿的前、后方呈坐位或跪坐位（图 9－60 a）。手法操作时要注意对患儿障碍相对较重的一侧进行控制。两治疗师一人在前方控制患儿的双肩，一人在后方控制其骨盆，促通四爬移动的方法同方法一（图 9－60 b、c）。

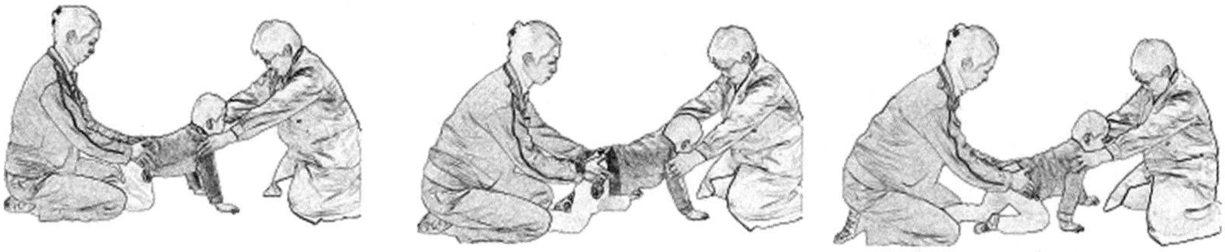

a　　b　　c

**图 9－60　促通四点支持位移动的操作方法（2）**

由两名治疗师操作

## 四、对患儿家长的指导

（1）对已能取四点支持位的患儿，经常练习在此体位上用伸开的手掌支持体重，并前后、左右摇晃身体，使体重前后、左右移动。

（2）为了促通四点支持位的稳定，可经常让患儿练习慢速度的翻身运动。

（3）进行从侧坐位向四点支持位转换练习。

（4）从俯卧位向四点支持位转换练习。

（5）如果患儿在四点支持位上尚不稳定，可用一长条毛巾被从腹部将患儿兜起，家长抓住毛巾被的两端，似将患儿在四点支持位上吊起，但千万不要使患儿悬空，一定要确实让患儿用四肢负荷体重。这种方法除了促通患儿四点支持体位的稳定外，如果患儿已达成四点支持位稳定，也可以用于四爬移动时对患儿的支持。

（6）三点支持练习：在四点支持位上，从前方用玩具诱导患儿抬起一侧上肢，要举过肩胛骨的水平线，或者让患儿用一只手敲击玩具、投（掷）球等，这样还可促通躯干的回旋，两手交替进行。

同样也可以练习抬起一侧下肢的三点支持。

（范艳萍）

# 第七节　促通膝立位、立位的治疗方法

## 一、立位发育的必需条件

（1）从四点支持位或膝立位上抓物站起时上肢能高举过肩。

（2）髋关节具有一定程度的伸展能力。

（3）骨盆周围的稳定性与上、下肢的支持性，特别是膝关节的易活动性，在站立中需要膝关节协调的细小动作。

（4）足底感觉发育成熟。

## 二、阻碍立位发育的因素

（1）缺乏必需条件（2）与（3）。

（2）阳性支持反应仍然阳性。

（3）足底感觉发育不成熟。

（4）无站立欲望。

（5）姿势肌紧张异常。

在前几章已经分别叙述了立位的正常发育与异常发育，正常小儿在头部、躯干及骨盆的平衡发育成熟的基础上，要在立位之外的其他体位上做负荷体重的准备。当小儿最终站立起来时，两下肢与足部已经获得了支持体重所需要的必要姿势稳定性和充分的运动性。只有上述功能发育均成熟才能使立位平衡反应得以发育。

脑性瘫痪患儿的站立有各种各样模式，或表现站立不稳呈跳跃样站立，或两下肢呈硬直状态站立等。所有异常的立位姿势都会影响立位平衡的发育，尤其是有明显姿势肌紧张亢进的患儿，更难取得立位平衡发育。

脑性瘫痪患儿中无论是姿势肌紧张亢进或低下，或者具有异常运动模式，常常在下肢与足部未完成充分准备之前取立位姿势。其结果会导致体重在足部的分布异常，影响身体整体姿势的直线化。所以在治疗时促通立位姿势发育的手法不只限于立位本身，要诱发立位以外的各种体位的平衡反应，同时要设定让患儿进行提高对各种感觉的感受性的活动，通过这种活动能够减少在立位与步行中姿势的异常调节。另外，有的患儿常呈现过度的伸展模式，或者为了维持姿势的稳定性，用固定的膝关节过度伸展来代偿髋关节的屈曲等，上述情况可让患儿进行髋关节与膝关节呈各种姿势下负荷体重的练习。

根据上述各项，促通患儿立位发育时应从以下几点入手。

## 三、促通立位发育的治疗方法

### （一）促通足部与眼睛的协调性手法

正常 5～6 个月的小儿可以在仰卧位上将上肢举向空间及进行用足游戏的动作。小儿自己可以触摸足、活动足，将足趾放到口边及口中及观察自己足的运动。脑性瘫痪患儿由于缺乏抗重力屈曲活动就缺乏体验上述活动的机会，所以在确定治疗手法时，要注意设定场景让患儿体验、感觉这些活动。发育迟滞的患儿同样需要体验眼与足协调的动作。

**1. 促通下肢上举的手法**

患儿在治疗师膝上或床上仰卧位，使骨盆上举。为了使患儿的足进入他自己的视野，需要屈肌模式和伸肌模式的组合，因此必须抑制髋关节的过度屈曲和外展。诱导患儿的手伸向自己的足及足趾到口等动作，患儿不能自己做到时，治疗师应予以协助。应观察在患儿手握足时屈肌肌紧张是否增高，如果有需要抑制，其抑制方式是变握住足为张开手指触摸自己的足。

**2. 提高足部感觉认识能力的手法**

让患儿用足去抓取或触摸小的橡皮物品或柔软的球，通过足对物品的感觉体验，提高足部的感觉认识能力。为了提高触觉和本体感觉的反馈，患儿可以在治疗师的协助下，用两足夹一物品并通过两足的活动，使所夹物品活动。

**（二）促通各种体位上足部负荷体重的操作方法**

**1. 仰卧位上的促通手法**

多数患儿在许多姿势和运动中能够表现出下肢伸展和踝关节及足趾背屈状态下负荷体重，如表现在用上肢支持体重的俯卧位上、轴回旋模式中、腹爬移动及两栖类反应等姿势运动中的负荷体重侧下肢。在这些姿势上无一例外地表现为下肢伸展、踝关节和足趾背屈，这些相同的姿势模式均应用于其后的步行运动中向前迈出下肢的时候。所以可以说这些姿势是高度分化的姿势模式，而且这种姿势模式与踝关节跖屈用足趾负荷体重的异常模式成为鲜明对照。

（1）促通目的：通过手法使踝关节背屈。

（2）操作方法：治疗师先一边将处于仰卧位的患儿足趾推向背屈方向，一边握住足跟尽量使跟腱伸展拉长，使踝关节背屈。操作时要修正前足部的内旋。然后让患儿在仰卧位上屈膝使两足底着床，此时为了强化体重向足趾的负荷，可从足跟部位向前加压。

**2. 侧卧位上促通手法**

正常小儿常在侧卧位上用身体下方的肘或手支持体重，用上方的手玩耍。此时如果再加上用上侧屈曲的下肢支持体重，可以获得姿势的稳定性。如果在这种姿势上使髋关节外旋，可以使体重负荷于足的外侧，于是可使足的外侧伸展、拉长，另外可使足的纵弓自动抬起。具有感觉运动障碍的患儿，即使取了这一体位，髋关节也是内旋的，所以用足的内侧负荷体重。对这种情况，治疗时一定要予以修正。

修正的手法是，治疗师将拇指放于患儿跟骨的内侧，其余四指伸展放于足的前部及第 5 趾外侧，并向足尖方向用力拉伸足的外侧，使之伸展拉长并促使足的内侧缘自动收缩。这时必须抑制引起髋关节内旋的反应。

**3. 坐位上的促通手法**

在各种各样的坐位姿势上，特别是在椅子上进行坐位体重移动练习，可使部分体重向足部负荷。如果患儿呈跪坐位，将臀部坐于足跟之上，就会使足部几乎负荷全身的体重。而且在这种姿势上，足部呈现踝关节和足趾的跖屈状态，这是不可取的方式。可以让患儿坐于小椅子或滚筒上，通过身体的前倾来诱发体重向足底的负荷。另外，治疗师也可以如上题在侧卧位中相同的方式扶持患儿的足部，使足部保持正常位置，然后用另一上肢抱住患儿使之稳定，将扶持的足反复进行似跳跃样地着地与抬起，使足跟、足前部的外侧及所有的足趾适当地负荷体重。

**（三）促通足部平衡反应的手法**

在正常发育过程中，足部的平衡反应可以在各种各样姿势上发生，治疗时应注意促通，应该在翻身运动、坐位、四点支持位、膝立位等体位上予以诱发。

主要促通手法是叩击，叩击的部位是踝关节的背屈肌群和足趾的足底面。通过叩击手法诱发足前部的背屈，进一步诱导下肢的平衡反应，即产生髋关节的外展和屈曲。注意不要叩击足趾之外部分的足掌部，以免诱发阳性支持反应。

**（四）促通用屈曲体位负荷体重的手法**

在立位和步行的平衡发育中，需要抗重力肌群在被外力动态地拉伸状态下仍有收缩的能力，这对有姿势调节障碍的患儿是相当困难的。用手与足支持体重的高爬位的平衡动作本身可以促通这种功能，所以可为立位做准备。注意，在进行这一动作期间必须不断变化髋、膝关节的屈曲程度。

**1. 治疗目标**

通过手法使患儿屈曲体位负荷体重。

**2. 操作方法**

治疗师跪坐于床上，让患儿背向治疗师坐于其膝上，两足底着床（图9－61a）。操作时治疗师两手分别握住患儿两膝部，使患儿抬臀使体重向前方移动，逐渐两手支撑于地面形成高爬位，并通过用玩具诱导使患儿在直线上、对角线上等所有的方向上活动，诱发向侧方的矫正活动及体轴内回旋（图9－61b）。

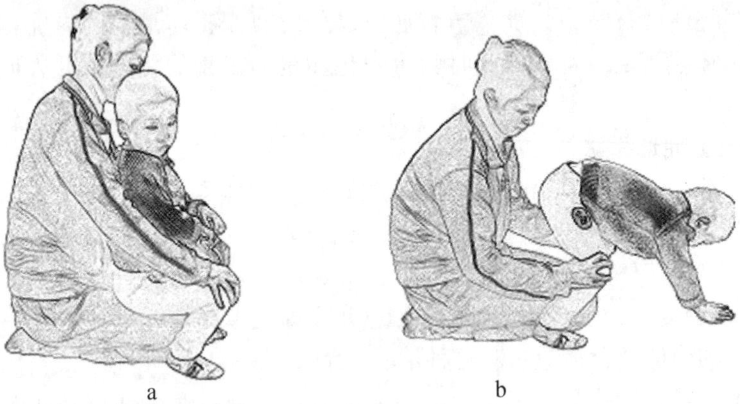

a　　b

**图9－61　促通用屈曲体位负荷体重的操作方法（1）**

坐位→高爬位

形成高爬位后，治疗师一只手握住患儿的一侧膝部，另一只手放在患儿躯干的侧方，然后进行以下手法。

（1）用放在患儿膝关节后方的一根或两根手指诱发体重向前方移动，增加踝关节的背屈。

（2）用手掌从大腿部向下方压迫，抑制踝关节的跖屈。

（3）用放于大腿下面的手指使骨盆向上方活动，使膝关节伸展。此时应注意推动的力量不要太大，不可使膝关节完全伸展，以免引起膝关节的过度伸展并固定，形成被动的立位。

（4）将拇指置于患儿的大腿部和膝关节的内侧，抑制两下肢的内收（图9－62）。

当需要修正足的姿势使之正常时，治疗师可用伸展的手指支持患儿足部。若为了控制下肢，则将自己的腕部或前臂放于患儿的膝关节之上。

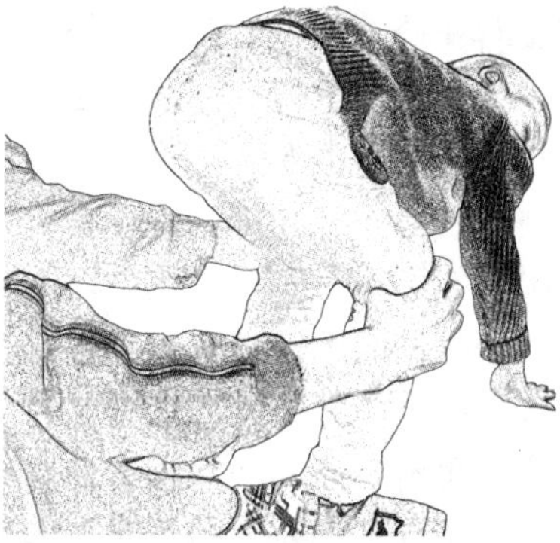

**图9－62　促通用屈曲体位负荷体重的操作方法（2）**
高爬位上体重移动

**（五）促通立位平衡的操作方法**

正常小儿当发育至扶持立位阶段时，可以在两足间移动自己的体重。扶持他一只手可以使身体回旋，为了取得平衡可以摇动足，这一活动可持续长时间。另外患儿要拾取玩具时，可以将下肢屈曲或坐于床上。上述所有动作都是为自立地步行做准备的。

脑性瘫痪患儿所体验的立位都是静态的，加上身体和下肢的僵硬，不能产生适当的立位平衡，为此在手法操作时在给予适当的姿势支持与控制同时，更重要的是让患儿体验动态的立位经验。

**1. 体位及治疗原则**

治疗师伸腿坐于床上，患儿两足叉开骑跨于治疗师腿上。治疗师通过自己下肢的抬起与放下来改变对患儿支持的部位与程度。如果患儿站立不稳欲坐下时，可适当地控制其髋、膝关节的屈曲程度；当难以维持立位姿势时，可用下肢将患儿抬起并维持其立位的稳定。同时这种站立姿势也可以抑制髋关节的内收。治疗师可通过下肢并配合手法将站立的患儿向各方向推动，当患儿身体发生重心移动时，可以促通负荷体重侧的躯干和骨盆向前方回旋（图9－63），这一点对立位与平衡的发育相当重要。

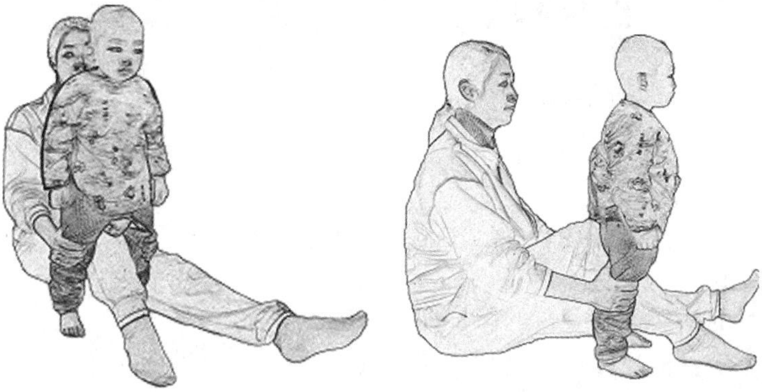

**图9－63　促通立位平衡的操作方法**

在立位上足的姿势受髋关节的回旋和外展的影响。当髋关节内收时，体重就支持在足的内侧，而髋关节过度内旋时也同样使体重向足部内侧负荷。当髋关节内旋并屈曲时，体重会向足趾移动。治疗时，在患儿取一脚在前，一脚在后的体位时要诱发髋关节在内、外旋中间位模式或轻度外旋模式。因为这种体位在一只脚向前迈出的瞬间髋关节常常呈内旋与内收的模式（图 9－64）。

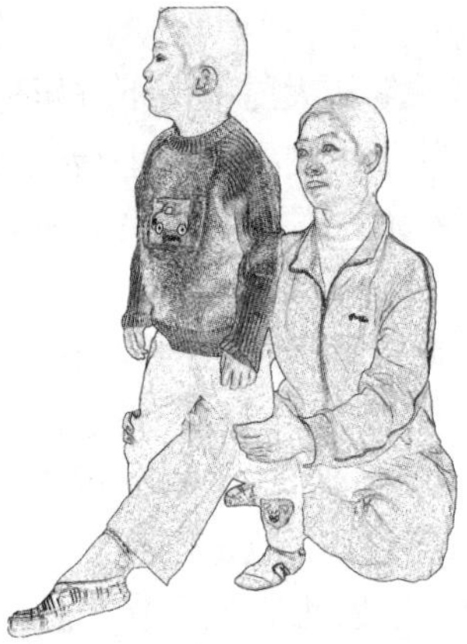

**图 9－64　促通立位轴性回旋和髋关节外旋的操作方法**

**2. 操作方法**

操作时，控制的关键点取决于患儿本身对姿势的控制程度，患儿的平衡功能越好，关键点越应选择末梢部位。当患儿足部姿势不能达到欲促通姿势时，两足同时修正较为困难，这时可将患儿的一只脚放在治疗师的脚上，只用一只脚在治疗师扶持下站立。另外，可使在治疗师下肢上的患儿 90°回旋身体并使患儿取一只脚在前、一只脚在后的体位。同时，还要使患儿练习体重向前方与后方移动的活动。

**（六）促通膝立位的操作方法**

**1. 膝立位的准备手法**

（1）促通目的：为达正确的膝立位而进行的准备手法。

（2）操作方法：患儿膝立位，治疗师面向患儿取跪坐位。使患儿在两上肢呈外旋，两手分别放于治疗师两肩上。治疗师对患儿的髋关节与中枢部（腹部）进行叩击使患儿身体向后方倾斜，叩击手法要轻，叩击方向是从腹部下方向上方叩击，在髋关节部则是从上方向下方叩击。边叩击边轻轻向后推患儿的身体，使患儿身体向后倾斜，然后再使患儿恢复到直立的膝立位。在返回直立的膝立位时，尽可能让患儿自力进行，治疗师可在臀部予以协助（图 9－65）。

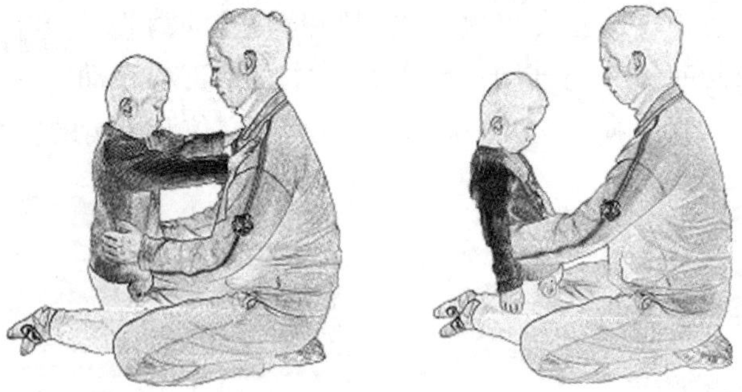

**图 9－65　促通膝立位的准备操作方法**

**2. 促通膝立位**

（1）促通目的：促通膝立位的保护伸展反应。

（2）操作方法：治疗师伸腿坐位，患儿面向治疗师，两膝分开跪立于治疗师一只腿的两侧（治疗师腿上骑跨的膝立位图 9－66a）。治疗师用腿固定住患儿负荷体重侧的下肢，给患儿以安定性。可以用叩击患儿身体的侧后方给予促通刺激（图 9－66b），如果只叩击身体的侧方，只会出现保护伸展反应，如果叩击侧后方会出现以下反应：①躯干的侧屈与回旋。②被叩击侧的下肢外展并外旋。③头部的屈曲与回旋。④被刺激侧上肢向刺激侧伸展（图 9－66a）。

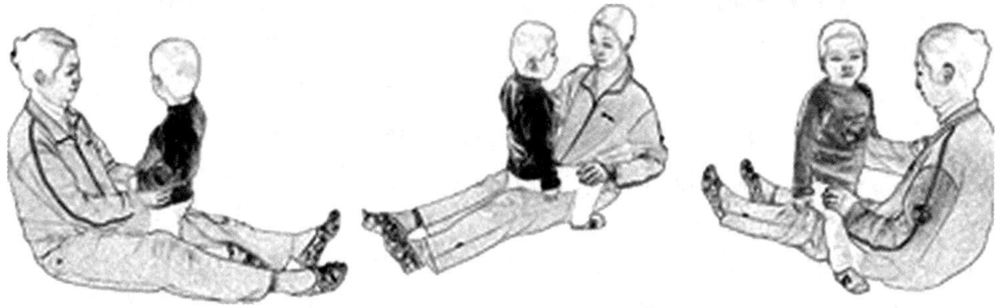
a　　b

图 9－66　促通膝立位的保护伸展反应的操作方法

**3. 单膝立位**

（1）促通目的：单膝立位的准备，促通保护伸展反应。

（2）操作方法：患儿取四点支持位，治疗师跪坐于其后方（图 9－67a）。首先使患儿向单膝立位转换时欲迈出一侧下肢的对侧上、下肢外旋。与此同时将迈出下肢侧同侧的上肢向上方牵拉，促使患儿体重负荷移动在对侧下肢（图 9－67b），然后促使患儿迈出对侧的下肢呈单膝立位（图 9－67c）。两侧交替进行操作。如果患儿可以自己调整，自动地转换至膝立位，治疗师给的牵拉刺激要小，让患儿自己成为单膝立位。注意单足迈出至单膝立位的过程中不要使头与躯干过度伸展而呈现向后仰的姿势。成为单膝立位后，向前下方推患儿的身体，诱发对侧的保护伸展反应。

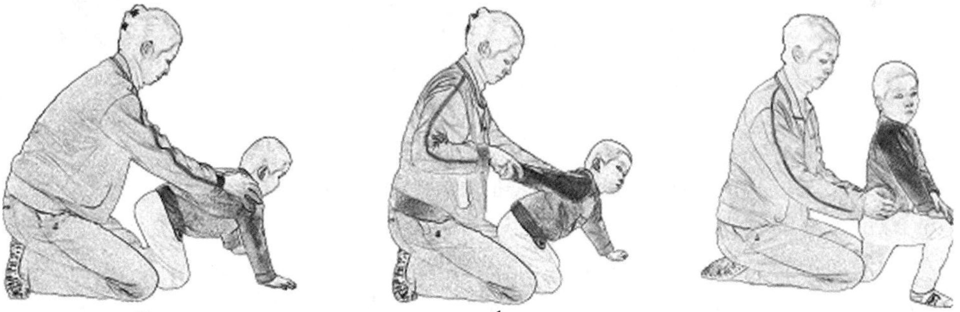
a　　b　　c

图 9－67　促通单膝立位的准备操作方法

**4. 膝立位转换至单膝立位**

（1）促通目的：膝立位向单膝立位的转换，促通单膝立位保护伸展反应。

（2）操作方法：患儿在治疗师的前方呈膝立位，根据患儿情况决定促通开始的部位，一般是从骨盆开始。治疗师扶持患儿两侧骨盆，使患儿体重确实负荷于一侧下肢上，然后使身体向非负荷体重侧回旋，其动作似将该侧下肢向后方牵拉，等待患儿向前方迈出这侧下肢（图 9－68）。

如果患儿在膝立位上的控制能力尚未成熟，迈出一侧下肢困难，暂不要进行此项

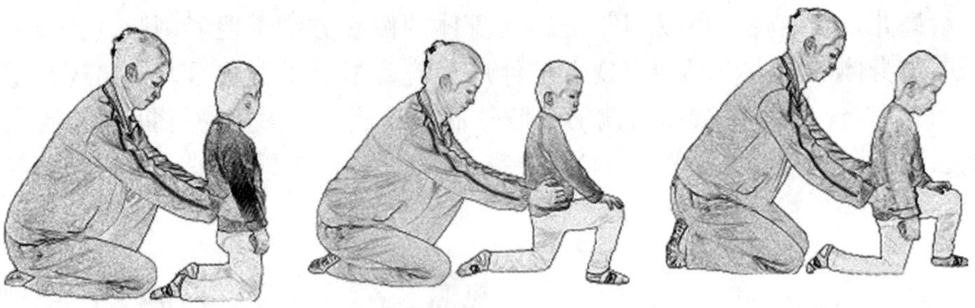

图 9－68　促通膝立位向单膝立位转换的操作方法

促通手法。应在成为单膝立位后轻轻向前方推患儿的身体，诱发保护伸展反应。

**5. 促通四点支持位转换至单膝立位**

（1）促通目的：单膝立位的准备，促通前方保护伸展反应的发育。

（2）操作方法：当患儿不能取正确的膝立位时，可以促通患儿从四点支持位向单膝立位转换。患儿取四点支持位，治疗师跪立其后用两膝部固定患儿的一侧下肢，使体重负荷于该侧下肢（可以通过治疗师的手控制患儿的骨盆并向下方压迫来达到体重确实负荷于该侧下肢的目的）。然后抬起非负荷体重侧的骨盆，协助患儿迈出该侧下肢（这时如果躯干呈伸展位会影响下肢的迈出）。之后，当下肢迈出后，治疗师两手放于患儿腹部协助患儿使躯干抬起，一边防止躯干的后仰，一边使之竖直。在患儿获得正确的单膝立位后，向前轻推患儿促通前方保护伸展反应（图 9－69）。

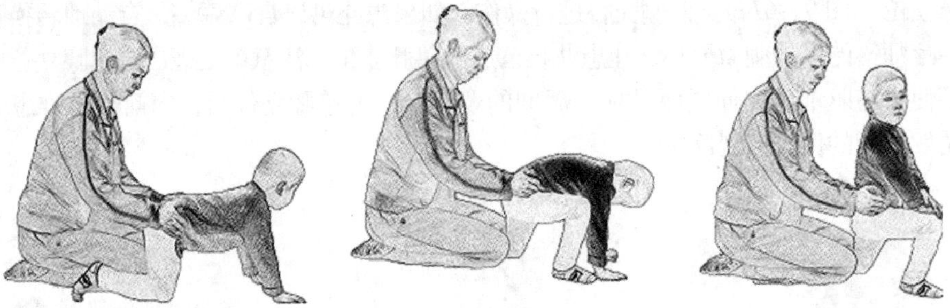

a　　　b　　　c

图 9－69　促通四点支持位向单膝立位转换的操作方法

**6. 球前或桌前膝立位**

（1）促通目的：膝立位的准备。

（2）操作方法：患儿跪立于大球前或相应高度（两上肢平举的高度）的桌子前，治疗师跪坐于其后。使患儿将两上肢外旋位放于球上或桌子上，口头指导患儿自已保持膝立位（图 9－70）。

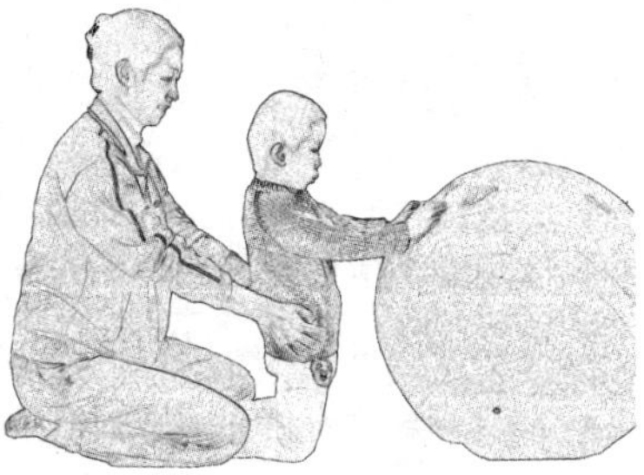

图 9－70　促通膝立位的准备操作方法

治疗师叩击患儿的一侧臀部的外侧，通过这种手法使体重移向对侧，直至体重全部负荷于对侧下肢上。

这样的操作可产生的反应：①使体重负荷侧下肢获得平衡。②躯干向非负荷体重侧侧屈。③非负荷体重侧下肢外展。④头部根据刺激强度不同产生回旋与屈曲。⑤上肢向对侧伸展。

（3）注意事项：非负荷体重侧的臀部不要上抬。

**（七）促通立位的操作方法**

**1. 立位的准备**

（1）促通目的：为立位做准备。

（2）操作方法：让患儿取立位，双手及胸腹部支撑于大球上，在获得充分紧张度后，治疗师在其身后双手扶持其膝部向下加压，使之从足跟开始慢慢地使双足的全足着地，之后离开球站立。该方法只是教给患儿体会独站的感觉，所以站立的时间要短，时间过长会导致异常姿势。如果在站立位上出现了异常姿势或患儿十分紧张，应该再使患儿回到球前站立位（图 9－71）。

用这种操作方法可以让患儿很早地取立位，但是不能让患儿过早地、无计划地应用此法，因为这种方法必须是患儿已经能体验站立的感觉、能有意识地站立时才能应用，而且在此法应用前尚有许多必须的准备训练手法。

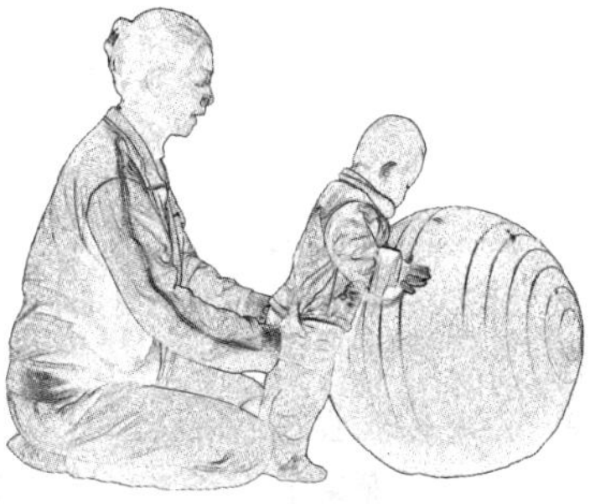

**图 9－71 促通立位的准备操作方法**

**2. 从四点支持位向蹲位转换**

（1）促通目的：为起立做准备。

（2）操作方法：患儿取四点支持位，治疗师跪坐于其后方，两手扶持患儿的骨盆部位，首先通过一只手向下方压迫一侧骨盆使之出现体重移动并负荷于一侧下肢，然后使另一侧下肢向前迈出（图 9－72a）。然后同样方法将患儿体重移向已迈出的下肢上，之后迈出另一侧下肢（图 9－72b）。注意向前方迈出的下肢不要呈现内收、内旋的体位，同时躯干不要伸展。

两足均着地后，将患儿体重向后方移动，使其臀部下降，成为蹲位，此时治疗师的两手扶持患儿的两膝，使体重确实负荷于其两下肢与足上（图 9－72c）。在蹲位上两下肢要外展并稍外旋位。

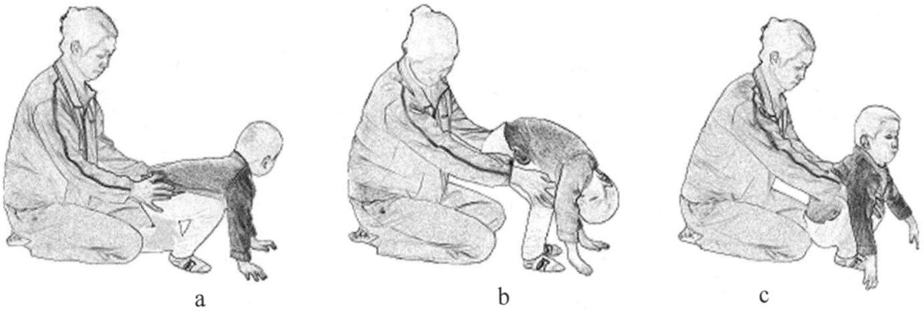

a b c

**图 9－72 促通起立的准备操作方法**

四点支持位→蹲位

**3. 从大象姿势起立**

（1）促通目的：为起立做准备。

（2）操作方法：如图 9－73a 所示，患儿呈臀部抬高、下肢伸展的高爬位，即所谓的“大象姿势”，治疗师在患儿的后方，首先使其体重向一侧下肢移动，同时使骨盆产生轻度的回旋（非负荷体重侧的骨盆被牵拉向后）。治疗师控制患儿的骨盆部（图 9－

73b），促通患儿站立起来（图 9－73c）。也可以在中枢部位如胸腹部等进行促通，这一操作方法适用于起立困难的患儿。

在患儿接近直立位时，将操作开始时非负荷体重侧骨盆向前回旋，使患儿直立。

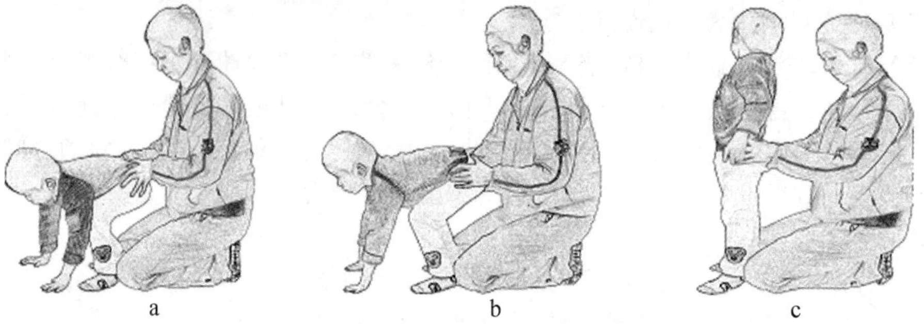

**图 9－73　促通起立的准备操作方法（1）**

大象姿势→立位

（3）注意事项：起立过程中，头与躯干不要后仰，肩不要回缩，下肢不要内收、内旋。在整个促通过程中一定要抑制这些可能出现的异常姿势。

**4. 蹲位至大象姿势**

（1）促通目的：为起立做准备。

（2）操作方法：首先使患儿从四点支持位转换为蹲位，然后治疗师扶持患儿的双膝部，并注意抑制患儿内收、内旋的异常模式。让患儿两上肢撑于地上，不要离开。然后让患儿抬起臀部，达到尽可能的高度，如果患儿自己抬臀困难，治疗师要予以协助。这时无须膝关节完全伸展，要根据患儿的障碍程度和实际能力决定臀抬高的高度。如果患儿两手撑地困难，可在前方放一矮的木箱，让患儿撑于其上（图 9－74）。

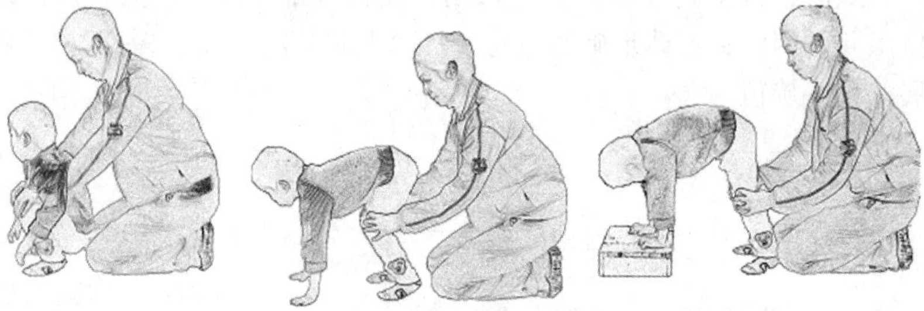

**图 9－74　促通起立的准备操作方法（2）**

蹲位→大象姿势

**5. 蹲位的体重移动**

（1）促通目的：起立的准备，蹲位上体重移动，体重向上肢负荷。

（2）操作方法：首先促通从四点支持位向蹲位转换，在蹲位上进行体重移动训练。然后再次转换为四点支持位，其后将体重向两上肢移动，使患儿抬起臀部。然后在这个体位上只用一侧上肢支持体重，另一只手拿玩具等。偏瘫的患儿最好用患侧上肢支持体重（图 9－75）。

**（八）对家长的指导**

**1. 仰卧位训练**

（1）让患儿仰卧位上两手抓自己的膝或脚，左右摇晃。

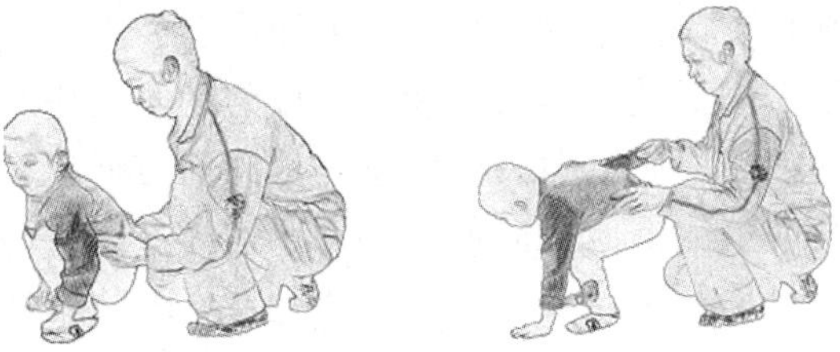

**图9－75　促通起立的准备操作方法（3）**
蹲位上的体重移动

(2) 仰卧位膝关节屈曲足底着床，然后抬起足→着床→抬起，如此进行反复的练习。

**2. 练习从蹲位站起**

患儿站起时，要将体重放于前足部，不可用足跟支撑，因为这样会使小儿向后方倾倒。另外，应注意髋、膝、踝关节的协调性。

**3. 抓物站立练习体重移动**

（1）使体重前后移动，但注意不要抬起足跟，使两下肢轻度外旋。家长可在患儿身后扶持他的双足或臀部，诱导体重的移动。

（2）使体重左右移动，扶持患儿骨盆使体重在两下肢间移动，移动时足跟、足尖都不要离开地面。

（3）进行两脚一前一后的站立练习。

（4）抓物站立期间，交替松开抓物的两手。

**4. 练习向侧方行走**

让患儿在床边或桌子边，手扶床或桌子练习向侧方步行。第一阶段，两脚平行移动，即右脚向侧方迈出，左脚再平行地向侧方迈出，两脚并拢后再迈右脚。第二阶段，已无需两脚并拢，一步一步向侧方行走。第三阶段，两脚向侧方迈出可以不在一个平行线上，两脚一前一后向侧方迈步。也可以两脚交错着向前、向后的移动训练。

（陈秀洁）

# 第八节　促通步行的操作方法

## 一、步行发育的必需条件

（1）身体正常的竖直关系发育成熟，小儿可放松地、自然地站立。

（2）立位平衡的发育成熟，体重可在两下肢间移动，可单足站立。足背屈反射、跨步矫正反应、跳跃矫正反应、立位倾斜反应发育成熟。

（3）环境因素，有步行的欲望与动机。

（4）骨盆的对称性，左右两侧的分离运动。

（5）步行模式分析：为了抑制异常的步行模式，促通正常的步行模式，必须掌握分析正常运动模式的知识。

正常的步行中必须是负荷体重的部位经常发生变化，在迈出一只脚之前，体重向对侧下肢移动，使欲迈出侧下肢成为摆动相。在成熟的步行中，在向一侧下肢移动体重的同时，发生身体的轴性回旋，即负荷体重一侧向前方回旋，非负荷体重侧向后方回旋。然后体重在负荷体重侧下肢又向前方移动，使另一侧下肢迈向前方。迈出的脚首先是足跟着地，继而足掌着地，最后足尖着地。当足跟一着地，则该侧骨盆就向前方回旋，于是又发生了体重在对角线上的移动，即移向迈出的一侧下肢上，再次发生负荷体重侧骨盆的前方回旋和非负荷体重侧骨盆的向后方回旋。在此回旋的同时，肩胛带也发生大幅度的回旋，其方向与同侧骨盆相反，结果是骨盆与肩胛带之间形成相拮抗的回旋，形成非负荷体重侧上肢向前摆动，负荷体重侧上肢向后摆动。但这一摆动的方向只是体重移至另一侧下肢的瞬间，待体重很快移向另一侧下肢时又马上改变。在独立地步行的最初阶段，不发生体轴内的回旋，但在迈出一步之前可以在扶持立位上，使患儿练习体轴回旋。在促通患儿步行之时，也可以扶持小儿的不同部位诱导体轴的一定程度的回旋。

## 二、阻碍步行发育的因素

（1）患儿缺乏步行发育必需条件的（1）、（2）、（3）。

（2）患儿阳性支持反射残存。

## 三、促通步行的操作方法

脑性瘫痪患儿发育至步行阶段，常出现的异常步行模式是体重不能在两侧下肢移动，体轴不能充分回旋，尤其是痉挛型患儿有明显的髋关节内旋及整体屈曲的姿势模式，所以步行模式具明显的异常。

神经发育学治疗法中促通步行的方法为数众多，但必须认真分析、评定患儿的步行模式后，针对主要问题予以促通。

**1. 操作方法一**

患儿取立位，治疗师在患儿身后站立，两手张开，手指伸展放于患儿的肩、胸部予以支持，使患儿得到确实的姿势控制。如果患儿需要进一步的支持，治疗师可以用下肢抵在患儿的髋关节和后背上（图 9 – 76a）。患儿立位的基底面中必须有重心，即尽可能在稍稍扶持下独站，不能完全依靠在治疗师的下肢上。当患儿迈步向前而体重在两下肢上移动时，治疗师将患儿未负荷体重侧的肩或躯干在对角线上推向下方，促通侧方的矫正活动。同时使非负荷体重侧骨盆稍向后方回旋，体重负荷侧骨盆稍向前方回旋，然后促通负荷体重侧的下肢向前方的体重移动，并将处于摆动期一侧的骨盆推向前方（图9 – 76b）。随着患儿步行能力的提高，要逐渐减少对患儿的支持。

要注意这种促通方法常导致两侧髋关节的内旋，增强异常的步行模式，促通时要注意修正。

**2. 操作方法二**

对于无须支持但是以异常模式步行的患儿或缺乏体轴回旋和体重在两下肢移动能力的患儿，治疗师可在后方跪立位两手扶持患儿两侧骨盆部位，用手的力量促通骨盆回旋及体重的移动。例如，治疗师首先左手向下方用力，右手将患儿骨盆轻轻向后回旋，使其体重完全负荷于左下肢上，然后左手轻轻将患儿左侧骨盆向前方推，使其体重向前方移动，并口头指示患儿迈出右下肢。然后再同样使体重负荷于患儿右下肢上，左侧骨盆向对角线方向回旋，即向后方回旋。体重向前方移动，迈左脚。如此反复进行训练。

注意：体重移动要确实，在体重完全移至一侧下肢并再向前方移动同时迈出另一侧下肢。

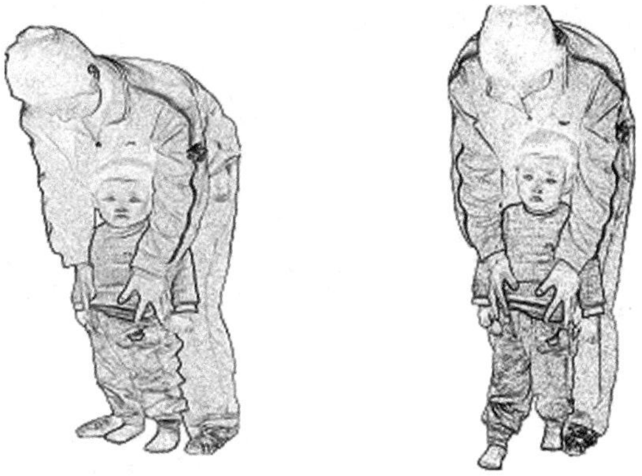

a　　　　b

**图 9－76　促通步行的操作方法**

## 四、对家长的指导

（1）当患儿发育至独站的阶段，尽可能地让患儿取正常姿势站立，可在其面前的桌上放玩具，其高度要适宜，以能保证患儿竖直站立为宜。

（2）多为患儿创造步行的机会，以游戏及语言诱导患儿步行，增强步行的欲望，给予步行的动机。比如，在患儿两侧放两张桌子，其上放玩具，诱导患儿步行去取两张桌上的玩具。根据患儿步行的情况，加大两张桌子间的距离。或经常与患儿面对面，让患儿走向自己。

（3）可用工具促通患儿步行，如助行器、三轮车、推椅子行走等。

（4）反复练习从卧位→四点支持位→站立的姿势变换，练习抓物站起等。当然要在修正异常姿势的同时进行上述活动。

促通立位与步行是整体治疗程序的一部分，而且患儿家长最关心的大概就是患儿能否获得步行能力。但是对立位与步行的促通不能操之过急，如果过于强调让患儿能早日步行，往往会使立位与步行的质量受到影响。在立位、步行的初期阶段，常取下肢分开的基底面加宽及对称的姿势，这种对称的、原始的姿势可以在重心较低的体位上见到，因此见到发育到此阶段时患儿的姿势调节能力的退行现象，从这点出发，对于立位与步行的促通不只是要着眼于促通立位与步行本身，更重要的是，在不太担心平衡问题的其他体位上促通步行中所需要的轴性回旋、运动模式的分离等成熟的姿势反应，为立位和步行做好充分准备。

（陈秀洁）

# 第十章　各类型脑性瘫痪的神经发育学治疗法

## 第一节　痉挛型脑性瘫痪的神经发育学治疗法

### 一、痉挛型脑性瘫痪的共同问题

在脑性瘫痪的异常发育一章（第五章）中，已详细介绍了各类痉挛型患儿的特点，在介绍治疗方法之前，归纳总结其共同的问题点如图 10－1 所示。

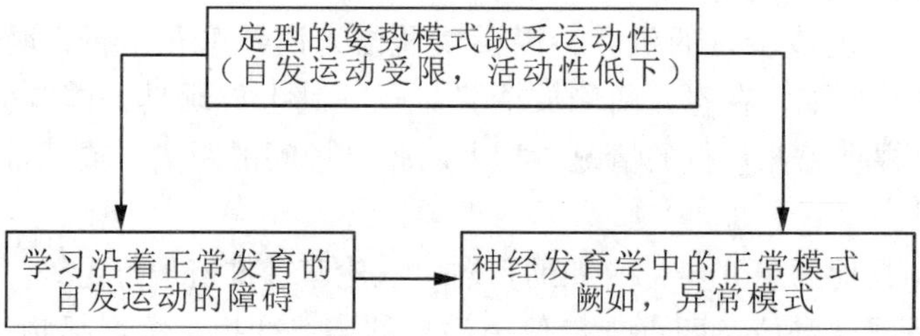


**图 10－1　痉挛型脑性瘫痪的共同问题**

根据痉挛型患儿的特点，治疗时应该以提高可动性为主要目标，同时抑制异常姿势与运动模式，促通自律的姿势反应，达到姿势的稳定化。即使都为痉挛型患儿，其中肌肉痉挛的程度有很大差异，在手法操作上要根据其程度不同有所改变，如图 10－2 所示。

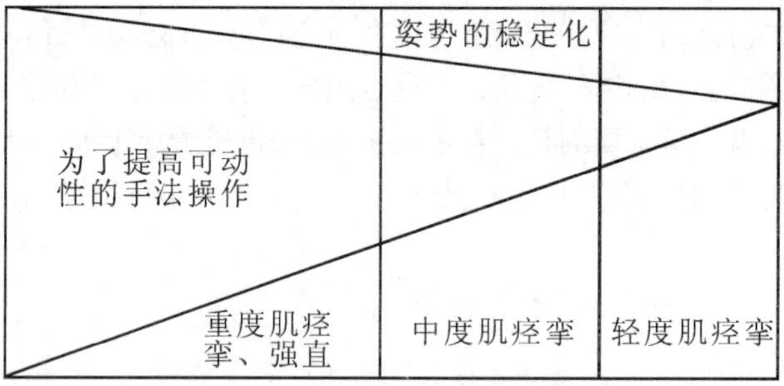


**图 10－2　痉挛型手法操作强度示意**

由图 10－2 可见，在治疗痉挛型患儿时，依据疾病程度和肌肉痉挛程度的减低及姿势稳定化的建立，而逐渐减少为了提高可动性的手法操作。

### 二、痉挛型四肢瘫的神经发育学治疗法

下面介绍的是痉挛型四肢瘫年长儿的治疗，小龄患儿的治疗请参考第九章的内容。

**（一）治疗目标**

通过治疗，让患儿学会以下功能动作：操作轮椅、就餐动作、书写与绘画等学习动作、穿脱衣服动作及各种动作中所必需的最小限度的坐位平衡。

**（二）应抑制的模式**

（1）全身性屈曲、内收模式。

（2）颈部与躯干部的前屈姿势。

（3）肩胛带向前方突出及向上方牵拉、上肢内旋、肘关节屈曲及前臂旋前模式。

（4）躯干部的侧屈。

（5）髋关节、膝关节及两下肢同时内收、内旋模式，踝关节的跖屈等。

**（三）应促通的要素**

（1）控制头部，使之在坐位时可竖直及可向两侧回旋。

（2）躯干部的抗重力伸展及与髋关节的正常屈曲与外旋、外展模式的组合。

（3）两上肢的外展、伸展运动。

（4）两上肢在伸展状态下支持体重的能力。

（5）伴有腕关节背屈的手的握持能力。

（6）躯干部的可动性、体轴内的回旋。

（7）颈部及躯干部相关的肌群对身体重心移动时的反应能力。

（8）为了辅助坐位平衡的两足底部支持体重能力。

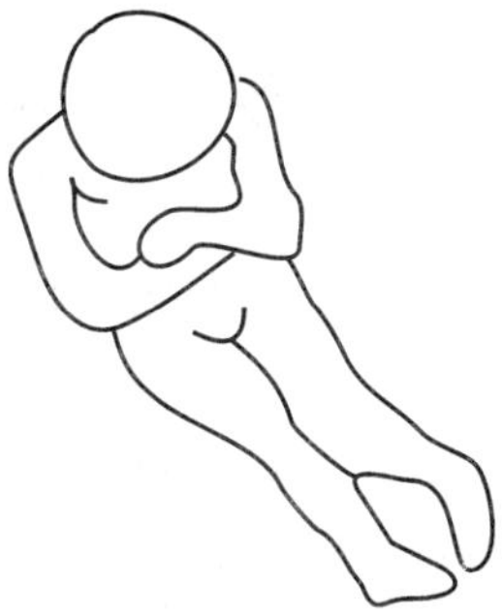

图10－3　痉挛型四肢瘫患儿的屈曲模式

**（四）手法操作范例介绍**

**1. 临床表现**

痉挛型四肢瘫年长患儿，临床表现为缺乏自发的躯干活动，静止于脊柱后弯、头部前屈的姿势；坐轮椅时不能调整坐位姿势，多数依靠轮椅的背架与臂架支撑身体；坐位时体重不是负荷在坐骨结节上，而是负荷于腰椎的下部及骶椎上，骨盆被固定于后倾位，所以躯干呈前倾姿势；髋关节不能充分屈曲，两脚也不能稳定地放于脚踏板上；由于背部抵在靠背上，骨盆与两下肢常向前方滑落（图10－3）。

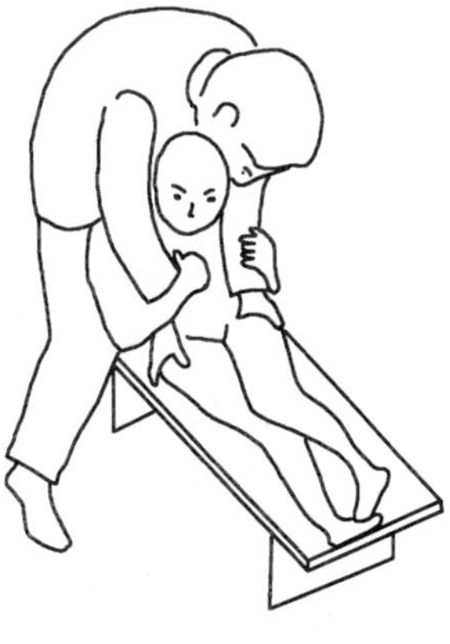

图10－4　痉挛型四肢瘫的治疗手法（1）

**2. 操作方法**

（1）让患儿坐于长条凳上，治疗师站在患儿的后方，两上肢从患儿两肩前方伸向下方去分别扶持患儿的两侧骨盆，同时使自己的腹部及下肢紧贴患儿的背部。两上肢向后方用力，使患儿的肩胛带向后，并抑制两上肢的内收，使之处于外展位（图10－4）。

（2）治疗师坐于患儿身后，使患儿躯干后仰成半卧位，治疗师在用两上肢继续控制患儿的肩胛带的同时两手向后放于患儿的腰椎部，尽可能地使其脊柱伸展，并反复操作使之在小范围内进行体轴回旋，增加躯干部的可动性（图10－5）。

（3）在患儿仰卧位上，当治疗师感觉到其躯干部的可动性有所增加和上肢屈曲内收的抵抗减少时，可以让患儿渐渐地抬起上半身，使体重负荷于坐骨结节之上，形成脊柱充分伸展的坐位姿势。这时治疗师将保持患儿腰椎部的两手移至其胸椎部，进一步使患儿练习脊柱伸展和躯干前倾的姿势。与躯干的活动相配合，彻底抑制患儿两上肢的屈曲、内收模式，形成两上肢上举、两肘关节伸展的模式（图 10－6）。这样会使躯干部与两侧胸大肌充分地伸展拉长，抑制躯干腹侧面的整体肌肉痉挛，使两肩胛带易于向后，两上肢的伸展与外旋变得容易，此手法要反复地进行操作。

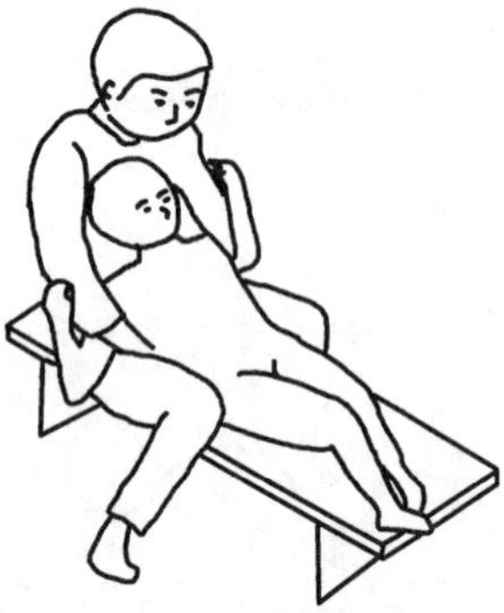

**图 10－5　痉挛型四肢瘫的治疗手法（2）**

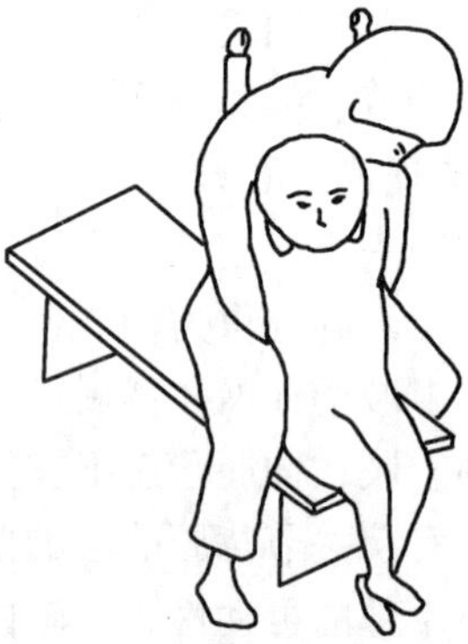

**图 10－6　痉挛型四肢瘫的治疗手法（3）**

（4）治疗师将操作的关键点移至患儿的两肘关节部，将患儿两上肢保持在向后的伸展位，一边进行被动的、小范围的体轴内回旋运动，一边使后倾的骨盆呈垂直位（图 10－7）。这时应该用语言鼓励患儿与治疗师的操作协力，自己进行脊柱的伸展、头部的竖直，以及颜面的抬起等一系列自发运动。

（5）在保持两肘关节的关键点的状态下，治疗师用一侧膝部顶住患儿的胸腰椎移行部，使患儿练习脊柱的伸展及上肢的伸展与外展（图 10－8）。

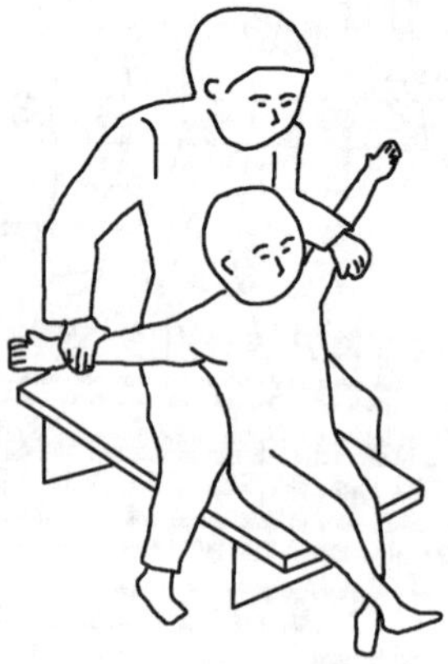

**图 10－7　痉挛型四肢瘫的治疗手法（4）**

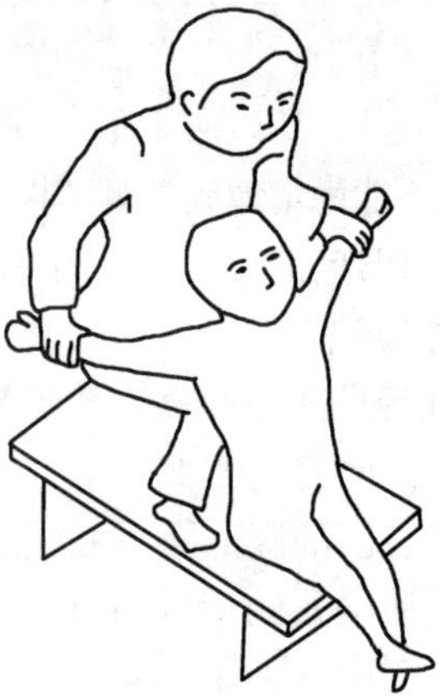

**图 10－8　痉挛型四肢瘫的治疗手法（5）**

（6）通过操作让患儿学习体重向侧方移动，将患儿体重移向一侧坐骨上，负荷体重侧的体侧部被最大限度地拉长，要同时诱导头部倾向对侧后再回到正中位的矫正动作（图 10－9）。此手法要反复向两个方向操作。

（7）结合体重向左右两侧移动，增强患儿下肢的伸展、外展、外旋模式。在体重向左、右侧移动之际，与负荷体重的同时，同侧躯干产生抗重力伸展活动（图 10－10）。这种伸展活动是坐位平衡的基础，一定要反复操作这一手法，直至患儿的抗重力伸展活动得以明显改善。

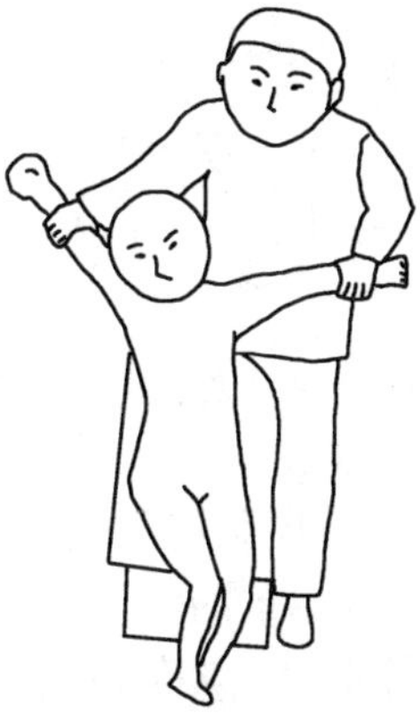

**图 10－9　痉挛型四肢瘫的治疗手法（6）**

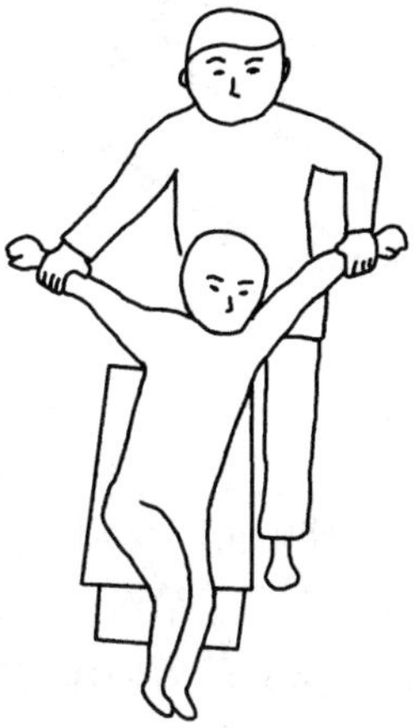

**图 10－10　痉挛型四肢瘫的治疗手法（7）**

（8）治疗师坐在患儿坐的长凳后方，通过手法操作让处于伸展位的患儿两上肢向后，手指伸展且拇指向外支撑于长凳上（图 10－11），这样可促通脊柱的伸展和两上肢的支持能力。治疗师两手放于患儿两肩上，控制近位部关键点，一定要注意防止患儿再恢复到原来的屈肌痉挛模式。

（9）将控制的关键点由肩部移向肘部，在防止肘关节屈曲的同时，使患儿体重负荷于两手掌之上（图 10－12）。

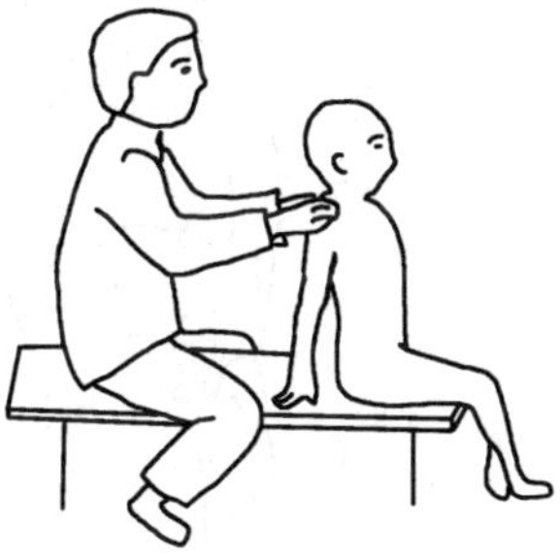

**图 10－11　痉挛型四肢瘫的治疗手法（8）**

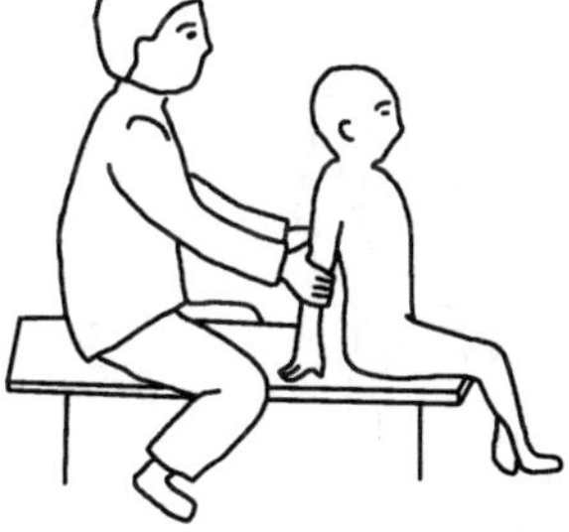

**图 10－12　痉挛型四肢瘫的治疗手法（9）**

（10）治疗师移至患儿的侧面，一侧上肢从治疗师所在侧的患儿的腋下穿过，在患儿身体后方用手扶持其另一侧肘部，这时治疗师是以一侧上肢来保持患儿的两侧上肢的伸展模式和支持性（图 10－13）。

（11）当患儿的骨盆能保持垂直位时，髋关节就自然地屈曲、外展，内收肌的痉挛也会减低。治疗师可用另一上肢使患儿呈两下肢外展、两足底着地的姿势，同时要让患儿努力地保持脊柱的伸展位和两上肢的支持性（图 10－14）。

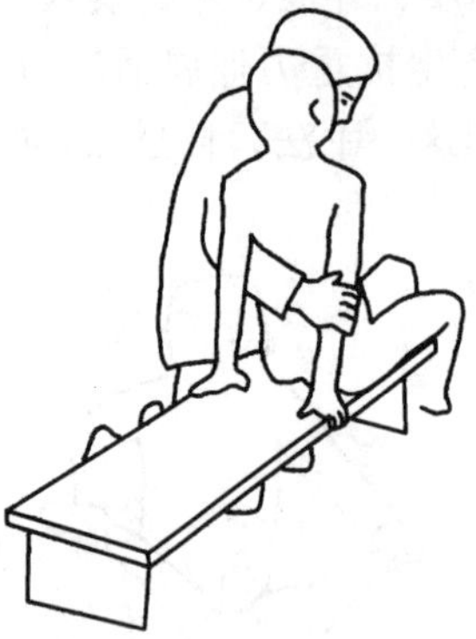

图 10－13　痉挛型四肢瘫的治疗手法（10）

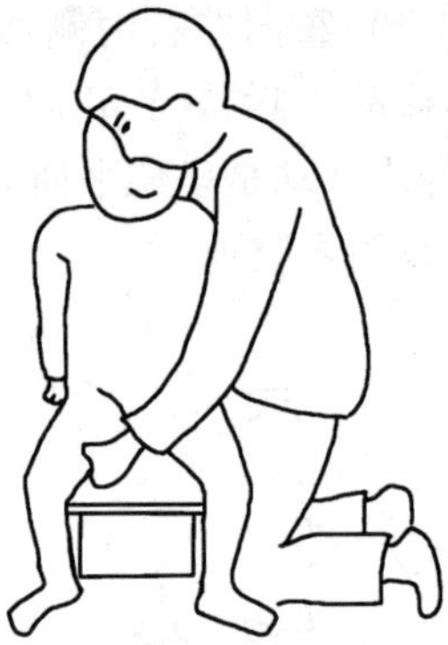

图 10－14　痉挛型四肢瘫的治疗手法（11）

（12）治疗师再次移到患儿的后方，将两手移至患儿两肩，控制肩部这一关键点，调整患儿的躯干使之呈对称位，保持两坐骨结节和两手掌支持体重的状态，使患儿呈身体前倾的姿势，然后使体重向后方移动（图 10－15）。身体前倾的姿势既可以使髋关节屈曲、外展，也能增加膝关节和踝关节的可动性。

（13）让患儿以一上肢在后方支持自己的体重，另一上肢向侧方外展，通过操作在空间的上肢的前臂来诱导患儿躯干部的回旋（图 10－16）。这样可使患儿学习以一侧坐骨结节支持体重并伴有体重移动时控制躯干的感觉和运动，也体验上肢的多种多样的运动。

（14）最后，治疗师操作患儿的两肩胛带，反复使患儿进行小范围体轴内回旋运动，诱导上肢从躯干分离的自由摆动运动（图 10－17）。如果这种摆动运动很顺畅，则上肢易于举向前方和上方，有利于练习无肌肉痉挛的上肢向各方向伸出的动作。

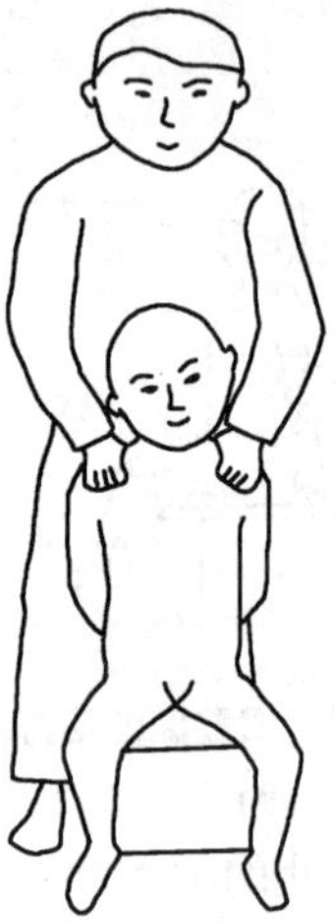

图 10－15　痉挛型四肢瘫的治疗手法（12）

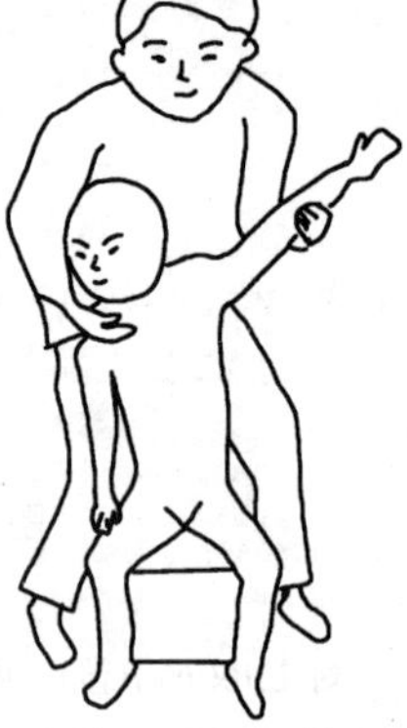

图 10－16　痉挛型四肢瘫的治疗手法（13）

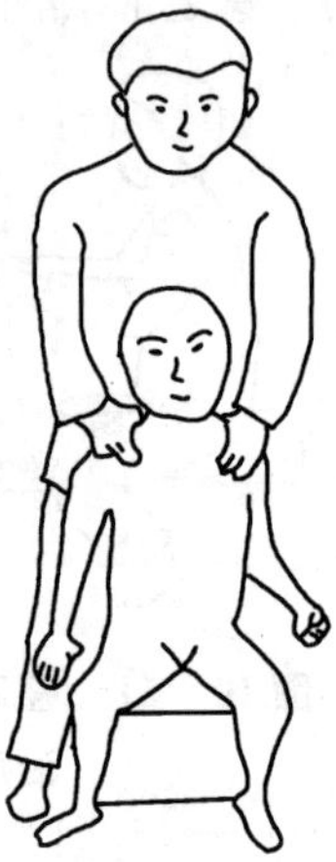

图 10－17　痉挛型四肢瘫的治疗手法（14）

上述一连串的手法操作的目的，是为坐位时上肢的各种功能做准备，根据情况也可以省略其中部分手法步骤。如果坐位姿势中头的矫正反应和躯干的控制经治疗有改善，应立即开始轮椅的操作和穿、脱衣服的动作，以及吃饭、在桌子上做作业等动作的练习，使患儿掌握实用的功能，修正在日常生活中与异常发育相结合的代偿动作。要设计与治疗目的及患儿身材相应的桌、椅，巩固治疗的成果。这些方面都是医生与治疗师的任务。

## 三、重症痉挛型四肢瘫的神经发育学治疗法

在此介绍的是躯干部呈强直状态，髋关节明显屈曲、内收，肌肉痉挛显著的四肢瘫患儿的治疗。

**（一）治疗原则**

（1）降低肌紧张。

（2）不能让患儿长时间取静态的反射抑制姿势，而要在反射抑制中使患儿活动，并要指导患儿自己活动。

（3）设法使患儿自身能够正确、迅速地对应姿势的变化，并作出反应。

（4）努力争取获得较大的运动范围，在所有的姿势中给予全身活动的可能性。

（5）为了使患儿获得活动性，要尽可能多地给予刺激，但在给予刺激时切记要循序渐进。

（6）努力预防变形。

（7）促通矫正反应、平衡反应及保护伸展反应，但要防止患儿惧怕倾倒的紧张情绪而使肌肉痉挛增强。

（8）在患儿处于较为正常的姿势时，鼓励他进行自发的运动。

**（二）治疗目标**

通过治疗，改善患儿的呼吸功能、排便功能，为床上的移动功能、坐位功能及立位功能做准备。

**（三）应抑制的模式**

在治疗过程中，应抑制全身性屈曲内收模式，躯干部非对称模式和骨盆的扭转，两下肢的屈曲、内收模式。

**（四）应促通的要素**

通过治疗，促使体轴内回旋模式和躯干部的可动性，躯干及髋关节的伸展模式，两上肢及两下肢的外展、外旋运动。

**（五）手法操作范例介绍**

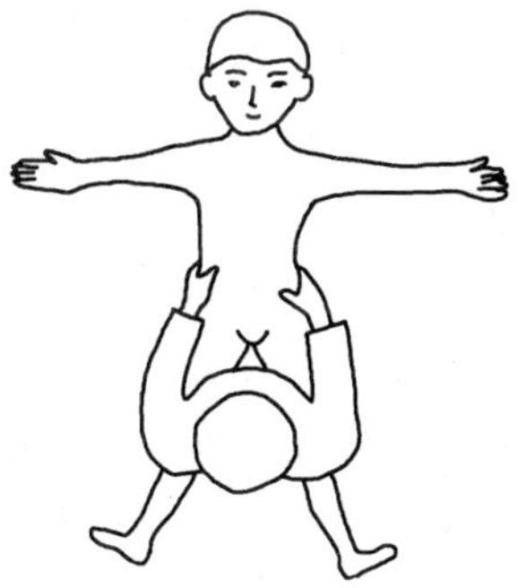

**图 10－18　重症痉挛型四肢瘫的治疗手法（1）**

（1）治疗师跪坐于仰卧位患儿的两下肢之间，将患儿两下肢外展至他可承受的程度，用治疗师的身体保持此外展位（图 10－18）。然后将治疗师的两手放于患儿背部，尽可能地向上方（患儿头侧）牵拉患儿的身体，使其脊柱与髋关节伸展。

（2）治疗师两手从两侧握持患儿骨盆将患儿臀部放于治疗师的双膝上，然后使其躯干下部进行小的体轴内回旋运动，促通躯干部增加可动性（图 10－19）。首先由被动的控制开始，当躯干部稍稍出现可动性后，就应让患儿在这可动范围内进行自发的、

反复的这种可动性练习。当这种操作使胸廓扩张时，还可以起到增强患儿的呼吸运动的作用。

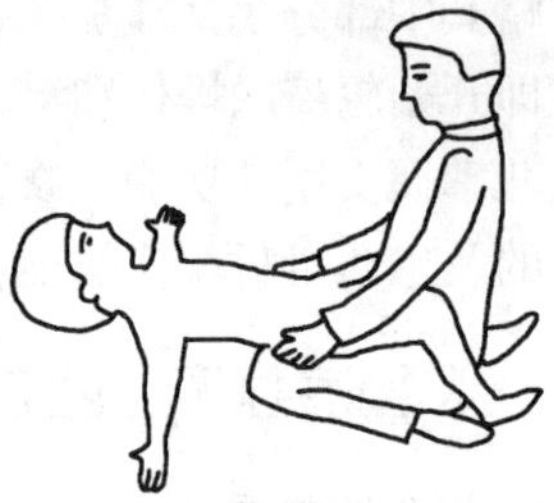

图 10－19 重症痉挛型四肢瘫的治疗手法（2）

（3）让患儿沿滚筒纵轴仰卧于其上，利用滚筒向侧方的转动来促通一侧躯干部的伸长和髋关节和上肢的外旋、外展模式（图 10－20）。当滚筒转动时，可引起患儿体重的移动。例如，向左侧转动时，由于患儿的体重负荷于左侧身体部位，可以使左侧躯干部伸张，而且由于左上肢的重量关系，左侧胸大肌和上肢屈肌群也伸张，由此可以使因痉挛而短缩的肌群弛缓。实施此手法应注意的是，患儿的体重发生移动时，治疗师要牢固地保持他的两侧骨盆，并用两腋窝部固定患儿外展的下肢。滚筒向右侧转动，患儿体重向右侧移动，于是出现了右侧躯干的伸长和髋关节的外展、上肢外展的反应（图 10－21）。

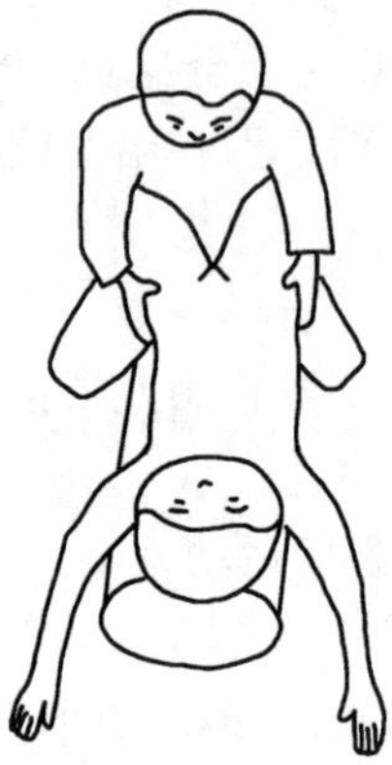

图 10－20 重症痉挛型四肢瘫的治疗手法（3）

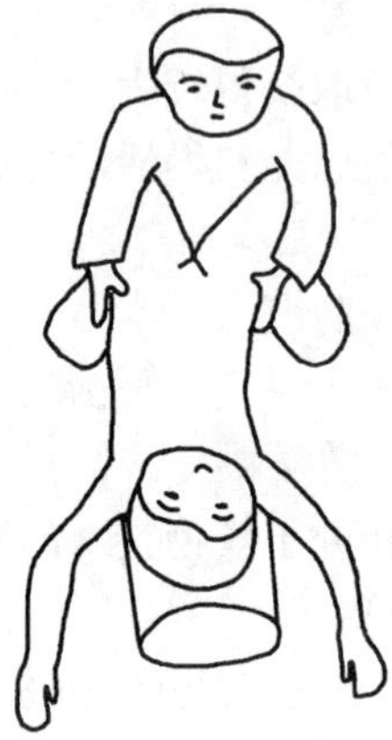

图 10－21 重症痉挛型四肢瘫的治疗手法（4）

反复使滚筒左右转动，可使患儿体验与学习躯干部的运动感觉。

（4）如果通过上述仰卧位的操作，达到了破坏患儿的整体性屈曲模式的目的，使躯干腹侧面上所分布的屈肌痉挛有某种程度减轻时，就让患儿沿滚筒横轴俯卧其上，将操作的关键点移至两足。使滚筒沿患儿的头足方向转动，同时尽可能地伸展他的脊柱和髋关节。治疗师两手握住患儿两足的内侧，使踝关节背屈，同时抑制髋关节的屈曲，给予滚筒转动的刺激，促通全身的抗重力伸展活动（图 10－22）。

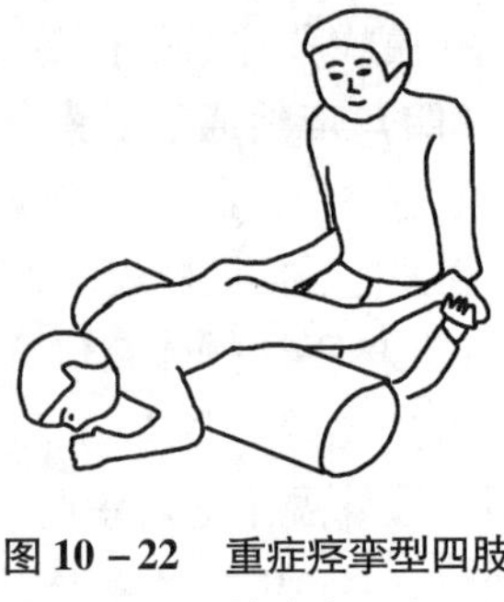

图 10－22 重症痉挛型四肢瘫的治疗手法（5）

（5）继而要强化已经促通的要素，促通患儿学习自发运动。治疗师口头指示患儿做以下动作：将两上肢抬起来，两上肢外展或拍手（图 10－23），这样可增强患儿上半身的活动性，促通抗重力伸展活动。治疗师要通过操作两足来控制由于患儿自发运动而产生的肌肉痉挛的再度增强和代偿模式，渐渐地使两下肢呈外旋位并保持之。

如果通过上述手法治疗，患儿或多或少学习到了躯干部的控制能力，即可以按照本节痉挛型四肢瘫的神经发育学治疗法（从第 7 项开始）进行操作与练习，即坐位平衡的练习，也可进行下述的立位与步行的准备训练。

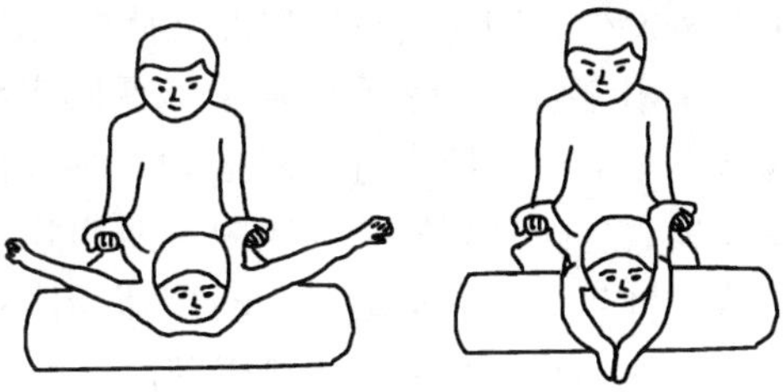

**图 10－23　重症痉挛型四肢瘫的治疗手法（6）**

## 四、痉挛型双瘫或轻度痉挛型四肢瘫的神经发育学治疗法

### （一）治疗目标

通过治疗，使患儿有良好的坐位平衡，在坐位上的上肢所有功能（自立的日常生活动作），立位保持、步行。

### （二）应抑制的模式

在治疗过程中，应抑制患儿髋关节屈曲、内收模式，脊柱的过度后弯或过度前弯，肩胛带、躯干部、骨盆带的非对称模式，伴有上肢内旋的肘屈曲、前臂旋前模式，伴有髋关节屈曲或过度伸展的踝关节跖屈模式。

### （三）应促通的要素

通过治疗，促使患儿具有髋关节伸展、外展、外旋模式，髋关节与躯干部的抗重力伸展活动，对称性发育，由本体感觉的反馈形成的身体认知觉，伴有可动性的上、下肢支持性，上、下肢各关节单位的分离运动或选择性运动。

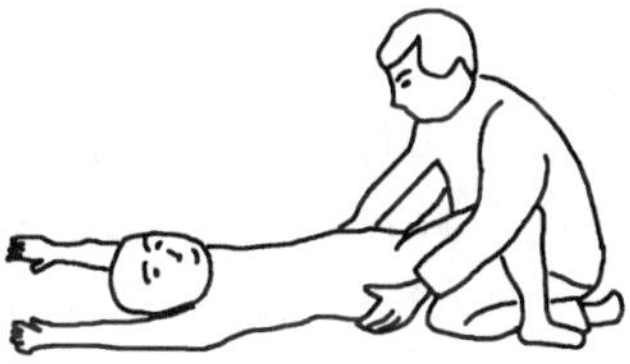

**图 10－24　痉挛型双瘫或轻度痉挛型四肢瘫的治疗手法（1）**

### （四）手法操作范例介绍

（1）患儿仰卧位，治疗师跪坐于其下肢处，口头指示患儿将两上肢最大限度地举向头的方向，膝屈曲位足底着床。治疗师用两腋窝向下方压迫患儿的两膝，使踝关节保持背屈位；用两手保持患儿骨盆让患儿抬起臀部，做搭桥样动作（图 10－24）。

（2）当患儿抬起臀部时，会由于仅仅产生背部肌肉的收缩而发生脊柱过度伸展即腰椎前弯的代偿动作，导致骨盆前倾，为了抑制这种代偿动作，治疗师可以用两腋窝部加大对患儿膝部的压迫。逐渐延长臀部抬起所持续的时间，促通臀部肌群和腹部肌群的同时收缩。稍有反应，就应让患儿自己努力地持续地抬臀，必要时对臀部和腹部予以叩击，让患儿学习自己控制抬臀的时间（图 10－25）。

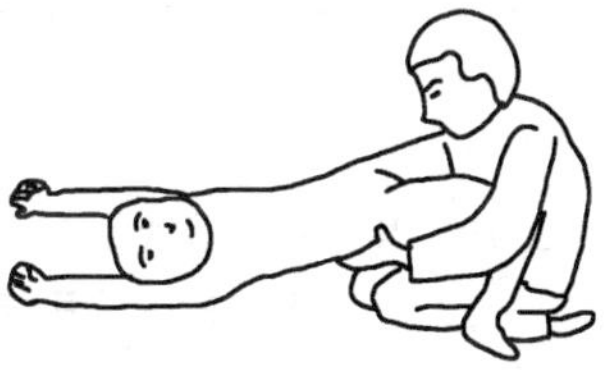

**图 10－25　痉挛型双瘫或轻度痉挛型四肢瘫的治疗手法（2）**

（3）为了改善脊柱伸展和髋关节的可动性，将滚筒的一头垫高，让患儿两下肢夹住滚筒站立，治疗师坐于患儿后方的滚筒上，用双手保持患儿的两膝部，使其

下肢呈外旋位，同时用一侧肩部支持患儿的臀部（图10－26）。

（4）让患儿的两手在滚筒上像两脚走路一样交替向前方运动，然后再交替地向后方运动，如此反复地进行前后运动。在进行这一练习过程中，治疗师要在患儿手向前方运动时，完全地抑制膝的屈曲及肌肉痉挛，用肩部顶住患儿臀部同时促通脊柱的伸展。在患儿手向后方运动时，治疗师要抑制患儿两下肢内收与内旋的肌肉痉挛及踝关节跖屈的肌肉痉挛，并用肩给臀部以抵抗，促通躯干肌肉的同时收缩（图10－27）。

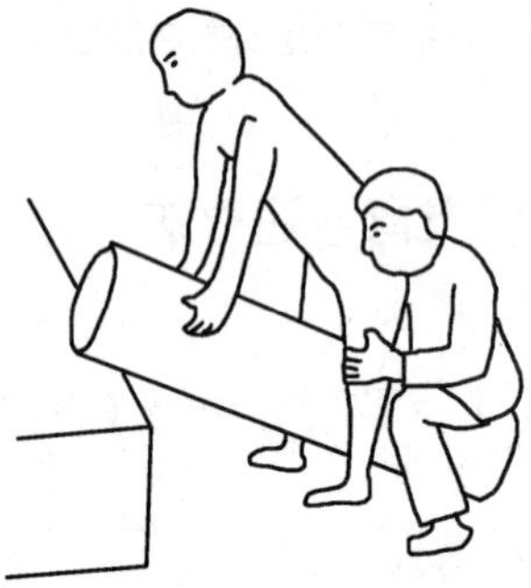

**图10－26　痉挛型双瘫或轻度痉挛型四肢瘫的治疗手法（3）**

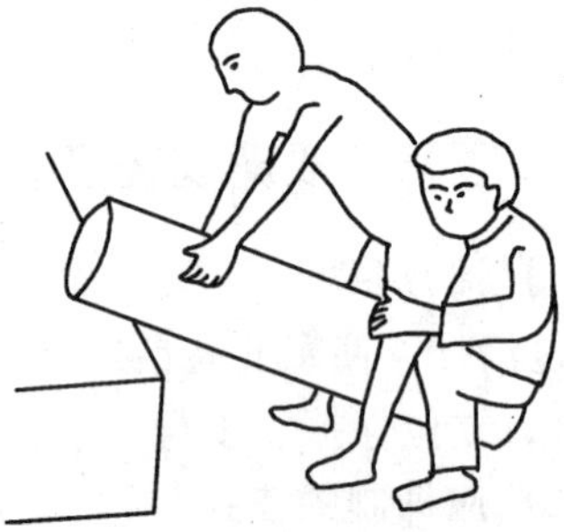

**图10－27　痉挛型双瘫或轻度痉挛型四肢瘫的治疗手法（4）**

（5）当骨盆带的可动性稍有改善后，可让患儿用一侧上肢支撑于滚筒上，另一侧上肢举向侧方，以此运动方式来诱发体轴内的回旋运动（图10－28）。这时因为体重向侧方移动，容易引起膝与肘关节的屈曲，所以治疗师一定要注意确实地保持患儿的膝关节（防止发生屈曲），同时给患儿臀部以支持。

（6）进行两上肢交替上举的练习，当左上肢支撑时，鼓励患儿将右上肢尽量高举及进行向侧方外展的运动，进一步促通体轴回旋（图10－29）。随着体轴内回旋运动的改善，逐渐地肌肉的正常收缩会逐次地波及到骨盆带、两下肢、两膝及两足部，也可以达到改善各关节的可动性的目的。

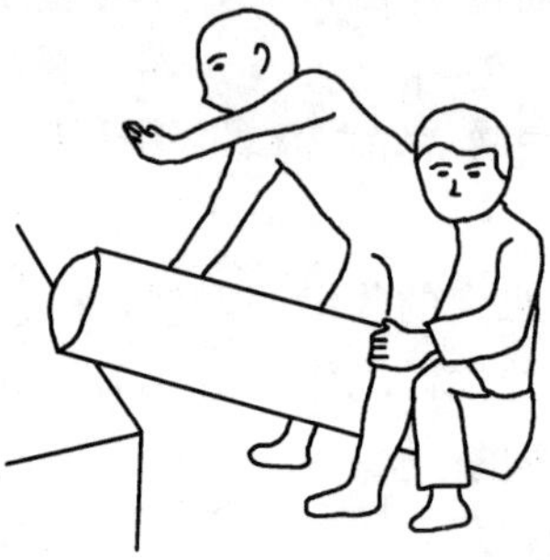

**图10－28　痉挛型双瘫或轻度痉挛型四肢瘫的治疗手法（5）**

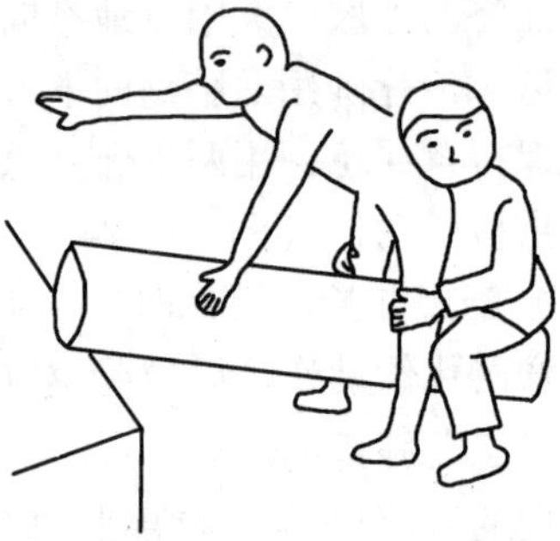

**图10－29　痉挛型双瘫或轻度痉挛型四肢瘫的治疗手法（6）**

（7）当患儿两下肢内收、内旋的肌肉痉挛减轻，脊柱的伸展变得容易时，治疗师一边仍然用肩部顶住其臀部，一边将患儿的体重大部分移向后方，这时要注意控制两下肢保持外旋、外展状态（图10－30）。

（8）继上述操作之后，治疗师只支持患儿的臀部，让他坐于地上。坐下时一定要注意保持两下肢的外旋、外展及膝关节的伸展状态（图 10－31）。患儿两下肢夹住滚筒一端，目的是让他体验正常的伸腿坐位，即两下肢外旋、外展位，膝关节伸展位，髋关节屈曲位的状态及脊柱的伸展状态相组合的坐位。痉挛型双瘫患儿的异常发育中所见到的“W”状坐位，正好与伸腿坐位相对抗，因此必须让患儿体验伸腿坐位。

可以在这种坐位上练习上肢的正常的多种多样的活动性，并进一步促通坐位平衡的发育。

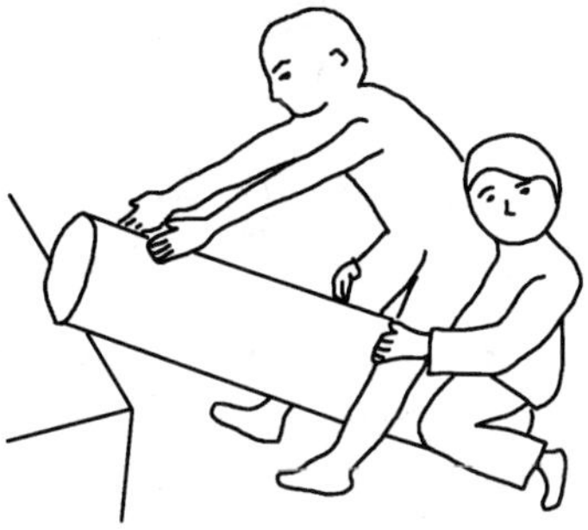

**图 10－30　痉挛型双瘫或轻度痉挛型四肢瘫的治疗手法（7）**

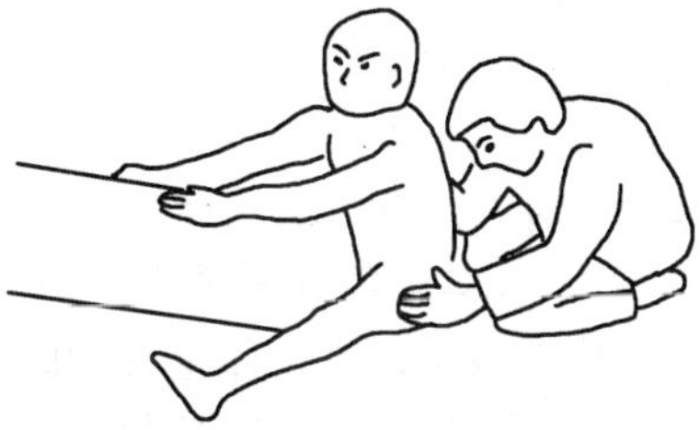

**图 10－31　痉挛型双瘫或轻度痉挛型四肢瘫的治疗手法（8）**

(9) 应尽可能早期给患儿以立位的机会。可以将滚筒靠墙立住，让患儿背靠它练习站立。这时治疗师在患儿前方，用双手保持他的骨盆，使髋关节与脊柱、膝关节伸展（图10－32）。患儿自身也要学习这些伸展运动，但注意不是向后方的伸展，而是向上方的伸展。

（10）为了减少对患儿的扶持，可以在患儿身后放一适当高度的桌子，让患儿两手向后支撑于桌面上，治疗师在其后保持患儿两肩部并控制手的支撑动作（图 10－33）。这时要注意保持髋关节和脊柱的充分伸展，并将体重负荷于双足跟部。

（11）治疗师通过控制患儿肩胛带的操作使其体重向侧方移动，当体重移动到一侧下肢时，要诱导该侧下肢与躯干的充分伸展（图 10－34）。

（12）对于对立位持有不安心理的患儿，可利用大球来训练。如图 10－35 所示，让患儿两手前伸支撑于大球上，治疗师跪于身后，两手扶持患儿双肩使其直立。同时，

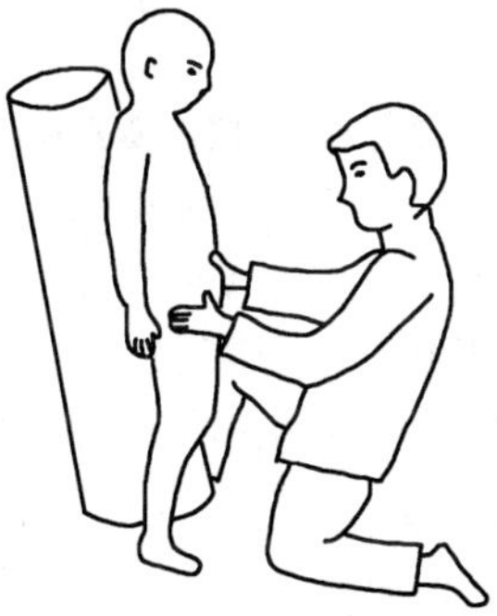

**图 10－32　痉挛型双瘫或轻度痉挛型四肢瘫的治疗手法（9）**

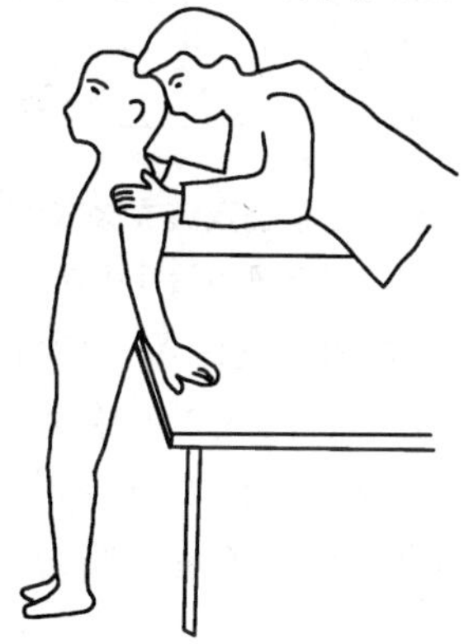

**图 10－33　痉挛型双瘫或轻度痉挛型四肢瘫的治疗手法（10）**

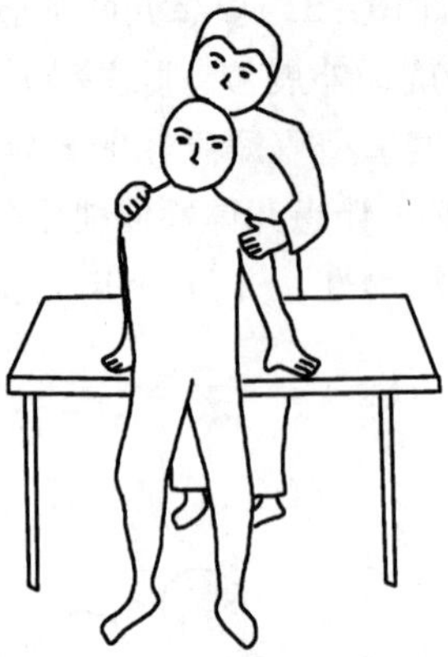

**图 10－34　痉挛型双瘫或轻度痉挛型四肢瘫的治疗手法（11）**

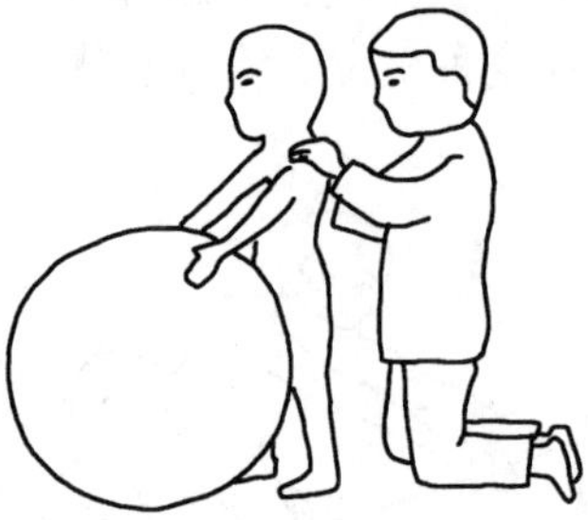

**图 10－35　痉挛型双瘫或轻度痉挛型四肢瘫的治疗手法（12）**

在这种体位上也可以进行体重移动的练习。

（13）进一步减少对患儿的支持，使患儿基本上依赖自身的控制来站立。治疗师可在患儿后方，用两手顶住患儿的两手心予以支持，使患儿保持立位（图 10－36），应用远隔部位的操作。这种状态下仍然要让患儿进行体重移动的练习。

（14）治疗师轻轻向上推患儿左上肢，使患儿用右手支撑支持体重，同时要增加右上肢的外旋模式，诱发右下肢的支持性和右侧躯干部的自动的伸长（图 10－37）。反复地进行体重向左、右两侧的移动，让患儿学习步行时支撑相下肢的支持性和摆动期的下肢的活动性。

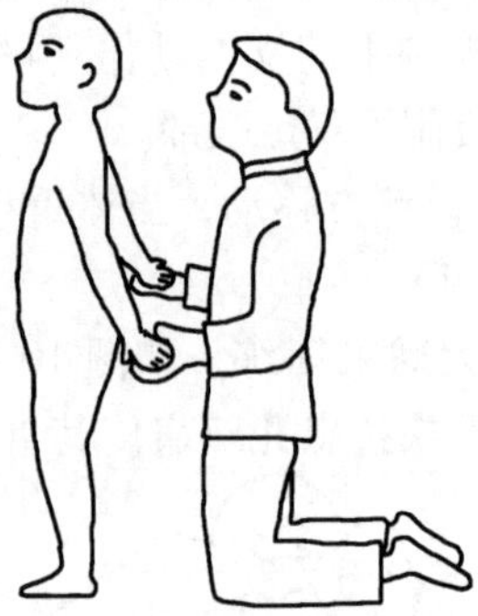

**图 10－36　痉挛型双瘫或轻度痉挛型四肢瘫的治疗手法（13）**

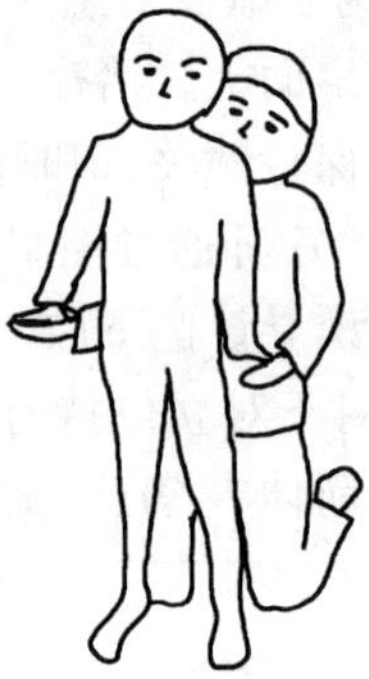

**图 10－37　痉挛型双瘫或轻度痉挛型四肢瘫的治疗手法（14）**

（15）进行迈步的练习：治疗师在患儿前方进行控制，当患儿向前方迈出一侧下肢时，整体性屈曲、内收模式会重新出现。这时，治疗师可向上方牵拉患儿双手，使患儿两上肢高高举起，诱发全身的伸展（图 10－38）。在持续的出现全身伸展活动的同时，用一侧下肢负荷体重，使另一侧下肢松弛地迈向前方。

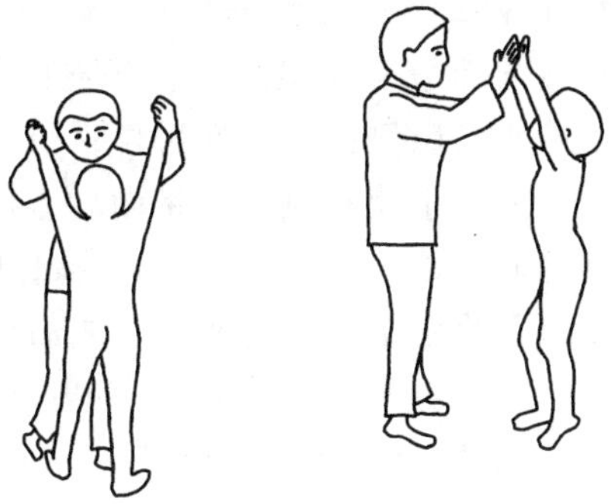

图 10－38 痉挛型双瘫或轻度痉挛型四肢瘫的治疗手法（15）

## 五、痉挛型偏瘫的神经发育学治疗法

### （一）治疗目标

通过治疗，诱发患儿两侧性的活动，增强患侧躯干部和患侧上、下肢的支持功能以及患侧手的抓握功能以补充健侧的功能。

### （二）应抑制的模式

（1）患侧肩胛带和骨盆带的向后方回旋（后退）。

（2）患侧躯干部的短缩。

（3）患侧上肢屈曲与内收，肘屈曲、拇指内收和所有手指的屈曲。

（4）髋关节屈曲、膝关节的过度伸展（膝反张），尖足及所有足趾的屈曲。

（5）由于健侧的过剩活动或代偿活动而导致的患侧的联合反应。

### （三）应促通的要素

通过治疗，促通患侧肩胛带向前方突出，患侧上肢向前方、侧方、后方伸展；患侧躯干部的支持性和可动性；伴有患侧下肢可动性的抗重力伸展活动；正中位指向；手掌和足底部的触觉。

### （四）手法操作范例介绍

（1）生后6个月以内的偏瘫患儿，要在仰卧位上促通其对称性的发育。治疗师操作时，要保持患儿的两肩胛带向前方突出及头部的正中位。让患儿将两上肢与手同时放在胸前或脸上（图10－39），要特别注意患侧手。也应指导患儿家长在日常生活中注意上述几点。

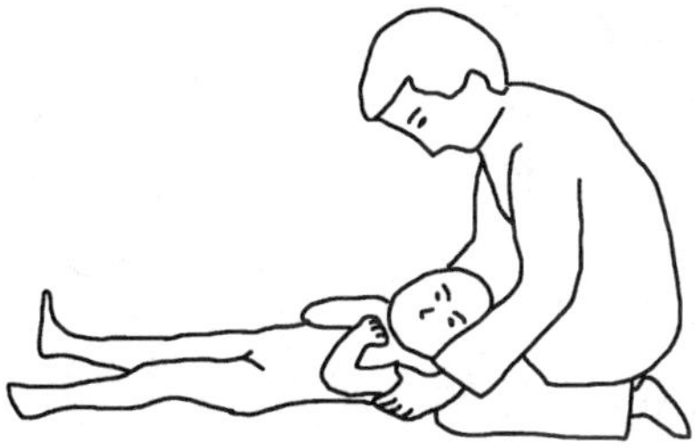

图 10－39 痉挛型偏瘫的治疗手法（1）

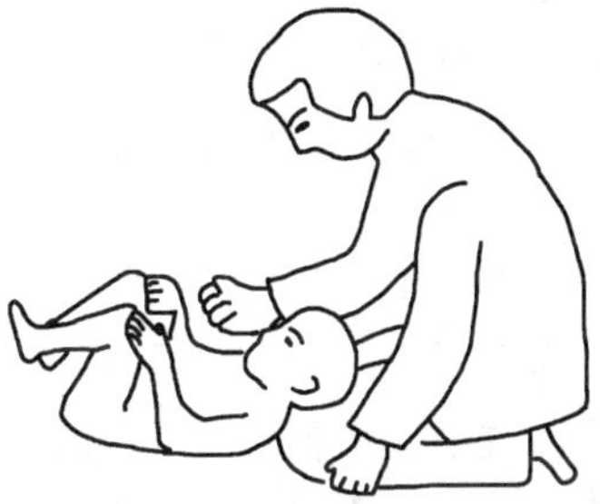

图 10－40 痉挛型偏瘫的治疗手法（2）

（2）让患儿对称地进行下肢踢蹬动作的练习，同时要修正其骨盆的扭转（图10－

40)。诱发患儿两手触摸两下肢的动作，设法丰富其在仰卧位上的正常感觉运动经验。

（3）患儿逐渐长大后出现异常发育，患侧上、下肢肌肉痉挛逐渐明显。对这样的患儿进行治疗的方法是，让患儿呈患侧在上的侧卧位，治疗师一手向前方推患侧肩胛带以达抑制其的后退的目的，另一手使同侧骨盆带向后方回旋，同时两手向头足两侧牵拉患侧躯干部，拉长该侧躯干的短缩（图 10－41）。操作时要将患儿的患侧手掌固定于床面上并保持之，从肩部向下给手掌以压迫刺激。之后使患儿从侧卧位上轻微地向腹侧活动，然后再向背侧活动，反复进行这一操作，使躯干部产生正常的可动性。

（4）继上述操作之后，一边扶持患儿患侧肩胛带一边使患儿从侧卧位变为俯卧位，让患侧上肢负荷体重。治疗师在抑制患侧肩胛带后退和患侧上肢屈肌痉挛的同时诱导患儿的体重向患侧移动（图 10－42）。

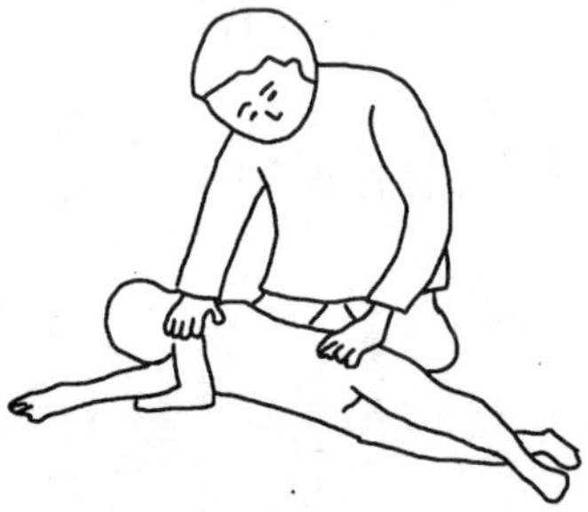

**图 10－41　痉挛型偏瘫的治疗手法（3）**

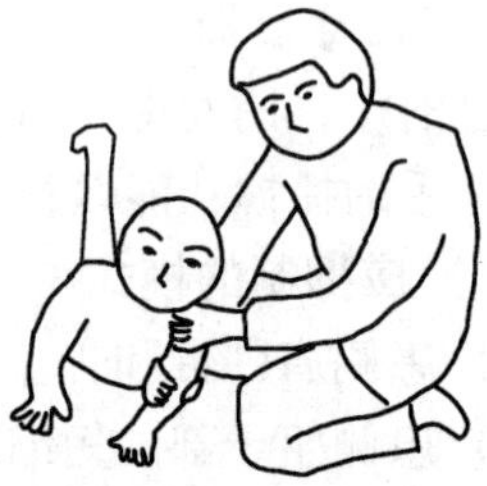

**图 10－42　痉挛型偏瘫的治疗手法（4）**

（5）治疗师控制患侧肩胛带周围肌群使之保持支持性，使患儿呈两肘支撑的俯卧位。然后用一只手握持患儿的两手，诱导两肘关节的分离运动（图 10－43）。指示患儿两手指交叉在一起，两手放于口或脸前，使患儿能注意到自己的手，要反复练习。

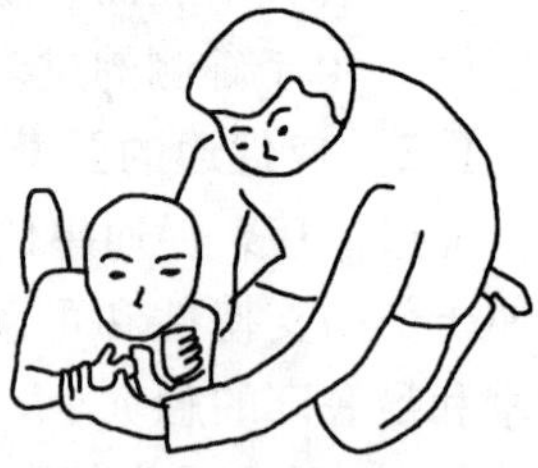

**图 10－43　痉挛型偏瘫的治疗手法（5）**

（6）如果偏瘫患儿接受治疗很晚，已经形成了一些异常姿势和异常运动模式，如从床上起来时只应用健侧，坐位只用健侧臀部支持体重，坐位移动时只用健侧上肢与下肢等，完全没有腹爬移动和四爬移动的经验，这时患侧的肌肉痉挛已相当明显（图 10－44）。

（7）对上述情况的患儿进行治疗的方法是，治疗师跪坐于患儿患侧一方，用两手支持患侧上肢；即一只手支持患侧腋窝，另一只手支持患侧的前臂或肘，使患儿将身体重量慢慢移向患侧（图 10－45）。

（8）如果患侧上肢的屈肌痉挛非常明显，不要过分被动地牵拉肘关节，可通过逐步地将体重负荷于患侧的坐骨结节上的手法，使患侧上肢自然地外展（图 10－46），这一操作也同时能促通肘关节的伸展。

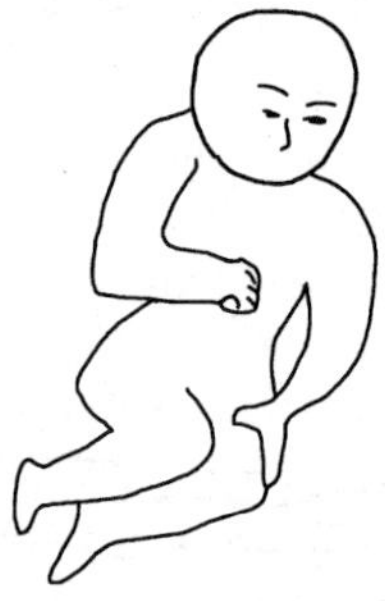

**图 10－44　痉挛型偏瘫的异常姿势模式**

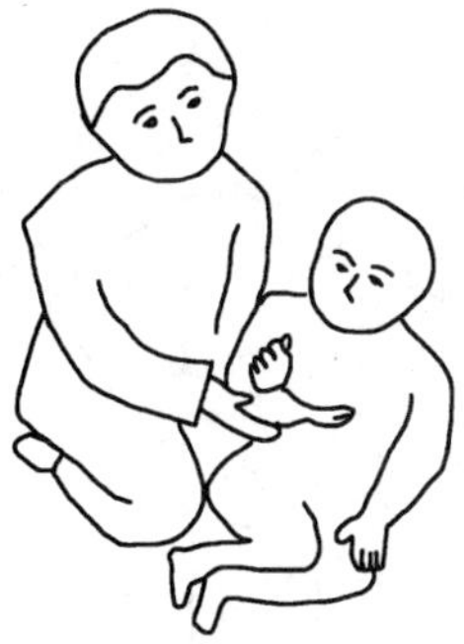

图 10－45　痉挛型偏瘫的治疗手法（6）

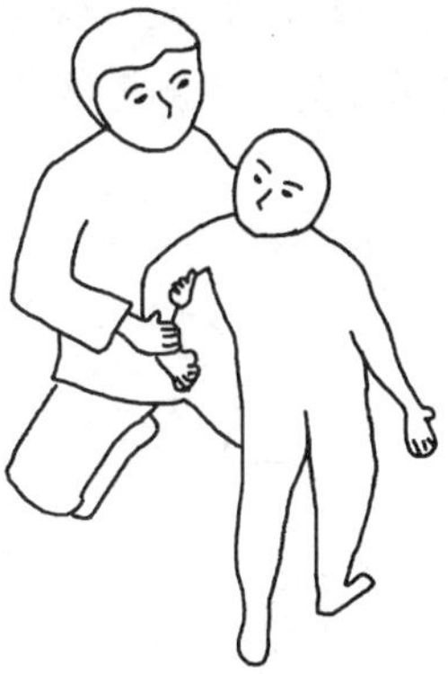

图 10－46　痉挛型偏瘫的治疗手法（7）

（9）当患侧躯干被最大限度的拉长，患侧的矫正反应出现时，就比较容易控制患侧上肢的屈肌痉挛，这时治疗师应保持患儿患侧上肢的伸展位（图 10－47）。

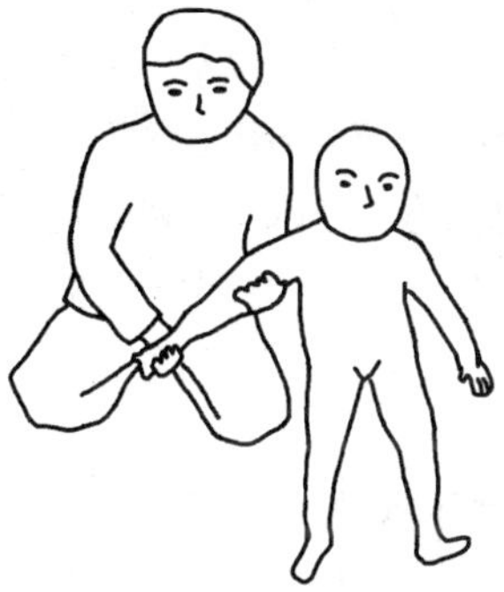

图 10－47　痉挛型偏瘫的治疗手法（8）

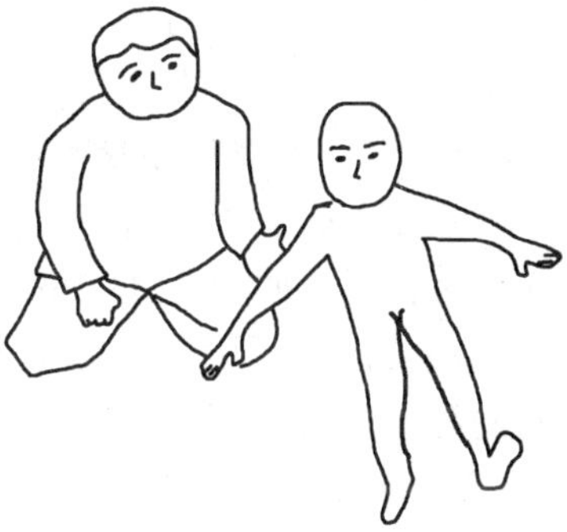

图 10－48　痉挛型偏瘫的治疗手法（9）

（10）操作手法从抑制患侧屈肌痉挛过渡到促通保护伸展反应的手法，同时提高患侧上肢的伸展与支持性。这一操作手法可以促通对称的坐位姿势和患侧的坐位平衡的发育（图 10－48）。

（11）继上述操作之后，治疗师将操作的关键点转移至患侧远位部的手与足。治疗师在患儿的前面，一只手握住患儿的患侧手，另一手握住患侧脚，这时要保持患侧上肢处于伸展、外旋位及腕关节的背屈位，下肢处于外展、内收的中间位和外旋、内旋的中间位，然后将患侧下肢抬起使体重向后方移动（图 10－49）。

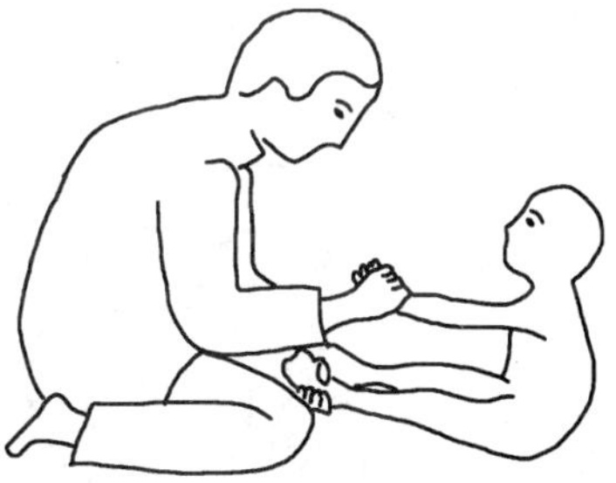

图 10－49　痉挛型偏瘫的治疗手法（10）

（12）在促通患侧躯干部的矫正反应的同时，彻底抑制患侧腕关节和踝关节的肌肉痉挛。治疗师用一只手握住患儿患侧腕部，使患侧上肢上举并向外侧伸展，直至患侧坐骨结节上的平衡反应良好，具体体现在患儿负荷在治疗师操作中的两手上的体重逐渐减轻（图10－50）。

（13）立位训练时，治疗师一只手要扶持患儿患侧上肢使之呈伸展、外展、外旋位，用另一只手修正患儿患侧骨盆带的回旋，并向下方压迫骨盆，使患侧下肢确实负荷体重（图10－51）。

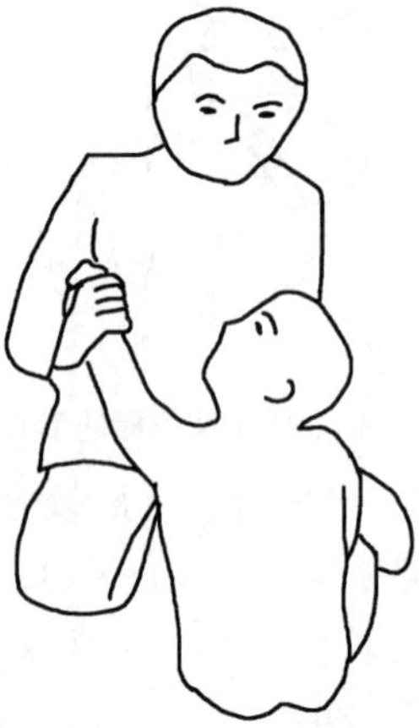

图10－50　痉挛型偏瘫的治疗手法（11）

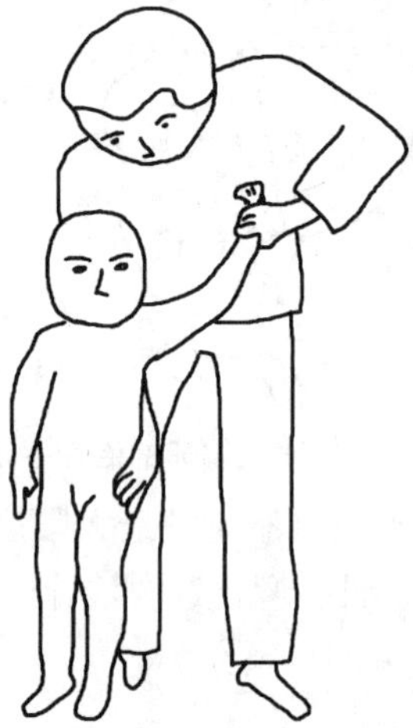

图10－51　痉挛型偏瘫的治疗手法（12）

（14）在诱导步行时，要保持患侧上肢的伸展、外旋位，抑制肩胛带后退，注意不要使患侧整体向后方回旋。这样就可以修正因上肢联合反应而引起的屈曲模式，以及由于骨盆向后方回旋而引起的膝关节过伸展、尖足等下肢伸肌肌肉痉挛等异常模式，以达形成对称的步行的目的（图10－52）。

（15）当患儿呈现出非常明显的异常发育，仅用健侧下肢进行代偿性的步行时，治疗师可在患儿后方，让患儿面向墙壁，两手掌扶着墙壁，自己用一只手抬起患儿的健侧下肢，使其脚离地、膝关节向后方屈曲，练习只由患侧下肢负荷体重的立位（图10－53）。开始时或许会增强患儿尖足和膝过度伸展的症状，治疗师可用另一只手使患侧骨盆稍稍地向前方回旋，这样可增大患侧下肢的可动性，减少肌肉痉挛及由其引起的异常模式。

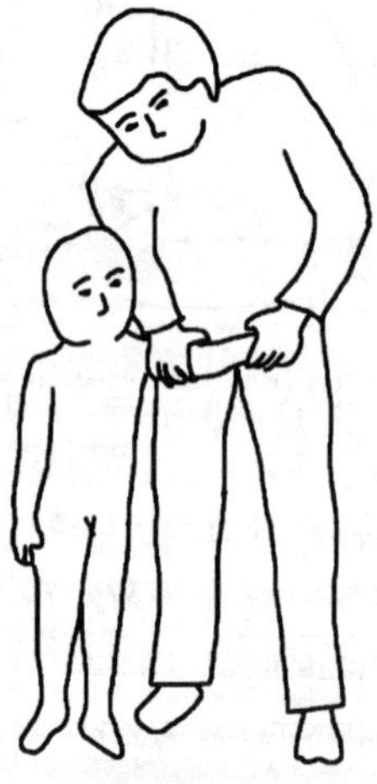

图10－52　痉挛型偏瘫的治疗手法（13）

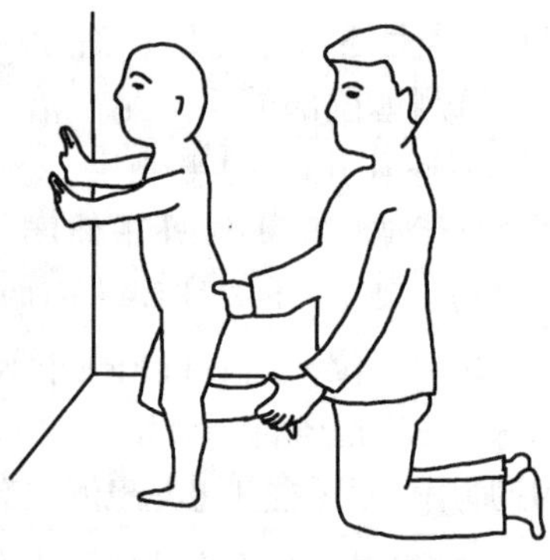

图10－53　痉挛型偏瘫的治疗手法（14）

# 第二节　不随意运动型脑性瘫痪的神经发育学治疗法

## 一、不随意运动型脑性瘫痪的共同问题

不随意运动型脑性瘫痪的共同问题归纳见图 10－54。

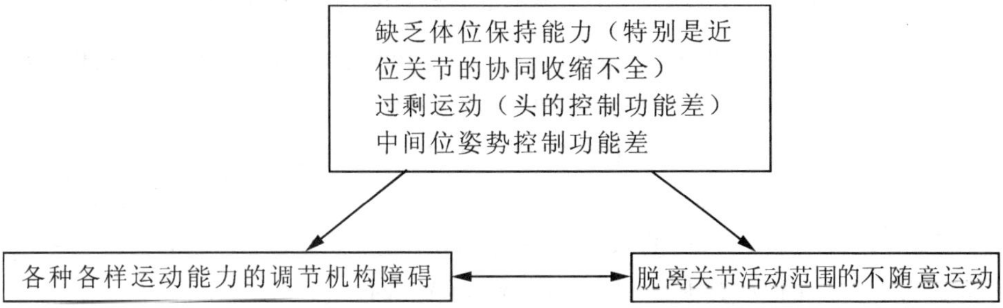


**图 10－54　不随意运动型的主要问题**

## 二、各类型不随意运动型脑性瘫痪的治疗原则

### （一）中度痉挛型不随意运动

（1）治疗方法与中度痉挛型基本相同。

（2）用反射性抑制模式来抑制肌肉痉挛。

（3）在重点控制头、肩、肩胛带、上肢的同时进行全身的控制。

（4）注意保持身体的直线化和头的正常位置及对称姿势。

（5）促通矫正、平衡、保护伸展反应的发育。

（6）控制整体可动范围内的活动，指导患儿保持头部、颈部及躯干的中间位。

### （二）重度痉挛型不随意运动

（1）应用反射抑制姿势模式抑制肌肉痉挛。

（2）如果肌紧张降低，采用压迫、抑制叩击来提高肌紧张，使之接近正常。

（3）从头部、肩、肩胛带、骨盆、脊柱、上肢开始控制全身。

（4）注意身体的对线和头的正常位置，使全身呈对称姿势。

（5）促通矫正、平衡、保护伸展反应的发育。

（6）通过控制所有的可动范围内的活动，使患儿头部、颈部及躯干保持中间位。

### （三）舞蹈样不随意运动与单纯不随意运动

（1）应用反射抑制姿势模式抑制痉挛。

（2）给予刺激，但不能过度。

（3）应用体重负荷、压迫、抵抗来提高肌紧张，使之接近正常化。

（4）使患儿得到持续的肌紧张和运动中体位固定。

（5）通过对头部、肩、肩胛带、骨盆、脊柱、上肢等的操作，达到控制全身的目的。

（6）注意保持头部处于正中位及全身的对称姿势，并使身体呈一直线。

（7）应用压迫叩击刺激本体感觉、皮肤感觉的感受器。

（8）应用交替叩击和压迫叩击调整矫正反应，平衡反应，保护伸展反应，促通其发育。

（9）控制各种可动范围上的活动，特别是要使伸展的肌肉收缩，使之保持中间位。

综上所述，对不随意运动型患儿的治疗，应注意对其动摇性的肌紧张的操作，从而控制过剩运动，控制患儿能保持中间位，促通肌肉的同时收缩。

## 三、重度紧张性不随意运动型患儿的手法操作范例介绍

重度紧张性不随意运动型患儿的发育水平一般只能终生取卧位，发育明显的异常与迟滞，治疗较为困难。治疗手法可参照以下步骤进行。

（1）本类型患儿在幼小时可能曾会坐或会四爬移动，到了10岁以后乃至青春期症状反而恶化，成为只能取卧位而完全没有自发运动的状态。这样患儿由于全身的肌紧张过强而产生疼痛，呼吸也受限。治疗时应设法破坏他的异常姿势模式，使患儿从痛苦中解放出来（图10－55）。

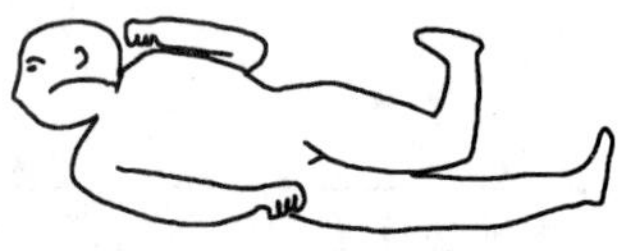

图10－55　重症不随意运动型异常姿势模式（1）

（2）进行手法操作前首先要分析一下此类型患儿典型的异常姿势模式的形成过程。正常人的仰卧位姿势是以伸展占优势，全身处于适度的松弛状态，可以屈曲身体的任何部位（图10－56a）。而此类型患儿表现为上半身障碍重于下半身，又由于存在阵发的肌肉痉挛而将全身拉向重力方向。头的控制能力得不到发育，呈过度伸展倾向，同时全身也随着头部呈过紧张状态，这些症状是由于紧张性迷路反射的影响而产生的（图10－56b）。

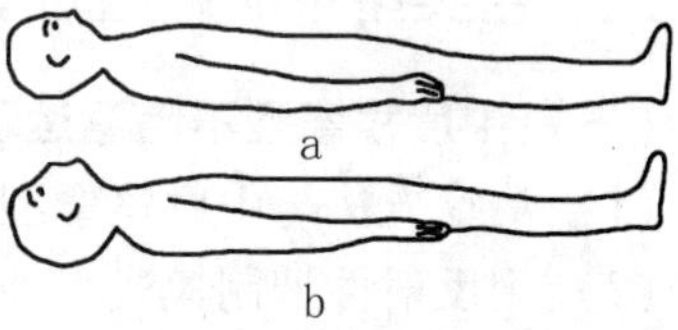


图10－56　重症不随意运动型异常姿势模式（2）

（3）如果紧张性迷路反射的影响长期存在，会导致全身伸肌痉挛亢进的恶性循环。这时患儿不仅头部过度伸展，肩胛带呈现出向上牵拉及后退状态，而且由于胸椎部的过度伸展，患儿两手够不到自己的胸部，因而也不能放到胸部（图10－57）。

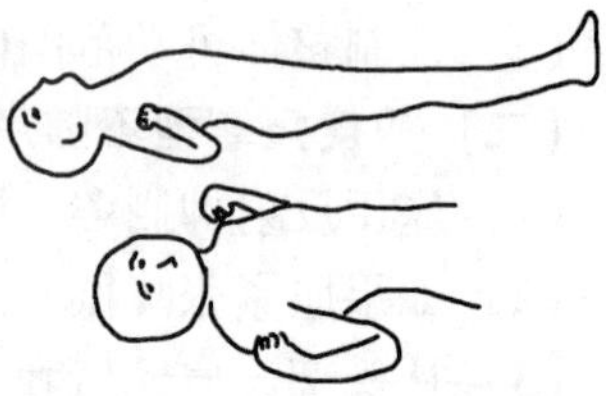

图10－57　重症不随意运动型异常姿势模式（3）

（4）随着生长发育，因全身的过紧张状态会使患儿身体发生扭转，形成非对称的姿势，又由于过度伸展而形成背部肌肉的短缩。表现显著短缩一侧的躯干及骨盆被牵拉向上方，形成了继发的髋关节屈曲、内收、内旋模式。由于紧张性迷路反射和非对称性紧张性颈反射两者的作用，使患儿固定于这种病态的模式上（图10－58）。

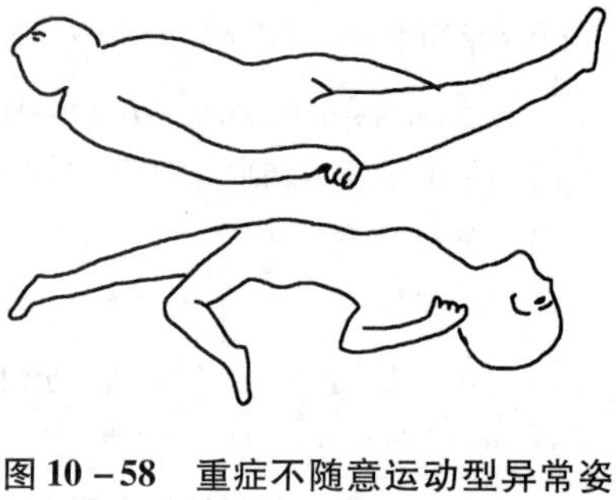

图10－58　重症不随意运动型异常姿势模式（4）

（5）治疗师根据上述分析，应先进行的手法操作是破坏病态的姿势模式。首先要拉长较短

缩一侧的躯干，修正骨盆与下半身的姿势，使之对称。然后用一只手向下牵拉患儿明显屈曲的下肢及同侧骨盆（图10－59）。

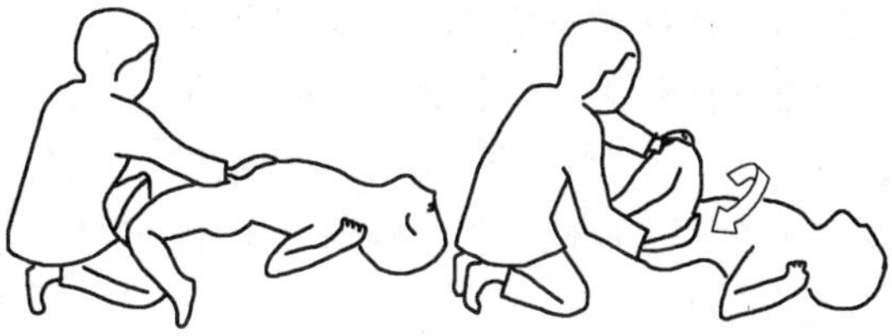

图10－59 重症不随意运动型治疗手法（1）

（6）治疗师用自己的胸部固定患儿被强制屈曲的一侧下肢的足底部，然后在修正骨盆的扭转和拉长短缩的躯干的同时，缓慢地将骨盆整体向后方回旋（图10－60a）。在这一操作期间要减少腰椎部的过伸展，当腰椎部的伸肌痉挛减少时，就要使另一侧下肢也屈曲，这样，患儿的两足底都被治疗师的胸部固定。然后，进一步强制的向后方回转骨盆，使上半身呈对称姿势，等待患儿的反应（图10－60b）。

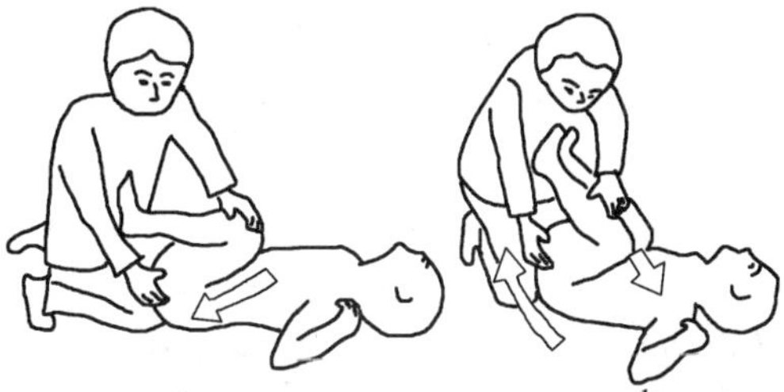

a　　　　b

图10－60 重症不随意运动型治疗手法（2）

（7）患儿下半身的对称性主要由治疗师的身体来保持（图10－61a）。治疗师用两只手操作患儿的骨盆与下肢，将下半身向侧方扭转，并给予肩胛带以活动性，利用向床面的压迫使两侧肩胛带稍向前突出（图10－61b），然后将患儿身体向中间位扭转（图10－61c）。

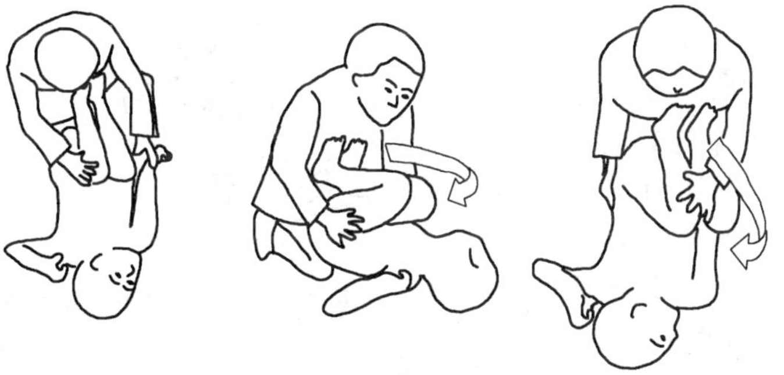

a　　　　b　　　　c

图10－61 重症不随意运动型治疗手法（3）

（8）治疗师逐渐的通过操作使患儿上半身也成为对称姿势，同时握住患儿的两上肢并拉向下方。也就是说，将操作的关键点改为保持患儿的两上肢。当然仍然用自己的身体握持患儿的下半身的对称性并抑制过紧张，而且要在抑制颈部过伸展的同时，控制头部使其保持在中间的位置（图10－62）。

（9）在保持上述的反射抑制姿势的同时，逐渐掌握患儿的两肩，使患儿的身体向竖直方向抬起，促通患儿头部的向前方的矫正反应。治疗师要鼓励患儿自发的抬头（图10－63）。

（10）结合患儿头部的矫正反应，继续牵拉患儿肩与上肢使之移行于坐位姿势（图

10－64a）。这样就会完全抑制伸肌的痉挛，这就是被称之为“抱球”的反射抑制姿势（RIP）。然后治疗师用一手前臂环绕患儿的颈后部，并保持这一姿势（图 10－64b）。

（11）上述的反射抑制姿势是由治疗师被动地控制患儿的全身，这样就剥夺了患儿的自由。而且，通过反射抑制姿势虽然抑制了病态的姿势与反射，但

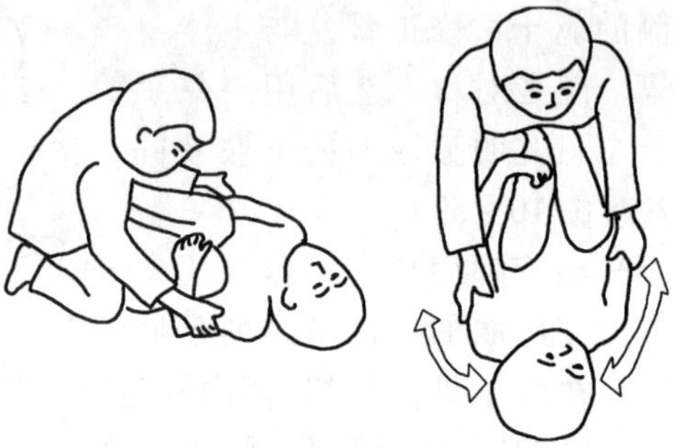

**图 10－62　重症不随意运动型治疗手法（4）**

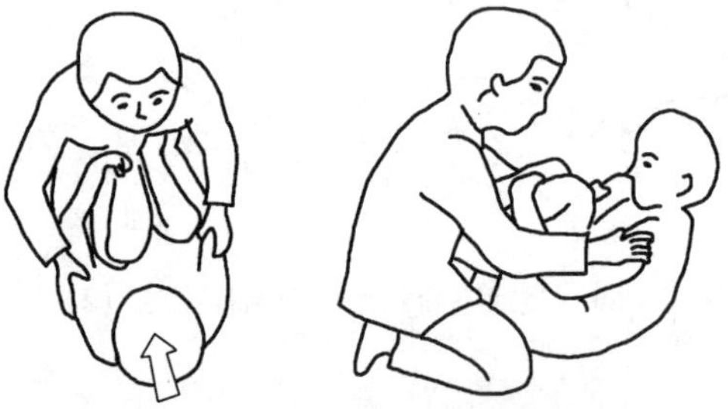

**图 10－63　重症不随意运动型治疗手法（5）**

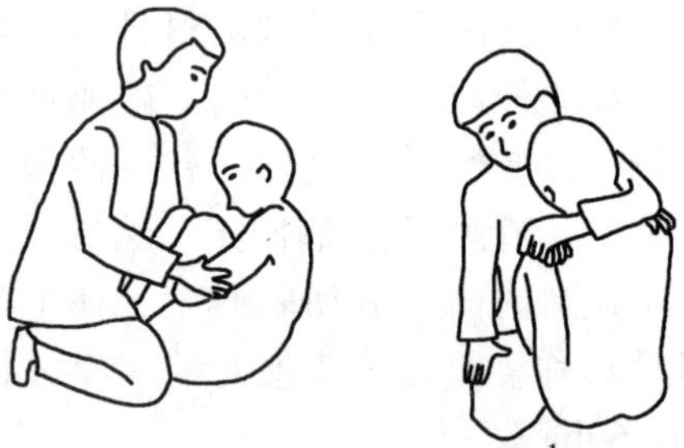

a　　b

**图 10－64　重症不随意运动型治疗手法（6）**

仍然是通过治疗师的操作进行的，一旦脱离了治疗师的操作与控制，就会有恢复到原来的过紧张状态的可能性。因此要设法给予患儿少量的扶持与协助，并不失去已经形成的松弛的状态，让患儿自己掌握抑制效果。例如，让患儿将两上肢在胸前交叉，两手搭于自己的肩上，治疗师用一侧上肢压住患儿两手来保持其姿势（图 10－65a），这样治疗师就可用另一只手握住患儿下肢，使之逐渐从抱球姿势中解放出来。或者将患儿两下肢放于跪坐的治疗师的腿上，保持其腰椎的后弯的姿势（图 10－65b）。

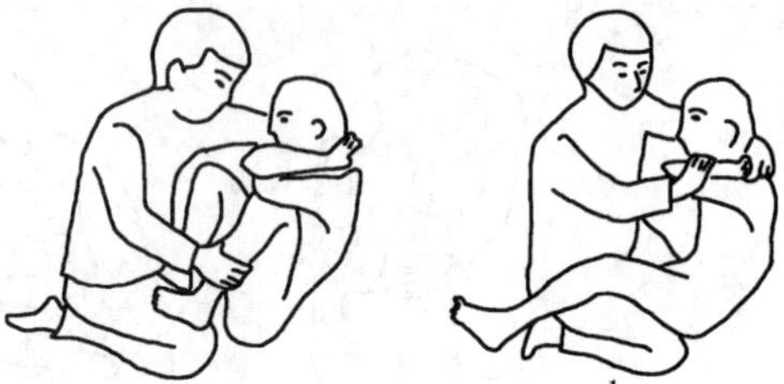

a　　b

**图 10－65　重症不随意运动型治疗手法（7）**

（12）患儿的下肢从抱球姿势中解放出来之后，还要解放患儿的上肢。方法是，治疗师将操作的关键点移向患儿的两手，使患儿的一侧上肢保持在前方，另一侧上肢呈肘关节屈曲位，在治疗师的操作下，用屈曲的上肢从前方压迫自己的胸部和腹部。通过左右交叉地进行这一操作，可以促通正常的体轴内回旋和头的矫正活动，逐渐地诱发出多种姿势反应，使患儿学习随意的控制能力（图 10－66）。

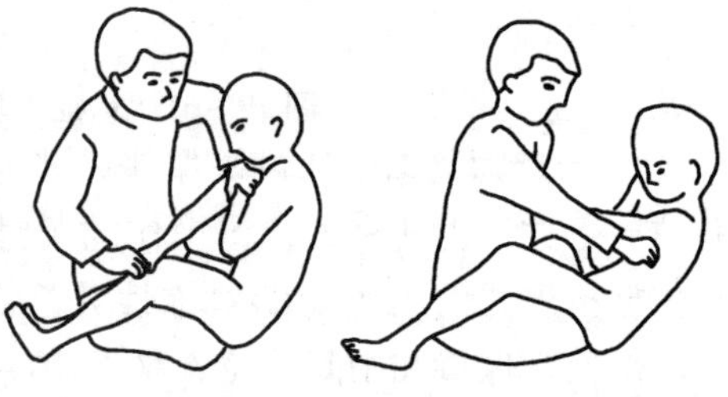

**图 10－66　重症不随意运动型治疗手法（8）**

在上述治疗之后，可进行维持坐位的练习、上肢的伸展、手的抓握与伸展、饮食

动作、咽下与咀嚼运动、发声的练习等。

## 四、中度紧张性不随意运动型患儿的神经发育学治疗法

中度紧张性不随意运动型患儿可以获得坐位能力，但因异常发育常难以应用上肢。

### （一）治疗目标

为坐位平衡做准备，促通两上肢的伸展及手的抓握功能，穿、脱衣服的功能，摄食功能，发声，语言功能。

### （二）应抑制的模式

应抑制头部、颈部及躯干部的非对称性，肩胛带后退或被牵拉向上方，胸椎及腰椎部的过度伸展。

### （三）应促通的要素

控制与保持头部正中位、两肩胛带前方突出和拉向下方、颈部与躯干的对称性，在坐位上控制躯干部使之竖直，两上肢的分离与选择性运动、两手的正常感觉运动反馈。

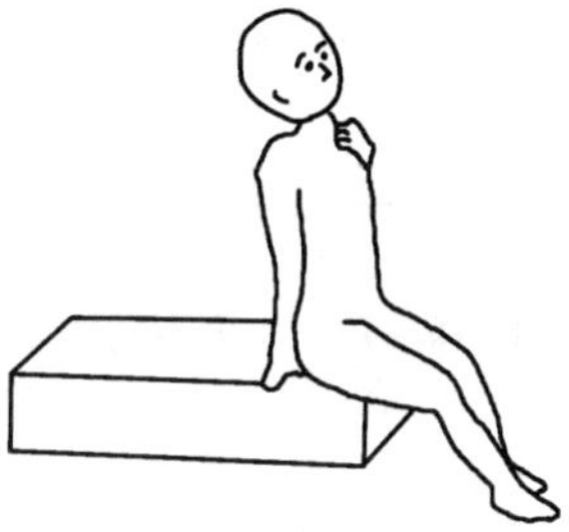

**图 10－67 中度不随意运动型治疗手法（1）**

### （四）手法操作范例介绍

（1）中度紧张性不随意运动型患儿在坐轮椅时，常常呈现全身向后方过伸展的状态，上半身倚在背架上，而且常出现非对称的扭转。这时可将患儿后头侧的上肢固定于轮椅的把手或背架的杆上，防止患儿向前方滑落。在治疗开始时，要将患儿移到长凳上，修正他病态的坐位姿势（图 10－67）。

（2）治疗师站于患儿后方，两手从后向前固定患儿的两侧骨盆与腹部，同时要用两上臂顶住患儿的两肩胛带抑制其后退。用胸部固定患儿的后头部来抑制颈部的过伸展，然后使患儿稍向后方倾斜（图 10－68）。

（3）在使患儿身体向后方倾斜的同时，治疗师也可坐于长凳上。一边保持患儿骨盆的正确位置，一边强制地使患儿头部前屈，抑制胸椎部和腰椎部的过度伸展。治疗师要用两上肢来修正患儿上半身的非对称姿势使之呈对称状态（图 10－69）。

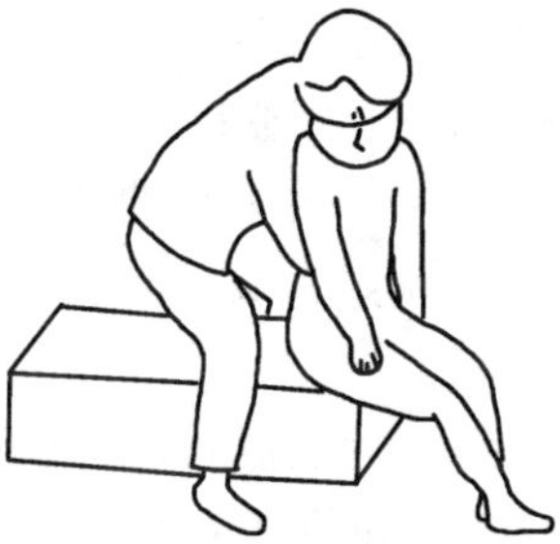

**图 10－68 中度不随意运动型治疗手法（2）**

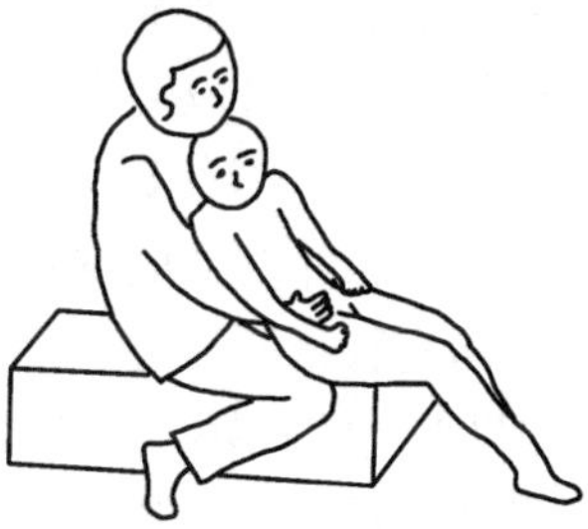

**图 10－69 中度不随意运动型治疗手法（3）**

（4）为了拉长明显短缩的一侧躯干侧，治疗师用一侧上肢来保持患儿与自己相反一侧上肢的内收位及与自己上肢同侧上肢的外展位，即用右手扶持患儿左肘关节使其内收。另一只手向下方压迫内收上肢侧的骨盆（左手压迫左侧骨盆）。然后将被固定的

两上肢向外展上肢侧回旋，使之在发生体轴内回旋的同时破坏整体性的伸展模式（图10－70）。

（5）根据患儿的反应，如果需要，再进行诱导向相反侧的体轴回旋，改善体轴的可动性（图10－71）。

（6）治疗师重新扶持患儿的两侧骨盆，调整躯干部的对称性。操作中要将患儿两上肢上举，以防再度出现两侧躯干部的短缩（图10－72）。

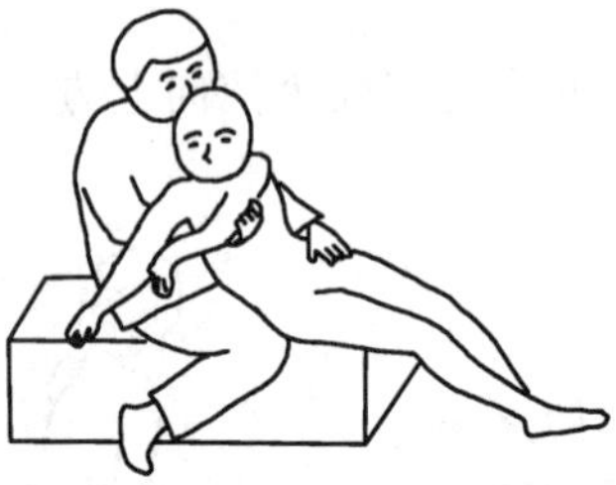

**图10－70　中度不随意运动型治疗手法（4）**

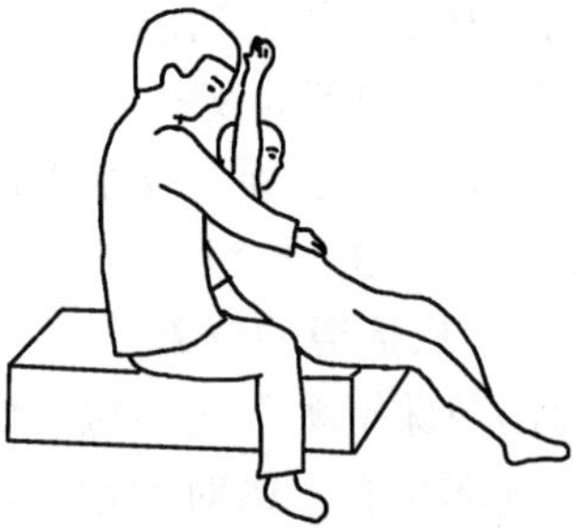

**图10－71　中度不随意运动型治疗手法（5）**

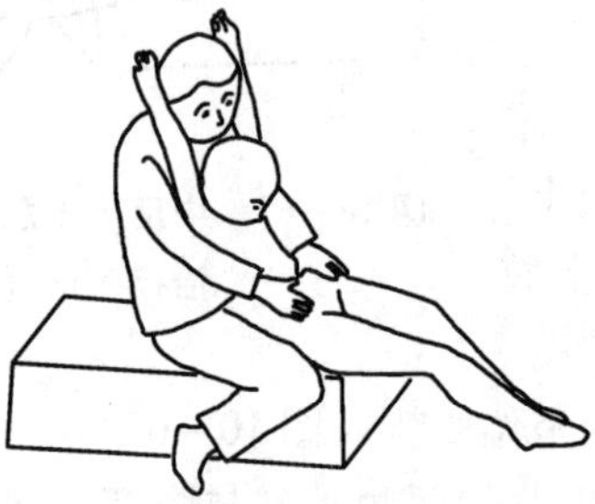

**图10－72　中度不随意运动型治疗手法（6）**

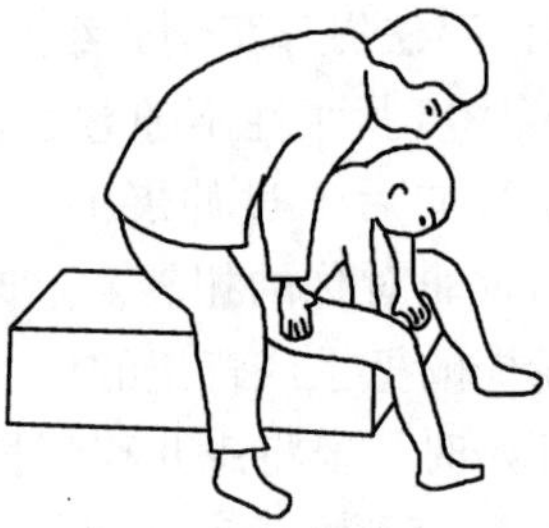

**图10－73　中度不随意运动型治疗手法（7）**

（7）治疗师一边扶持患儿两骨盆，一边使其呈身体对称的状态下前屈，让患儿形成两上肢在前方支撑的坐位。治疗师用身体覆盖患儿的上半身，当过度的伸展被抑制后，治疗师可改变位置，到患儿的侧方或前方（图10－73）。

（8）治疗师移动到患儿的前方，用手扶持其两侧骨盆，并用腹部保持患儿前屈的头部，这样对颈部、躯干部的过度伸展和非对称性的抑制就更为彻底。这时如果使患儿的重心向前方移动，可以使患儿学习用两手与两足支持体重（图10－74）。

（9）继上述操作之后，让患儿只用两足负荷体重，成为上半身屈曲的立位，治疗师仍然用腹部保持患儿头部的前屈，这样就可以彻底地抑制患儿头部与躯干部过度伸展的痉挛性和两肩胛带的后退（图10－75）。

（10）如果抑制的效果持续存在，治疗师应将操作的关键点放在患儿的两手和腹部，减少协助的力量。用一只手扶持患儿伸向前方的两手，并使其上半身向前方倾斜，另一只手顶住患儿腹部并向后方推压，增加两膝关节的运动性（图10－76）。

（11）让患儿缓慢坐下，在抑制伸肌痉挛的同时促通对称的坐位姿势和坐位平衡（图10－77）。在上述一系列操作之后可在患儿前方置一桌子，让他练习两只手的作业，或在促通坐位平衡的同时控制头部使之保持中间位，同时也可以练习正常的呼吸、发声、会话。

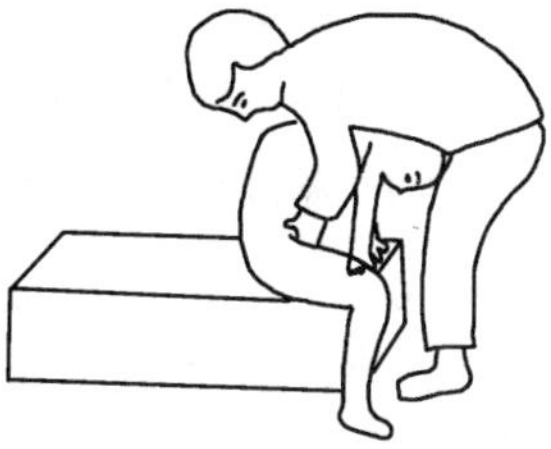

图 10－74　中度不随意运动型治疗手法（8）

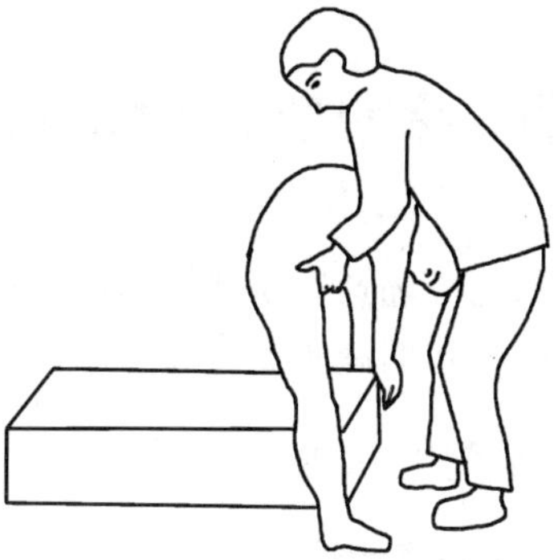

图 10－75　中度不随意运动型治疗手法（9）

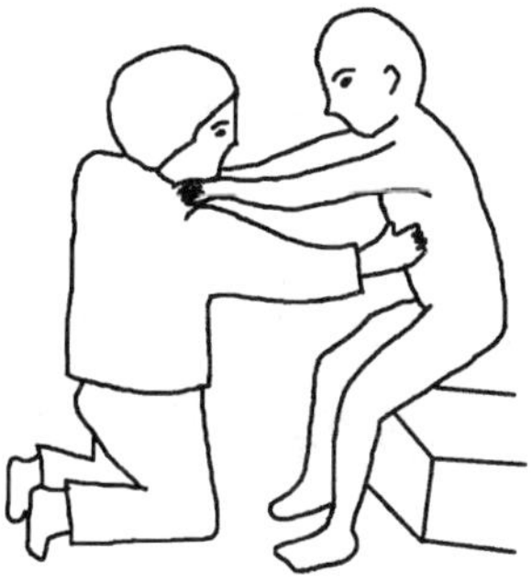

图 10－76　中度不随意运动型治疗手法（10）

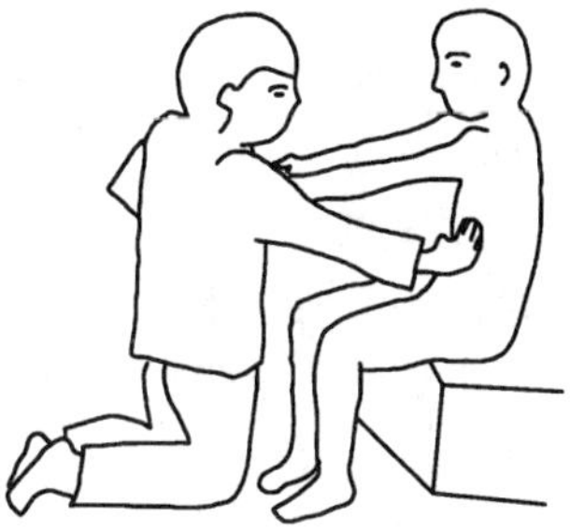

图 10－77　中度不随意运动型治疗手法（11）

（12）当患儿从凳子上站起时，可能会出现腰椎的过伸展和再度出现伸肌痉挛，以此来取代膝关节和髋关节的抗重力伸展活动。所以站起或坐下的动作训练要缓慢地反复进行，并必须学习正常的起立动作（图 10－78）。

（13）如果患儿的起立动作已接近正常，治疗师就要站到患儿的前方对患儿进行操作。操作的关键点为两手与腹部，一手向前牵拉患儿的两只手，一只手向后推患儿的腹部，缓慢地练习迈步（图 10－79）。

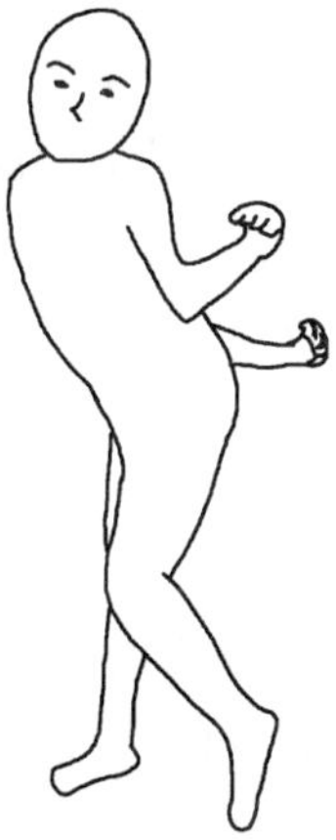

图 10－78　中度不随意运动型治疗手法（12）

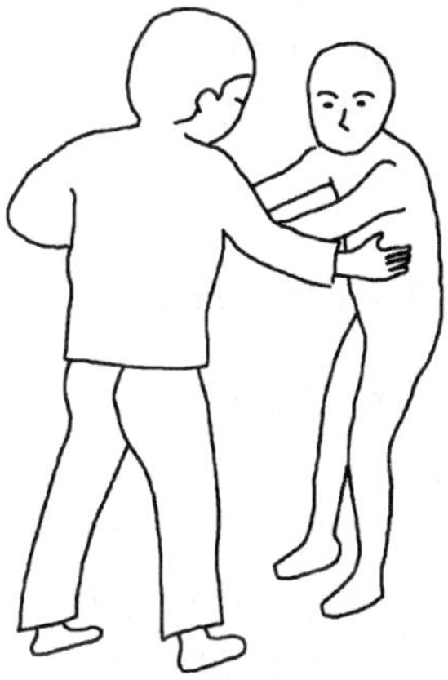

图 10－79　中度不随意运动型治疗手法（13）

## 第三节　痉挛型与不随意运动型脑性瘫痪患儿治疗的不同点

痉挛型与不随意运动型是脑性瘫痪中最多见的类型，两者可占患者总数的90%以上，为了进一步明确两类型的治疗特点及不同点，从以下几方面来进行比较分析。

### 一、姿势肌紧张方面特点

#### （一）不随意运动型

**1. 特点**

不随意运动型患儿的姿势肌紧张常呈动摇状态，肌紧张的变化急剧，其程度在低下与亢进之间波动。这种变化是不可预测的，常常产生各种各样形式的不随意运动模式，运动特点为突发的，非常急剧的运动。

**2. 治疗要点**

（1）使姿势肌紧张稳定化，抑制间歇性的肌痉挛。

（2）当姿势肌紧张过度低下时，必须使之增高。从而使患儿形成有秩序的、缓慢的、充分控制的运动。

（3）将患儿的运动限制于几个功能的模式上，缩窄其运动范围。

（4）保持正常姿势，尽量减少刺激。

#### （二）痉挛型

**1. 特点**

痉挛型患儿的姿势肌紧张常处于持续地增高状态，几乎不发生变化。肌肉痉挛的程度与强度常可以预测，在兴奋或过分用力时会缓慢地发生变化。

**2. 治疗要点**

（1）抑制肌肉痉挛，减低肌紧张亢进状态。

（2）给予多样的运动，增大运动范围，逐渐增加运动速度。

（3）避免应用保持姿势和静态的治疗手法。

（4）避免患儿过分的努力，在增加刺激的强度时要注意不要因刺激而增强肌肉痉挛的程度。

### 二、相反神经支配方面特点

#### （一）不随意运动型

**1. 特点**

（1）缺乏抗重力的、持续的姿势肌紧张，不能将身体或肢体固定，缺乏主动肌与拮抗肌的同时收缩。运动的范围非常大，不能进行中间位上的运动。

（2）呈现异常的相反神经支配，不能调节主动肌与拮抗肌的强度；好动，不能安静下来；运动无秩序、不能控制，难以保持任何姿势。

**2. 治疗要点**

（1）需要增强主动肌与拮抗肌的同时收缩性，与此同时，维持对抗重力时持续的姿势肌紧张，治疗时应稳定中枢部，使末梢部的运动得以控制。

（2）进行被控制的、缓慢的运动，活动范围要窄。

（3）为了获得稳定性，可应用压迫、体重负荷、压缩等手法。

**（二）痉挛型**

**1. 特点**

痉挛型患儿由于痉挛肌肉的过度的同时收缩，使患儿被固定于异常的姿势上。当主动肌活动时，因相反神经抑制的异常，不能发生拮抗肌的弛缓。运动范围窄，运动缓慢且需非常的努力。因此，患儿无活动欲望，不喜欢活动，也不知道如何活动。

**2. 治疗要点**

（1）强调运动的治疗，不要使患儿长期地保持一种姿势。

（2）促通运动的顺序，促使运动的活性化，使患儿易于产生运动。

（3）扩大运动范围，在治疗中治疗师所诱导的姿势变化要让患儿能立即适应。

## 三、自律姿势反应方面特点

**（一）不随意运动型**

**1. 特点**

不随意运动型患儿的矫正反应、平衡反应常以异常的形式出现，用上肢支持体重、握物并握住后将其放开等动作均有困难。大部分不随意运动型患儿具有保护的姿势反应，但是，因肌紧张常发生变化，常常出现肌肉的紧张痉挛，所以不能发挥正常的反应功能。

**2. 治疗要点**

促通自律的姿势反应的形成和发育，使患儿具备必需的运动模式、矫正反应与平衡反应，并具有对其控制的能力，同时促通用上肢支持体重及手的抓握能力和放开能力。

**（二）痉挛型**

**1. 特点**

痉挛型患儿缺乏矫正反应与平衡反应，或许可以用上肢支持体重和会伸手抓物，但与正常的姿势反应有区别，姿势肌紧张与运动模式是异常的。即使有正常模式所需的状态，患儿也不知道如何去进行运动。

**2. 治疗要点**

在通过手法促通正常的自律姿势反应的同时，必须抑制异常的模式和肌紧张，指导患儿运动的顺序性。

## 四、挛缩与变形

**（一）不随意运动型方面特点**

**1. 特点**

因为此类型患儿具有运动性，不能始终处一种姿势或不出现定型的痉挛模式样的联合反应，所以与痉挛型相比引起变形和挛缩的危险性小。但重症的紧张型患儿例外，因为这类患儿常有手与躯干的明显的不对称，几乎不活动，所以也常有变形和挛缩的可能。

**2. 治疗时注意事项**

治疗的目的是使患儿获得正常的运动与正常的控制，但也不是全盘的禁止异常的随意运动。

**（二）痉挛型**

**1. 特点**

因为此类型患儿始终处于少数的异常的姿势和运动模式之上，挛缩与变形的危险性大。患儿身体僵硬，几乎不活动，而且，当需要随意的努力时，常出现定型的肌肉痉挛模式的联合反应，这种联合反应更增大了挛缩的危险性。

**2. 治疗时注意事项**

治疗时必须避免过度地努力及用异常的模式进行运动，由于患儿常处于不活动的、定型的异常姿势，或者因过分的用力而导致异常模式的出现，因此导致变形与挛缩。

### 五、性格特征方面特点

**（一）不随意运动型**

大部分不随意运动型患儿与痉挛型患儿相比身体不那么僵硬，没有不安的感觉，性格外向，容易顺应外界环境的变化，但情绪不稳，喜、怒、哀、乐变化迅速。

与痉挛型患儿相比，不随意运动型患儿具有攻击性，非常容易兴奋。其中智能较好的患儿，常出现因达不到自己的愿望而不满的情绪，与痉挛型相比，对于自己的障碍适应比较困难。

**（二）痉挛型**

大部分痉挛型患儿受到极小的刺激就会产生惊吓症状，或引起不安。即使其身体的障碍并不是很重，也长期依赖母亲做各种事。不喜欢环境或周围事物发生变化，而且难以顺应出现的变化。处于被动地位，缺乏攻击性和自主性。情绪比不随意运动型患儿稳定，能很好地适应自己身体的障碍。

## 第四节　共济失调型脑性瘫痪的神经发育学治疗法

### 一、共济失调型脑性瘫痪的主要特点

在第二章中已经叙述了共济失调型脑性瘫痪的主要临床表现，由于共济失调型常与痉挛型混合存在，并常合并精神发育迟滞，临床上会表现出明显不同的症状，一般来说，共济失调型脑性瘫痪具有以下特点。

（1）全身姿势肌紧张降低或动摇于降低与正常之间，在日常生活中表现出各种动作缓慢。

（2）对自身运动的调节发生困难，表现为在重心较高的体位，如立位、膝立位上产生身体的不稳定。所以在患儿进行目的动作时或需要活动身体时出现动作过大或难以控制的现象，尤其是较高难度的动作表现更为明显。当身体姿势发生改变时，出现

的矫正反应呈现过度倾向。在立位姿势上出现身体的反张，或者由于虚软而跌倒。

（3）对运动进行阶段性的控制发生困难，缺乏伴有身体回旋的平衡反应，难以形成对本体感觉刺激冲动的反馈，患儿在矫正自己的身体姿势时，协调地调整并取得平衡的姿势肌紧张的过程需要相当的时间，这也是促使患儿动作缓慢的原因之一，同时也导致动作的不协调。

（4）常有意向性震颤和眼球震颤及其他共济运动失调症状。

（5）具有测定距离能力的障碍。

## 二、共济失调型脑性瘫痪的治疗原则

**1. 提高姿势肌紧张**

（1）应用叩击、压迫、负荷体重等手法。

（2）让患儿持续地保持一定的姿势，使之获得肌肉的持续性收缩，尤其要在高重心的体位上边提高姿势肌紧张边培养患儿注意力。

**2. 促通平衡反应**

（1）在坐位、四点支持位、膝立位、立位及步行等抗重力活动中促通平衡反应，在手法操作中要注意患儿的姿势，在任何体位上也不要使患儿出现耸肩、缩颈的姿势，操作时要注意促通伴有体轴回旋动作的平衡反应。

（2）在步行的过程中，要注意促通在狭窄支持面上的平衡反应。

## 三、手法操作范例介绍

共济失调型脑性瘫痪的手法操作在此以一病例为例说明。

**1. 病例的临床表现**

病例为9岁的失调型脑性瘫痪患儿，观察患儿时见以下特点。

（1）在仰卧位上检查时，发现患儿内收肌有中等度痉挛，但是在被动的分开两下肢时并无抵抗。两下肢难以保持抗重力的体位，即不能持续地举起下肢。腹部肌群紧张性降低，胸廓扁平变形。

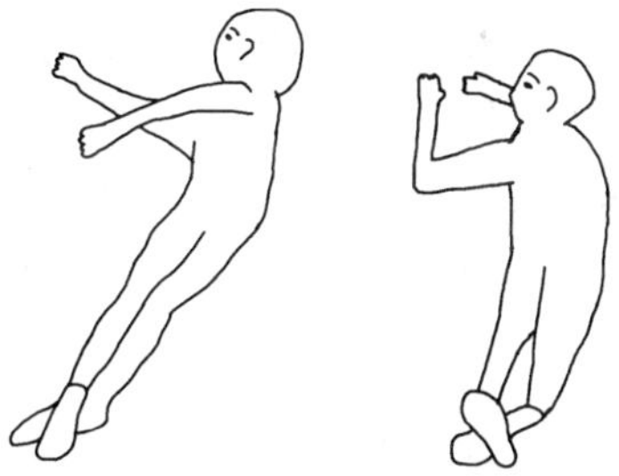
**图10－80　共济失调型患儿的翻身运动**

（2）患儿的翻身运动是以上肢为中心来进行的，缺乏下肢的回旋，翻身过程中，下肢常常出现内收姿势（图10－80）。

（3）从卧位向四点支持位转换动作也同样是从上肢开始，下肢呈内收位。

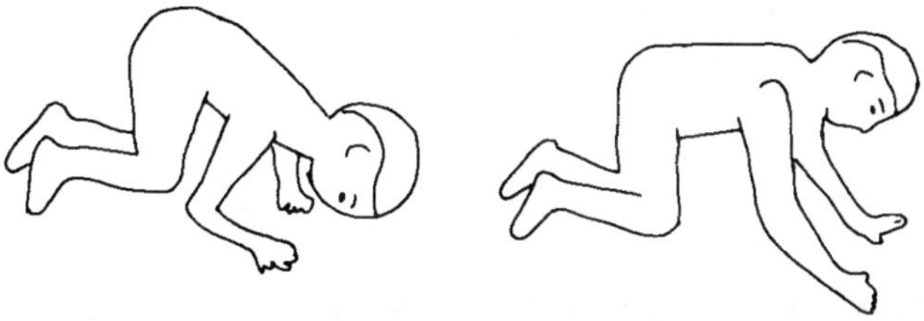
**图10－81　共济失调型患儿的四点支持位**

（4）用上肢支撑保持四点支持位姿势时，可见躯干部的低紧张及用上肢阶段性的控制运动出现困难。可以见到上肢从屈曲位伸展时，呈突发样动作，无阶段性，在至伸展位的途中，在中间位上持续地用上肢支撑出现困难（图 10－81）。

（5）在站立起来的过程中，难以开始将身体重心向前方移动的动作，在站立起来的过程中，或是停止于途中或是站起的速度相当缓慢。

（6）用助行器进行步行训练，当向前推出助行器时，可见只有上肢随助行器移动向前，而躯干与下肢并不随着向前（图 10－82）。

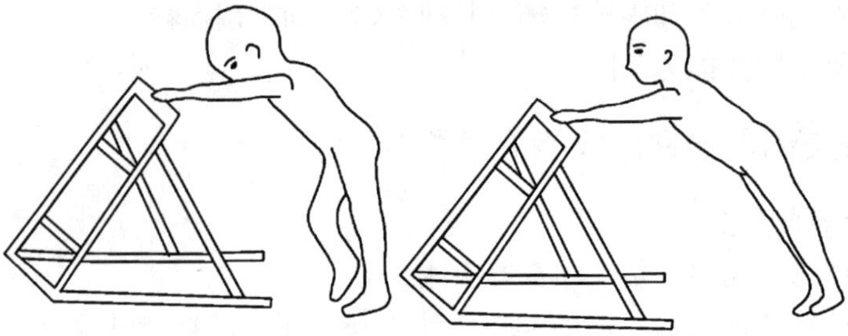

**图 10－82　共济失调型患儿应用助行器**

（7）下肢向前方迈出时需要一定的时间和相当的努力，如果能稳定地用两手抓握椅子可以保持立位，但松开一只手时出现身体的摇晃而不能保持平衡。

**2. 主要问题**

从上述的观察中总结出患儿步行时的主要问题有以下几点。

（1）全身性低紧张，特别是下部躯干的低紧张，使保持立位发生困难。

（2）在抗重力活动中难以控制身体的稳定性。

（3）重心移动时出现身体的不稳定性，下肢内收肌中度痉挛，控制随意动作出现困难。

**3. 治疗操作方法**

（1）诱发下肢的分离模式：治疗目的是诱发下肢交替性分离模式。方法是，在仰卧位上（图 10－83），应用下肢的放置反应，即将两下肢伸展并抬起，足底朝向上方，在提高腹部的姿势肌紧张之后，诱发下肢的交替性分离模式，即反复地进行两下肢交互地抬起再放下的活动。为达相同的目的，也可在坐位上应用相同的手法。

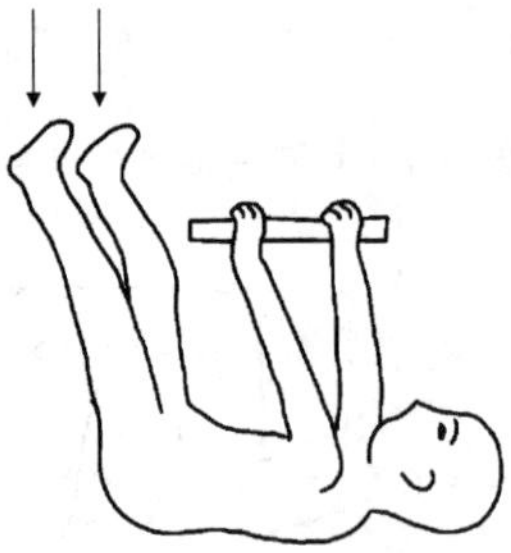

**图 10－83　诱发共济失调型患儿下肢分离**

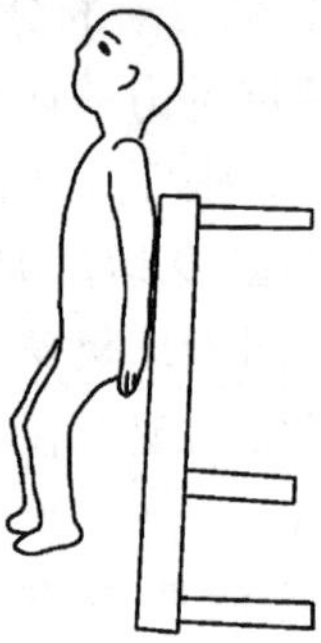

**图 10－84　促通共济失调型患儿的立位保持**

（2）促通保持立位：让患儿背部及臀部依物站立（图 10－84），促通保持立位的能力。其时要给下肢和腹部以适当的支持，以防患儿突然失去平衡而跌倒。注意，站立时要使下肢呈轻度屈曲位。

(3) 促通活动性的立位保持能力：在背部与臀部依物站立的姿势上，让患儿一手握住竖立的木棒，另一手去抓取身体后方的玩具（图 10－85)，诱导伴有躯干回旋的上肢伸出功能，促通伴有活动性的立位保持能力，同时要控制下肢膝关节的过度伸展。

为了达到同样的目的，可以让患儿用一侧上肢扶持物品借以支持自己的身体，治疗师在后方扶持患儿的下肢，让患儿交替地进行将一侧上肢向侧方伸出的运动（图 10－86)，进行重心移动的训练。注意，要控制下肢避免过度伸展。

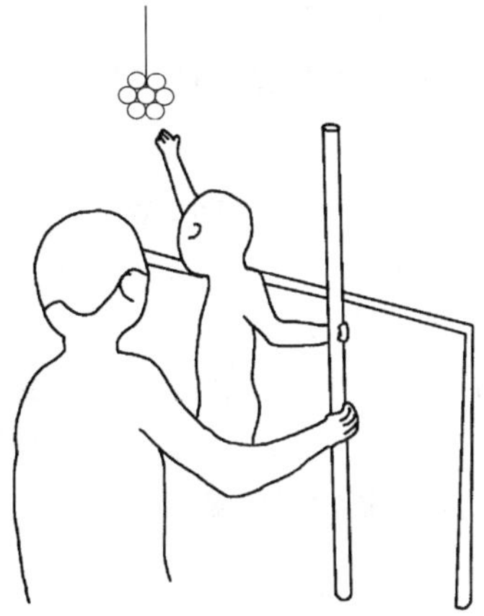

**图 10－85　促通共济失调型患儿体轴回旋及上肢伸展**

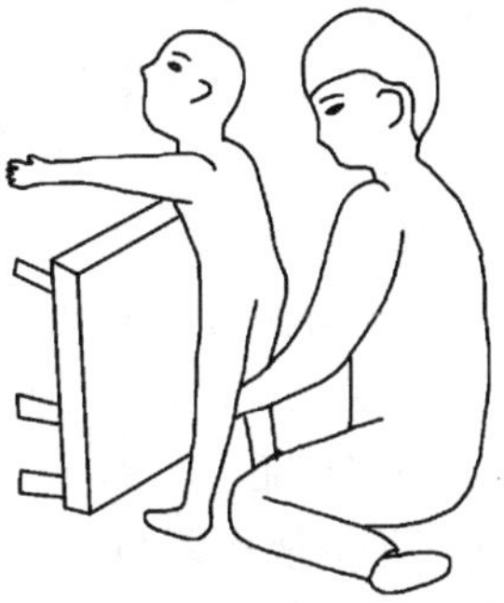

**图 10－86　促通共济失调型患儿体重在双下肢移动**

(4) 促通下肢的迈出：将立起的小桌子设想为助行器，让患儿前臂支撑于桌子上，一边稍向前推，一边学习迈步（图 10－87)，要注意迈步时不可出现下肢的内收。

治疗师也可以跪坐在患儿的前方，让患儿用双手扶持自己的双肩。然后，治疗师一边控制患儿的躯干与骨盆使其竖直，一边让患儿学习迈出下肢（图 10－88)。

(5) 借助助行器进行步行练习，与 (4) 操作相同，仅将患儿的扶持物改为助行器。以在日常生活中获得步行能力为目标逐渐减少对患儿的扶助，使之获得自立的步行能力（图 10－89)。

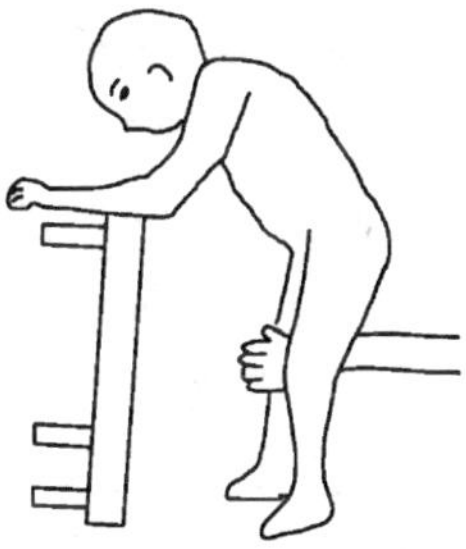

**图10－87　促通共济失调型患儿步行**

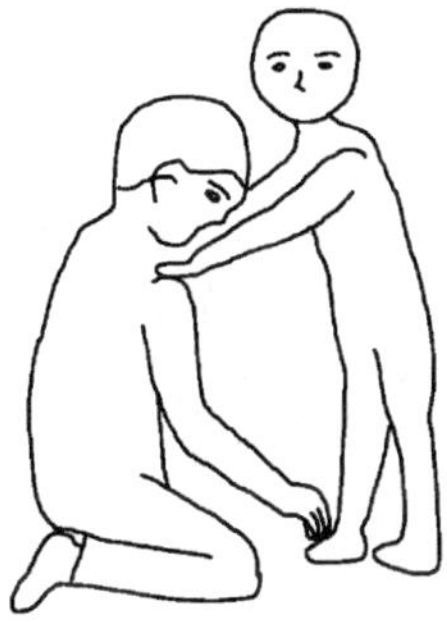

**图 10－88　促通共济失调型患儿步行**

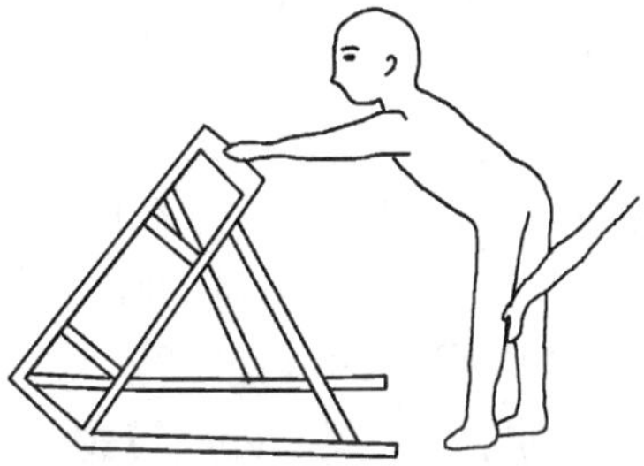

**图 10－89　共济失调型患儿的步行训练**

# 第五节　各类型脑性瘫痪患儿的步行训练

## 一、痉挛型四肢瘫患儿的步行训练

### （一）治疗目标

各类型患儿的主要表现已经在前几章详述，本节为了便于理解步行训练的方法，重点介绍各类型患儿与步行相关的临床表现。

**1. 促通抗重力伸展能力**

痉挛型四肢瘫患儿主要的临床表现为屈肌与伸肌痉挛和过剩的同时收缩，随着年龄的增长，屈肌的痉挛逐渐加重，并会逐渐地出现屈曲挛缩和变形。这类患儿呼吸、进食、手的操作等许多功能都是在屈曲姿势中进行的，不能正常地发挥其能力。同时，抗重力伸展的发育也受阻碍，所以训练步行前首先要促通患儿的抗重力伸展，尤其是躯干与下肢的抗重力伸展。对于人类来说，最常见的抗重力伸展位就是立位与步行。所以说，立位与步行的训练不单纯是为了获得移动能力的手段，也是抑制屈曲模式维持伸展位的重要训练方法。

**2. 促通双手的操作能力**

痉挛型四肢瘫患儿不能在坐位上用手操作，也不能用手与上肢支持身体站起来，所以自发地站起和步行困难，在设定治疗程序时还要考虑到患儿双手的操作能力、上肢负荷体重能力，不能认为步行训练只是单纯的下肢能力的体现。

**3. 促通其他与步行相关的能力**

为了获得步行能力，还需要以下与步行相关的能力：①骨盆带周围的运动性。②体轴的回旋。③下肢的分离运动。④体重在两下肢间的移动等能力。

对于痉挛型四肢瘫患儿来说，获得这些能力的最大障碍就是肌肉的痉挛。此类患儿由于肌肉的痉挛而形成以躯干为中心的屈曲，使抗重力伸展发生困难。另外，由于上、下肢的屈曲而难以支持身体，此类患儿在活动时常呈现全身性、整体性活动模式。再者，由于上述原因导致重心移动和分离运动也发生障碍。

对此类患儿步行训练的原则是，在抑制肌肉痉挛的同时促通身体回旋和抗重力伸展，以及肢体的伸展、外展能力，达到使轻症患儿获得实用步行能力、重症患儿获得立位能力的目的。

### （二）步行准备及步行训练方法

**1. 立位的准备**

对于计划进行立位训练的患儿，可以首先进行立位的准备训练。因患儿的主要问题是屈肌痉挛，所以可以首先在仰卧位与俯卧位上促通患儿身体的伸展，不单纯是髋关节伸展，还需要上肢、脊柱的伸展。如图 10－90 所示，应用三角垫与滚筒，促通患儿仰卧位与俯卧位上的全身伸展。

**2. 促通伸展、外展、外旋模式**

方法一：应用两根竖立的长杆，两杆距离为患儿双上肢伸展平举时恰好抓握的距离，让患儿用双手分别握住两长杆站立，可以促通脊柱的伸展（图 10－91）。也可以在

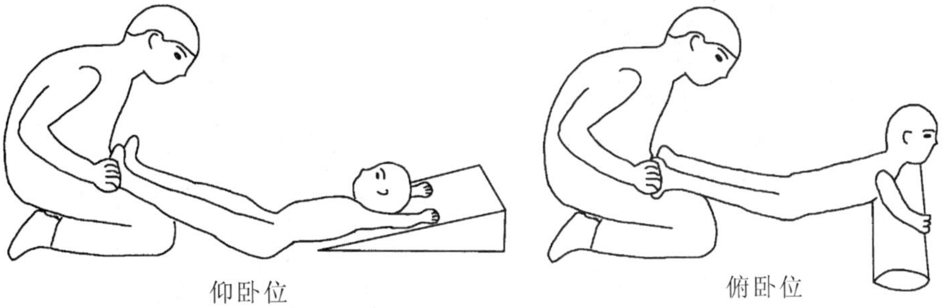


**图 10－90　促通伸展、外展、外旋模式手法**

这种姿势上活动骨盆和回旋身体，做下肢的分离动作等。

方法二：患儿在扶持立位上做体轴回旋运动。可在患儿两侧放两把椅子，让患儿一手扶持一椅背，另一手去玩放在另一椅子上的玩具（图 10－92）。放玩具的椅子要放在患儿身体的侧后方，使患儿在抓取时产生体轴回旋运动，两侧交替进行。治疗师可站于其身后扶持患儿，支持身体侧的肩部。

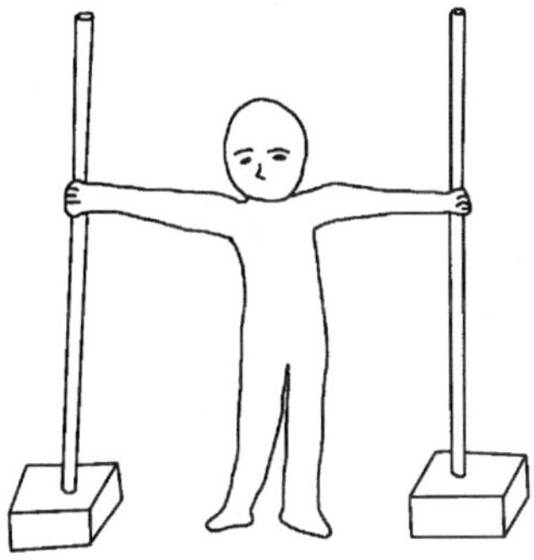

**图 10－91　促通体轴回旋手法**

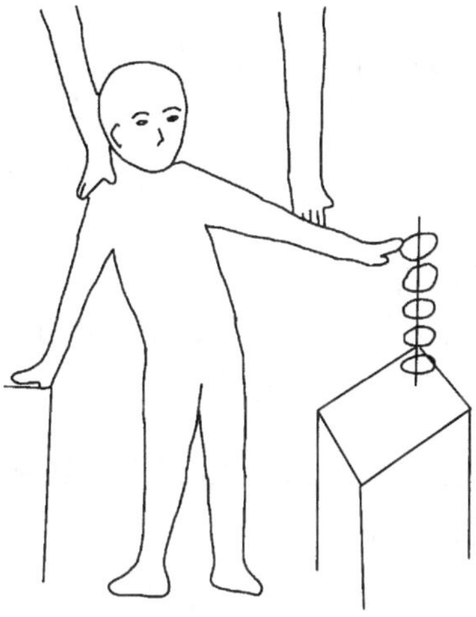

**图 10－92　立位准备促通手法**

立位上伸展训练

**3. 促通躯干与骨盆的运动性**

重症的痉挛型四肢瘫患儿，治疗原则是抑制因全身屈肌和伸肌痉挛而致的过剩的同时收缩，促通躯干与骨盆的运动性。如图 10－93 所示，让患儿坐于滚筒上，治疗师站在其后握持患儿的双肩，使其两上肢上举，活动患儿身体引发患儿骨盆的可动性，同时促通上肢的伸展、外展、外旋。另外，要引发患儿骨盆的前倾、后倾及躯干的伸展、屈曲等分离动作。也可如图 10－93b 所示，患儿与治疗师对坐，治疗师将滚筒放于自己膝上，使患儿两上肢伸展放于滚筒上，这样可抑制两上肢的肌肉痉挛，同时促通上半身与下半身的分离运动。可以在图 10－93 中 a、b 两种姿势上促通体重的左右移动及骨盆与下肢向外展方向活动。

**4. 步行训练前准备手法**

在应用助行器训练步行之前，除了上述的训练为其做准备外，还应进行躯干的伸展、骨

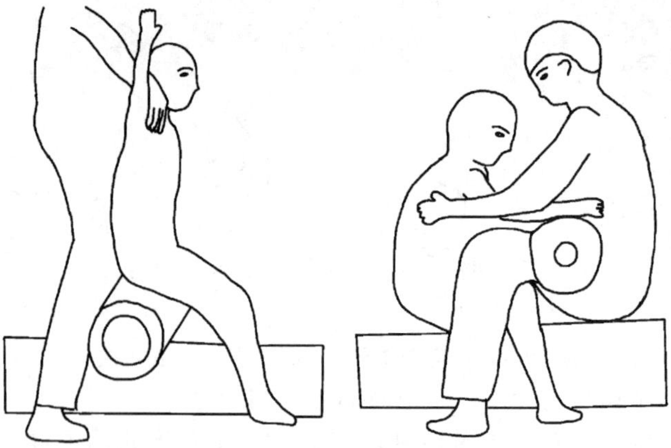

a　　b

**图 10－93　促通躯干与骨盆可动性的手法**

盆的运动、一侧下肢负荷体重及另一侧下肢迈出的训练。如图 10－94 所示，治疗师坐在 PT 凳上，然后在自己膝上放一大滚筒，患儿两手向前方伸展扶在滚筒上，然后两下肢骑跨在治疗师的大腿之上，治疗师两手环绕在患儿腰间，利用所坐椅子的活动来训练，可训练患儿骨盆的可动性、重心移动、抗重力伸展等。

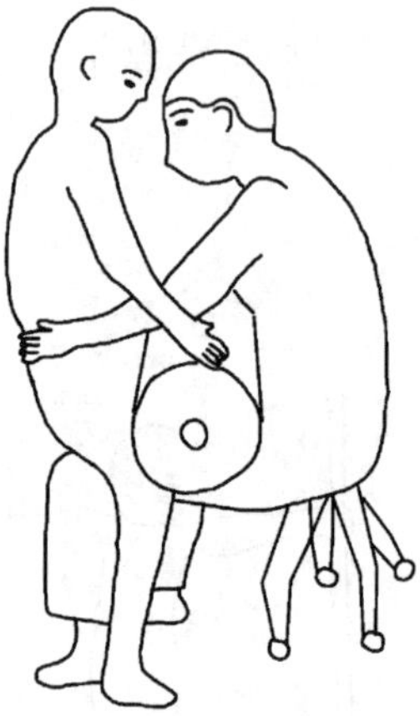

**图 10－94　痉挛型四肢瘫患儿步行训练前准备手法**

**5. 步行训练**

继上几种训练之后，可以根据患儿病情程度的不同选择应用助行器、拐、杖等辅助具进行步行训练。

## 二、痉挛型双瘫患儿的步行训练

### （一）临床特点

**1. 下肢伸肌与屈肌同时痉挛**

痉挛型双瘫患儿的下肢伸肌痉挛占优势，所以临床上呈现髋关节的内收、内旋和尖足。不仅如此，下肢的屈肌也出现痉挛，所以也妨碍立位和步行时所必需的两下肢的抗重力伸展活动。由于屈肌痉挛与伸肌痉挛同时存在，也妨碍患儿获得步行中所必需的骨盆回旋、两下肢的分离及摆动相中各个关节的分离运动。

**2. 骨盆周围肌肉和髋关节屈肌的痉挛**

痉挛型双瘫患儿在婴幼儿期即已出现骨盆周围肌肉和髋关节屈肌的痉挛，并因此影响臀部肌群和腹部肌群的同时收缩，使这两肌群停滞于低紧张状态，这就影响步行时躯干的伸展和身体上半部分的重心向侧方移动，表现为步行时躯干向侧方倾斜和摇晃，步行中支持相的平衡功能差，使步行表现非常吃力。

**3. 联合反应**

中度痉挛型双瘫患儿常常存在病态的紧张性反射—联合反应，如当患儿应用两上肢努力地站起时，可增强两下肢的肌肉痉挛和异常模式，即使站起来也会因髋关节的屈肌和内收肌痉挛而使运动受限，步行困难。

**（二）步行准备及步行训练方法**

**1. 步行准备训练**

（1）翻身运动中的步行准备训练：患儿仰卧位，治疗师跪坐于其下肢侧，用两膝夹住患儿的一侧下肢，将患儿另一侧下肢抬起放于治疗师膝上，然后扶持同侧骨盆促其向对侧回旋，使患儿翻身（图10－95）。这一翻身动作可以抑制髋关节周围的肌肉痉挛，同时也可以诱发出步行中所必需的骨盆的运动性及髋关节的伸展、外展、外旋运动。为了获得对称姿势，在手法操作前要注意骨盆两侧是否对称，有否后退、屈曲和内收，如果有，应在操作中注意将该侧向前方回旋和外旋、外展的力量大于另一侧。

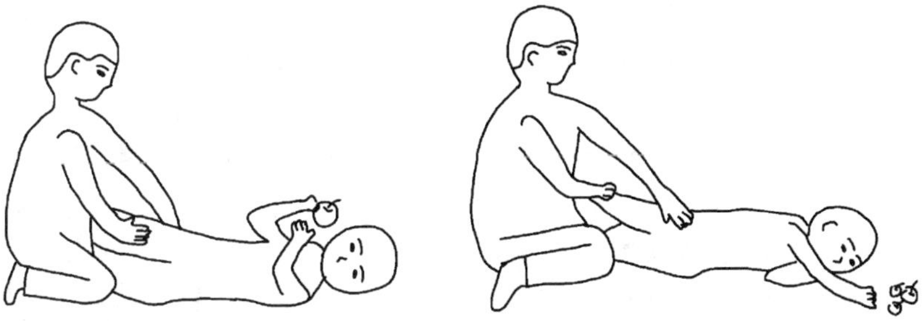

**图10－95　痉挛型双瘫患儿步行准备训练**

（2）搭桥运动：患儿仰卧位，治疗师跪坐于其下肢侧，握持患儿的双足后分开其两下肢使双足在自己的两膝外侧，在这种膝伸展位上做搭桥运动，即令患儿反复向上抬臀（图10－96）。这种手法可促通患儿两下肢的外展、外旋、伸展模式，为立位做准备。操作中一定要注意保持患儿两足的踝关节背屈位，抑制尖足（图10－96）。

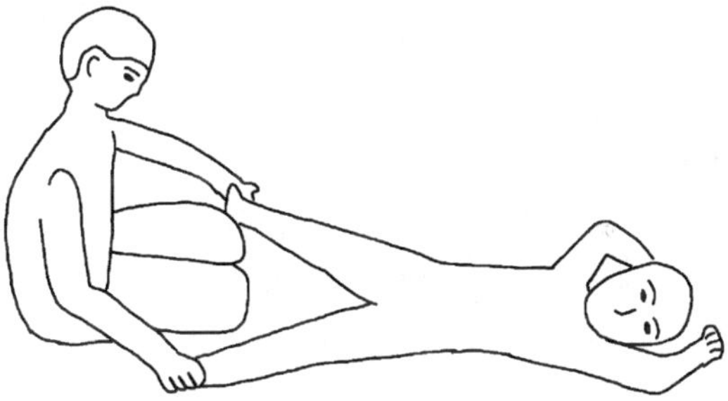

**图10－96　搭桥运动**
膝伸展位

（3）诱导两下肢的交互运动：在与图10－96相同的体位上，使髋关节外展、外旋位后做两下肢的交互运动，如两下肢交替上抬、屈膝及两侧足交替放于对侧膝上等。在反复运动中可抑制大腿后侧肌群的痉挛，为步行的支撑相做准备。

（4）诱发踝关节的背屈运动：为了诱发步行中支撑相上用足跟部负荷体重及摆动相上的足背屈，可以在仰卧位上进行屈、伸膝关节运动的同时，治疗师用手促使患儿的踝关节进行背屈运动（图10－

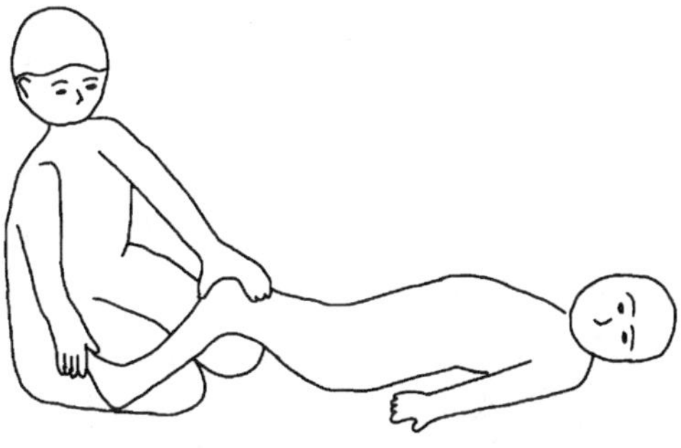

**图10－97　诱发踝关节背屈运动手法**

97）。这种操作方法同时可以减轻足底的敏感性，即所说的脱敏疗法。

（5）促通坐位体重移动手法：治疗师坐在凳子上，患儿背向治疗师骑跨于治疗师的两大腿上。治疗师双手扶持患儿的两侧骨盆，通过自己两下肢进行反复的、交替地抬起和放下，使患儿的骨盆随之抬起和放下，促通体重左右移动。这种运动可以提高腹部肌群和髋关节周围肌群的同时收缩。该手法的目的是促通步行中的支撑相上体重正确的移动。在手法操作过程中让患儿上举两上肢，由此来维持躯干的伸展及使腰、腹部肌肉得以持续的同时收缩（图 10－98）。

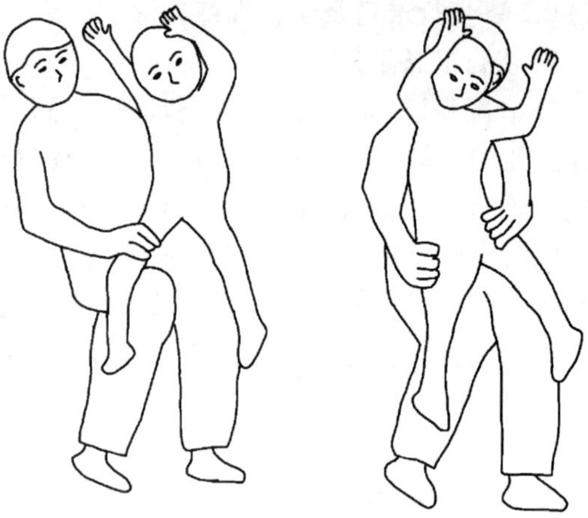

**图 10－98　促通坐位体重移动手法**

（6）促通立位体重移动的手法：治疗师跪坐于地上，患儿两脚分开骑跨于治疗师的一侧膝之上取站立姿势，让患儿上举两上肢促通全身的伸展活动，尤其是髋关节的抗重力伸展活动。治疗师要触摸患儿的腹部肌肉，在确认腹部肌肉在持续地收缩后，诱导患儿的体重向两侧移动。即治疗师扶持患儿两侧骨盆，用手的力量促通左右下肢分别负荷体重（图 10－99a）。或者使患儿两上肢外展、平举，治疗师通过牵拉两手，促通其体重在两下肢的移动（图 10－99b）。

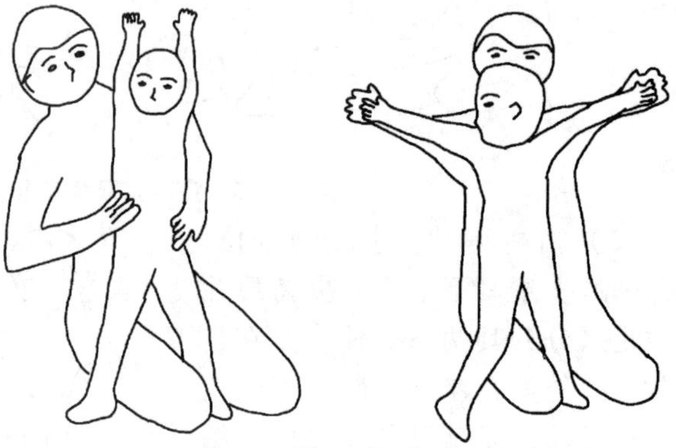

a　　b

**图 10－99　促通立位体重移动手法**

**2. 步行训练**

患儿取立位，治疗师站在其后，抓住患儿的两上肢，使患儿全身呈伸展状态，在确认髋关节呈伸展、外展、外旋位后牵引患儿的手使之反复地向前迈步再向后退行。要知道向后退行时髋关节的伸展运动更为明显，可以让患儿反复体验。治疗师一定要注意抑制髋关节屈曲和躯干的前倾（图 10－100）。

做好上述步行的准备之后，可使用控制姿势的助行器来进行步行训练。助行器的高度要适宜，要确保患儿手扶助行器时身体上半部分不前倾、上肢不屈曲。除此以外，保持髋关节与躯干的伸展位也可促通身体上半部分的伸

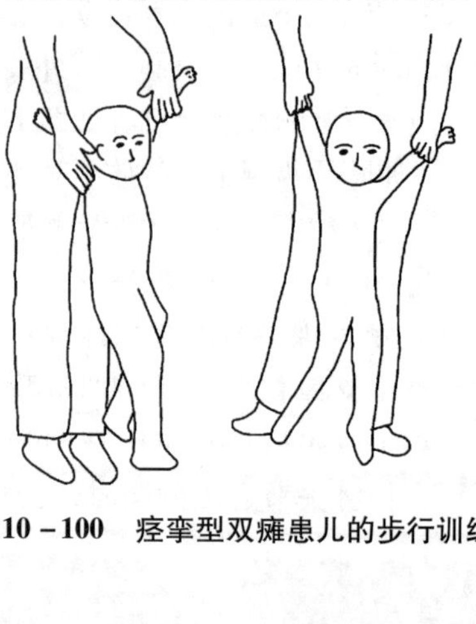

**图 10－100　痉挛型双瘫患儿的步行训练**

展，治疗师可在患儿的对面，扶持患儿的双侧骨盆，确保下肢负荷体重及髋关节的伸展。

## 三、痉挛型偏瘫患儿的步行训练

### （一）临床特点

**1. 无视患侧身体**

痉挛型偏瘫患儿在日常生活中做某种动作时，可见患侧上、下肢变硬，坐位与立位上患侧不能负荷体重，患儿表现出无视自己的患侧身体的现象。随着生长发育，可以观察到患儿做各种动作时只用健侧。同时由于患侧的感觉也与健侧有明显的差异，非对称性行为逐渐增强，患侧的肌紧张也逐渐增强。结果患儿更不愿意应用患侧，形成了恶性循环。

**2. 异常的步行模式**

痉挛型偏瘫患儿的步行模式是，步行中患侧难以长时间着地支持体重，即使是负荷体重，时间也很短。而且在支持体重时是足尖着地，足跟不能着地，呈足尖与膝关节过度伸展和髋关节呈内旋、屈曲状态，很难维持伸展位（图 10－101）。

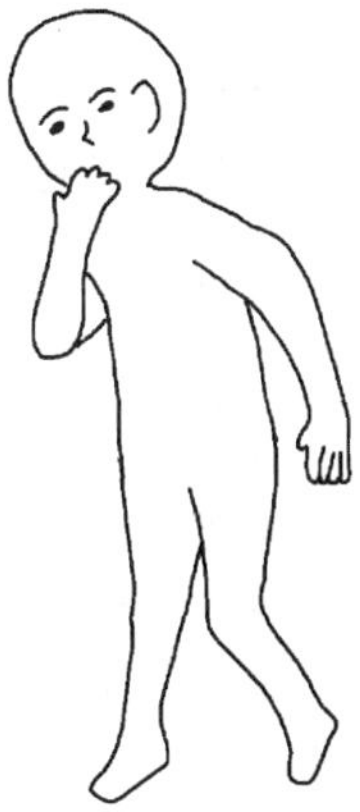

图 10－101 痉挛型偏瘫患儿的步行模式（右偏瘫）

**3. 精神方面的并发症**

此类型患儿在精神方面也有许多并发症，如注意力不集中、多动等。

### （二）步行准备和步行训练方法

**1. 使患侧上肢保持在向前位置的训练方法**

设计各种场景使患儿后退的患侧上肢保持在向前的位置、修正身体扭转的非对称姿势，使身体呈一直线。例如，让患儿骑三轮脚踏车（图 11－42），因为患儿在骑车时需两手伸向前方握两车把，可以达到上述的姿势的修正。可根据现有条件设计促通方式，如两手扶持桌面、抓椅横木等。

**2. 坐位体重移动训练**

患儿骑坐于用物品架起来的滚筒之上，健侧上肢放于梯背椅的横木之中固定。治疗师骑跨滚筒站于患儿身后，握住患侧上肢的肘部并将其上举，借以拉伸短缩的躯干，促通其抗重力伸展。让患儿在足悬空的坐位上，将体重左右对称地负荷于坐骨上，同时通过滚筒的滚动

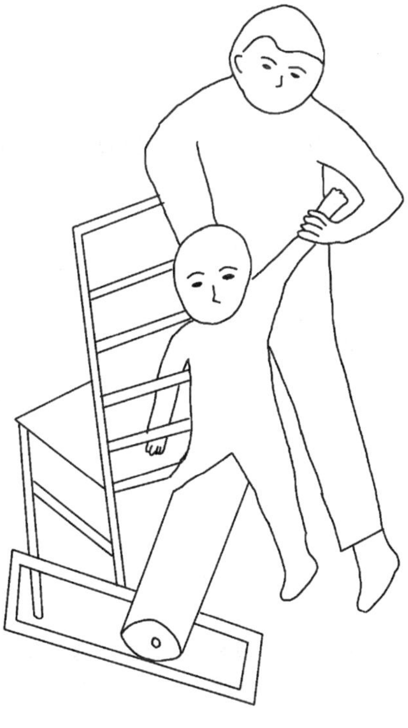

图 10－102 痉挛型偏瘫患儿的坐位重心移动训练方法（左偏瘫）

让患儿体验体重的左右移动的活动（图 10 – 102）。

**3. 立位体重移动训练方法**

让患儿站在一高台上，治疗师站在其后，牵拉患侧上肢向上方伸展，使短缩侧躯干被拉长，然后使其两下肢确实地、均等地负荷体重。通过让患儿用健手去触摸放在患侧的、与患肩同高的物体，促通体重向患侧下肢转移。如图 10 – 103 所示，患儿体重已移至患侧，然后再使患儿身体恢复到正中位使体重负荷于健侧，如此进行体重左、右移动的练习。在操作过程中要注意保证患儿要维持躯干的伸展和足跟着地，同时要给予患侧髋关节和膝关节以运动性（图 10 – 103）。

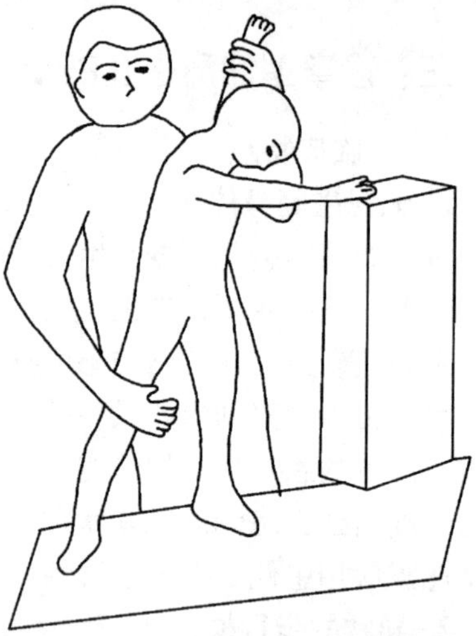

**图 10 – 103　痉挛型偏瘫患儿的立位重心移动训练方法（左偏瘫）**

**4. 上肢负荷体重训练方法**

患儿在步行训练时常需要应用步行器，在日常生活中也常常是应用一只手负荷体重，另一只手操作，所以应促通患儿上肢负荷体重。这种手法在第九章已经介绍，在此再一次强调。也可以通过四点支持位上的上肢负荷体重训练来增强患儿上肢负荷体重的能力，学习随意地控制上肢的能力（图 10 – 104）。

**5. 应用助行器步行训练**

经过上述一系列准备之后，让患儿应用助行器进行步行训练。应用助行器需两上肢同时抓握其把手，并将体重负荷其上，这不仅能提高步行能力，也可使患侧上肢在日常生活中得以较为正常的应用（图 10 – 105）。

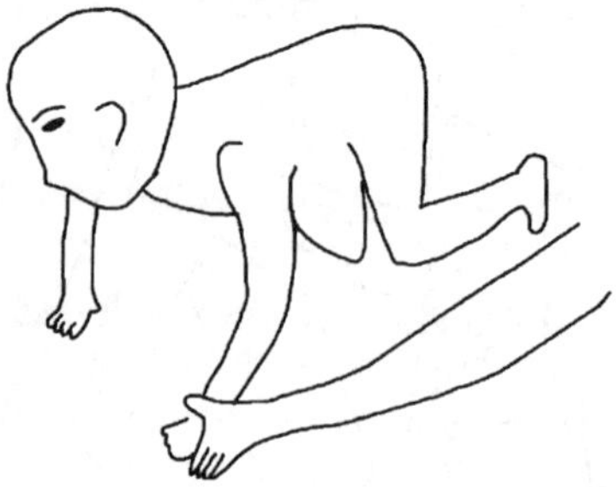

**图 10 – 104　痉挛型偏瘫患儿的上肢负荷体重训练方法（左偏瘫）**

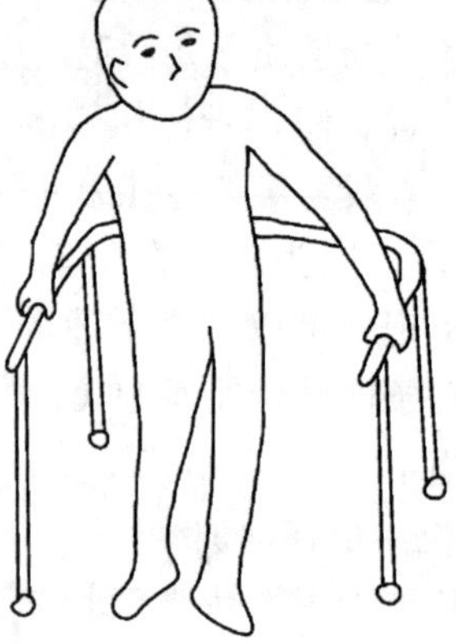

**图 10 – 105　痉挛型偏瘫患儿应用步行器步行训练方法**

## 四、不随意运动型患儿的步行训练

### （一）临床特点

不随意运动型患儿几乎都是四肢瘫，主要的问题是上半身障碍重于下半身，头部及上肢的控制障碍更为显著。与其相反，大多数患儿能获得步行中需要的下肢交互运动的能力。所以，部分不随意运动型患儿在年长儿时期仍有获得步行能力的可能。但是此类型患儿即使有下肢的交互运动能力也缺乏协调性，同时由于存在着过剩的运动方式，所以在步行过程中下肢的努力会引起上半身的过度伸展和非对称，其结果会导致躯干、上肢和口腔周围的功能的异常发育的加重。

不随意运动型患儿常取“W”状坐位，因为这种坐位上两下肢呈内旋位，骨盆带在这种体位上可被固定，可以补充上半身的不稳定。患儿在站立时难以维持姿势的对称和头部的正中位，所以此类型患儿步行的困难性较大。

### （二）步行准备及步行训练方法

**1. 抗重力伸展姿势的准备的操作方法**

设法使患儿在立位上保持头部的正中位、上肢的支持性及使上肢能产生与躯干的分离运动，从而可以应用上肢支撑或操作。如图 10－106 所示，让患儿站在一高桌前面，右手支撑于桌面上，左手伸向前方抓取玩具，或用手握笔指点玩具或书上所画的物品。治疗师在其后扶持患儿的两大腿根部，防止患儿因兴奋等原因而突然失去站立的控制。此类型患儿在过分努力、兴奋时会产生因不随意运动而致的身体的扭转，难以维持原有姿势，所以尽量避免过度兴奋，治疗师可以协助患儿，使其长时间地保持对称的姿势。这种姿势的保持可促通抗重力伸展、抑制全身的过度伸展和非对称姿势（图 10－106）。

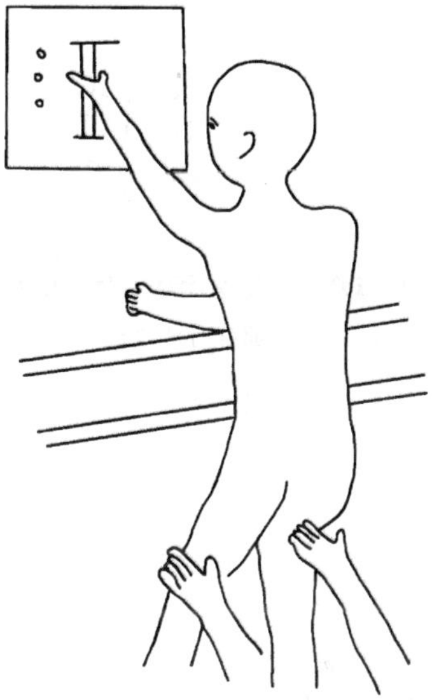

**图 10－106　不随意运动型患儿的步行准备操作方法**

**2. 应用助行器的准备训练**

让患儿两手同握一木棒或两手握在一起，治疗师扶持患儿肘部借以控制两上肢，使两上肢及躯干保持对称性。患儿握棒或互握的两手轻轻抵在治疗师的胸部，使腕关节保持背屈位。腕关节的背屈是抓握物体时的保证，同时可促通肩胛带与躯干的对称性，为抓握助行器进行步行训练做准备（图 10－107）。

**3. 应用助行器进行步行训练**

尽管做了步行训练前的各种准备，不随意运动型患儿握持助行器的把手还是相当困难的，所以训练时可用绑带将患儿双手固定在助行器的把手上。治疗师在其后面控制患儿的躯干，如图 10－108 中所示，左手扶持患儿左肩部，右手扶持其右侧胸腹壁，在保持患儿的对称姿势的同时，使患儿缓慢步行（图 10－108）。由于患儿的姿势动摇性，步行过程中常会出现身体的后倾、下肢过剩运动、头部控制不佳等非对称姿势，需要及时调整，使其保持图中的姿势，缓慢地步行训练。

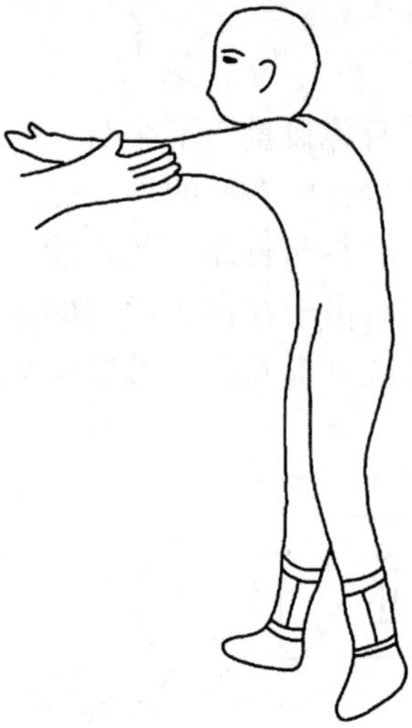

图 10－107　不随意运动型患儿的步行训练方法（1）

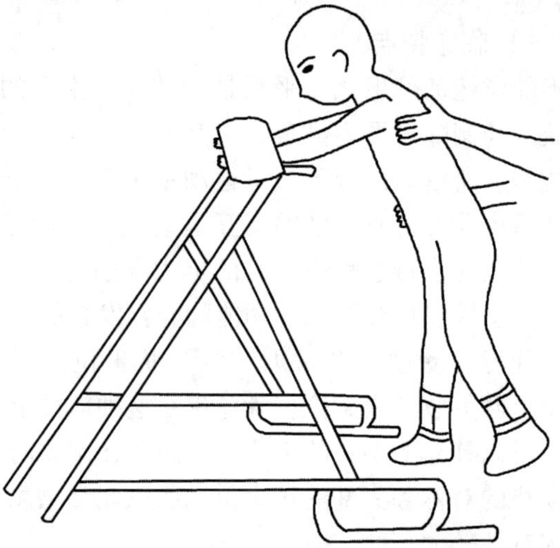

图 10－108　不随意运动型患儿的步行训练方法（2）

（陈秀洁　范艳萍）

# 第十一章　治疗应用的器具

神经发育学治疗法主要是依靠手法操作来治疗患儿，在手法操作中需要应用器具来辅助，这种器具多种多样，本章将重点介绍常用的器具。

## 第一节　小型训练器具

在第九、第十章介绍手法操作时已部分提及这类器具的应用，本章将进行综合论述。

### 一、Bobath 球

#### （一）构造与规格

Bobath 球由具有相当韧性、耐磨的橡胶制成，临床应用时为适应患儿大小有不同规格，其直径可为 65 cm、75 cm、85 cm、95 cm 不等。

#### （二）应用方法及作用

球内充入 80% 体积的气体，充气后球应柔软且可滚动，应用它可做各种手法操作。

1. 患儿球上俯卧位

（1）促通肘支撑及体重移动：患儿俯卧球上，使脊柱及四肢伸展；治疗师在其后方扶持其两肘部使肘屈曲支撑于球上，促其肘的支撑及负荷部分体重。通过球的前后、左右滚动，促通患儿的体重前后、左右移动。

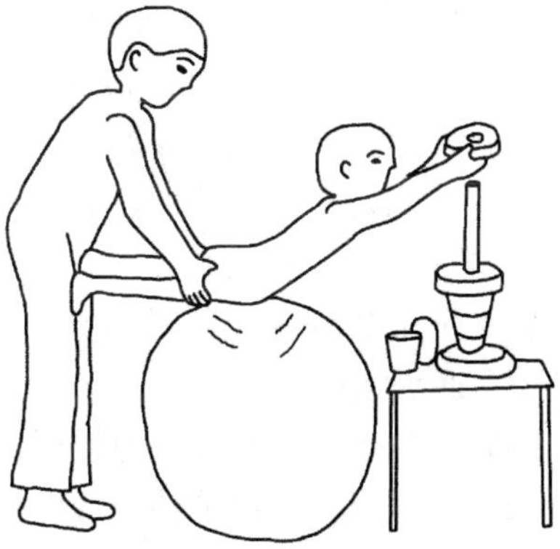

图 11－1　球上促通髋关节的伸展

（2）促通髋关节的伸展：患儿俯卧球上，治疗师两手握持其骨盆部，令患儿抬起上半身，促通髋关节伸展。也可在球前方桌上放玩具，令患儿玩耍，自然地抬起身体（图 11－1）。

（3）促通全身抗重力伸展及双手负荷体重：球前放一 5 厘米高的木箱，患儿俯卧球上，治疗师抓握患儿的大腿根部，向前方滚动球，患儿两上肢伸展支撑于木箱上，全身依重力呈伸展状态，反复滚动球，进行促通。其后使双手支撑一定的时间，使之负荷体重，促通两上肢负荷体重能力的发育（图 11－2）。

（4）促通前方保护伸展反应（降落伞反应）：同上题的操作方法，反复滚动球，给患儿支撑地面的机会，促通前方保护伸展反应。

（5）促通俯卧位倾斜反应：患儿四肢伸展俯卧球上，左右滚动球可促通两侧的倾斜反应。

（6）促通头部抗重力伸展：见图 9－4、图 9－7。

2. 球上仰卧位

（1）促通全身伸展：对于呈全身屈曲模式的患儿，可使其在球上仰卧位，由于患儿头部及下肢的重力作用，促通全身的伸展。

（2）促通仰卧位倾斜反应：患儿仰卧球上，使其四肢伸展，左右滚动球。

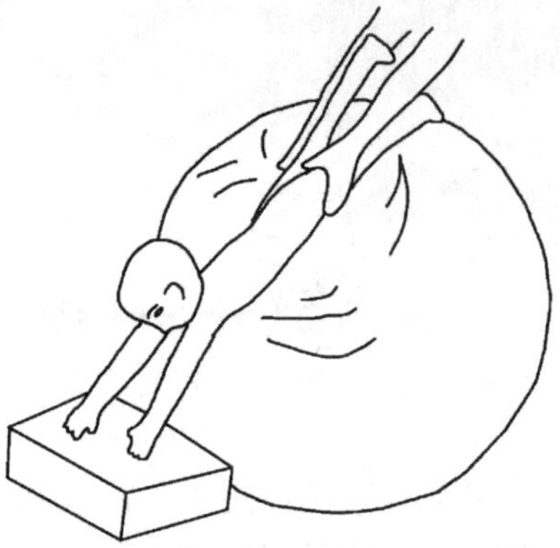

图 11－2　球上促通抗重力伸展

（3）促通翻身运动：患儿仰卧球上，在侧方放置玩具，诱导患儿抓取玩具，促通自动的翻身运动（图 11－3）。

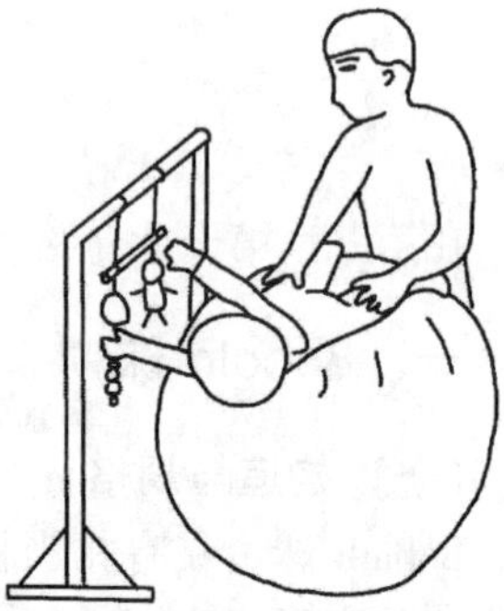

图 11－3　球上促通翻身运动

3. 球上坐位

（1）促通坐位的自律的姿势反应：让患儿坐于球上，治疗师在其后扶持双侧骨盆，使之坐稳。左右滚动球，促通矫正反应、坐位倾斜反应；前后、左右滚动球促通各方向上的保护伸展反应。

（2）促通体轴回旋：让患儿伸腿坐于球上，治疗师从后侧扶持患儿的两大腿部，令患儿分别地去抓取左、右两侧的玩具，可以促通躯体轴回旋，同时也可为患儿的床上伸腿坐位做准备（图 11－4）。

（3）促通头部抗重力伸展：见第九章图 9－8。

（4）抑制躯干过度伸展：见第九章图 9－29。

4. 球前坐位、膝立位、立位

患儿面向 Bobath 球分别取坐位、膝立位与立位，进行各项促通手法操作。

（1）坐位促通头部抗重力伸展：见第九章图 9－7。

（2）促通膝立位保护伸展反应：见第九章图 9－66。

（3）促通立位准备：见第九章图 9－71。

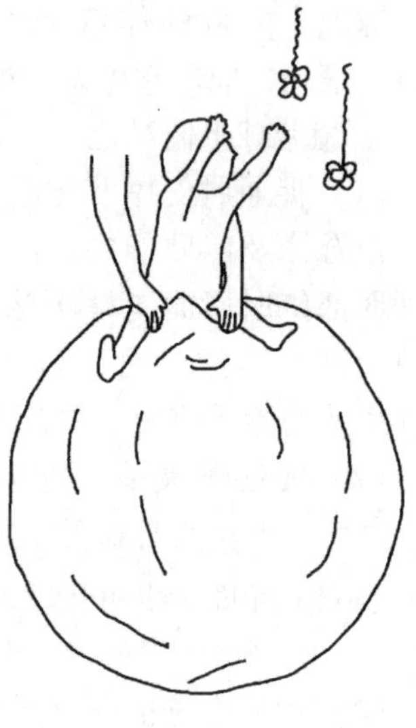

图 11－4　球上促通伸腿坐位及体轴回旋

## 二、滚筒

### （一）构造与规格

滚筒为一长形的内硬外软的圆柱体，其长度根据不同需要可为 1～2 m，截面圆的直径可为 10～25 cm。

### （二）应用方法及作用

1. 促通头部抗重力伸展

促通头部抗重力伸展见第九章图 9－1。

2. 促通头部抗重力屈曲

促通头部抗重力屈曲与第九章图 9－1 手法操作方法相同，只是将滚筒的后面垫高。

3. 促通头部回旋

促通头部回旋见第九章图 9－19。

4. 促通俯卧位胸部的抗重力抬起

若患儿在俯卧位上胸部难以抬起，可在其胸下部放一滚筒支撑胸部抬起，同时可促通上肢负荷体重，患儿可在这位置上做游戏，练习抓握能力（图 11－5）。

5. 促通髋关节伸展

促通髋关节伸展见图 10－21、图 10－22。

6. 促通坐位体重移动

让患儿骑跨坐于滚筒上，滚筒的高度要使患儿膝关节屈曲 90°的情况下全足掌着地。治疗师坐于其后，使其以臀的力量左右滚动滚筒，促通患儿体重的左右移动。

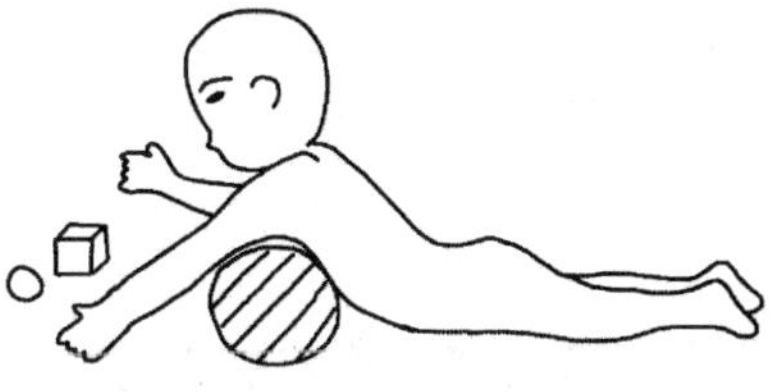

**图 11－5　滚筒上促通胸部抗重力抬起**

7. 促通四点支持及四点支持位的体重移动

当患儿四点支持尚不稳定时，为了促通其稳定，可在其胸腹下方放一相应高度的滚筒，令患儿四点支持，必要时可扶持两上肢或两下肢。若患儿已经取得四点支持的能力时，可通过向前后方向滚动滚筒来促通患儿体重的前后移动。

8. 促通立位体重左右移动

当患儿获得步行能力，但未获得体重在两下肢移动能力时，可让患儿两下肢骑跨在滚筒上步行，以促通体重的左右移动。滚筒的截面直径大小，应适合患儿双脚叉开的正常步幅，不可过大或过小（图 11－6）。

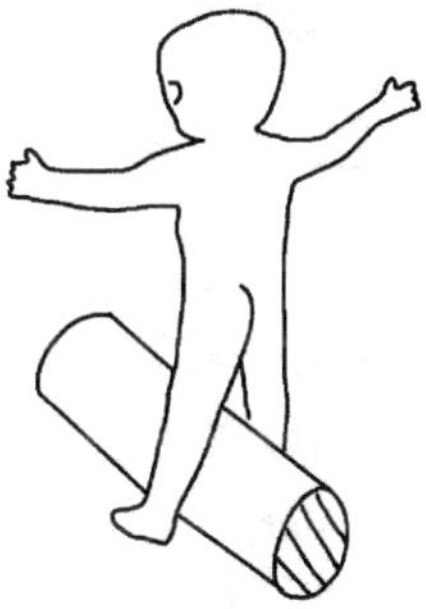

**图 11－6　滚筒上促通立位体重移动**

9. 支持立位

支持立位见第十章图 10－32。

## 三、三角垫

### （一）构造与规格

将长方形板的一侧加高后形成坡度即成三角垫，加高的程度应有不同规格以适应不同大小的患儿，一般为 10～20 cm。其材料可用硬泡沫，在其外面包布或革。另外，尚需用一些硬质材料如木材等做成的硬质的三角垫，即三角垫有硬质、软质两种。

### （二）应用方法及作用

1. 促通两上肢负荷体重

患儿俯卧于三角垫上，头部在高的一端，使其脊柱与下肢伸展。两上肢伸展，从三角垫前端支撑于床面，训练两上肢支撑负荷体重。也可让患儿在这种体位上玩耍，即给予各种玩具，训练其手的触觉、抓握功能及认知觉（图 11－7）。这种体位较为稳定，同时使患儿双手至中线，便于两手共同抓握，也便于患儿用双眼观察玩具。

2. 促通脊柱伸展

当患儿坐于床上出现骨盆后倾及脊柱弯曲时，可以让患儿坐于硬质的三角垫上，坐于其高的一端，两下肢沿斜坡向下伸展，可促通脊柱伸展，防止骨盆后倾。这种体位对大腿后侧肌群非常紧张的患儿比坐木箱更为有利。

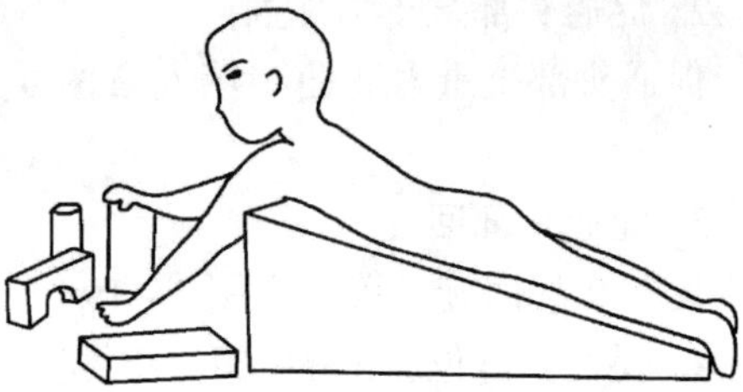

图 11－7　三角垫上促通上肢负荷体重与游戏

3. 促通头部抗重力伸展

促通头部抗重力伸展见图 9－9。

4. 支持立位

对于立位尚不稳定的患儿，可将三角垫高的一面在下方竖起，患儿站在其后方，前面放一小桌或木箱，上面放有玩具，患儿可以以三角垫为支持物站立玩耍（图 11－8）。

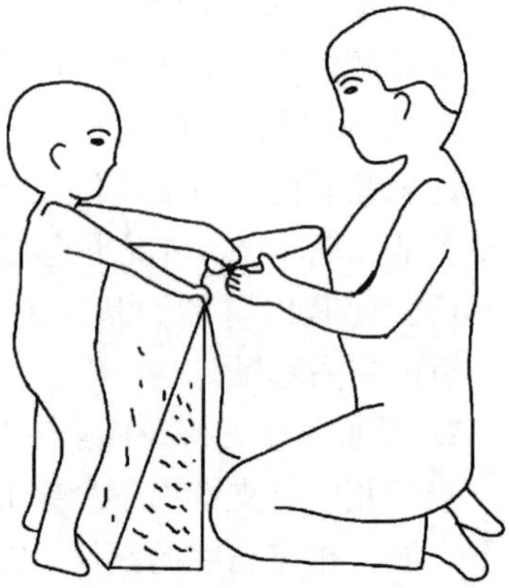

图 11－8　三角垫支持立位

## 四、木箱

### （一）构造与规格

木箱一般为木板制作的方形空箱，木质要软，各面要光滑无木刺，其高度分别为 5 cm、10 cm、15 cm、20 cm、25 cm 不等，顶面各边长 25～30 cm，可为正方形。

### （二）应用方法及作用

1. 促通坐位脊柱伸展

当患儿在床上坐位呈现脊柱屈曲时，可让他坐在适当高度的木箱上，即坐时髋关节与膝关节均屈曲呈 90°，双足全足底着地。这种坐位可促通脊柱伸展。但要注意，大腿后侧肌群明显紧张的患儿，此坐位时间不宜过长，以免加重肌紧张，可与坐三角垫（见本节三之 2）交替进行。

2. 站起训练

当患儿坐位稳定，而站立时两下肢负荷体重能力尚不充分时，可让患儿坐于适当高度的木箱上，让患儿身体前倾，然后抬臀使体重负荷于两下肢上，反复地进行抬臀→坐下→抬臀的动作，直至下肢可完全负荷体重时再进行站起的训练。如若在患儿做站起训练时在其后面放一木箱或其他可坐物，患儿会有安心感；若站起后撤去木箱患儿会失去站立的信心，这在实际训练中可观察到。

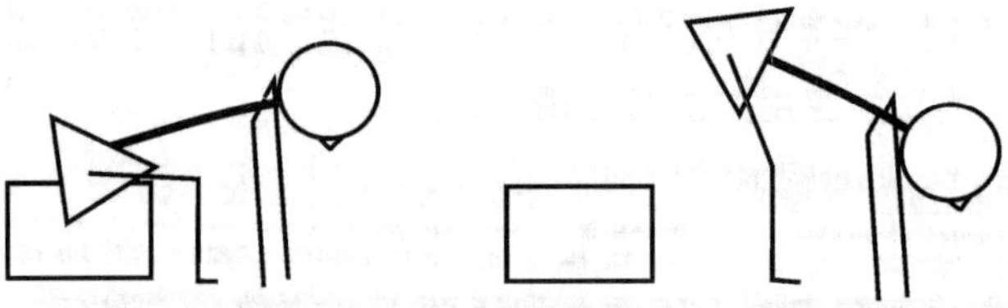

图 11－9　坐位站起训练（1）

从木箱上站起可有以下 3

种方式。

（1）从坐位上弯曲身体，双手撑地后抬起臀部后站起（图 11－9）。

（2）坐位上双臂前举，双手互握，然后前倾身体，抬起臀部后站起（图 11－10）。

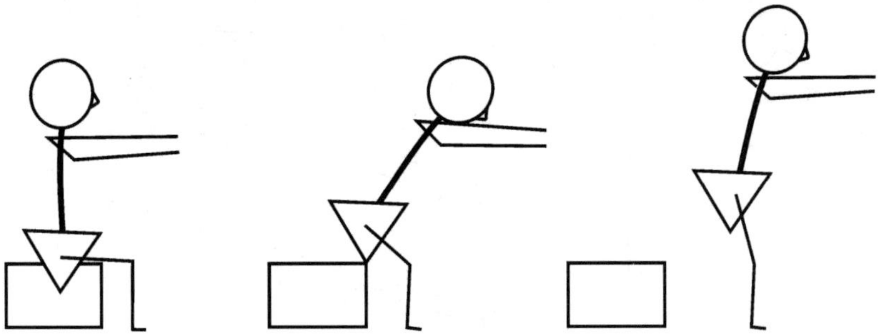

图 11－10 坐位站起训练（2）

（3）坐位上双手支撑于所坐木箱边缘，然后前倾身体抬起臀部后站起（图 11－11）。

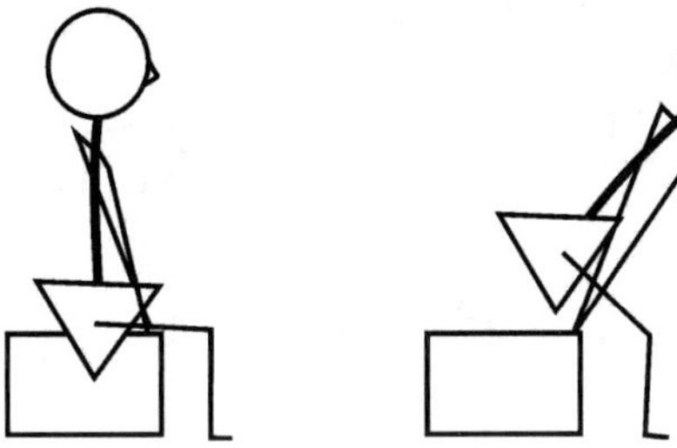

图 11－11 坐位站起训练（3）

## 五、平衡板

平衡板共有 3 种，以下分别叙述。

### （一）构造与规格

1. 大平衡板

大平衡板如图 11－12a 所示，由一木板下面安装一个半圆柱体构成，其规格为板长 180 cm，宽 60 cm，半圆柱体中心半径为 25 cm。半圆柱体可与木板成分体式，也可以黏合在一起。

2. 圆平衡板

圆平衡板如图 11－12b 所示，由一圆形板及下附以圆凸的部分构成，圆形板的直径为 30 cm，圆凸部分的高度有 7 cm、15 cm、30 cm、40 cm、55 cm 不等。

3. 长平衡板

长平衡板如图 11－12c 所示，为长 180 cm、宽 15 cm，高 6～12 cm 的长板。

### （二）应用方法及作用

1. 大平衡板

大平衡板可促通各个体位上的自律的姿势反应，让患儿取坐、膝立、立或四点支持位在平衡板上，通过平衡板的晃动诱发矫正反应、倾斜反应和保护伸展反应（图 11－13）。

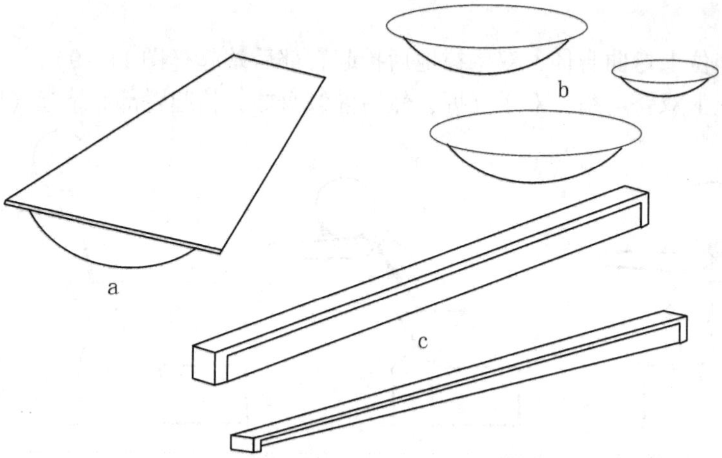


**图 11－12　平衡板**

a. 大平衡板　b. 圆平衡板　c. 长平衡板

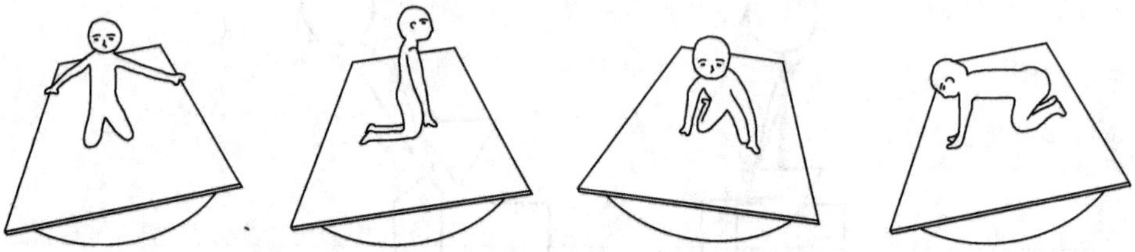

**图 11－13　大平衡板上促通自律的姿势反应**

2. 圆平衡板

（1）俯卧位、坐位平衡反应的训练：如图 11－14 所示，让患儿俯卧、坐于圆平衡板上，晃动圆平衡板，使之前后、左右倾斜，诱发平衡反应。

（2）立位平衡训练：在圆平衡板上做各种动作，如图 11－15 所示，双脚站立，单脚站立，在圆平衡板前方站立、后方站立、侧方站立，在圆平衡板上站立使之旋转，在圆平衡板上跳跃等进行平衡功能训练，为避免出现危险，可将圆平行板放在平行杠之间训练。

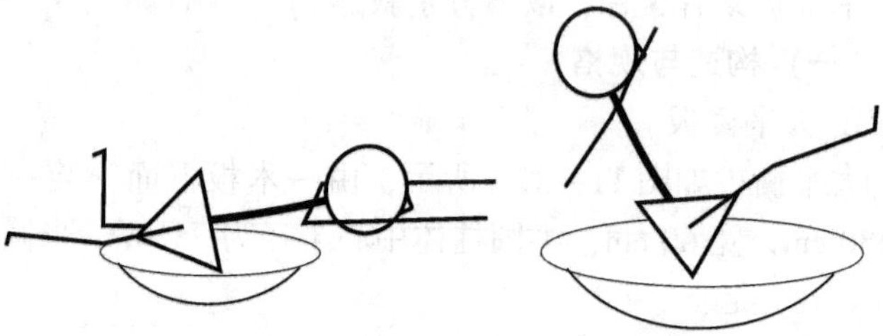

**图 11－14　圆平衡板上诱发俯卧位坐位平衡反应**

脑性瘫痪、精神运动发育迟滞等脑发育障碍患儿的平衡反应发育迟滞，即使已获得站立的能力，仍需要一些时间才能获得良好的平衡与步行能力，特别是当抗重力的伸展姿势发育不全时，导致与其相关的平衡反应发育迟滞。如果患儿呈现屈曲模式，会使下坡和下楼梯的运动发生困难。对于难以获得倾斜反应的脑性发育障碍患儿，应用圆平衡板来训练，可达到使患儿获得平衡反应的效果。一般情况下，患儿开始能保持立位时从高 1.5 cm 的圆平衡板开始训练，训练的顺序是先前方，后侧方，最后后方站立的方式，最重要的是鼓励患儿持续地保持立位。

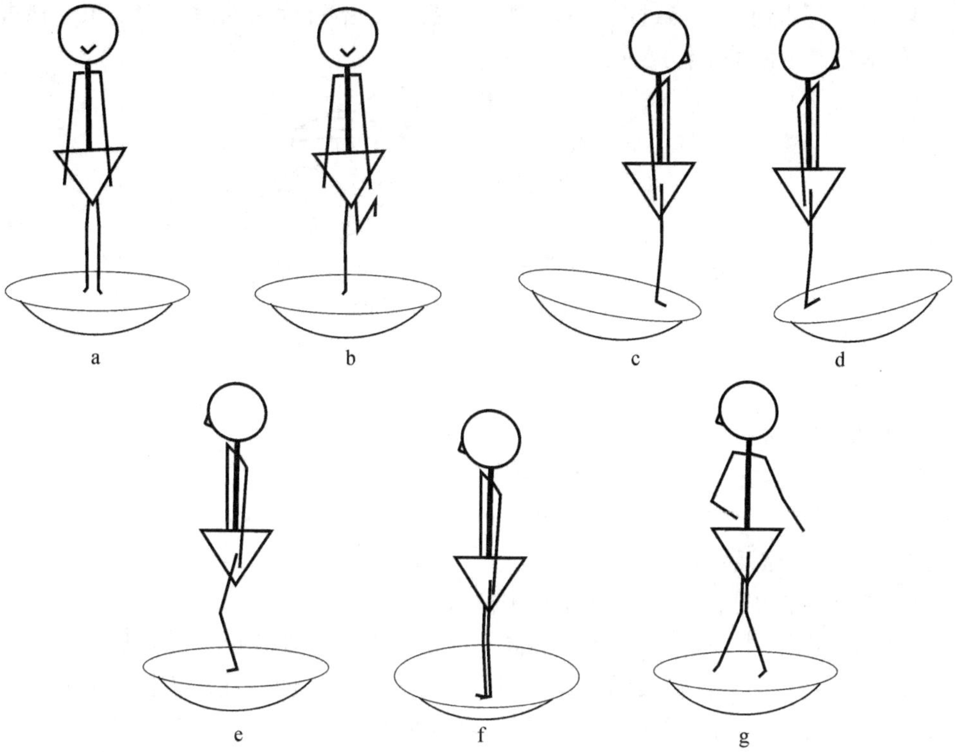


图 11－15　圆平衡板上训练立位平衡反应

a. 双足站立　b. 单足站立　c. 前方站立　d. 后方站立　e. 跳跃　f. 侧方站立　g. 回旋

3. 长平衡板

长平衡板用于共济失调型患儿等的步行训练。

## 六、木棒

### （一）构造与规格

木棒一般为木制圆棒，长短不等，一般为 30～40 cm，截面圆直径为 1.5 cm、2.5 cm、3.5 cm、4 cm等。

### （二）应用方法及作用

（1）抓握及松开木棒可促通患儿的抓握功能及抓握后松开手的功能。

（2）令患儿两手同握一个木棒，可促通患儿身体姿势对称及双手正中位指向的发育。对偏瘫患儿来说，可利用木棒使健侧手带动患侧手做各种活动，如两手握一棒上举、前伸等。

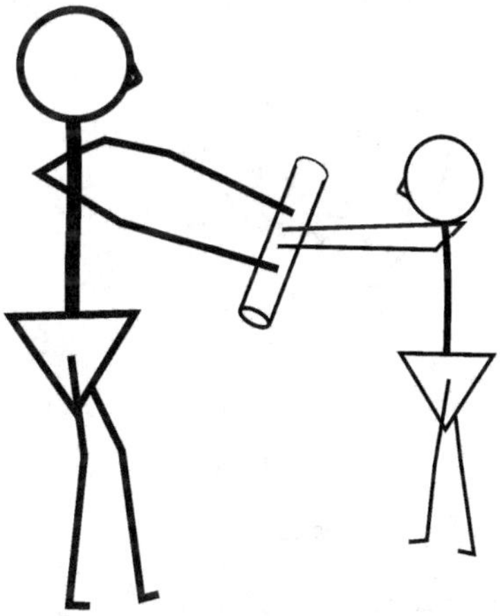

图 11－16　握棒步行训练

（3）两手共握一棒可抑制不随意运动，如不随意运动型患儿步行训练时可两手共握一棒，协助的人可在患儿前方握住同一棒退行（图 11－16）。

（4）抑制抓握时的手指过度屈曲。当患儿握物手指过度屈曲时，则令患儿抓握相应粗细的木棒，可使手指伸展（图 11－17）。

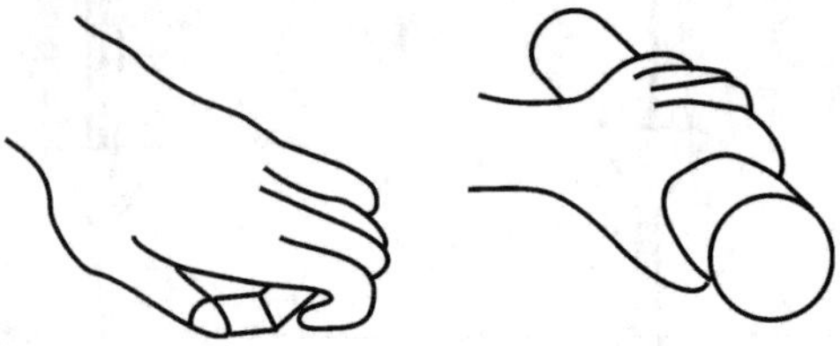

图 11－17　手指屈曲的抑制

## 七、圆环

### （一）构造与规格

圆环用塑料制成，其直径的大小根据不同要求可为 15 cm、20 cm、30 cm、40 cm、50 cm 等。

### （二）应用方法及作用

（1）与木棒作用相同，促通两手正中位指向的发育。

（2）与木棒相同，让患儿两手共握同一小型圆环可以抑制不自主运动。

（3）用于步行训练：将大圆环套入患儿身体，两手心向下在前方握住圆环，家长或治疗师在前方抓住圆环支持患儿步行，可以抑制不随意运动，也可以起稳定作用（图 11－18）。但需注意，若患儿以前臂旋后的异常姿势握圆环时，应予以修正，应手心向上握住圆环。

（4）抑制不随意运动型患儿的不自主运动：在患儿玩游戏或就餐时用大圆环将两上肢套住，抑制不随意运动，使两手能在桌面上活动（图 11－19a），或用小圆环套住桌面上的固定物，患儿用两手抓握圆环，或一手抓握另一手游戏（图 11－19b）。

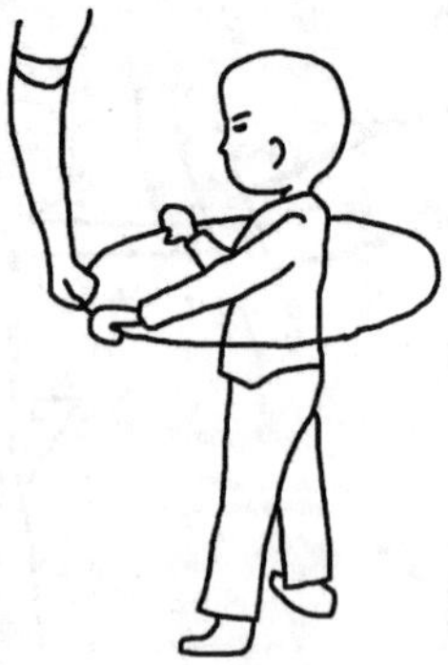

图 11－18　用圆环训练步行

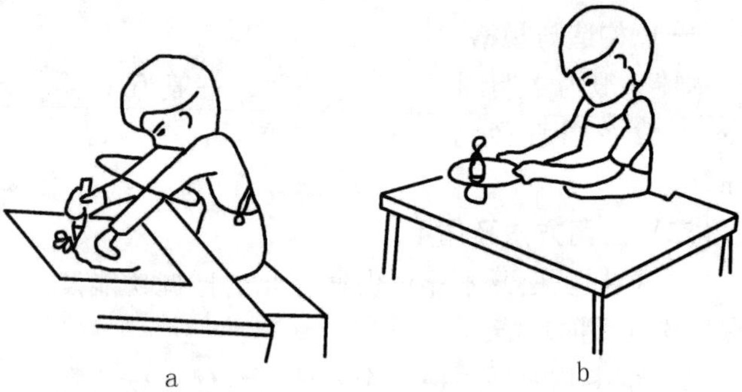

a　　b

图 11－19　用圆环抑制不随意运动型患儿的不随意运动

## 八、球

### （一）构造与规格

各种大小的皮球，重量不同的医疗训练用球，如重 1 kg、直径 12 cm，重 2 kg、直径16 cm，重3 kg、直径18 cm等多种，也应备些小儿手可抓握的小球，如乒乓球等。

**（二）应用方法及作用**

（1）训练上肢肌力：大型的各种重量的球让患儿双手抱着平举、上举等可增强上肢肌力。

（2）矫正拇指内收：患儿呈现拇指内收时，可用相应大小的球来抑制，通过抓握球使拇指外展（图11－20）。

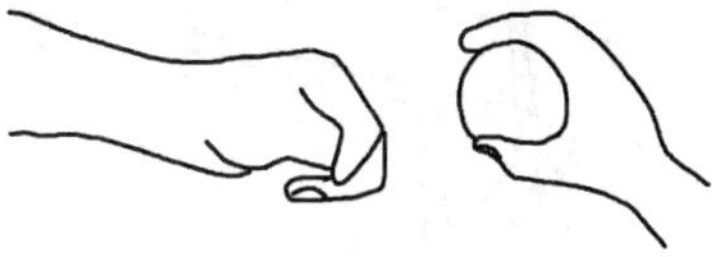

图11－20　用球矫正拇指内收

## 九、握力器

各种形状的握力器，让患儿用力握住，可以强化手指的肌肉及前臂的肌肉。

## 十、沙袋

不同重量的沙袋，如0.5 kg、1 kg、2 kg、3 kg、4 kg、5 kg，沙袋上加上提带，用于患儿手提以增强上肢肌力，或者安装在滑轮上供锻炼患儿上、下肢使用，以增强患儿上、下肢肌力与肌耐力。另外，可用薄片状的沙袋绑在上、下肢上做负重训练，增强上、下肢肌力与肌耐力。

（庞　伟）

# 第二节　大型训练用器具

大型训练用器具是指安装于训练室内供患者共同应用的器具。

## 一、平行杠

**（一）构造与规格**

平行杠分为移动折叠式、简易式固定式两种，两杠呈平行状态，杠间距离及杠距地面高度要设计为可调节式。

平行杠一般高40～100 cm，杠间距离40～60 cm。可分为移动折叠式、固定式和简易式3种（图11－21）。

**（二）应用方法及作用**

1. 站立、立位平衡训练

发育水平已达坐位平衡的患儿，可用平行杠练习站起。将轮椅、木箱或椅子放于平行杠之间，患儿坐于其上，双手抓握平行杠或将前臂也放于平行杠上进行坐位至立位的训练。已达立位水平的患儿可站于平行杠之间向两侧倾斜身体训练立位平衡。平行杠在这时既起预防患儿跌倒的作用，又给患儿心理上的安慰，可使他安心地练习。

2. 步行训练

平行杠是步行训练常用的器具，与立位平衡训练相同，杠间步行练习可对患儿起

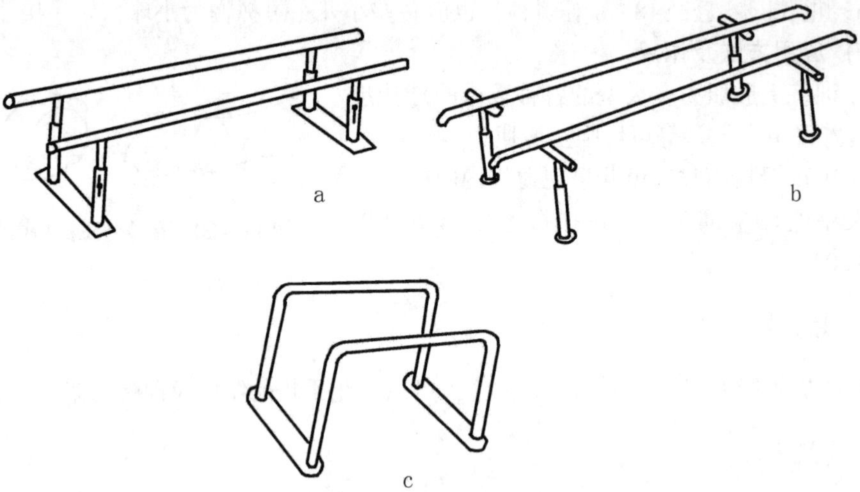


图 11－21　平行杠的种类

到身心双重保护的作用。

3. 增强肌力训练

在平行杠上做上举身体的运动，如图 11－22a 所示，可增强背阔肌及上肢伸肌的肌力。在平行杠间双上肢支撑于杠上，双足支撑地面且做一固定支点，身体做前挺、后退的运动；也可在杠上安一滑轮，加一重锤来协助做这一运动，如图 11－22b 所示，这样可增强臀中肌、腰方肌的肌力。

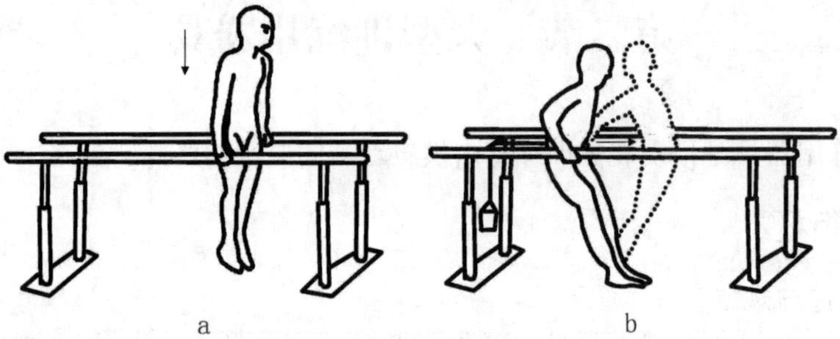


图 11－22　平行杠间增加肌力训练

## 二、异常步行姿势矫正用具

脑性瘫痪患儿呈现各种各样的异常步行姿势，可以应用以下矫正用具来矫正，若将这些用具放于平行杠之间进行训练更为安全。

### （一）足内旋矫正板

足内旋矫正板如图 11－23 所示，在木板上钉上等距离的多个木条，木条为斜的方向，使患儿的足在其间呈外旋位。此板用于矫正脑性瘫痪患儿的内旋步态。

### （二）步行训练用平行梯子

步行训练用平行梯子如图 11－24 所示，是两排横格交错的平行梯子，梯高度一般为 10 cm。常用于以下步行训练：

（1）步行的步幅训练。

（2）步行时抬起脚的训练。

（3）防止蹒跚步态的训练。

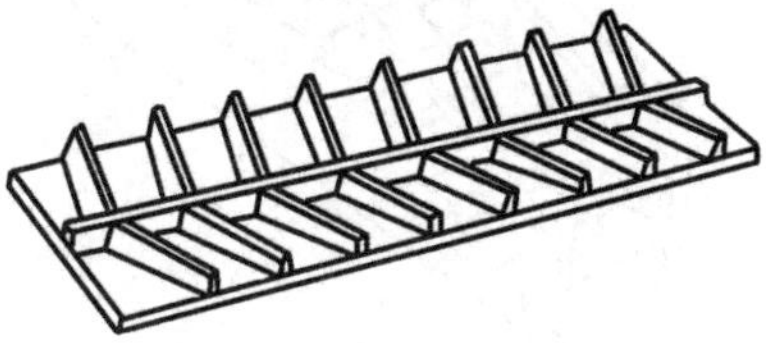

图 11-23　足内旋矫正板

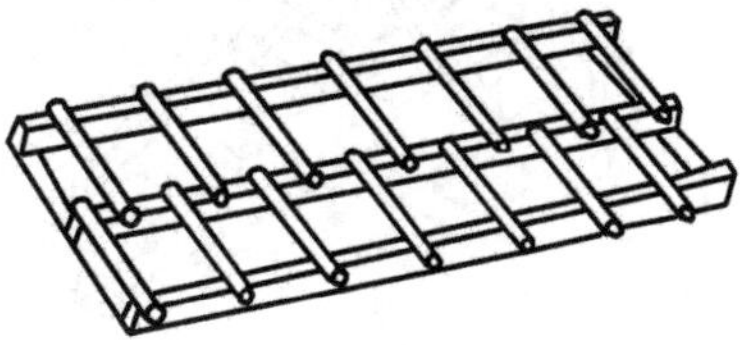

图 11-24　步行训练用平行梯子

**（三）足内、外翻矫正板**

足内、外翻矫正板一般为木制三角形长板，规格为长 300 cm 或 400 cm，宽 40 cm，高 10 cm。

准备两块上述三角形板，根据促通目的进行拼装，让患儿根据障碍情况在不同板上步行训练。

（1）矫正足外翻：如图 11-25a 所示，将两块板高的一面对拼在一起。

（2）矫正足内翻：如图 11-25b 所示，将两块板低的一面对拼在一起。

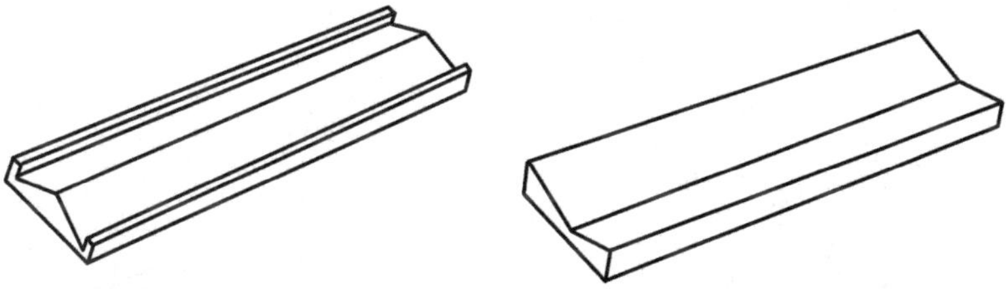

a　　b

图 11-25　足内、外翻矫正板

**（四）足内收矫正板**

在一宽 40 cm、长 300～400 cm 的板中央竖立一块高 30 cm 的板（图 11-26），用于矫正因髋关节内收而致的内收步态，即剪刀步态。

## 三、训练用阶梯

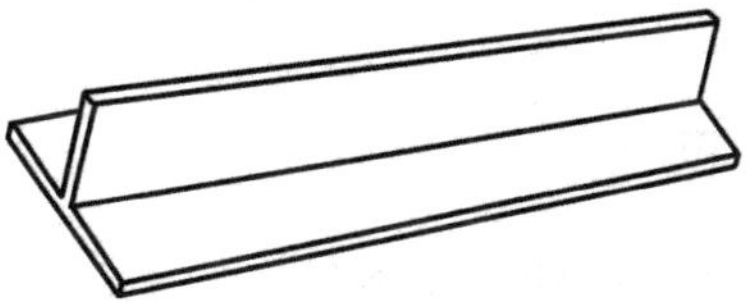

图 11-26　足内收矫正板

**（一）构造与规格**

训练用阶梯根据训练室的大小可制作成拐角式或直线式（图 11-27）。台阶的数目以 5 阶以上为好，脚踏板的宽度不可少于 30 cm，脚挡板的高度应为10 cm与 20 cm 两种。扶手的最下端要长出 30 cm，使患儿易于从阶梯上下来。

**（二）应用方法及作用**

（1）上、下阶梯训练：作为日常生活活动的上、下阶梯（楼梯）训练，可有多种方式，如徒步、扶阶梯的扶手、拄拐或手杖等。开始上、下阶梯训练时应用挡板高度

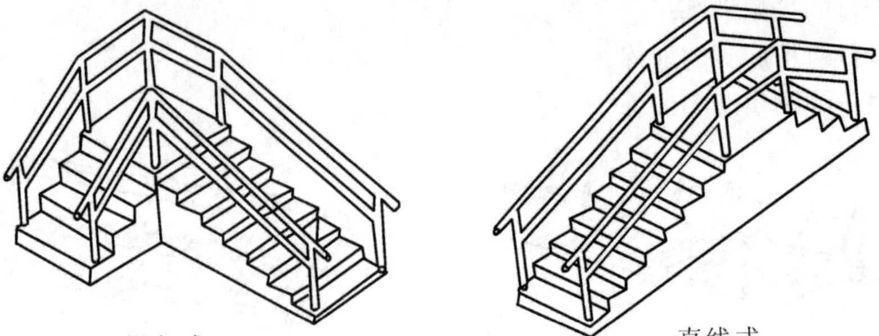

拐角式　　　　直线式

图 11 －27　训练用阶梯

为 10 cm 的阶梯，功能进步后应用高 20 cm 的阶梯。

上、下阶梯不单纯是日常生活动作训练的需要，也是增强躯干和下肢肌力的有效方法。

在无条件安装阶梯时，也可用抽屉式阶梯或斜板等装置来代替阶梯。

（2）抽屉式阶梯：如图 11 －28 所示，由 4 种高度的木箱构成，最大木箱顶面的长度为70 cm，宽 40 cm，高度为 40 cm，其余 3 个的高度依次为 30 cm、20 cm、10 cm。

（3）步行训练用斜板及阶梯：如图 11 －29 所示，最高平面长 180 cm，宽 90 cm，高 20 cm，其余三阶梯的高度依次为 15 cm、10 cm、5 cm。这种装置可用于脑性瘫痪患儿的步行训练，也可用于轮椅的升降练习。

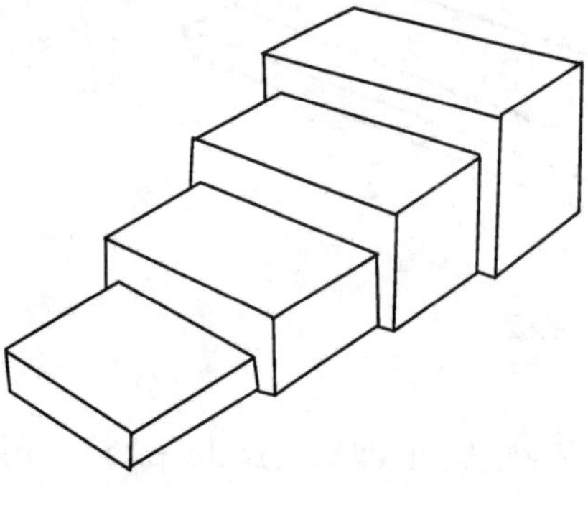

图 11 －28　抽屉式阶梯

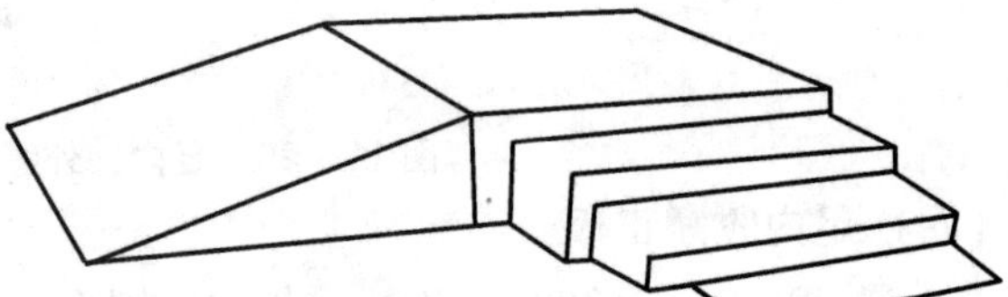

图 11 －29　斜板及阶梯

## 四、肋木

### （一）构造与规格

肋木是由木质构造带横木的架式器具，高 250 ~ 350 cm，宽 90 cm，横木间的间隔分别为：下方的 5 ~ 6 根间距为 10 cm；上方的间距为 12.5 cm；最上面的一根及最上面的板向前突出 12 cm，以便于悬吊物品（图 11 －30）。

安装肋木时要牢固，不可有动摇。在肋木的前方必须有 200 cm、左右有 50 cm 的空间，以便于患儿在肋木的前、侧方做各种运动。

### （二）应用方法及作用

（1）矫正与预防脊柱的变形，保持正常的姿势、体位，矫正不良姿势：在肋木前扶持肋木矫正异常姿势、保持正常姿势，如矫正脊柱的前屈、侧弯等。

（2）进行保持或矫正关节活动度的训练：关节挛缩或关节活动受限的脑性瘫痪患儿，可应用肋木来保持和矫正关节活动度。可在肋木上进行有规律性地摆动运动及主动运动，也可利用患儿自身的体重或部分体重来进行自身的能动运动。比如，为了增大肩关节的活动度，可让患儿站立于肋木前由下向上逐次握横木。

（3）保持和增强肌力、耐力的训练：利用患儿自身的体重或部分体重，让某部位肌肉做等长或等张性收缩，进行保持和增强肌力与耐力的运动。

（4）可利用肋木固定患儿运动时的身体某部分，防止活动时引起的代偿性运动。例如，当让患儿进行颈部运动时，可将其躯干固定于肋木上，以防止颈部运动所引起的躯干代偿运动。

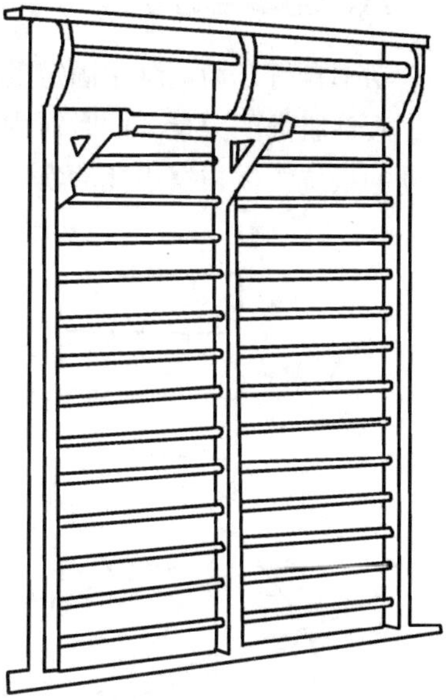

图 11－30　肋木

另外，如果欲达到增强腹部肌肉肌力的目的，可将患儿足的前端插入肋木固定下肢后做向前弯腰运动。

## 五、姿势镜

### （一）构造与规格

姿势镜是可以映照全身的长方形镜子，其规格为高 180 cm，宽 90 cm，可以固定于墙上，也可以安装于支架上，装上轮子成为移动式。

### （二）应用方法及作用

（1）矫正身体姿势及步态：姿势与步态异常、应用矫形器步行、早期有脊柱变形的患儿，均可对着姿势镜矫正。

（2）控制不随意运动：当患儿有不随意运动时，可以配合应用棒、圆环、球、沙袋等器具在镜前进行控制头、颈、躯干等处的不随意运动和平衡训练。

## 六、起立训练用梯子

### （一）构造与规格

起立训练用梯子为一种起立训练用的小型肋木，用金属管制成，规格为高 120 cm，宽 120 cm，有四只支架，可在其下方放垫子（图 11－31）。

### （二）应用方法及作用

在肋木前膝立位抓握梯横木进行站起训练，或蹲位站起，或起立至步行的训练。

## 七、垫子、训练台

各种规格、厚薄不一的垫子或训练台（床）放在训练室地上，供患儿在上面训练用。

## 八、功率自行车

功率自行车为训练用固定的单轮自行车（图11－32）。患儿做蹬车运动，可锻炼下肢、腹部肌肉的力量，同时对内脏有强化作用。自行车上设有负荷装置，可增加蹬车运动的抵抗，需根据患儿的实际情况增减负荷量。

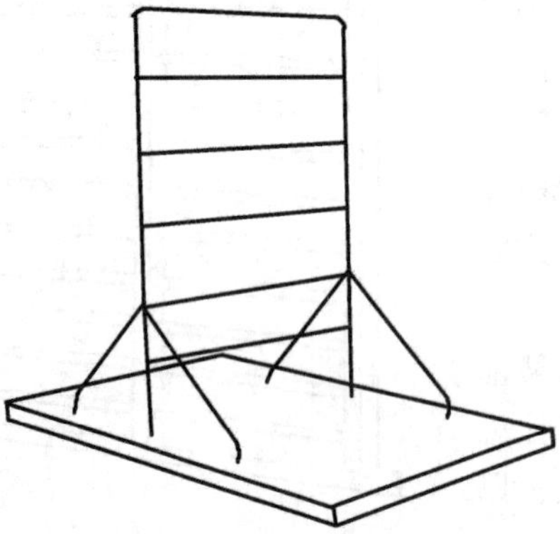

图11－31　起立训练用梯子

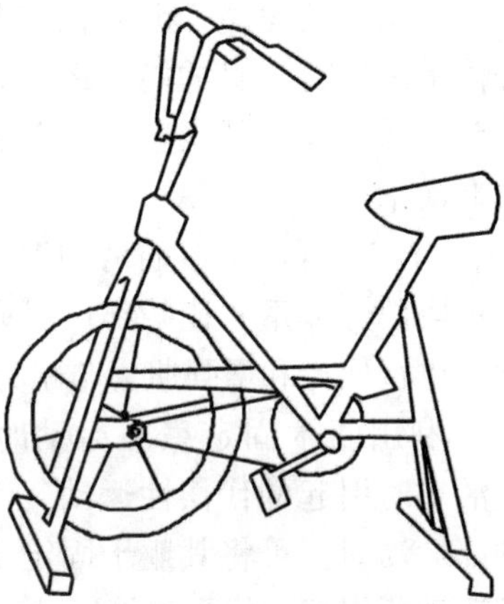

图11－32　功率自行车

（庞　伟）

# 第三节　坐位辅助具

坐位辅助具用于辅助患儿保持坐位，维持坐位稳定。应用坐位辅助具应达到以下两个目的：其一是要诱发患儿正确的坐位姿势，即椅子坐位要保持髋关节及膝关节屈曲90°、肩胛带充分外展，可使两上肢伸向前方，两手可至中线并在中线上抓握物体。其二是要能抑制患儿的异常姿势，很多患儿因受异常肌紧张和异常姿势的影响，常不能稳定地坐，时而从座位上下滑，对这类患儿应设法固定他的身体，如在坐位前应用器具固定身体或在座位上安装系带等。坐位辅助具应该由医生、治疗师根据患儿的实际情况为其专门设计，没有固定的模式。

## 一、椅子

椅子由木料或硬纸板制成，一般设计有靠背、脚踏板，前面安装有活动的桌板。桌板边缘要设有突出的边缘，以防玩具等滑落。各部件的高度、倾斜度等要根据患儿的异常姿势的状况、身材等量身设置。应设法安装一些因人而异的附件，如图11－33a在足下放一挡板防止双足滑出；图11－33b中为抑制患儿双下肢内收而设置的外展板和足托，并安装了轮子便于移动。又如图11－34中所示，为抑制双下肢交叉，而将坐椅改为半圆形。

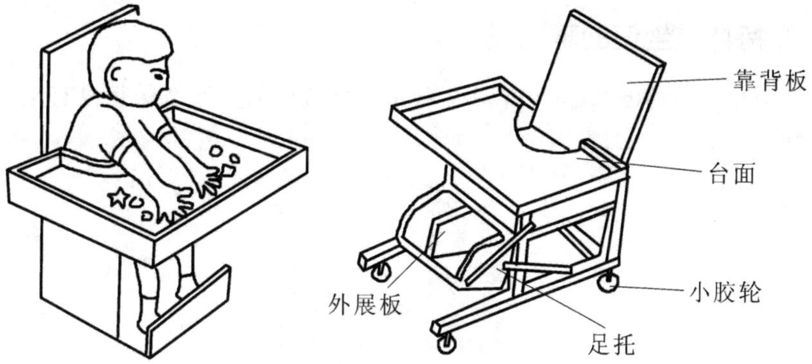


a　　　　b

图 11－33　椅子的特设装置

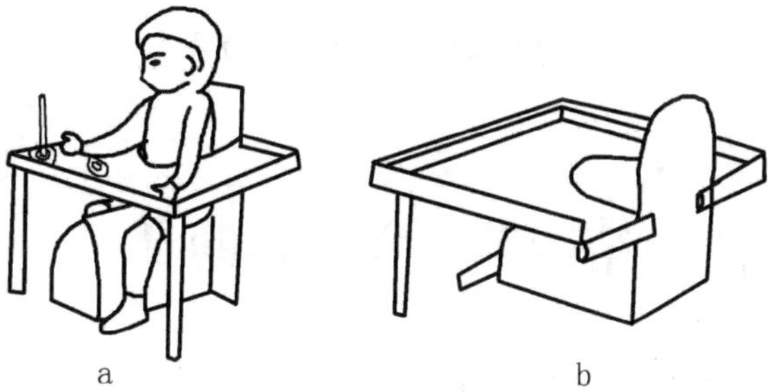

a　　　　b

图 11－34　坐位保持具

## 二、圆筒状坐位辅助具

为了使患儿保持坐位，便于游戏，可用重体泡沫制成圆筒状，开一宽阔的口，底部设坐席，制成圆筒椅子。在家庭中非常适用（图 11－35）。

## 三、便携式坐位辅助具

便携式坐位辅助具多为一些推婴儿的小车，可应用于脑性瘫痪患儿保持坐位时（图 11－36）。

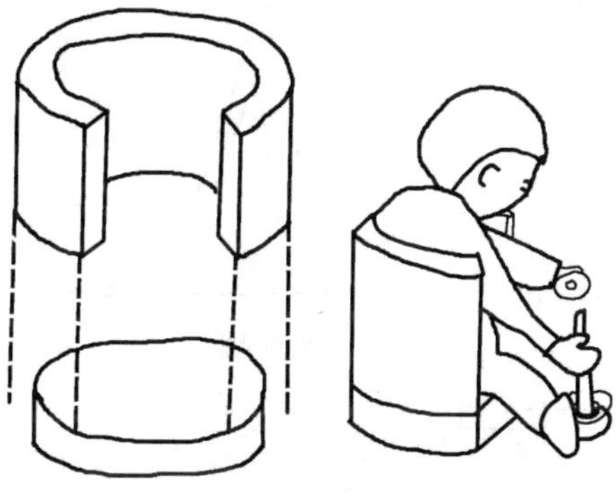

图 11－35　筒形状坐位辅助具

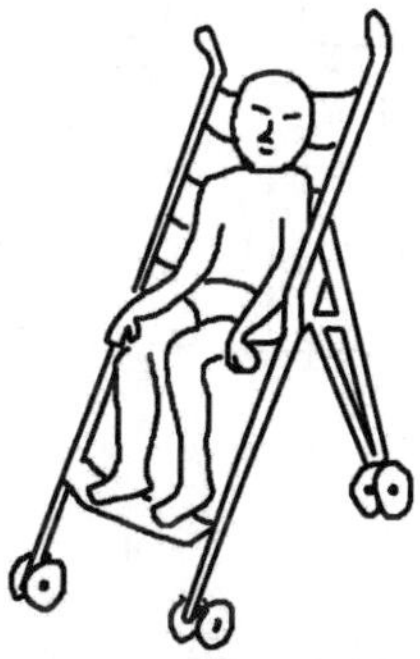

图 11－36　便携式坐位辅助具

## 四、保持伸腿坐位的辅助具

保持伸腿坐位的辅助具如图 11－37 所示，坐位椅的坐面宽敞，设有系带，可保持患儿的伸腿坐位。

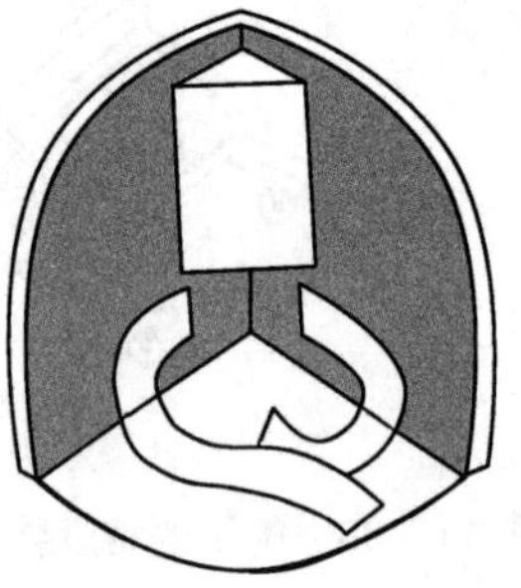

图 11－37　伸腿坐位保持具

（庞　伟）

# 第四节　立位辅助具

立位辅助具的主要作用是维持患儿立位，预防或矫正足、下肢及髋关节的异常姿势，强化不负荷体重的躯干与髋关节肌肉，让患儿体验到立位平衡的感觉。

## 一、立位促通板

立位促通板是在一正方形的楔形板上竖立一木板，板中央加一横木便于固定患儿，下方加一垂直板便于分开双脚。将患儿绑于支架上，维持立位，让患儿体验双下肢负荷体重的立位的感觉（图 11－38）。

图 11－38　立位促通板

## 二、下肢矫形器固定台

将下肢支具（在本章第六节中讲述）固定在一块木板上，形成一个稳定器，即下肢矫形器固定台，可起到维持立位的作用。

## 三、箱型站立桌

箱型站立桌如图 11－39 所示，木制的桌子两端设置两个箱型站立架，患儿可在其中站立，在桌面上做游戏等。

## 四、泡沫支持具

泡沫支持具用一些材料随时设计的站立支持器具，如图 11－40 中是用重体泡沫将患儿身体围住，并在胸与两足踝部予以固定。此适用于立位功能相对较好的患儿。

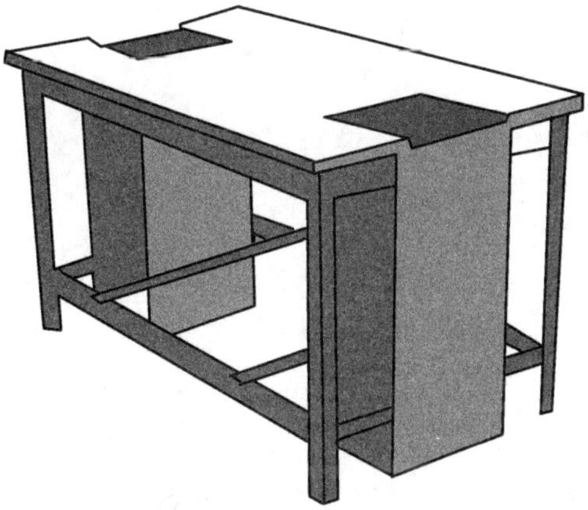

图 11－39 箱型站立桌

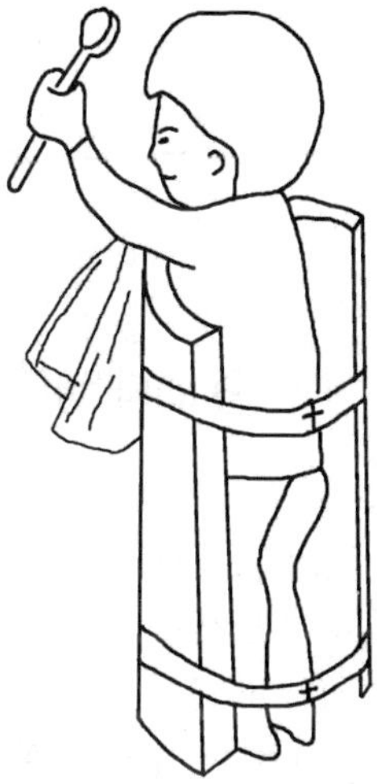

图 11－40 重体泡沫制立位辅助具

（庞 伟）

# 第五节 移动用器具

移动用器具是辅助患儿训练各种移动能力的器具。

## 一、爬行器

爬行器是用于训练患儿爬行移动的辅助具，可设计为多种形态。例如，图 11－41a 是在一块厚木板上安装 4 个轮子，让患儿俯卧在上面，两上肢从其一端伸出进行爬行运动。爬行器主要应用于痉挛型双瘫患儿，须将腰部固定，若两下肢硬直性伸展，应将两下肢呈外展、外旋位，在两足部分予以固定，以免因两上肢的过剩运动而引起下肢的联合反应。图 11－41b 在木板中有一凹陷部分，让患儿俯卧其中，即手足并用转动爬行器（要安装多向转动轮），训练上、下肢的爬行能力。图 11－41c 应用于重症痉挛型患儿，在爬行器前方安装一中间带凹陷的板，在下方相当于两下肢的部分安装一长圆木，患儿俯卧上面有利于抬起肩及胸部及分开内收的两下肢。图 11－41d 为圆形、柔软的爬行器，患儿胸腹放于爬行器中，手、足并用，进行转动的练习。

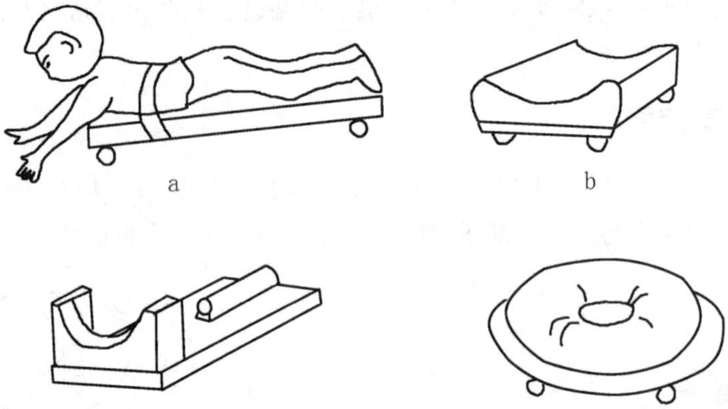

a　　b　　c　　d

图 11－41　爬行器

## 二、坐位移动辅助用具

### （一）四轮车

为了训练患儿两下肢的移动能力，为立位步行做准备，可应用坐位移动辅助具，主要为四轮小车。如图 11－42a 为一种木制的四轮车（类似三轮车），前面两个轮子的距离小于后轮间距离，这种车没有脚踏板而是让患儿双足底着地，靠车轮的滚动和其双足进行坐位的移动训练。图 11－42b 为将 4 个轮子均匀分开安装的名副其实的四轮车，坐席为一半圆状木块，车前方竖立一圆柱体。这种车适用于痉挛型双瘫、上肢障碍非常轻微，能在床上呈兔跳样四爬转动的患儿。坐在这样的车上可起到分开两下肢的作用，这种状态下，患儿为了活动，只能交替的应用两下肢，因而促通了两下肢的交替运动。

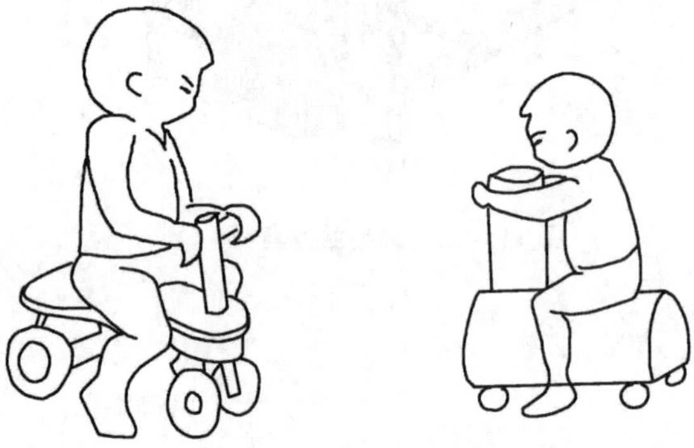

a　　b

图 11－42　坐位移动辅助具

目前市场销售的学步车，也可用做坐位移动辅助用具，但是，一定要调整好高度，要使患儿坐位时双足全足着地。

### （二）轮椅

轮椅多用于应用其他辅助具仍不能步行的患儿，其种类繁多，为专业工厂制造，在此不予赘述。

## 三、步行移动辅助用具

脑性瘫痪患儿在获得立位和获得步行能力之间，有时需要相当长的时间，所以需要借助器具训练步行的能力。

### （一）助行器

助行器多为康复器材工厂生产的各式各样为步行训练应用的器具，其高度与宽度是可以调节的，如条件允许也可以根据患儿的身高及障碍情况定制。

助行器有带轮与不带轮两种，根据患儿的立位稳定情况、双下肢移动能力等进行适当选择。图 11－43 为各种各样的助行器。

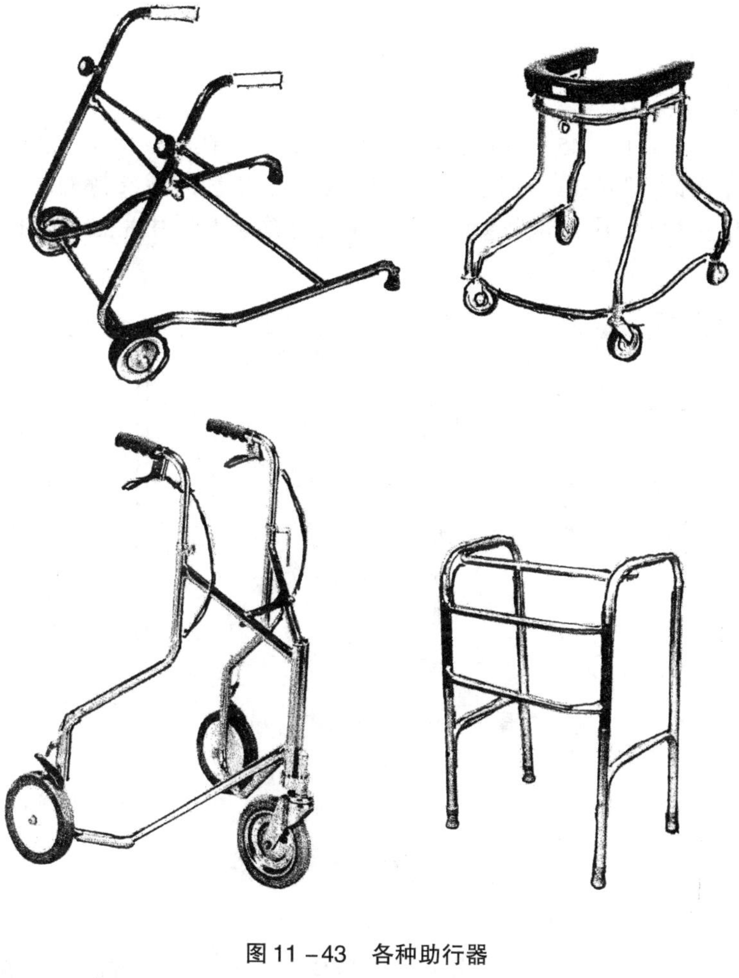

图 11－43 各种助行器

### （二）其他步行辅助用具

为了训练脑性瘫痪患儿向前方步行移动的能力，可应用一些器具来辅助，这些器具可自行设计。如图 11－44 中所示，a 图为带轮的木箱；b 图为特制的椅子，在椅腿下面安装上光滑的板，患儿可推着这些器具练习步行。带轮的木箱适合于立位平衡能力相对好的患儿，这种器具的高度一定要适当，若患儿髋关节呈屈曲模式则应调节高度使患儿髋关节伸展。特制的椅子适于在无外力支持下不能取得立位平衡的患儿，可在椅背上安装把手，便于患儿抓握。

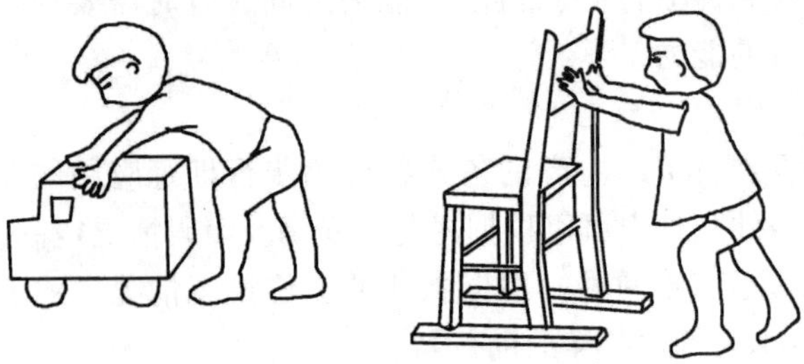

a　　　　　　　　b

图 11－44　各种步行辅助器

## 四、手杖、拐杖

手杖、拐杖（图 11－45）与助行器相同，均为支持体重、保持平衡、辅助步行的用具，可应用于步行训练中。手杖、拐杖与下肢三点连线形成支持的基底面积，基底面积越大，重心越低，其稳定性越大。所以脑性瘫痪患儿应用手杖、拐杖可起到支持身体和增大基底面积的作用。

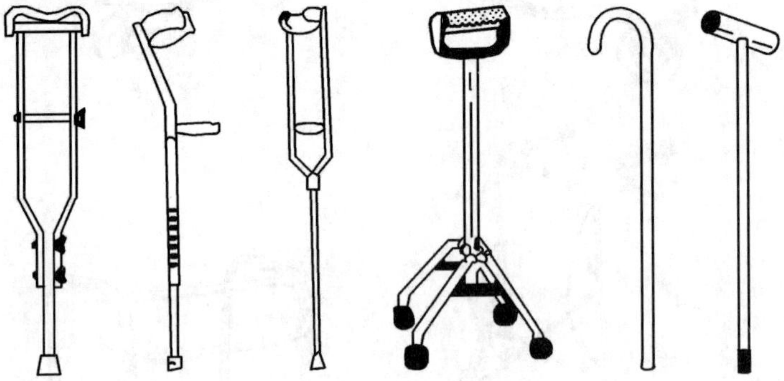

a　　b　　c　　d　　e　　f

图 11－45　各种手杖、拐杖

（吕　洋）

# 第六节　矫形器

矫形器是装配在身体的某一部分起到支撑体重、协助或代替肢体功能的作用的器具，它还具有抑制不随意运动以及防止和矫正变形的功能，主要应用于躯干与四肢。

## 一、应用矫形器的目的

应用矫形器需要达到以下目的：

（1）辅助进行手法操作，增强治疗效果。

（2）预防关节的挛缩与变形，当已形成挛缩与变形后可以用矫形器矫正并维持矫正后的状态。

（3）下肢矫形器可以固定下肢的关节如踝、膝关节，保证下肢负荷体重的功能。

（4）抑制不随意运动，促通运动模式的正常化。

（5）代偿已经丧失的功能，辅助患儿充分应用尚且残余的功能。

## 二、矫形器的分类

（1）依据应用部位分类：可分为上肢矫形器、下肢矫形器、脊柱矫形器等。

（2）依据应用目的分类：可分为医疗用矫形器、恢复用矫形器、固定保持用矫形器、矫正用矫形器、负荷用矫形器、步行用矫形器、体育用矫形器。

（3）依据制作材料分类：可分为软性矫形器、硬性矫形器、带金属支架矫形器等。

## 三、下肢矫形器

下肢矫形器是临床上最常用的矫形器，以下做重点介绍。

### （一）下肢矫形器的分类

根据应用部位将下肢矫形器分为矫形鞋、足矫形器、短下肢矫形器、长下肢矫形器、膝矫形器、髋矫形器、骨盆带长下肢矫形器、骨盆带膝矫形器等（图 11－46）。

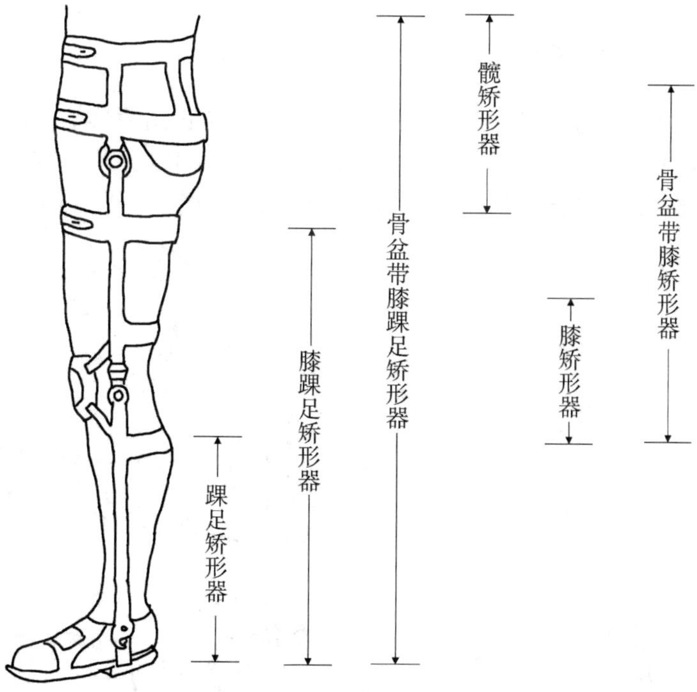


图 11－46 下肢矫形器及分类

### （二）下肢矫形器的作用

（1）髋关节矫形器：固定腰椎，限制腰椎的屈伸。

(2) 骨盆带矫形器:

1) 加大腰椎的前突和骨盆带的倾斜,防止髋关节的过度伸展。

2) 限制髋关节的内旋、外旋和过度的内收或外展。

3) 防止髋关节的屈曲挛缩。

4) 抑制髋关节的不随意运动。

(3) 长下肢矫形器 (KAFO):

1) 支持体重。

2) 防止因股四头肌瘫痪和肌力下降引起的膝关节屈曲。

3) 抑制与防止膝关节的过度伸展和膝的内、外翻,使膝关节稳定。

4) 防止膝关节的屈曲挛缩。

5) 防止膝关节的不随意运动。

(4) 膝矫形器 (KO):防止膝屈曲、过度伸展和不稳定。

(5) 短下肢矫形器 (AFO):又称踝足矫形器,其作用如下:①防止足背伸肌、跖屈肌、内外翻肌瘫痪而引起的各种变形,如尖足,足内、外翻等。②抑制不随意运动。

## 四、矫形鞋与鞋底矫形器

矫形鞋与鞋底矫形器可通过鞋底、鞋垫、鞋帮的高度及硬度等来防止或矫正足的变形。

## 五、上肢和手矫形器

上肢矫形器主要是手夹板,脑性瘫痪患儿主要用矫正用矫形器。例如,矫正拇指内收(拇指内收见图 11-20)的短对立矫形器(图 11-47),矫正腕关节掌屈矫形器(图 11-48),拇指对掌矫形器(图 11-49),腕关节外展矫形器(图 11-50)。

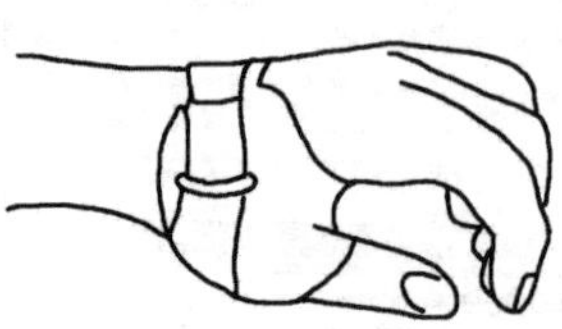

图 11-47 矫正拇指内收的矫形器

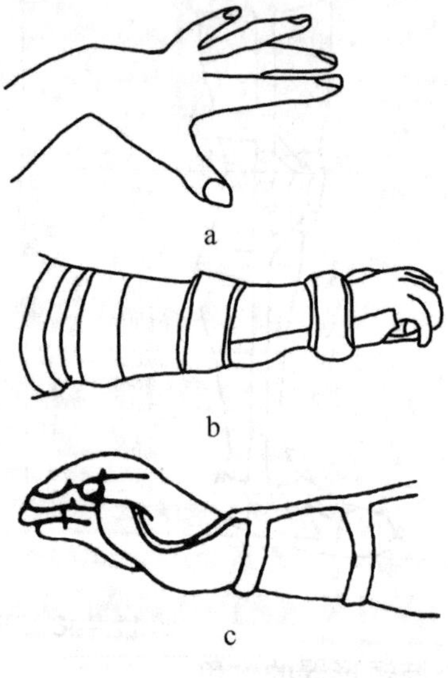

图 11-48 矫正腕关节掌屈的矫形器

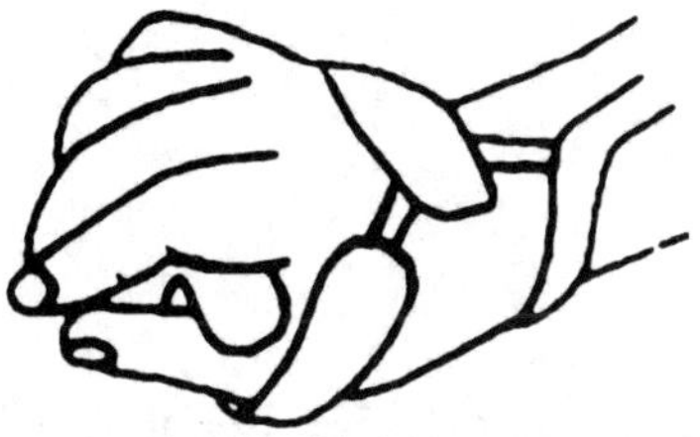

图 11－49　拇指对掌矫形器

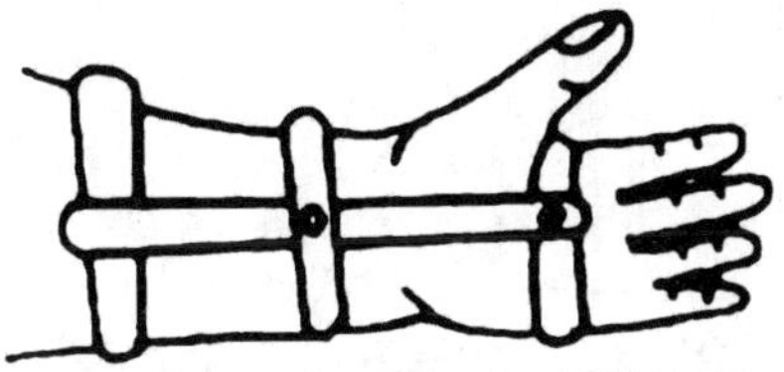

图 11－50　腕关节外展矫形器

矫形器的制造及应用是专业性很强的工作，有专门从事矫形器制作的专业人员及专门研究矫形器的医生和治疗师。需要应用矫形器时需与专业人员共同研究，决定应用的种类。

本章介绍了治疗小儿脑性瘫痪时应用的器具，各专业治疗的训练室都应根据条件制备必要的器具。在进行手法操作时要根据需要合理应用，既要充分发挥器具的功效，又不能做器具的奴隶，要让器具为治疗服务。

（吕　洋）

# 第十二章　脑性瘫痪患儿的家庭疗育

脑性瘫痪患儿，尤其是大龄的患儿，长时间存在异常的姿势及异常运动会逐渐地被其父母所适应，这样会导致家长对患儿在日常生活动作中应用这些异常的姿势及异常运动的状态熟视无睹，任其随意发展而加重异常的姿势及异常运动的发展，导致整体运动发育的迟滞。即使入院治疗的患儿，在治疗时间之外，也非常需要设法阻止异常姿势及运动的发展。

一定要让患儿的父母知道，脑性瘫痪患儿在任何养育过程中，都必须时刻注意使患儿的姿势与运动尽可能的接近正常。患儿家长要在医生与治疗师的指导下，掌握相应的控制患儿的姿势与运动的知识与技能，例如，如何使患儿采取适应于动作的适当姿势，如何扶持患儿的近位部并配合患儿完成穿、脱衣服及摄食、排泄等动作，如何管理患儿的姿势，使其安全地坐在椅子或床上，并使之用手抓握或拿玩具游戏等。

另外，患儿的家长必须要想尽办法促通患儿的自力，要最大限度地引发出患儿的潜在能力，诱发患儿的运动与姿势向较为成熟的方向发展。这一点无论对患儿还是对家长来说都是至关重要的，这也是脑性瘫痪患儿康复的最终目的。

本章将介绍在日常生活中如何管理患儿的姿势，如何纠正患儿的异常姿势与异常运动，如何促通患儿自力地完成各种日常生活动作等。这些知识无论是康复医学工作者还是患儿家长都必须掌握。

## 第一节　家庭疗育的必要性

### 一、家庭疗育的意义

家庭疗育即家庭中治疗与养育，在一个家庭中，父母及其他家庭成员形成了小儿所处的环境，这种环境直接影响着小儿的生长发育。小儿在运动、智能、语言、行为等方面的潜在能力能否充分发挥出来，与父母及家庭成员对其的影响有着密切关系。父母及其他成员，如祖父母等给予小儿的各种刺激，对于小儿来说，是初期的学习过程。小儿初期依赖于母亲而生存，由母亲喂哺、照料，母亲逗引小儿嬉戏玩耍、教小儿说话、识别物体等。在小儿逐渐发育，达到能自力地完成日常生活动作，能够控制各种行为，可以很好地适应环境的过程中，其父母的抚养方式及小儿与双亲间的相互作用，对小儿各方面的发育成长起着决定性的作用。同时，小儿的各种行为及对父母给予刺激的反应，也影响着父母对小儿的养育方式，两者是相互作用、相互影响的关系。

脑性瘫痪患儿，由于其存在的异常姿势与异常运动、异常的行为等，影响了他与父母及家庭成员间的相互作用。比如，当患儿对刺激缺乏反应性或有过敏行为，父母与之玩耍时感到很吃力，患儿因达不到欲想的要求也会失去信心，逐渐地会失去母子或父子间共同游戏的欲望。另外，由于患儿的异常姿势及对刺激的敏感性，父母抱扶时会感到很困难，因而减少了抱患儿的机会。同样，喂饭、为患儿洗澡都会遇到困难，如果患儿家长因此而气馁，采取自己认为较轻松的方式而不纠正患儿的异常姿势，或者减少对患儿的照料，就会限制父母与患儿间的相互作用，减少这种相互作用对患儿的反馈作用，从而影响患儿的身心发育。

另一方面，患儿因异常的姿势与运动而不能很好地完成日常生活动作，作为患儿的父母不应完全包办代替，这样会影响患儿自身能力的发育，还会使患儿产生依赖心理。正确对待患儿的方式是创造条件，设法发挥患儿的潜在能力，使患儿变被动为主动，使患儿有机会体验各种日常生活动作，为其自立做准备。

还需提起注意的是，如果患儿父母不掌握正确的抚育方式，经常用不正确的抱扶方式抱患儿，用错误的方法喂饭、穿衣等，反复地进行会加重患儿的异常姿势与异常运动，最终导致这些异常成为持久的、定型的姿势，还会成为学习新的、复杂的动作的障碍。

上述提及的各方面，无论对患儿还是对其父母的精神和情绪都会产生极为不良的影响，当父母在照料患儿中没有使患儿得到满足时，往往会自责，认为自己是不合格的父母，甚而发怒、悲痛，这些更会影响患儿的情绪，是非常不利的，会导致患儿与家长情绪及行动的恶性循环。

由此可见，家庭疗育在脑性瘫痪患儿的康复治疗中占有重要地位，一方面可以巩固运动疗法等康复治疗的效果，另一方面在治疗时间外的一天大部分时间中，患儿姿势与运动的异常必须予以矫正及抑制，同时又必须指导、协助他掌握各种生活动作的能力，学会处理与他人的相互关系等。在人口众多的我国，家庭疗育在治疗小儿脑性瘫痪之中起着不可估量的作用，应该引起医务工作者及患儿家长的重视。

## 二、脑性瘫痪患儿家长要端正心态

任何父母都希望自己的宝宝健康、聪明，希望他将来立足于激烈竞争的社会中，成为对国家与人民有用的人才。但是，现实生活中患各式各样的疾病却是在所难免的，作为患儿的家长，如何对待患儿、端正自己的心态，都直接影响着患儿的发育与成长，影响着治疗的效果，更直接影响着家庭疗育的成果，所以患儿的父母在痛苦之后，要调整心态，面对现实。

二十几年来笔者接触了无数脑性瘫痪患儿的家长，深深理解他们的心理。他们怀着惴惴不安的心情来就诊，一旦自己的孩子被诊断为脑性瘫痪，首先感到的是震惊与恐惧，继而是对诊断表示怀疑，因而常奔走于多家大医院。一旦自己的孩子患脑性瘫痪成为不争的事实时，常感到绝望、自责、有负罪感，认为是自己做了什么坏事而致孩子患病，常常自问，为什么我的孩子会患这种病？进而感到自卑，不想对他人谈及孩子的病情，甚至不带孩子外出，不去任何公共场所。尤其在我国，尚有少部分人对残疾的患儿及成人有鄙视的态度，更使患儿的家长感到不安与伤感。

在经过上述的思想混乱之后，大多数的患儿家长会逐渐平静下来，想方设法为孩子治疗，积极配合医务人员对患儿进行认真的训练。笔者曾接触到许多这样的家长，他们为了患儿的康复，每年来院治疗，舍弃了自己的一切，甚至放弃生育二胎的机会，一心一意地为了患儿的康复而努力，我非常钦佩他们。

但也有患儿家长因缺乏信心而放弃对患儿的治疗，这是不值得提倡的。要知道，脑性瘫痪是人类所患疾病的一种，每 1 000 名活产婴儿中就会有 1 ~ 4 名小儿患此病，其原因已在本书第一章中讲述，正如患先天性心脏病等其他疾病一样，有时难以预料。所以患儿的父母一定要正确对待，首先要接受这一事实，调整好心态，然后要与医生合作，接受医护人员的指导。作为家长一定不要歧视患儿，要关怀爱护患儿，尽管他身患疾病，但他仍与正常儿一样，有自己的情感世界，需要有人际交往，有求知欲望，家长必须满足患儿的合理要求。同时要建立温馨、和谐、融洽的家庭关系，创造有助于患儿疗育的氛围，增强家长与患儿康复的自信心。一定要让患儿适当地体验正常儿的社会生活，建立与同龄正常儿的联系，增加患儿与他人交流的机会，以达患儿被社会接受的目的。

患儿母亲的行为对患儿会产生极大的影响，无论在婴儿期的喂哺，还是在幼儿期及学龄前期的求知时期，都需要母亲的呵护。所以，患儿母亲不仅要适当满足患儿的生理要求，更要满足患儿的好奇心，要设法在多种多样的游戏中诱导患儿各方面功能的发育与提高，以期达到使患儿自力的生活或工作的最终目的。

最为重要的是，要在日常生活的各项动作中，根据医生与治疗师指导的内容，对患儿进行疗育，具体的方法将在以下叙述。

## 三、医务人员与患儿家长在家庭疗育中的作用

家长对患儿的家庭疗育必须在医生与治疗师的指导下进行，医生与治疗师应根据患儿的实际情况为患儿制订具体的疗育方法，对家长进行教育与训练，帮助患儿父母找出照料自己孩子的恰当方法，指导最有效的操作手法，使之了解基本的抑制异常姿势与异常运动及促通正常发育的知识与操作方法。要与家长共同分析患儿的运动等方面的状态，明了限制患儿运动的因素，使家长知道自己的孩子应该抑制与促通的要素。医生与治疗师对家长的训练、教育和指导是家庭疗育的关键。

患儿的家长是家庭疗育的具体操作者，在养育患儿的同时，要对患儿进行诱导与辅助，充分发挥患儿的潜在能力，通过家庭疗育巩固治疗效果，抑制患儿的不良姿势，促通其功能向正常化靠拢。家庭疗育一定要适应患儿及其家庭的实际情况，实施最有效的手法。患儿的父母一定要学习与掌握正常小儿的发育过程及自己患儿的异常发育状态，必须理解治疗的一般原则，这样才能将各种手法适当地应用于各种场景。为了充分了解自己孩子的运动受限状态，应该亲身体验这种运动受限的感觉，从中找出促通正常运动的方法。在一定的时间内要与其他患儿家长相互交流家庭疗育的经验与体会，不仅要交流疗育技术的经验，还可以通过相互交流得到精神方面的相互激励、增强自信心。要使家庭疗育成为辅助医生与治疗师治疗的一种措施，成为建立良好的父

母与子女关系的桥梁。

（慕德英）

## 第二节　矫正异常姿势与运动模式的方法

从以前几章对脑性瘫痪患儿的异常姿势与运动发育的叙述，已经了解到患儿所表现的头、颈、脊柱、肩、肩胛带、髋关节、骨盆，以及上、下肢的异常姿势与运动，会导致全身姿势与运动的异常。无论是医生与治疗师对于患儿的治疗，还是家长在家中的疗育，都必须控制关键点，通过操作关键点来抑制异常的姿势与运动，而不能盲目地、单纯纠正局部的异常，这样不但不能抑制异常姿势与运动，往往会引起其他的异常。这种关键点的操作在前几章已叙述，本节将更具体地以图示形式说明在家庭中，家长对患儿的异常姿势与运动的矫正方法。在操作时一定要观察异常的姿势与运动模式对患儿的影响，同时要用自己的手及身体其他部分感觉患儿肌肉紧张程度的变化。通过操作可以感觉到患儿的抵抗活动，也可以感觉到患儿的能动活动，要体会两者间的区别。比如，当你拉起仰卧位的患儿时，可以感觉到患儿躯干的抵抗，同时也可以感觉到在拉起过程中患儿有主动抬起身体及上肢协同牵拉的协力运动。作为对患儿的疗育，一定要设法促通其协力运动，抑制抵抗运动。

### 一、对头部及肩部的控制方法

脑性瘫痪患儿头部与肩部的位置会影响他的全身，头与肩的位置异常会导致异常的姿势与异常的运动，进一步会影响患儿的就餐、穿衣等日常生活动作的能力，必须正确地进行控制。脑性瘫痪患儿常见的头与肩位置的异常如图 12－1 所示。

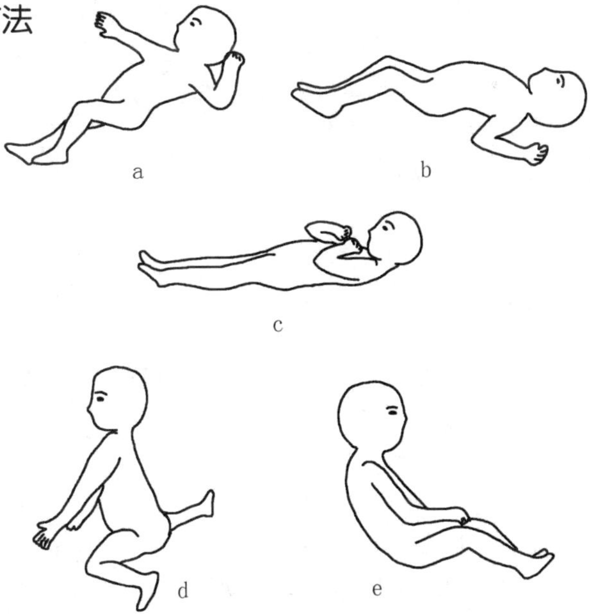

图 12－1　由于头位置的影响而致的各种异常姿势

图 12－1 中，图 a 示仰卧位患儿所呈现的非对称性紧张性颈反射姿势（ATNR）。图 b 示患儿的头后仰，肩部因肩胛带的内收而被推向前方，使脊柱形成弓状。这样的患儿下肢的症状因病型而异，若为不随意运动型患儿会呈现两下肢屈曲（图 12－1b）。若是痉挛型患儿则表现为两下肢强直性伸展。重症的患儿在俯卧位也会出现同仰卧位一样的头、肩与下肢的表现。图 c 表示患儿肩胛带外展，

头被牵拉抬起，两上肢屈曲状态紧贴于胸的上面，髋关节与下肢硬直性伸展。同一患儿这种异常姿势模式在俯卧位上会表现得更为明显。图 d 为脑性瘫痪患儿常见的“W”状坐位，图中患儿抬头且颈部过度伸展，呈后仰姿势，上肢呈强直的硬性伸展，而髋关节、下肢、踝关节则呈屈曲状态。图 e 表示当患儿头部前屈时则呈现与图 d 相反的姿势，可见两上肢屈曲，髋、膝关节伸展。

那么如何抑制患儿头与肩部的各种异常姿势模式呢？以下将逐一介绍。

图 12－2 中，图 a 表示脑性瘫痪患儿呈现头部的过伸展，而肩部向前突出。图 b 为正确的矫正方法，即要用两前臂压住患儿两肩，使肩向后，然后将两手放于患儿头的两侧并轻轻向上抬起，并且要轻轻牵拉颈部使之伸长。注意，绝不能将一只手放于患儿头的后部向上抬起，这样做只会加重患儿头的后仰姿势。

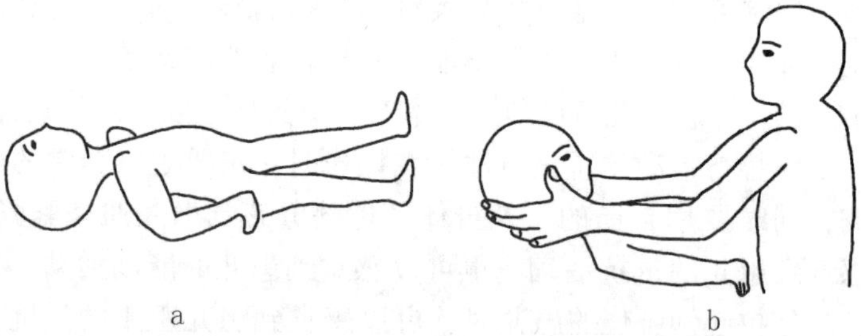


图 12－2　矫正仰卧位头后仰、肩向前突出的方法

图 12－3 中，图 a 所示为患儿坐位时表现出的肩胛带内收，两上肢屈曲向后，头部过度伸展。这时的矫正方法不应像图 a 中那样手放在患儿头的后部向前推，而应如图 b 中所示，将前臂从患儿颈部后面环绕过去，将肩部推向前、向内，这样头部就会变伸展为屈曲。

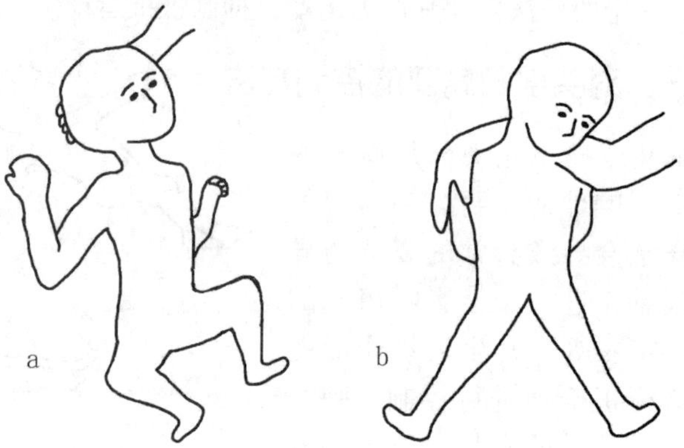


图 12－3　矫正坐位时头后仰、肩向前突出的方法

若患儿表现为全身软弱无力，头抬起后不能保持正中位时，可如图 12－4a 所示将拇指放于患儿两侧胸的前面，其余四指在肩后紧握患儿的双肩。然后如图 b 所示将两肩拉向前方，同时扶持住双肩。

这样的操作可使患儿抬起头，并能较轻松的保持这种姿势。

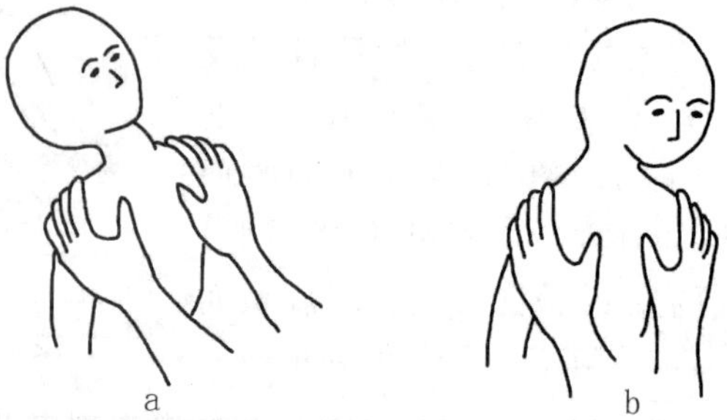


图 12－4　促通患儿抬头的方法

## 二、对上肢的控制方法

### （一）痉挛型脑性瘫痪

图 12－5 中，图 a 所示是痉挛型脑性瘫痪患儿的典型的屈曲模式，表现为两肩胛带外展，肘关节屈曲，前臂旋前。对于这类患儿，家长在扶持患儿时应该如图 b 所示，握持患儿的上臂或肘的外侧。图 c 所示是将患儿的两上肢拉向前方，同时使之上举、旋后，这样的操作可以促通抬头及脊柱的伸展，也可以促通髋关节的屈曲。

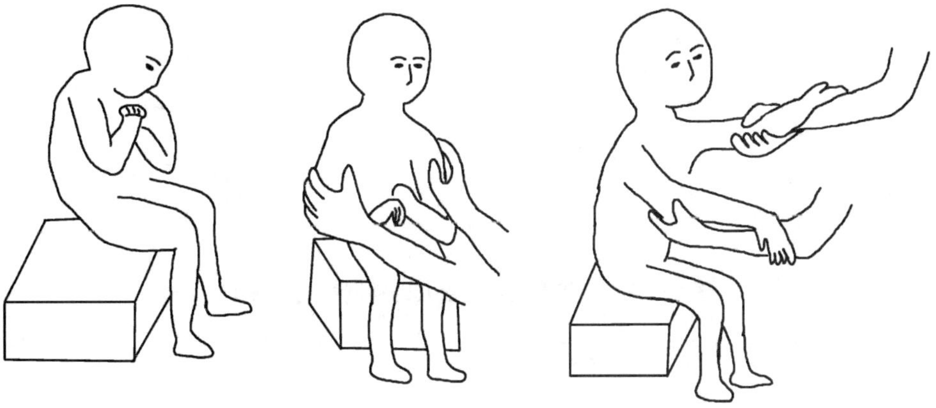

a　　b　　c

图 12－5　通过控制上肢矫正痉挛型患儿的屈曲模式

图 12－6 中，图 a 为痉挛型偏瘫患儿的异常姿势，可见患侧肩部明显低于健侧，上肢在肩处内旋，肘部屈曲，前臂旋前，腕关节掌屈，手心向下，手指屈曲，拇指内收，头扭转向对侧。对这样患儿的矫正操作如图 b 与图 c 所示，首先拉起患侧上肢，使肩与肘伸展，然后使前臂旋后，这样可以促通腕关节的伸展，最后将上肢上举，可以促通拇指及其他各手指的伸展。

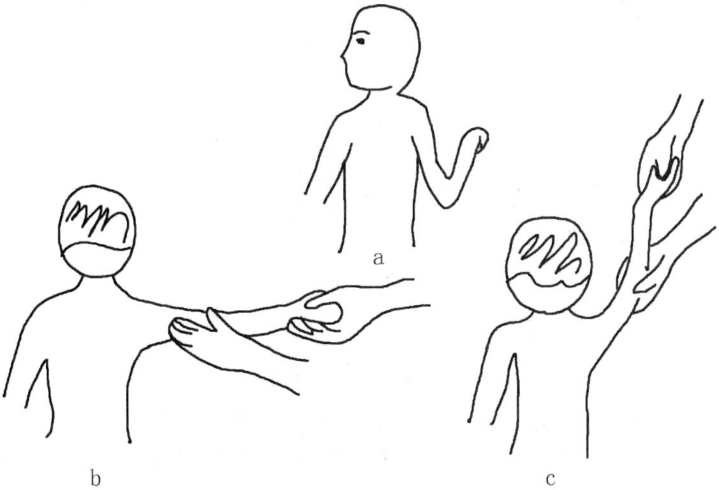

a　　b　　c

图 12－6　痉挛型偏瘫患儿的上肢与手的矫正方法

**（二）不随意运动型脑性瘫痪**

图 12 －7a 所示为不随意运动型脑性瘫痪患儿的典型伸展模式，两上肢在肩部外旋，或者同时屈曲，或表现为一侧屈曲，一侧伸展，双肩胛带内收，这样的患儿常表现为髋关节的过度屈曲状态。图 b 为矫正方法图示，家长可以握住患儿两上臂使双肩保持内旋位，同时稍向下牵拉，然后一边将患儿拉向自己，一边举起他的上肢。这种操作可以促通头部前屈及脊柱的前屈，同时也可以缓解髋关节的过度屈曲。

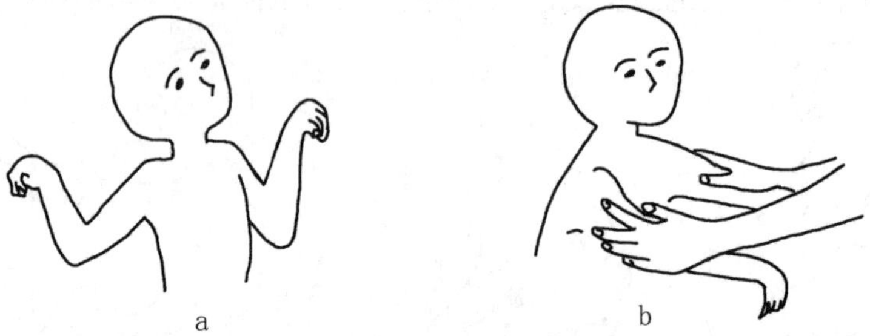

**图 12 －7　不随意运动型患儿的伸展模式的矫正**

## 三、对下肢与足的控制方法

图 12 －8 中，图 a 与图 b 均是重症痉挛型患儿下肢与足的典型姿势，表现为两下肢硬直性伸展与交叉（图 a），或者髋、膝关节的屈曲、挛缩（图 b）。这种状态下在穿鞋、袜是很难屈曲踝关节的。对此类患儿可如图 c 所示屈曲患儿的髋关节，然后分开两侧髋关节，这样就会使踝关节屈曲，可以较轻松地穿鞋、袜。

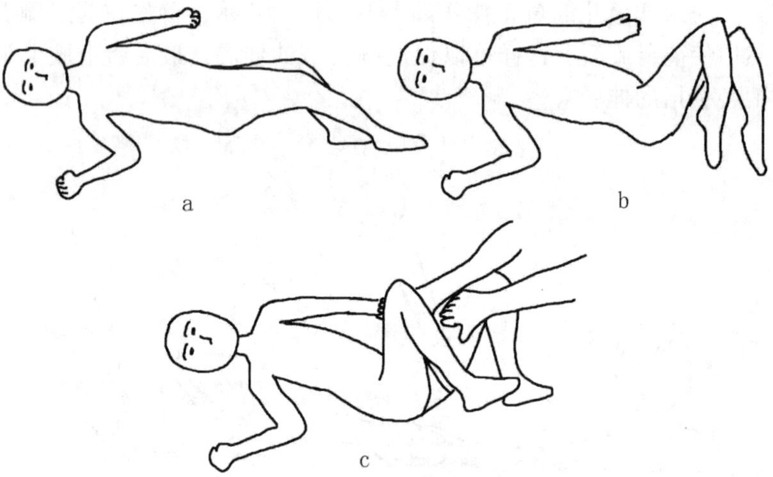

**图 12 －8　痉挛型患儿下肢的矫正方法**

图 12 －9 中，图 a 为患儿两下肢交叉，两踝关节明显跖（底）屈。对这种情况的矫正方法如图 c。图 b 为错误方法，抓住两踝关节分开两下肢，这样做会使两下肢更加变硬、更加交叉。图 c 为正确方法：应抓住患儿的两膝关节，控制下肢，分开两髋关节，使之外旋，这样才能缓解下肢肌肉痉挛，达到分开两下肢、使踝关节背屈的目的。

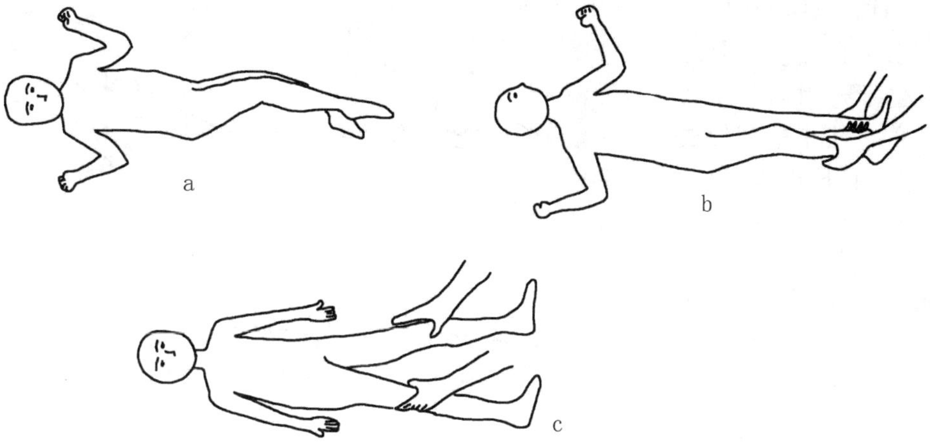


图 12－9 下肢交叉的矫正方法

图 12－10 中，图 a 为患儿足趾跖屈（底屈），如鹰爪状。图 b 为不正确的抑制方法，即单纯地被动地使趾背屈会适得其反，加重足趾的跖屈。正确方法如图 c 所示：用左手托起患儿足底，使下肢轻度外旋，并使踝关节背屈，这样再伸展足趾会容易些。

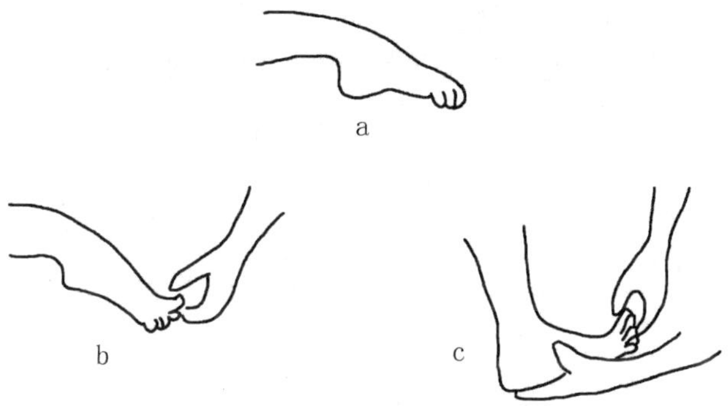


图 12－10 趾跖屈的控制方法

## 四、手的控制方法

图 12－11 中，图 a 为痉挛型脑性瘫痪患儿典型的手的姿势，表现为腕关节掌屈、手握拳、拇指内收握在拳内。图 b 为错误的伸展腕关节与手指的方法，即单纯牵拉拇指，会使腕关节与手指更加屈曲，还会引起拇指关节的疼痛。图 c、图 d 为正确方法：首先使患儿上肢伸展，并使前臂轻度旋后，这样可使拇指与其他四指的伸展变得容易，然后进一步伸直各手指，使腕关节略背屈。

## 五、全身的控制方法

图 12－12a 为重症痉挛型脑性瘫痪患儿俯卧位时的姿势，表现为不能抬头，同时由于两上肢的屈曲、肩胛带的外展，使两上肢贴于胸前而不能伸向前方；髋关节呈半屈曲位，一侧骨盆向后方倾斜，两下肢硬直性伸展，膝关节呈半屈曲位。有的患儿即使在平坦的床面上也不能伸出上肢来支撑身体，也不能抬头，患儿则始终处于包括头在内的整个身体着床的俯卧位状态。图 b 为错误的控制方法，即想以托起下颌部的方法使头部抬起，这样的手法会过分地牵拉双肩，会导致上肢更加屈曲向后，加重髋关

节的屈曲，继而会加重两下肢的硬度。除此之外，也不要用向下压髋关节的方法来达到伸展髋关节和下肢的目的。因为这样做法只能使全身的屈曲加重，达不到预想的目的。图 c 为正确的控制方法：首先将一只手放于患儿大腿后侧，另一只手一边向下压骨盆一边轻轻摇晃之，直到髋关节伸展；全身伸展后，再用放于患儿大腿后侧的手握住患儿膝部，在控制它的运动的同时轻轻转动它，使下肢伸直后再上举。

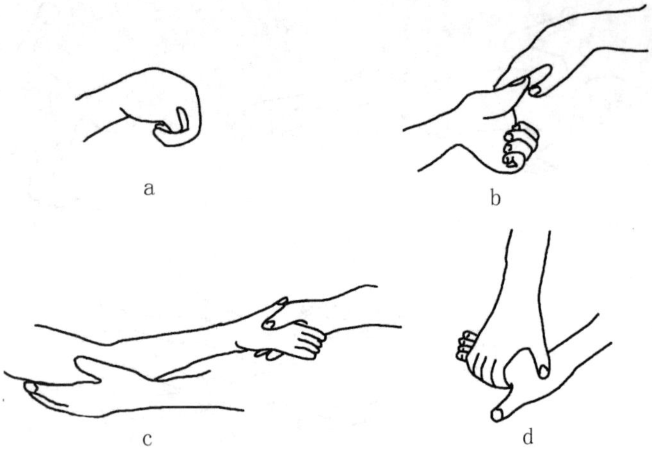


**图 12－11　痉挛型脑性瘫痪患儿手的控制方法**

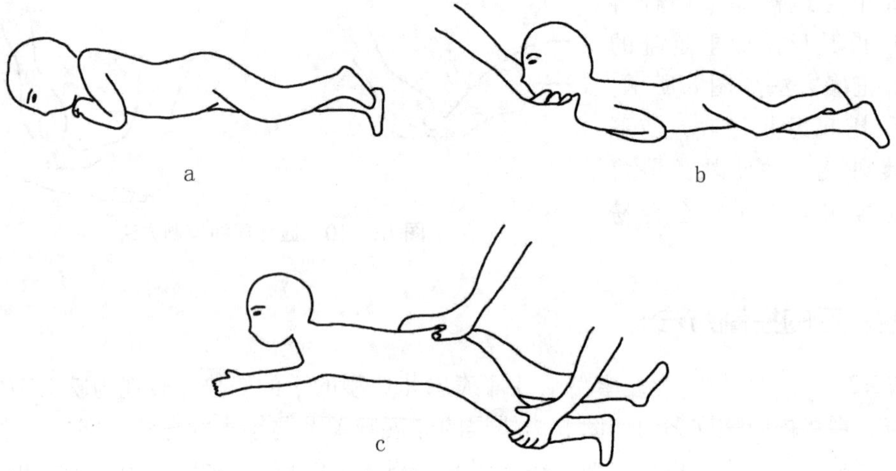


**图 12－12　痉挛型脑性瘫痪患儿的全身控制方法**

图 12－13 为对上述痉挛型患儿上半身的控制方法。图 a 在抬起患儿头部的同时将患儿的一侧上肢从身体的下面拉向前方。然后如图 b 所示抬起患儿的上肢，注意操作的手要放在患儿的肘关节处，在使上肢伸展的同时将同侧肩向外侧牵拉。图 c 所示在保持患儿头部抬起的状态下，使抬起的上肢完全伸展并保持在空间位，直至感觉到上肢的重量减轻甚至感觉不到时再将上肢放于支持面上，使手支撑。然后用相同的方法操作另一侧上肢，一定要注意在操作过程中不要使患儿头部前屈。因为操作时在使患儿的上肢伸展的同时使之抬头，也可以使脊柱、髋关节及下肢容易伸展。图 d 所示抬高肩部同时扭转躯干，这样会使患儿的上肢会充分地伸向前方。

为了使患儿能在俯卧位上玩耍，可让患儿俯卧于滚筒或被卷之上，在此之前应如

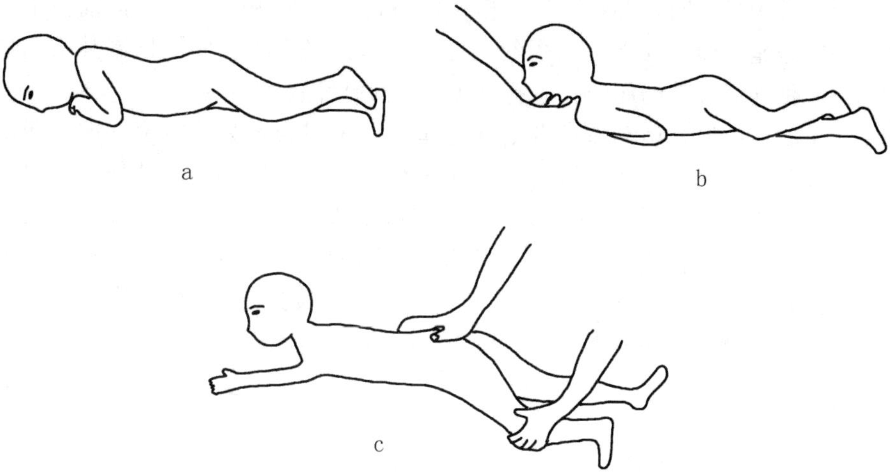


图 12－13 控制痉挛型患儿上肢与躯干的方法

图 12－14a 所示，首先使患儿身体呈伸展状态。为了维持这种伸展状态，操作者可将一侧上肢从患儿一侧腋下托起这侧伸展的上肢，以手握持其对侧肘关节处，使之伸展。另一只手控制患儿下肢，使之伸展，保持双髋关节外旋、外展位。当小儿俯卧于滚筒上时，如果上肢的控制比较容易，则要注意控制下肢，因为当上肢支持体重时有导致髋关节和下肢屈曲的倾向，但是却可以促通躯干与头部的伸展。这时应如图 12－14b 所示，用手握住患儿髋关节的两侧向下方轻轻压迫固定，使髋关节与下肢伸展。

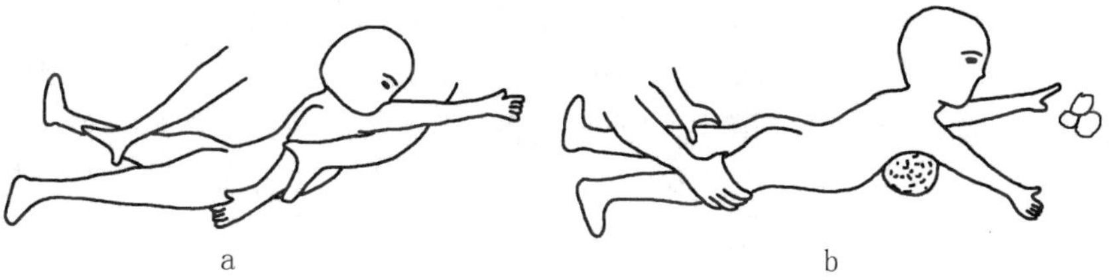


图 12－14 俯卧位玩耍时的控制方法

## 六、坐位的控制方法

### （一）不随意运动型患儿的控制方法

图 12－15a 为正常小儿的椅子坐位：髋关节屈曲，脊柱与头颈呈一直线，膝关节屈曲，全足底着地。图 12－15b 为不随意运动型患儿坐椅子上的姿势，最主要的问题是伸展模式占优势，髋关节不能充分屈曲。另外由于头、颈部的过伸展和肩胛带的内收而使躯干呈后屈

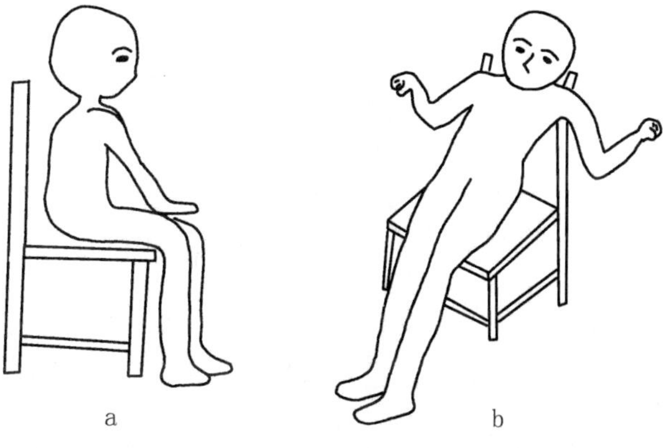


图 12－15 正常儿与不随意运动型患儿椅子坐位对比

状态。此类患儿坐椅子时臀部不能坐于椅面的后部，而是用力推椅面向前方滑动，因此，难以稳定地坐于椅子面上。为了使患儿能保持正确坐姿，应该抑制其头的伸展与肩胛带内收，促通髋关节的屈曲，这些方法在前面已经叙述。

图 12－16a 为不随意运动型患儿的床上坐姿，表现为髋关节过度屈曲，两下肢伸展状态下过度分开，两肩与头、颈部同椅子坐位一样均向后伸展。这样就不可能伸展上肢支撑身体，也不能向前伸手抓物，即不能用手去操作。这时候应该如图 12－16b 所示屈曲患儿的两下肢，使患儿形成一种腹部紧贴大腿的坐位。然后握住患儿的双肩缓慢向下方加压，同时将两肩向前方、向内推压，持续地进行这种控制手法，于是，患儿就可以将两手伸出，在前面支持身体或抓玩具。

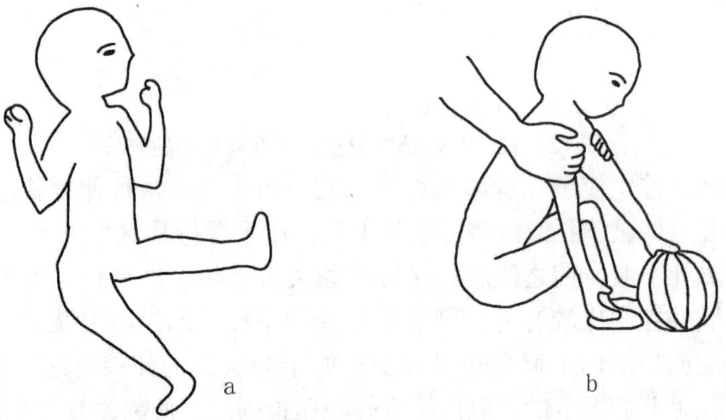


图 12－16　不随意运动患儿床上坐姿势及控制方法

图 12－17 中，图 a 为不随意运动型患儿坐在母亲膝上的姿势，呈现一种髋关节和膝关节伸展、下肢内旋的原始模式，如果不能正确控制的话，头、肩、躯干会不时地向后伸展，会导致下肢与髋关节变硬。所以要注意坐位时头的前屈及肩胛带的向前，

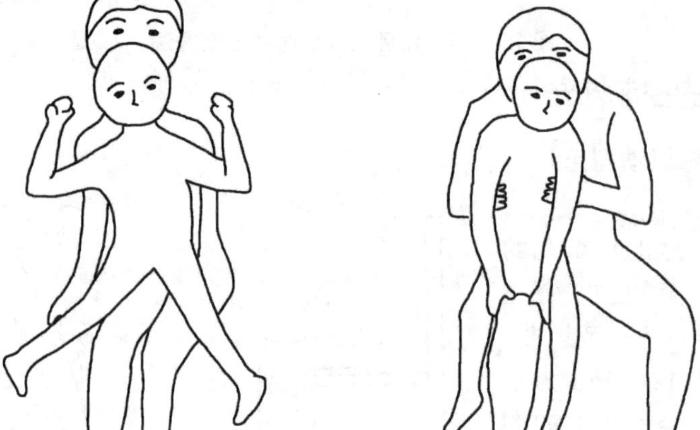


图 12－17　坐在母亲膝上的不随意运动型患儿的控制方法

最好如图 12－17b 所示，让患儿骑坐于母亲大腿上，背向母亲，母亲用胸腹抑制患儿头与躯干的向后伸展及肩部的向后，使头、躯干、肩均朝向前方，这样还可以促通膝关节的屈曲。

**（二）痉挛型患儿的控制方法**

图 12－18 为中度痉挛型患儿床上伸腿坐位的控制方法。图 12－18a 所示，母亲跪坐于患儿身后，注意控制在不使其髋关节进一步屈曲的状态下，两上肢从患儿双腋下伸向其大腿，扶住其大腿内侧将患儿拉向自己，使患儿躯干的重量负荷于他自己的坐位支持面上，并要保持两下肢外展的姿势。图 12－18b 所示当患儿可以前倾身体独坐及下肢伸展以后，应促通患儿伸展上肢向前方或侧方支撑自己的身体。这时母亲扶持患儿的双手可以改在双膝的部位。

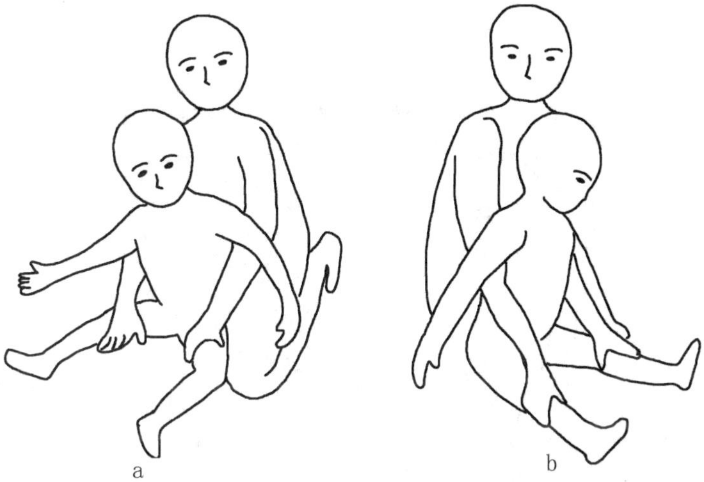

a　　　　b

**图 12－18　痉挛型患儿坐位的控制方法**

一定要注意，痉挛型患儿中有多数表现为床上坐位时不以坐骨结节为支持点，体重负荷于骶骨上，呈现脊柱屈曲、骨盆后倾的状态。这样的患儿不应让他取伸腿坐位，最好让他坐在椅子或木箱上，使双足能支撑于地面。但是，如果大腿后侧肌群明显紧张，则可坐于三角垫上，伸直双腿。

**（三）肌张力低下型患儿的控制方法**

图 12－19a 所示肌张力低下型患儿坐在椅子上，表现为脊柱不能竖直，不能抬头。图 12－19b 为控制方法：治疗师或患儿母亲用两手扶持在患儿的两侧腰骶部，将拇指放于其脊柱的两侧，四指在外侧，轻轻向下推压，给患儿一个支点，这样可以促通患儿抬头与伸直躯干。图 12－19c 所示患儿坐在母亲的大腿上也可以采用相同的控制方法。

## 七、立位与步行的控制方法

图 12－20a 所示是痉挛型患儿的典型站立姿势，表现为双髋关节的内收、内旋以及尖足，立位的基底面狭窄，体重负荷于足尖及双足的内侧。这样的立位使患儿不能将体重单独负荷在一侧下肢上，所以很难迈出一只脚行走。这时可如图 12－20b 所示，

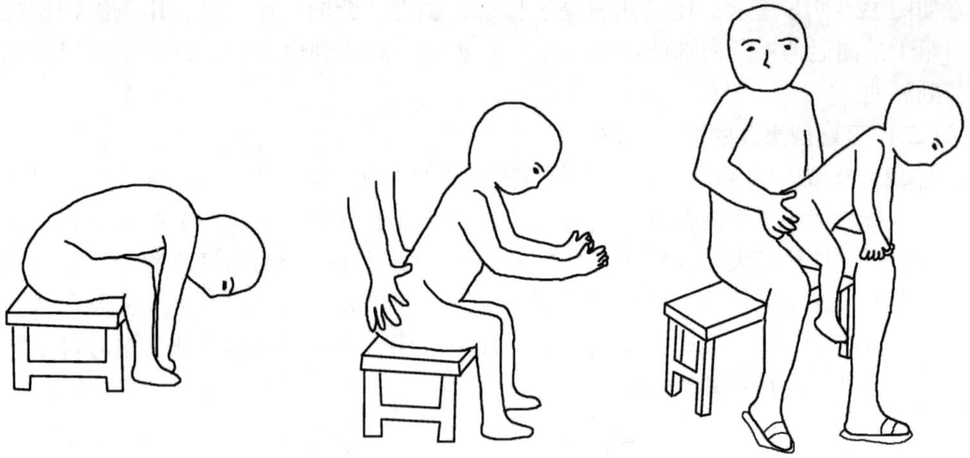

a　　　　b　　　　c

图 12－19　肌张力低下型患儿坐位的控制方法

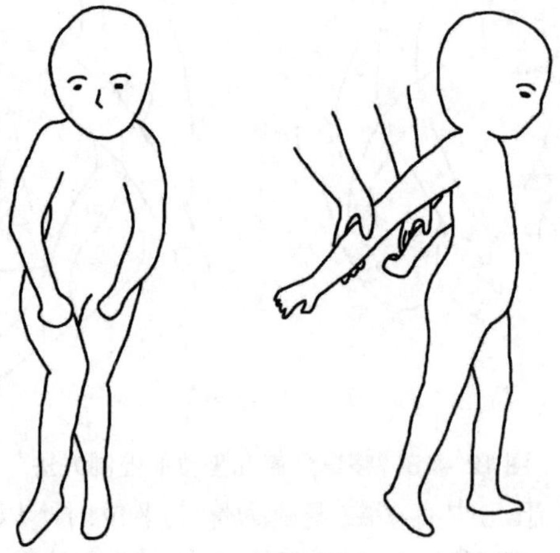

a　　　　b

图 12－20　立位控制方法

握住患儿的两肘部，使其两上肢向后伸展并外旋，同时将两肩推向上，这样就可以使患儿两下肢易于伸展与分开，也使头、脊柱、髋关节伸展，使患儿可以向前迈步。

（慕德英）

## 第三节　睡眠姿势的控制

睡眠姿势即卧位姿势，这是脑性瘫痪患儿一天之中 10 h 以上所处的姿势。正确的卧姿对抑制患儿的异常姿势，促通正常姿势的发育至关重要，决不可以掉以轻心。

## 一、床、枕与被的选择

脑性瘫痪患儿常常不能保持头的中间位置而将头转向一侧，同时常常以头推顶枕头，长期维持这种姿势就会导致脊柱乃至髋关节的变形及体位的非对称性。比如，患儿的头部经常转向右侧，就会引起左侧髋关节的内旋等。在设置患儿的床在房间中的位置时，一定要考虑到患儿在卧位时头经常转向哪一侧，如果是经常转向右侧，则摆放床的位置时要考虑到对患儿的所有的刺激物，包括窗户、门、光源、电视、玩具等，应该都放置在患儿的左侧，这样可迫使患儿将头部转向左侧，抑制经常右转的倾向。一定不要将刺激物都设在右侧，这样会加重头向右转的姿势，久而久之导致身体的体位的不对称和头部呈固定的向右扭转的姿势。总之，在安置患儿的床时，一定要注意放在有利于矫正患儿的异常姿势的位置。

患儿睡的床尽量用相应年龄的正常儿所用的普通床，可在床周围加护栏，保证患儿的安全，最好让患儿独睡一床。患儿盖的被子不要太重，以免限制患儿的活动。对于不随意运动型患儿，由于不随意运动的原因，被子常常滑落，因此可在被子的四角缝上带子，绑在床沿上。

一般可以不给患儿枕枕头，必要时必须放得牢固，以免患儿活动时顶掉。有的患儿可应用颈部垫，由于这种垫使颈部伸展，所以可促通全身屈曲状态的患儿的全身伸展，同时对于头部只向一侧扭转的患儿也可以起到矫正作用。这种垫要根据患儿的颈部轮廓量身设计制作。

## 二、睡眠姿势

一般情况下，要选择能使患儿自己翻身且舒服的体位，最佳的睡眠姿势是侧卧位。但是对于脑性瘫痪患儿来说，这种体位是比较困难的。因为让患儿在侧卧位上充分屈曲是很困难的，即使被动地使患儿处于完全屈曲的侧卧位，患儿也会自己伸展身体而变为仰卧位，或者非常不安全地、突然地变为仰卧位。但是，不能因此就让患儿一贯处于感到舒服的姿势来睡眠与躺卧，要仔细观察患儿的躺卧与睡眠姿势，设法强化其中有利的方面，抑制不利的方面。必要时可应用枕、颈部垫及其他辅助用具，使卧姿中不利的一面尽量缩小。当然，在白天的活动中也要设法使患儿逐渐习惯于侧卧位，如可应用侧卧位板固定患儿的身体。

对于不随意运动型患儿，让其尽量采取侧卧位，并在其后方放一块较硬的板子，必要时可以应用绑带予以固定，目的是抑制头部的后仰，促通屈曲模式（图 12－21）。

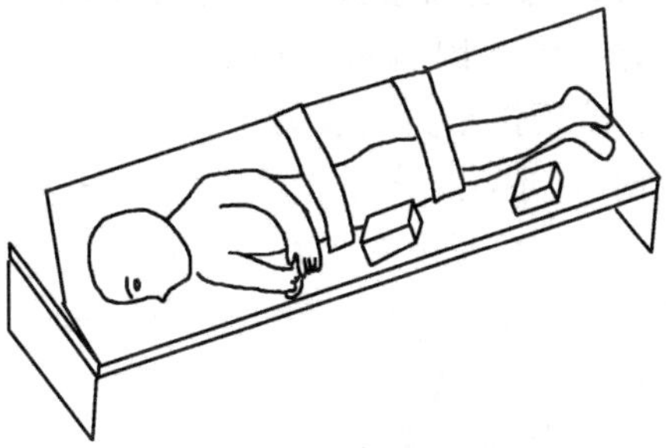

图 12－21　侧卧位控制板

**（一）姿势肌紧张亢进患儿的睡眠姿势**

姿势肌紧张亢进的患儿在仰卧位睡眠时，常常呈现角弓反张及头部、躯干及四肢的非对称姿势。患儿的家长应设法预防这种姿势，寻找确实的缓解方法。要确保患儿仰卧位时，呈现以下姿势。

（1）头保持在正中位上。

（2）双肩胛带与两侧骨盆带呈水平位。

（3）肩与上肢要在身体前方，手也要放于正中线上。

（4）髋关节屈曲位，上半身抬高，使患儿的手与足进入他自己的视野。

具体的方法很多，可将床垫的上、下部分垫高，两侧也垫起，形成一凹窝，制作成吊床，使患儿卧于中间。也可如图12－22、图12－23所示让患儿仰卧。

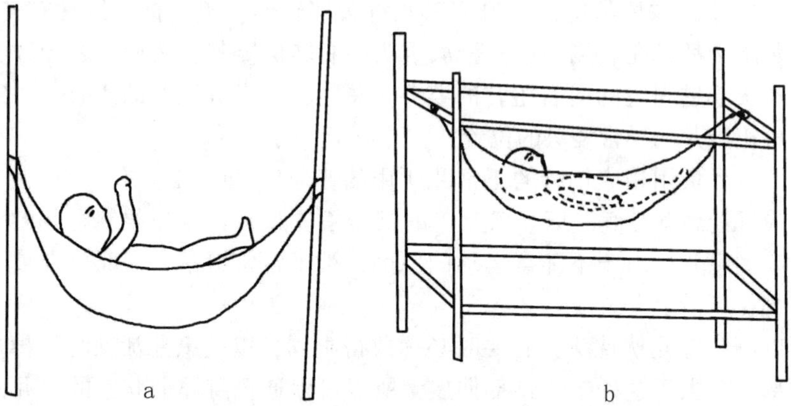

a　　　　b

**图12－22　姿势肌紧张亢进的患儿睡眠姿势**

a. 患儿清醒玩耍时应用的吊床　b. 休息时应用的吊床

也可将重体泡沫的中间挖空，制成一中空的床垫，使患儿仰卧于其中，既安全又可以矫正异常姿势（图12－23）。

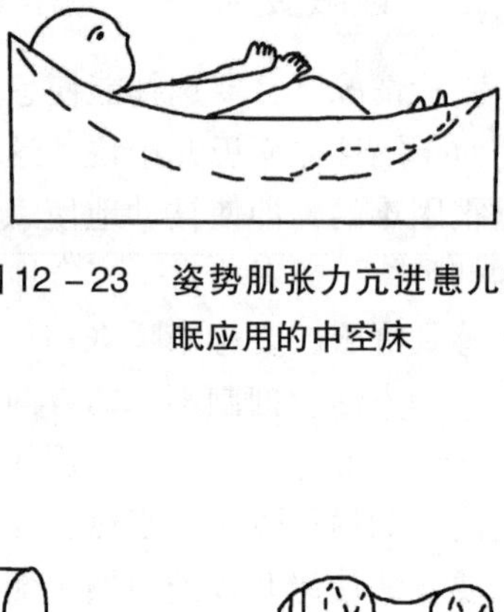

**图12－23　姿势肌张力亢进患儿睡眠应用的中空床**

图12－24是一种特制的中间带一圆柱的滚筒，以及根据患儿的不同情况而调节的特制的枕头，也可保持患儿呈现上述的卧位体位。

**（二）姿势肌紧张低下患儿的睡眠姿势**

此类患儿因肌张力的低下，缺乏抗重力的能力，卧位时如同陷入床中，而且大部分体位呈非对称性，如头转向一侧，两上肢一侧屈曲一侧伸展，肩关节与髋关节外旋，膝部着床而成为支持面，如图12－25a所示。

对于此类患儿，家长要注意保持患儿卧位姿势

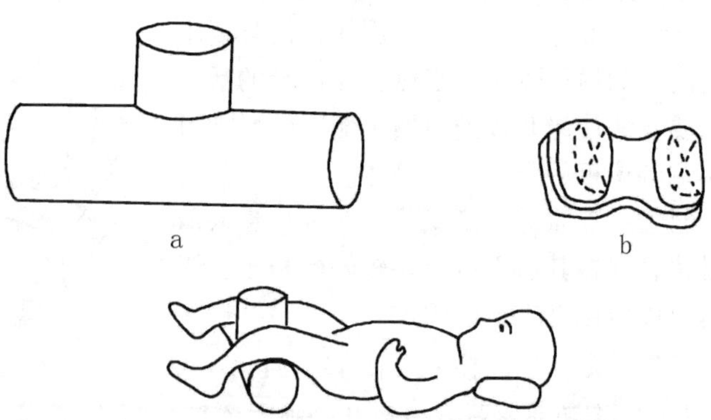

a　　　　b

c

**图12－24　姿势肌紧张亢进患儿睡眠时应用的枕及滚筒**

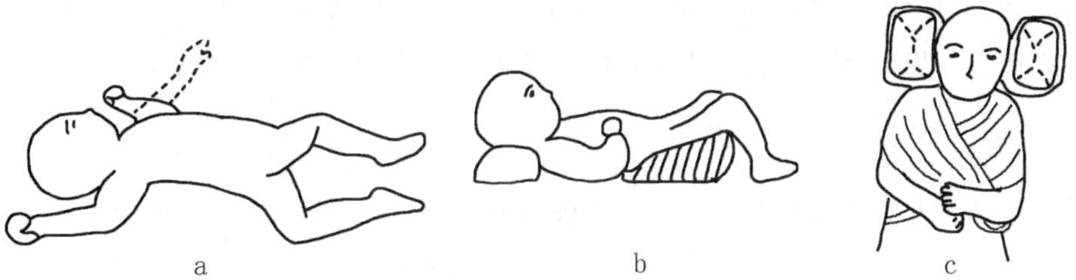


**图 12－25　姿势肌紧张低下患儿的睡眠姿势及矫正方法**

时肩与上肢的稳定性，并使之放在身体的前方，同时要保持髋关节与骨盆的中间位，要维持患儿整个身体的左右对称性。具体方法之一如图 12－25b 所示，用毛毯卷成卷放于患儿臀部下方，直至两腋下，抬高臀部并保持正中位。

为保持肩与上肢的稳定性可如图 12－25c 所示，用一柔软的方形布，放在患儿两肩背之下，从肩上包过，在胸前交叉后绕过侧胸壁并在后方将两端系在一起，做“8”字形的包裹。要注意，这样固定体位限制了患儿自己的活动及调节体位的作用，不可长时间应用，要逐渐地减少固定的范围，待肩稳定后即停止应用。

在患儿能独立睡眠之前，家长要教给他独睡的方法，协助他反复练习，一般来说，这需要相当长的时间。要尽可能地让患儿自己去做睡眠的一切准备活动，不论动作的大小与难易，如让他自己铺床、盖被，学习上、下床，学习体位的转换，从侧卧位转为坐位，移到床的一端，两腿从床上垂下等。这些都是患儿必须学习的基本技能与课题，需要经过反复的学习、训练而最终获得。

患儿在独立睡眠时可能会出现夜泣，大小便失常或要求与父母同睡等问题，要给予关怀和做相应的处理。

（慕德英）

# 第四节　排泄动作训练方法

脑性瘫痪患儿排泄动作的训练是一个长期而艰苦的过程，患儿的双亲必须下决心训练患儿独立排泄的能力，这种能力的获得无论是对患儿还是对家长都是非常有利的。

正常小儿 1 岁之前还不懂得便盆的作用，1 岁以后逐渐开始懂得使用便盆的目的，开始用各种肢体语言向大人表示尿意，当小儿会说话时也就开始会应用便盆了。开始会走路时还常常在睡梦中尿床。2 岁左右可以实施如厕的训练，这时的小儿可以忍耐在玩耍之后、做一件事之后再去排尿，可以控制自己的排尿意识，在 4 岁左右可以独立去厕所排尿、排便。这种能力绝不是一朝一夕能达到的，需要相当长的时间。即使在获得了这种能力之后也常常出现尿裤子的现象，如小儿在兴奋时、注意力分散时或者过于集中精力的去学习一种新的动作时。正常小儿的独立如厕排泄训练尚如此艰难且需要时间，脑性瘫痪患儿的困难就会更大。作为患儿家长，必须有长期进行训练的思想准备，要有正确的引导与训练方法，训练成功要予以表扬，失败要予以鼓励，不可训斥，以免引起患儿反感，进而出现拒绝合作、讨厌应用便盆等逆反心理。

## 一、尿布的应用

脑性瘫痪患儿在婴儿期应用的尿布应该舒适、合体、吸水性强，特别要应用不渗漏的尿布。应用尿布时一定要注意其大小，以保证髋关节的正常位置为度。比如，肌紧张低下的患儿，常表现为下肢过度屈曲、外展、外旋，活动受限，如果尿布体积过大会加重这种姿势，影响患儿的坐位、四点支持位及爬运动的发育，因此在获得代偿运动功能以前要保持髋关节的中间位，这是非常重要的。这类患儿的尿布应为正方形的、重量轻的棉布制品。无论哪一类型的患儿，尿布都应该以不影响患儿的可动性为原则。

## 二、便盆的应用

排泄训练中，应用便盆是很重要的一项，一定要让患儿尽可能地掌握坐便盆的方法。

### （一）应用便盆时体位的选择

患儿坐便盆的体位选择要根据患儿的实际情况，原则是让患儿感到是在放松状态下坐于便盆上。尚未取得坐位平衡的患儿，母亲要协助他。坐便盆时应保持的体位是，髋关节屈曲位、两下肢分开、肩与上肢尽量向前。如图12－26中，在母亲坐的椅子上，将患儿坐的便盆放在母亲两大腿之间。母亲要注意使患儿的体重负荷在他自己的前方，不要让患儿后倾而依靠在自己的身体上，当然不要忘记使其髋关节屈曲、两下肢分开。

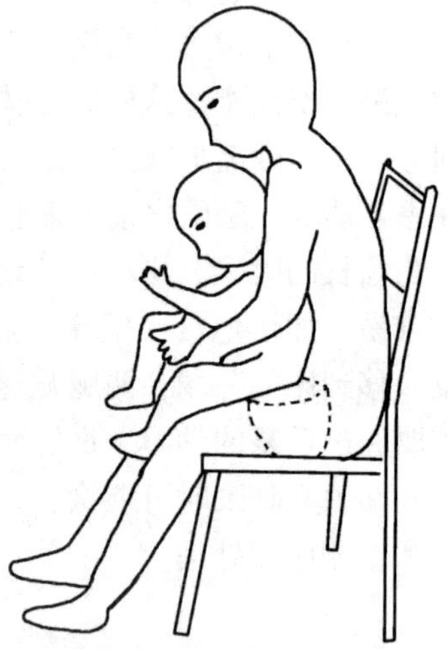

图12－26　尚未确立坐位小儿的排便方式

类似的方式可在多种情况下应用，如便盆放于地下，母亲在后扶持，患儿的两脚支撑于地，高度要正好使患儿髋、膝屈曲，两腿分开为宜。

### （二）便盆的种类

要根据患儿的实际情况选择各种便盆，原则是保证安全，使患儿安心地坐于其上，又要保持上述的正常姿势。

图12－27为各种各样的便盆，图a是具有稳定性的便盆，便盆的坐面与臀部紧密接触，后面带有支持物，患儿坐于上面两足正好着地。图b是将便盆放于木箱之中，前面置一固定的木棒，患儿可以握住。患儿坐在这种便盆上会非常有安全感。图c为椅子型便盆，高度可进行调节。图d所示为将大凳子倒放，置便盆于其中，椅横木可以抓握，患儿在其中不担心跌倒。

患儿在用便盆排泄时一定要向患儿说明理由，对于应用时的不足之处，如姿势不正确、弄脏周围等要予以指出并指导正确方法。经常予以表扬与鼓励，增强他坐便盆的兴趣与信心。

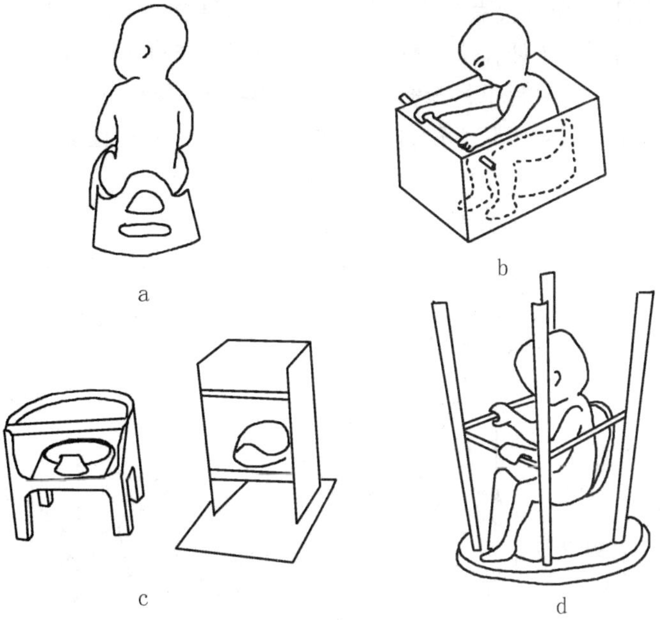


图 12－27　各种便盆

## 三、自立地排泄

### （一）自立排泄动作所需要的功能动作

（1）自立或应用拐杖、轮椅等辅助用具移动。

（2）可以自己坐下、站起，有部分立位平衡功能。

（3）有抓握并松开物体的能力，并能抓住物体牵拉自己身体站起的能力。

（4）有精细动作功能，如能系扣或拉上拉链，能擦拭身体上的污物。

（5）能放水冲洗便器。

（6）能洗手并擦干。

在日常的训练中要注意对患儿进行掌握上述能力的训练，要设置各种训练场景、应用相应的用具来训练患儿的各种能力。要为患儿创造条件，使他能完成排泄动作，如墙壁上安装可抓握与支持患儿身体高度适当的栏杆、稳定的椅子、防滑的垫子、双足蹬的小木箱等。

### （二）训练自立地排泄的方法

作为家长，应该为患儿选择高度适宜使患儿坐于其上两足可以着地、用着较舒服的便盆；便盆要放在使患儿感到安全的地方；要设法给予充分地支持，以弥补患儿平衡能力的不足；要为患儿设置辅助的支持物，如墙上的支架、稳定的椅子，使患儿抓握它可以蹲下坐于便盆上，然后再应用它牵拉自己的身体站起来。为了完成这些动作，在其他的训练过程中，要学习从坐位站起、用一手抓握物体后可以固定自己的身体并可牵拉自己身体至立位的能力，为独立排便做准备。

图 12－28a 所示为患儿扶持便器上方，另一只手褪裤子、排便。图 12－28b 所示患儿用一只手抓握栏杆，另一只手褪下裤子，然后抓握栏杆的手逐渐下移，身体下蹲，最后抓握栏杆的下面，坐于便盆上。便完后，抓握栏杆的手再逐渐上移，站立起来后一手固定自己的身体，另一只手提上裤子，也可用椅背代替栏杆。

站立困难的患儿可以应用膝立位自立地完成排便动作（图 12－29）。

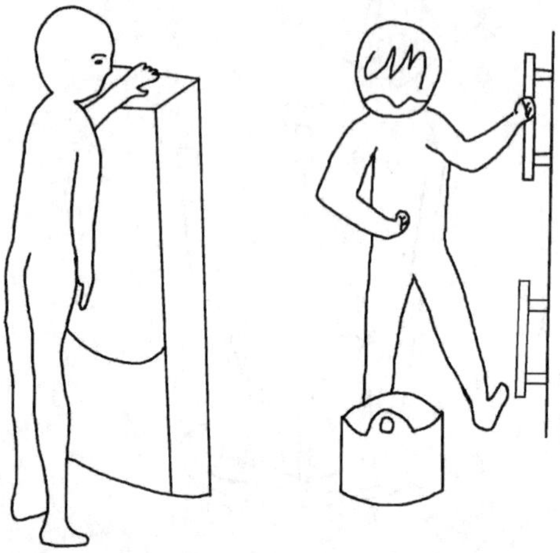

a　　　　b

图 12－28　自立排便

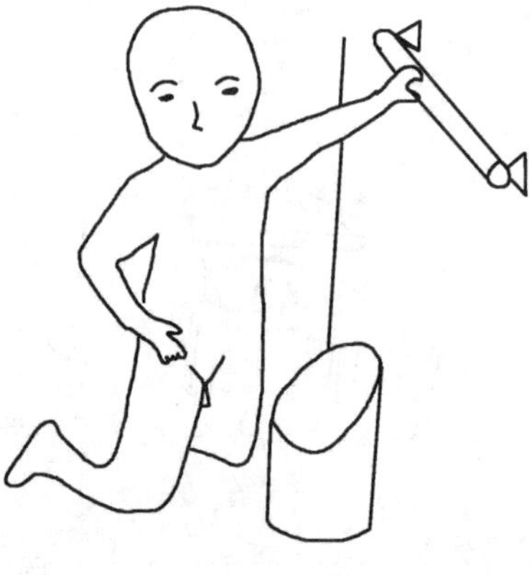

图 12－29　膝立位上自立排便

（邵银进）

# 第五节　穿、脱衣物的训练方法

## 一、穿、脱衣物需要的功能

穿、脱衣物对于小儿来说是非常复杂的课题，这一动作中需要相当多的功能：

（1）坐位的平衡。

（2）眼与手良好的协调性。

（3）手与上肢的功能：能伸展与屈曲上肢、能抓握物体并能松开、能用一只手固定物品使另一只手活动等能力，还需要手的精细动作，如系扣、拉上与拉开拉锁、系鞋带等。

（4）认知功能：需要小儿理解前后、左右、上下的区别，识别衣服、裤子的开口部位等。

正常小儿大多数到 5 岁左右才能完全独立地穿、脱衣物。穿、脱衣物的功能发育是循序渐进的，正常小儿在 1 周岁左右开始协助于父母穿、脱衣物，穿衣袖时可以自己伸出上肢，穿鞋时可伸出脚；18 个月时坐位平衡已经成熟，可以脱下袜子与鞋、摘下帽子；3 岁时已经能脱下所有的衣物；4 岁时大体上能穿衣服；5 岁时可以系扣、拉拉锁、系鞋带，并能懂得鞋带穿孔的方向。此时的小儿可独立穿鞋，但分左右脚仍困难。

## 二、脑性瘫痪患儿穿、脱衣物的原则

脑性瘫痪患儿由于运动功能的障碍、姿势的异常及不同程度智能方面的问题，穿、脱衣物的功能发育相当落后。如果家长为了节省时间或过于宠爱患儿，一切由自己代替，更会影响患儿自立能力的发育。对于脑性瘫痪患儿穿、脱衣物的能力的训练至关重要。

在患儿没有自己穿、脱衣物的能力而依靠家长为其穿、脱衣物时，应注意以下几方面。

### （一）选择的体位

因患儿的情况而异，不同的患儿须采取不同的姿势。原则是选择不影响穿、脱衣物的动作，不能采取导致患儿的肌肉痉挛加重的姿势与体位，在穿衣过程中要保持患儿姿势的对称。

### （二）做好准备工作

在为患儿穿衣服之前，将要穿的所有衣物放在附近。穿衣时患儿或卧或坐的高度要以便于操作为宜。

### （三）对患儿的要求

在穿衣过程中，要根据患儿的情况，让患儿在力所能及的范围内，予以相应的协助，训练其穿、脱衣物的能力。

## 三、穿、脱衣物的方式

针对不同类型的患儿采取不同的姿势与方式。

### （一）伸展模式、角弓反张的患儿

伸展模式、角弓反张的患儿应采取仰卧位，且呈头高脚低位，可将在仰卧位上作为支持部位的头部的一侧抬高或垫高。因为这样可以促通患儿头、颈屈曲，而且可使肩与上肢易于向前方活动，同时也促通髋与膝关节的屈曲，这样的体位穿、脱衣物较为容易，同时抑制了异常姿势。

如果让患儿坐在母亲的膝盖上，应该让他取一稳定的坐位，这时应该是髋关节屈曲位，但不要使两下肢过度外展，如果过度外展反而会加重髋关节的内旋。在这种体位上，患儿的躯干可以回旋，肩部向前，易于穿、脱衣物。

也可让患儿取侧卧位予以穿、脱衣服。

### （二）不随意运动型患儿

不随意运动型患儿的主要特点是肌紧张处于变化状态中，而且存在着不随意运动。此类型患儿在不同是时期有着不同的表现，在婴儿期可能表现为肌紧张低下。仰卧位上可见到患儿上、下肢不同程度的屈曲及外展、外旋姿势，头部经常只向一侧扭转的倾向，躯干与骨盆常呈不对称姿势。由于此类患儿缺乏对抗重力的紧张度，仰卧位时手与足落向床面，穿、脱衣物时较为困难。这时最好选择侧卧位或让患儿坐在母亲膝上来穿、脱衣物。随着年龄增长，这类患儿出现头部的过伸展及肩部向后及上、下肢不自主运动时，可让患儿俯卧在母亲的膝上来穿、脱衣物（图 12－30）。

年长的不随意运动型患儿因为姿势的控制困难，不能一边维持着坐位平衡，一边穿衣物或脱衣物。这样的患儿可以尝试给他设定一个固定点，通过固定点控制全身的不随意运动，有利于穿、脱衣物动作的顺利进行。这一固定点可以是髋关节、大腿、膝或足，应该根据患儿自己控制坐位的能力来决定固定点及固定的范围与程度（图 12－31）。

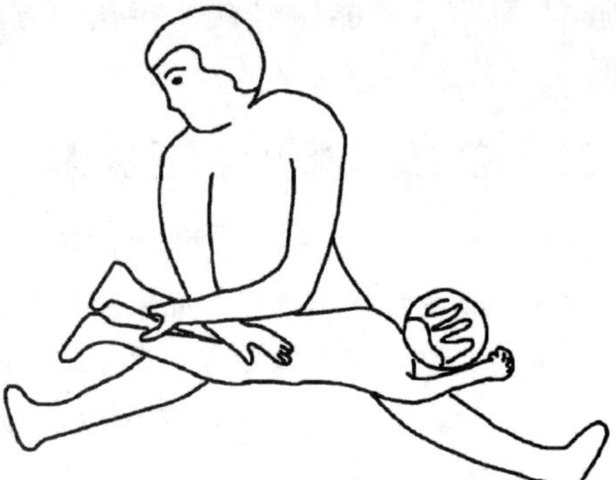

**图 12－30　俯卧于母亲腿上穿、脱衣物**

图 12－31 中，图 a 所示患儿坐位上以骨盆为固定点，给骨盆加压，于是使躯干前倾于髋关节前方，这样在脊柱伸展状态下可以屈曲下肢，脱下袜子。图 b 所示以右大腿为固定点，扶持右侧大腿，使患儿体重负荷于右侧臀部，于是患儿可在体重向右移动的同时，抬起左侧的下肢，有助于穿袜子动作的完成。图 c 所示患儿坐于小凳上，如果想让他一边与人对话一边努力做什么，或者为了穿衣服而上举上肢的时候，会使其两下肢过度分开，这时要固定患儿膝部，一边使两膝并拢一边向下方压迫膝部，避免患儿穿衣时向后倾倒。

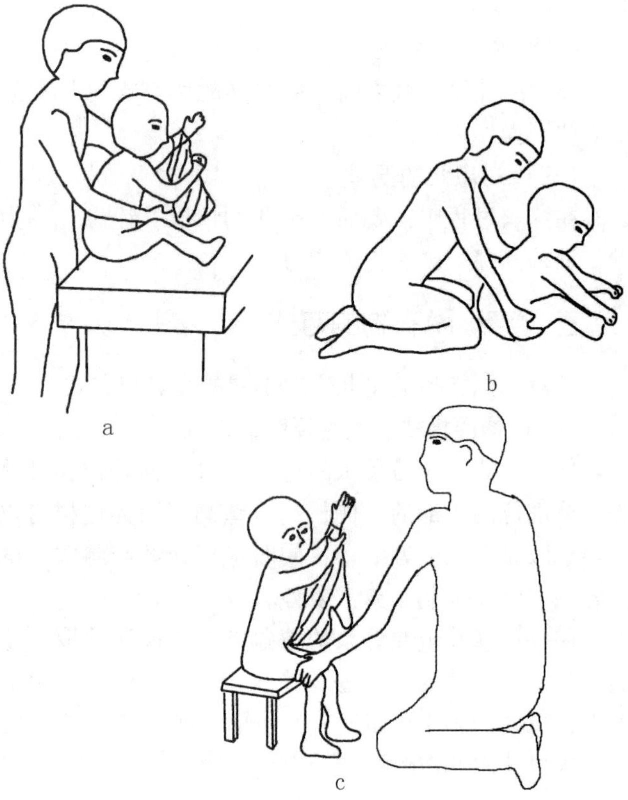


**图 12－31　协助患儿穿衣物的方式**

可利用椅子与木箱固定患儿，如图 12－32 中的患儿倒坐于带靠背的椅子上，一只手抓握椅背，另一上肢抬起伸入衣袖中，双足踏一木箱，作为固定点。这样会使患儿有安全感，消除因紧张而导致的肌紧张增高。

**（三）伴有中度肌肉痉挛的患儿**

中度肌肉痉挛的患儿在 9～10 个月时，大多数的母亲在给他穿、脱衣物时就可以感觉到患儿对活动的抵抗，如在换尿布分开两腿时，为了将患儿的手伸进袖子使患儿肩部向前时，以及伸直他的上肢时都可以感觉到。对此类患儿，家长为其穿衣物时，一定注意不要因穿衣服时姿势不当而加重肌肉痉挛，要在矫正患儿不对称及异常姿势的同时进行穿、脱衣物。

图 12－33 所示一位头经常扭向右侧的患儿穿衣情况。图 12－33a 为错误的穿衣方式。由于先脱患儿左袖，加重头向右侧的扭转。图 12－33b 为正确方式，先脱右侧袖，使患儿的头颈转向母亲，母亲边逗弄患儿边脱衣物，在矫正异常姿势同时进行穿、脱衣物的动作。

幼小或运动障碍程度重的患儿，在家长为其穿、脱衣物时不能予以协助，家长一定要注意不要固定患儿的身体为他穿、脱衣物，应尽量减轻患儿的异常姿势，同时促通他的自律反应。

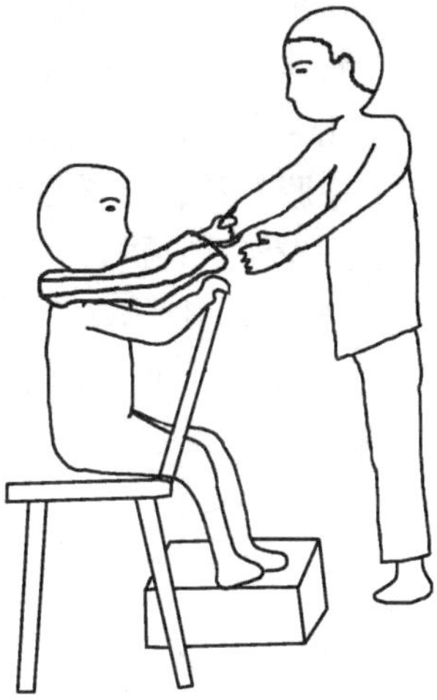

图 12－32　坐椅上穿衣的方式

图 12－34a 为不恰当的脱衣过程中所表现的固定患儿身体的方式。图 12－34b 为较恰当的方式：将患儿的上部躯干回旋，保持髋关节的屈曲位，头颈竖直，在使患儿用伸展的上肢支持自己的体重的同时，脱下患儿的衣服。脱衣过程中诱发了躯干的回旋、体重向侧方移动，上肢负荷体重及保护伸展反应等。

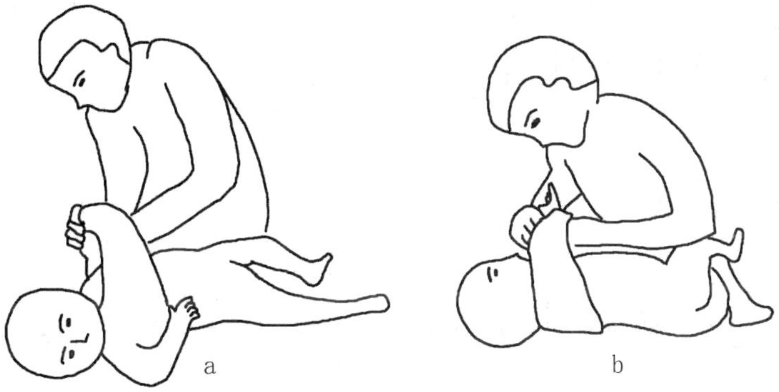

图 12－33　头部向一侧回旋的小儿穿衣方式

此类型患儿在穿衣服手伸入袖及脱衣时手从袖中褪出上肢时较为正确的方法是，使患儿呈坐位，负荷体重的力量要均匀分配到身体各部，要让髋关节屈曲，躯干前倾使肩部向前，两足确实着床。否则，躯干后倾、髋关节伸展、肩在后时就难以向前伸出上肢。穿衣服时不要握住患儿的上肢向袖中牵拉，这

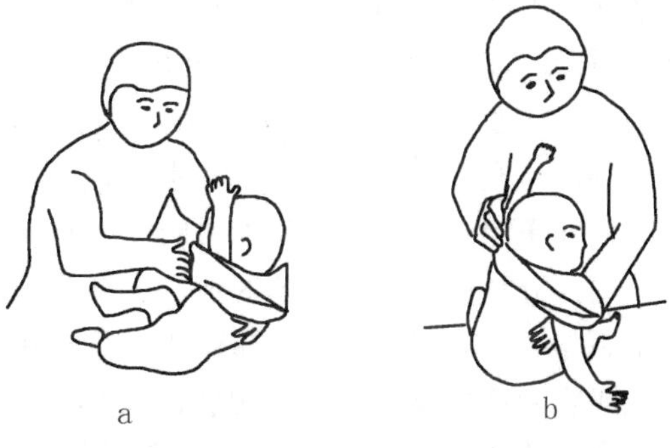

图 12－34　正确与不佳的穿衣方式对比

样会增强肌紧张。正确的方法是，首先将患侧上肢伸直，使肩外旋，然后使肘关节伸展后再将上肢伸入袖中或从袖中退出。

此类患儿在穿与脱鞋与袜子时，也应取上述的坐位，千万不要让患儿在下肢伸展、足跖屈位上穿脱鞋袜，这样会增加肌紧张，久而久之使踝关节屈曲困难，足趾跖屈。正确的方法是先使下肢屈曲、髋关节外旋、踝关节背屈，这样容易抬起脚，便于穿鞋袜。当患儿进行系鞋带等动作时，一定让他把脚放在一个支持面上，不能使脚悬空进行。图 12－35 中患儿坐于木箱上穿袜子，可见髋、膝、踝关节的屈曲，母亲可在后面予以适当的协助。

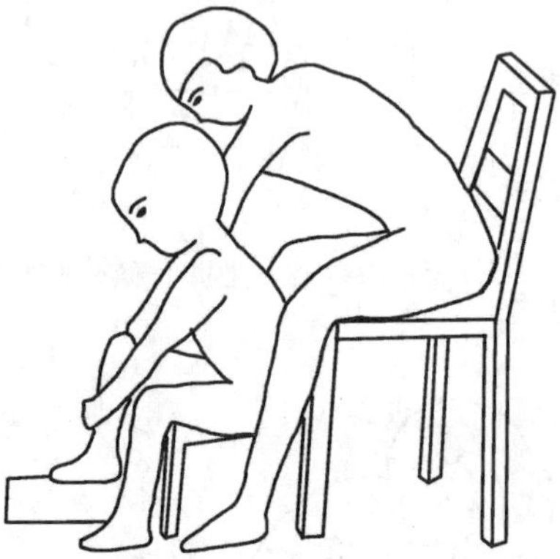

**图 12－35　坐木箱上穿袜的方式**

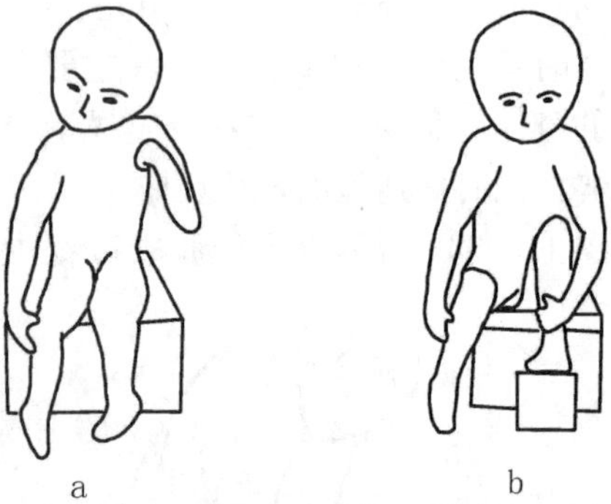


**图 12－36　偏瘫患儿穿袜的方式**

左偏瘫

**（四）偏瘫患儿**

偏瘫患儿在进行各种动作时往往引起联合反应，要注意抑制，以避免因联合反应而导致的患侧肌紧张的增强。

图 12－36a 所示当患儿用健侧手去拉上袜子时，患侧手与上肢出现联合反应。图 12－36b 所示将患儿患侧脚放于一木箱上，患手放于小腿的前面，再做与图 12－36a 相同动作时，就抑制了联合反应。

**（五）重症患儿**

重症脑性瘫痪患儿穿、脱衣物绝非易事，随着生长发育体重增加，难度加大。且随年龄增长不随意运动与肌紧张的加重，常因不当的穿、脱衣物方式而进一步加重异常姿势与运动模式，甚者可导致骨折。由于这类患儿不能取坐位，所以可在坚硬的床上侧卧位穿、脱衣物。因为在仰卧位上表现姿势肌紧张和异常姿势更为明显，故通常采用侧卧位，在穿、脱衣物的过程中可以左右侧卧位交换，尽可能地变换体位，不要长时间地处于同一体位，避免加重肌紧张与引起反张（图 12－37）。

有一部分重症患儿在坐位时髋关节不能充分地伸展而呈屈曲状态，脊柱屈曲呈圆背，下颌与肩拉向前方，上肢屈曲压住自己的两腋窝。这类患儿穿衣服时，家长一定要让他或协助他采取适当的坐位，即身体在髋关节处向前屈曲，两上肢完全伸直并向前方伸出，前臂旋后（手心向上）。这样的坐位会使患儿脊柱自发地伸展，抬起头，可以较容易地穿衣。

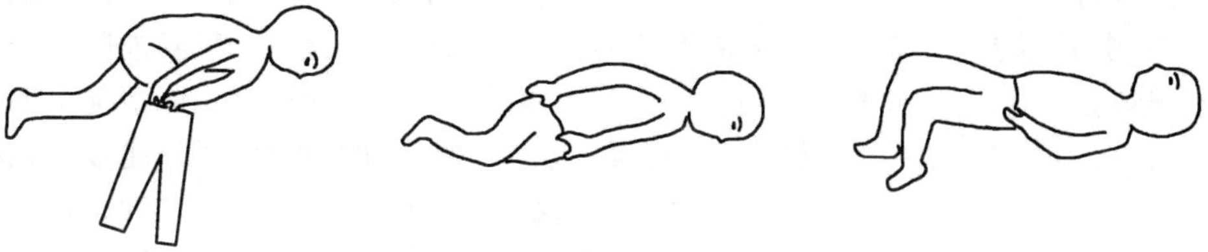


图 12－37　侧卧位上穿裤子的方式

## 四、穿、脱衣物时注意事项

（1）一般是先穿功能障碍重的一侧的衣袖或裤管，先伸直上肢后再进入袖内。可能在伸直肘关节时会遇到抵抗，即使如此也不要将患儿的上肢在屈曲状态穿入袖中或从袖中拉出。更不要强行拉着患儿的手指拉入袖中，这样做只会加重肘关节的屈曲。

（2）穿衣服之前一定要注意患儿左右是否对称，尤其是在仰卧时，若存在 ATNR 反射，会使头扭转的颜面侧上，下肢伸展难以屈曲，而后头侧肩与髋关节被拉向后方并屈曲，伸展困难，手张开更困难。这种情况下，应采取坐位穿衣，取坐位对称的姿势就可以防止上述问题。

（3）如果患儿的肩向后，穿衣服时上肢进入袖管就产生困难。这时设法屈曲患儿的髋关节，就会使肩与上肢向前，变得容易穿袖。

（4）如果患儿坐位时有前倾倾向，在为其穿衣服之前，必须设法阻止头的前屈及上肢伸向下方，才能保证穿衣时顺利。

（5）当患儿膝与髋关节伸展时，踝关节与足变硬，足趾易跖屈，这样会妨碍穿鞋与袜。所以在穿鞋与袜时要首先让患儿屈曲膝关节和髋关节。

## 五、促进患儿自己站立地穿、脱衣物的方法

### （一）穿、脱衣物必需的功能

患儿自己站立地穿、脱衣物须具备以下功能。

（1）可以在扶持下取坐位，髋关节须有充分的可动性，两足能着床。

（2）可以自己注视自己所做的动作，能向周围各处看，会用眼睛诱导自己的手。

（3）在各种体位上可以在活动上肢的同时调节平衡与维持平衡，这样才可以保证在两下肢离床时身体不向后倒，能在抬起上肢时保持姿势的稳定。

（4）肩要有充分的稳定性，上肢与手能至正中线，并能越过正中线做一些精细动作。

（5）无论上肢处于任何体位，手都可以抓握并松开物体，可以应用手指的细小动作。这样才能保证用一只手支持自己的身体，同时另一只手做推、拉动作。

（6）能理解衣裤开口部的关系及与自己身体的关系，知道开口部大小、方位的不同之处。

（7）理解上举与放下、上与下、前与后、内侧与外侧、左与右的区别。

（8）具有按顺序做事的能力，如知道应该先穿袜子后穿鞋、先穿内衣后穿外衣等。

（9）当做动作需努力或说话时，不会引起自己身体的其他部分的过剩运动。

通过对患儿的观察与检查，可以了解患儿在穿、脱衣物方面的功能状态。患儿家长应该从中了解自己的孩子不能穿衣服或鞋袜是什么原因，是哪一种功能障碍，是何种异常运动或异常姿势影响的，相互影响的因素是哪些。从而根据实际情况协助患儿穿衣服，训练他穿、脱衣物的能力。要注重患儿这种能力的整体水平，注重患儿粗大运动与精细运动的能力水平，同时不要忘记训练患儿的视觉、感觉、认知以及智能发育水平的提高。只有全面的能力提高，才能使穿、脱衣物的能力得以提高。

**（二）对患儿自立穿衣的指导与训练**

要根据每个患儿的障碍程度予以相应的协助与训练，在可能的情况下，要给患儿自己穿、脱衣物的机会，教给患儿利用依靠物来独立穿衣服的方法（图 12－38～图 12－42）。

图 12－38 中的患儿在自己独立穿衣裤自由使用两手时，平衡尚不充分，易向后倾倒。可以教给患儿利用墙壁作为依靠，防止向后倾倒。衣服放于近前手能够到的地方。必要时可放一椅子以便于抓握它固定身体。

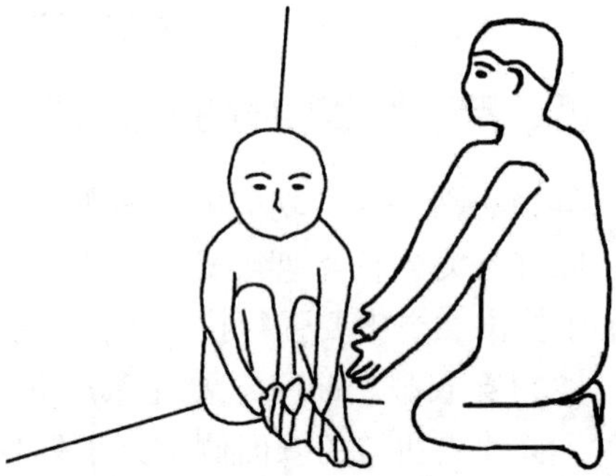

图 12－38　利用墙壁固定身体穿衣（1）

图 12－39a 所示为患儿将双足抵在墙壁上，提裤子时可以抬起臀部。这种方式对于不随意运动型患儿尤为适宜，是一种获得安定性的良好姿势。图 12－39b 所示为患儿背部依墙穿鞋，这种方式可使身体前倾，下肢屈曲，是适宜于痉挛型患儿的方式。

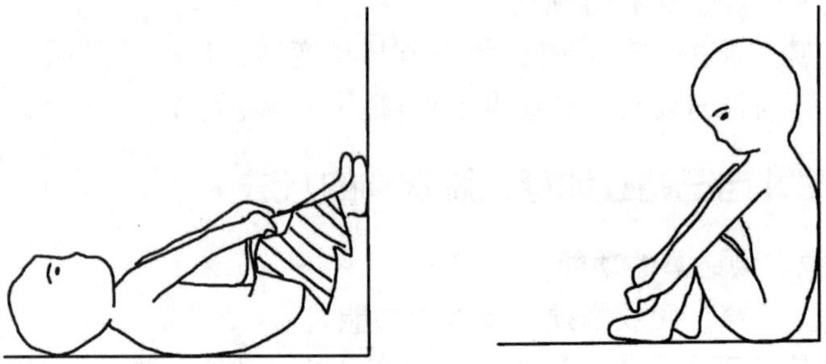

a　　　　　　　　　　b

图 12－39　利用墙壁固定身体穿衣（2）

图 12－40 所示为为了给独立穿衣的患儿以自信的方法。椅子只是在必要时应用，开始时先将衣服按顺序地摆放在面前的椅子上（图 12－40a），然后臀部确实地坐于椅子上穿上衣，注意足底着地（图 12－40b）。穿裤子时可先取膝立位，穿后站起一手扶椅子一手向上拉上裤子，另一把椅子在患儿身后放置，可给予患儿以安全感（图 12－40c）。

图 12－41 所示为痉挛型的患儿坐于长凳上，当身体向一侧扭转时，同侧的下肢则容易屈曲，手也容易够到足。而另一侧下肢也稍屈曲，所以有利于平衡。

图 12－42a 所示为患儿利用膝立位的姿势穿衣，此体位较立位的支持基底面宽，较为稳定。图 12－42b 所示为患儿在摘帽子时另一只手抓握墙上扶手以固定身体。

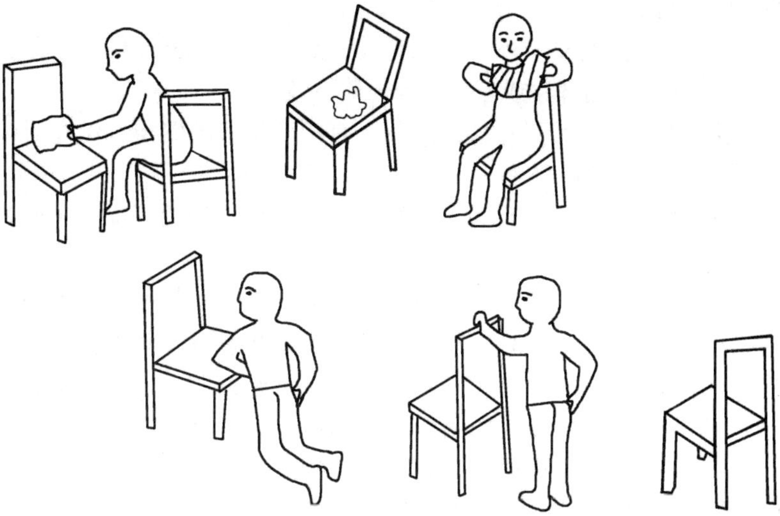

图 12－40　利用椅子辅助穿衣

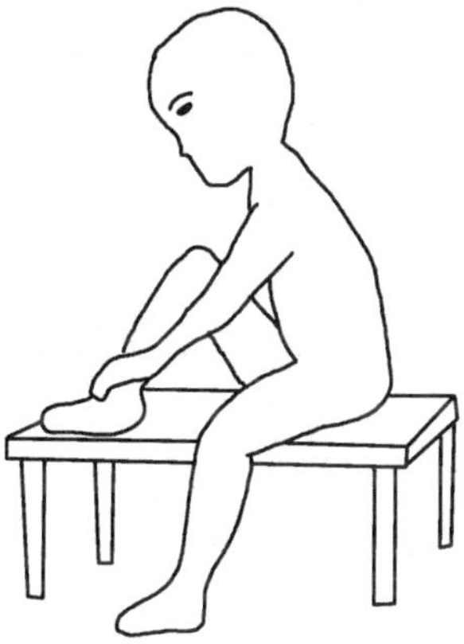

图 12－41　利用长凳辅助穿衣

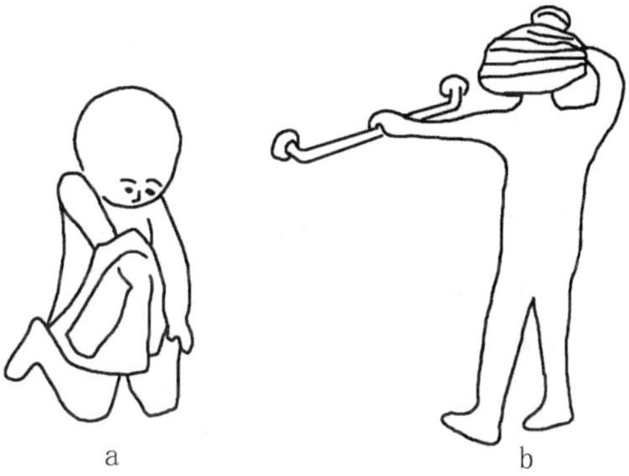



图 12－42　利用膝立位与墙上拉手辅助穿衣

## 六、衣物的样式与质地

脑性瘫痪患儿与正常小儿具有同样的爱美之心，所以要鼓励他打扮得漂漂亮亮。对于年长儿，要在可能的范围内自己选择衣服，或给予他喜欢的衣服。要为患儿选择质地柔软、易于洗涤、无须熨烫以及穿着方便的衣裤。

1. 睡衣

小婴儿时期最好穿上衣与裤子连在一起的睡衣，幼儿期则应穿无扣的、套头的、容易穿着的睡衣，裤子最好在腰与裤脚加上弹性好的橡皮筋。重症患儿也可穿开裆裤。

2. 鞋与袜

合脚的袜与鞋非常重要，患儿脱下鞋袜较穿上鞋袜容易，为了使患儿易于穿着，袜子最好是无跟的筒形袜。脑性瘫痪患儿所穿的鞋是非常重要的，由于患儿的异常姿势与运动会产生以下问题：

（1）由于肌肉痉挛而使双足硬直而难活动，足趾像鹰爪样屈曲，于是，当患儿站立时体重负荷于双足的内侧部，或者负荷于一侧下肢。

（2）不随意运动型或肌紧张过低的患儿，由于双足的不安定，站立时体重负荷部位可在足的内侧也可以在足的外侧。

（3）偏瘫的患儿表现为健侧足为了维持身体平衡而过度的活动，与此相反患侧足见不到活动现象。

在此要强调一下，双足在维持身体的平衡中起着重要的作用，你不妨自己试着体验一下就会明白。当你单足站立时，你就会感觉到足和足趾在频繁活动，而且你的体重是负荷在足的内侧缘。另外，当你双足站立时让足趾跖屈，这时如果有人在背后推你一下，你会立刻失去平衡而向前倾倒。再请你将你的体重分别负荷于自己足的内侧缘与外侧缘走走看，可以知道这种走路方式与平时的走路方式有何不同。我们体会到足在维持身体平衡的作用之后，就可以理解脑性瘫痪患儿的走路方式是因何而来，再想想如果给孩子穿上一双不合脚或无稳定鞋底的鞋会导致什么问题。不合适的鞋会使患儿足的活动更少，不单单是难以维持平衡，站与走都是极不佳的姿势。所以为患儿买鞋时一定要带他去鞋店，让患儿穿上鞋后走走看，仔细观察其步行姿势是否正确，在不影响患儿步行姿势的前提下方能购买。市售的鞋一般很难适合脑性瘫痪患儿穿着，所以一般应该根据医嘱定做。

脑性瘫痪患儿所穿的鞋应该是易于穿、脱的，而且是能使足跟着地，足尖能真正穿到鞋前部的鞋，若在夏天最好是穿鞋尖部敞开的凉鞋。刚刚会穿、脱鞋的患儿，鞋上最好不要有扣鞋的鞋卡与鞋带；如果穿高腰鞋，必须合脚。另外，患儿穿的鞋一定不能引起足部痛，走起路来要使患儿感到轻松。由于脑性瘫痪患儿具有不同的异常姿势与运动，尤其是足的变形及代偿动作，所穿鞋的样式、足底厚度、鞋垫的形状等不尽相同，请根据医生的医嘱选购或定做适当的鞋。

3. 外衣与裤

根据患儿的年龄与实际能力选择或自己制作便于小儿穿、脱的外衣与裤。要注意为患儿的各种运动设计衣物，例如，只会爬的患儿，应在双膝部垫以柔软的毛巾或布等。

（邵银进）

## 第六节　洗浴的动作与训练

对于脑性瘫痪患儿来说，洗浴也同样是件不容易的事，小年龄患儿尚且较易，随年龄的增长则困难程度增加。重症患儿不能在浴盆中抓物坐，即使可坐，平衡也不充分，必须始终给予扶持，否则无法进行洗浴。患儿家长必须知道，决不能认为为患儿洗澡只是一种为了清洁的家务劳动，对患儿来说它是一种娱乐的机会、训练能力的机会，所以家长一定要把握好这一机会。

## 一、婴儿的洗浴

婴儿洗浴由家长进行，为了使患儿进入浴盆时和在浴盆中不加重异常姿势及有安全感等，家长要精心设计浴盆，如浴盆底要倾斜，以便能支撑患儿的背部，或者准备一个可固定于浴盆上的防滑枕，使患儿可以躺卧于浴盆中。

应注意的是，小婴儿有时残存 Moro 反射，这一反射影响坐位及各种姿势的平衡，也影响患儿用上肢支撑自己的身体及抓握能力，所以在洗浴时应设法抑制这种反射。图 12－43a 所示为抱患儿入浴盆的方式，此患儿仍可引出 Moro 反射，为了抑制这一反射的影响，应该由一个人从后侧握持患儿两肩，使肩胛带向前并头前屈，另一人扶持患儿小腿使其髋膝关节屈曲并压住自己的双手，呈完全屈曲位。图 12－43b 所示为该患儿不宜在浴盆中呈半坐位，可以用手托住患儿胸腹部，使头、四肢下垂，脊柱屈曲，可减轻 Moro 反射的反应动作。

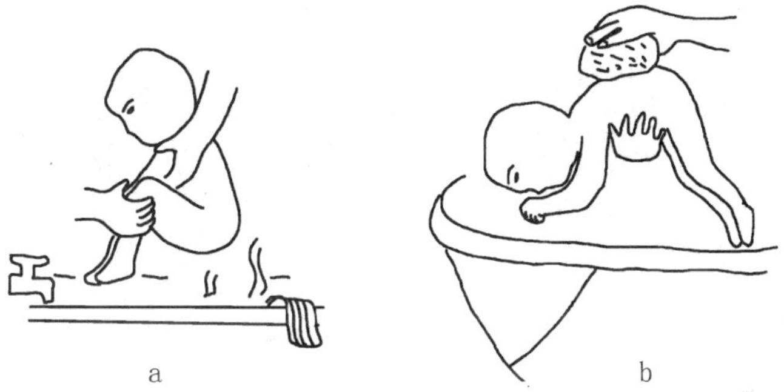

a　　　　　　b

**图 12－43　婴幼患儿的洗浴方式**

让患儿在浴盆中玩耍可以学习许多功能动作，可在水中放一些可漂浮的玩具，也可以让患儿看自己的手、足，从中学习抓握及认识自己的身体的能力。同时，脑性瘫痪患儿大多数皮肤感觉缺失或过度敏感，可通过用毛巾摩擦身体、涂抹肥皂等方式刺激皮肤，增强皮肤的感觉能力或使之逐渐适应，解除过度敏感性。

## 二、年长患儿的洗浴

当患儿长大后必须在普通浴盆中洗澡，对家长来说是比较难的。首先要设计适合您自己孩子的洗浴场所与方式。比如，可将一适合患儿坐的小些浴盆放于大浴盆中（图 12－44a），或将两个橡胶圈绑在一起，放于水中，患儿坐于其中进行洗浴（图 12－44b）。要确认浴盆内及患儿坐的物品不滑，使患儿感到安心。给重症痉挛型的患儿洗浴时，可以将一充半量气体的球放于浴盆中，患儿可坐其上或俯卧其上进行洗浴。

家长可以自行制造一些患儿可坐于其中并可放入浴盆的凳类物品，供患儿洗浴用（图 12－45）。图 12－45a 为四脚带有吸附盘的小凳，患儿坐的部位可放上毛巾或胶皮垫子。图 12－45b、d 是可以悬挂固定的供患儿坐的洗浴用具。图 12－45c 是能够调节高度的、板上刻有浅沟的患儿坐具。不随意运动型患儿坐位不稳定，可以用松紧带固定患儿的背部（图 12－46a）。重症的患儿不能取坐位，可以让患儿卧于放入浴盆中的

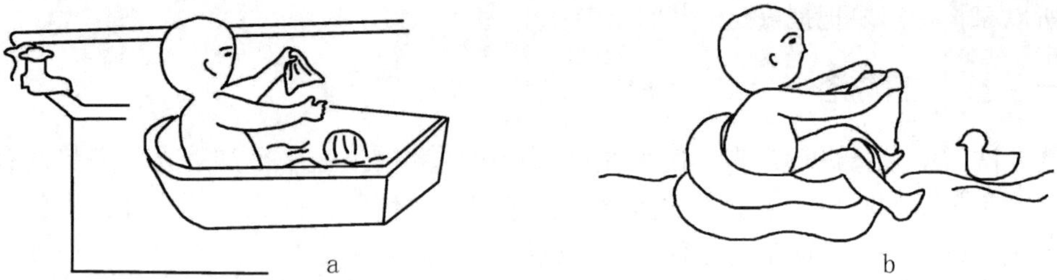


**图 12－44　年长患儿的洗浴方式**

木板上进行洗浴（图 12－46b）。

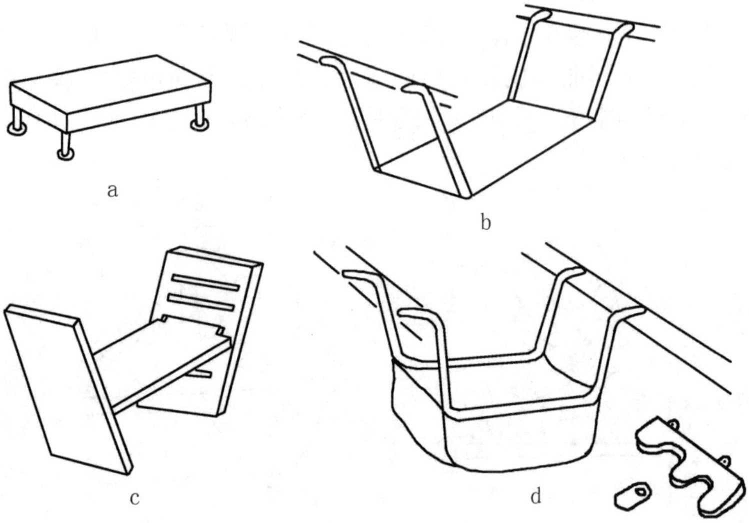


**图 12－45　放于浴盆中的物品**

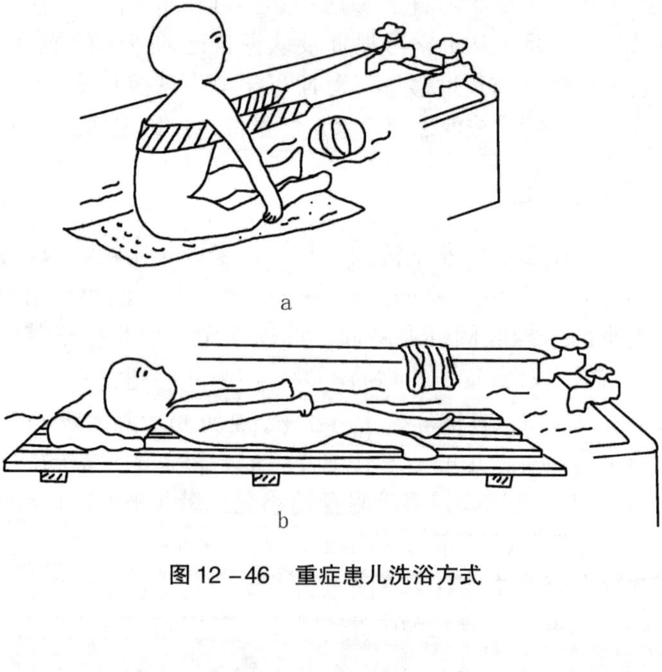


**图 12－46　重症患儿洗浴方式**

（邵银进）

# 第七节　脑性瘫痪患儿的抱法

正常的婴儿当母亲要抱他时，他会高兴地抬起头、张开双手期待着被抱，将他抱入怀中时他会无意识地将自己的双手臂环绕住母亲的颈部，同时会分开自己的双腿。母亲抱自己的小儿没有任何阻碍，双方都会随意地调节自己的姿势，没有任何不舒适的感觉。

脑性瘫痪患儿受异常运动与异常姿势支配，在被他人抱时不能像正常小儿那样无意识地伸出双手。另外，由于被母亲抱时会表现出兴奋或因姿势的不适而努力地活动身体，结果会导致身体变硬，或者头与肩被推向前方或拉向后方，进而上肢屈曲、手握拳。于是使患儿及抱他的人感到抱扶的困难和不舒适。

要想正确地抱脑性瘫痪患儿，不仅要清楚患儿自身的活动能力，还要清楚患儿所具有的异常的特点，更要了解患儿需要何种程度的扶持，以及抱住患儿时需要控制的他的身体部位。另外，不同类型的患儿抱法也不尽相同。

## 一、痉挛型脑性瘫痪患儿的抱法

### （一）易出现角弓反张的痉挛型患儿的抱法

对此类型患儿抱前必须准备好姿势，既要使患儿的髋关节充分屈曲，头与肩呈前屈姿势，又要使身体左、右对称。

1. 幼小患儿的抱法

欲抱幼小的呈角弓反张状态的痉挛型患儿之前，首先用双手扶持患儿的胸壁两侧，使患儿呈头部前屈的姿势，两上肢向前方伸出后从仰卧位上抬起身体。这种姿势非常有利于患儿髋、膝关节的屈曲，在患儿的坐位上用双前臂分开患儿的两腿膝部（图12－47a、b）。然后在这种坐位姿势上将患儿抱起。这时首先使患儿的两上肢放在抱者的双肩上，尽可能地环绕其颈部，然后将患儿两下肢分开置于抱者的腰部（图12－47c、d）。扶持患儿身体的部位主要是腰背部，要随着患儿自行调节身体平衡的能力的增强而逐渐减少对其的支持。

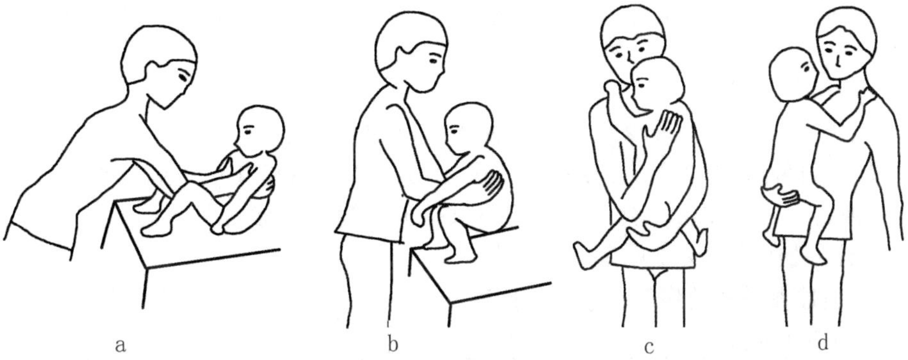

图12－47　呈现角弓反张的痉挛型患儿的抱法

对此类患儿也可采取简易的抱法（图 12－48），从患儿的背面抱他，将两臂插入患儿的两腋下，两手分别托住患儿的两侧臀部，同样要使患儿的两下肢分开及髋关节充分屈曲。同时用上臂挡住患儿两上肢，防止肩与上肢的向后方用力；用胸部抵住头部，防止头颈后仰。

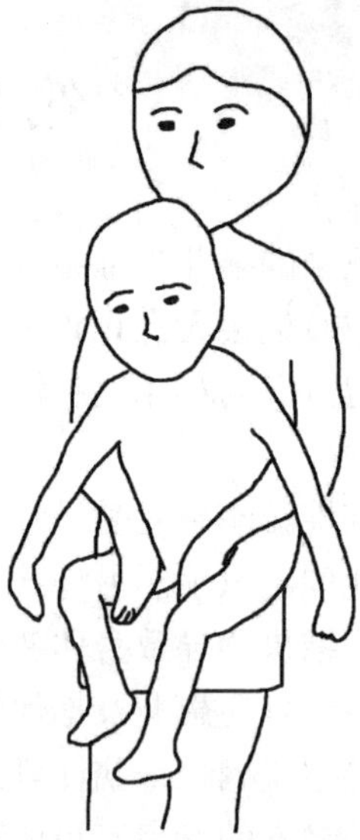
**图 12－48　易出现角弓反张的痉挛型婴儿的简易抱法**

2. 年长患儿的抱法

对年长的、重度角弓反张的患儿，不能扶持着其两侧胸壁直接从仰卧位抱起，这种抱法会增强角弓反张（图 12－49）。图 12－50a 所示的抱法也是错误的，这样的抱法患儿仍然呈现髋、膝关节伸展及两下肢内收、内旋甚而交叉的异常姿势，加之被抱时的紧张、兴奋，更会加重这种强直性伸展模式。

正确抱法之一如图 12－50 所示，首先使患儿呈侧卧位，这种体位上头与肩部易于屈曲，头与肩的屈曲又可使髋、膝易于屈曲。抱的时候抱者以一侧上肢环绕于患儿头颈后并托起，同时手握住患儿一侧肩与上臂向前方用力，使其头、肩前屈。另一上肢从患儿两下肢之间插入手掌压住患儿胸腹部，加强头、肩的前屈，前臂托住患儿一侧骨盆，使双髋关节屈曲后抱起。

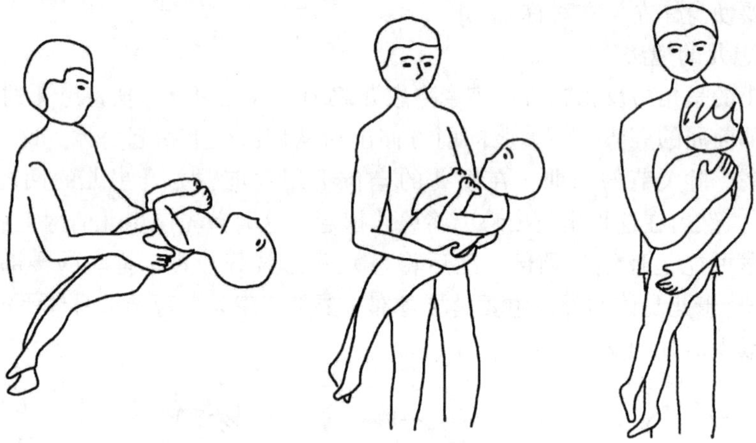
a　　b　　c

**图 12－49　呈现角弓反张的患儿错误抱法**

如果欲竖直抱起患儿，应如图 12－50b 所示，首先将患儿两上肢放于自己的一侧肩上，使他的头、颈前屈，然后将其两下肢分开，骨盆及腹部放于自己的骨盆之上，与图 12－51a 的错误抱法成鲜明对照。

**（二）呈屈曲模式的痉挛型患儿的抱法**

1. 幼小患儿的抱法

此类患儿呈现全身屈曲的模式，随着屈曲模式的持续存在，髋关节逐渐地难以伸展。对此类患儿的抱法之一如图 12－52a 所示，患儿背向抱者，使其四肢呈伸展状态，脊柱也同样完全伸展，抱者一侧上肢从患儿下侧的腋下伸出，在对角线方向握住患儿上侧上肢的上臂，另一手从患儿两腿间伸向前方，扶持其骨盆部位，可防止两下肢的交叉。也可如图 12－52b 所示，将患儿的骨盆部位向下方扭转，增加其体轴的回旋。抱法之二如图12－54c 所示，是一种使患儿活动的姿势，即使患儿空间俯卧位，抱者一侧手握住患儿外侧上臂，并以手臂托住患儿的肩及另一侧上肢。另一只手臂托住患儿伸展的两大腿部。这种姿势使患儿容易抬头及伸展四肢、脊柱，并可同时应用双手。

2. 年长患儿的抱法

对此类型的年长患儿由于体重较大，可采用两个人同时抱法，如图 12－53a 所示，将患儿的两上肢放于前面一个人的双肩上，后面的人将患儿的两下肢分开，用前臂托住他的骨盆两侧，使患儿的双足放在他的侧胸壁处并用两上臂夹住。这时要使患儿髋关节充分伸展，可用双手拇指向下推压患儿的骨盆部，可以促通头部及脊柱的自动伸展。若只有一个人抱该类患儿时，可以采用如图 12－53b 所示的抱法，基本抱扶原则同图 12－53a。

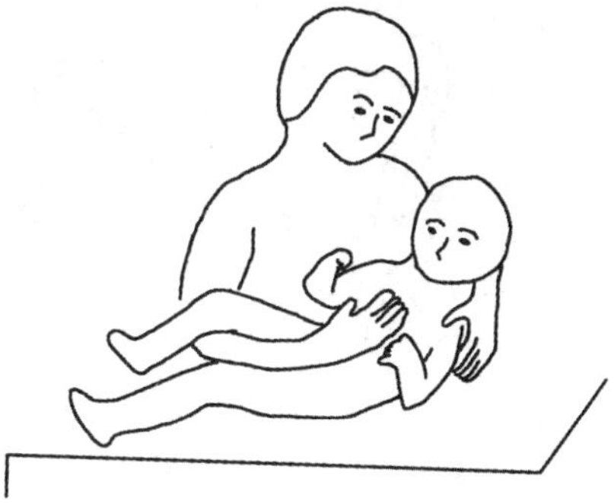

图 12－50 重症角弓反张患儿侧卧位上抱起方法

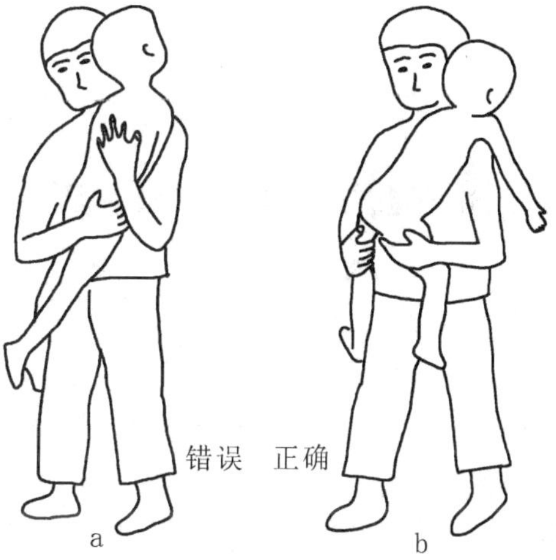


图 12－51 正确与错误的竖直抱法对比

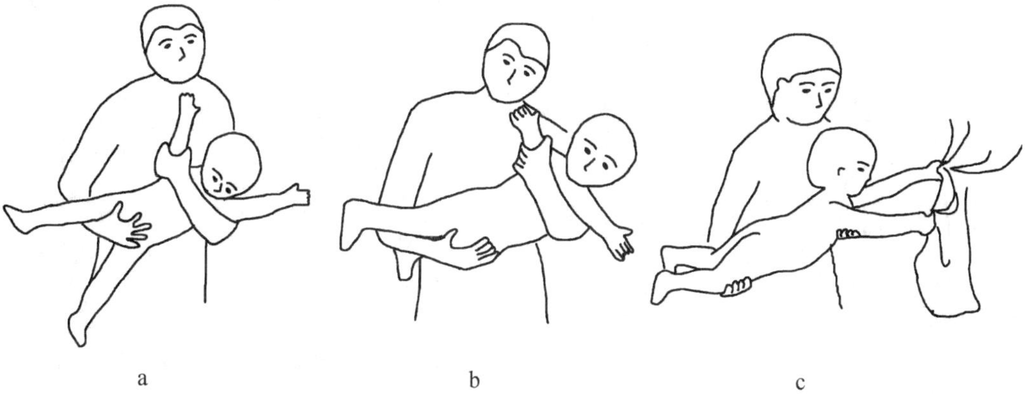


图 12－52 屈曲模式的痉挛型患儿的抱法

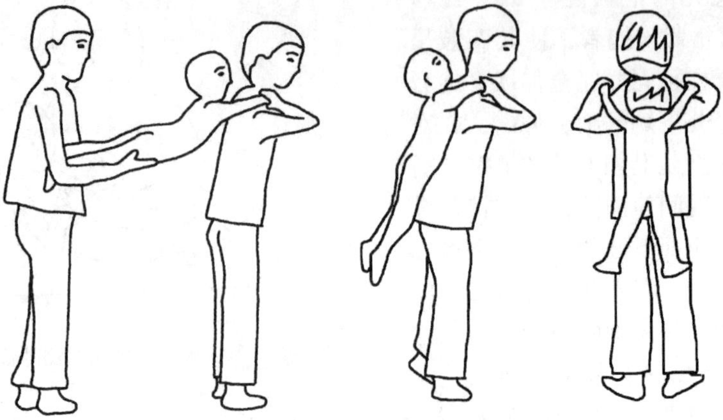

a　　b

图 12－53　年长痉挛型患儿的抱法

## 二、不随意运动型患儿的抱法

不随意运动型的特点之一就是患儿难以随意控制自己的主动运动，此类患儿仰卧位时头与肩部推向床面。对此类患儿抱扶的原则是在抑制异常姿势的同时设法给予患儿以稳定性，另外，此类型患儿多为伸展模式，抱时也要抑制之。

如图 12－54a 所示，在抱患儿时抱者首先从其后背将两上肢从患儿两腋下伸向前方，两手放于患儿的胸腹部，边用两手压迫患儿的胸腹部边使患儿坐起，这样的压迫可促通患儿头颈部前屈和两上肢向前方伸出。这是抱此类型患儿的出发姿势。若在此姿势上患儿表现髋关节和下肢硬性伸展，要在抱起之前进行扭转患儿身体的动作，这种扭转动作可以诱发髋关节的屈曲和两下肢分开，然后如图 12－54b 所示将患儿臀部抵于自己的骨盆之上，作为一固定的支点，并使患儿两腿分开骑跨于抱者身体侧方，呈上半身前屈姿势。

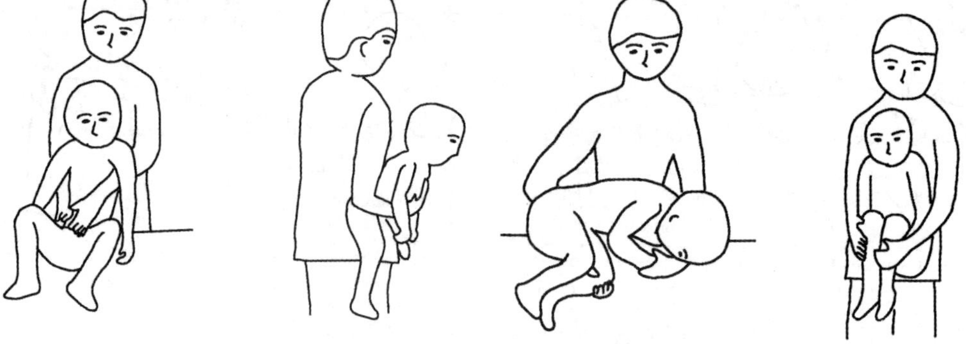

a　　b　　c　　d

图 12－54　不随意运动型患儿的抱法

图 12－54c 所示的是抱幼小的不随意运动型患儿的方法。首先使患儿髋关节屈曲

给患儿以稳定性，然后使患儿头、肩前屈，抱者的一手臂托住患儿头、肩，并握住患儿外侧的手，使上肢向前方伸出；另一只手握住患儿内侧的大腿部。这种抱法是在髋关节屈曲的状态下促通头与脊柱的伸展。

图 12－54d 所示是不随意运动型与肌张力低下型患儿的简易抱法，即使患儿呈“抱球”姿势：使其髋、膝关节屈曲，两手前伸抱住自己的双膝，头前屈，背部依在抱者胸前。抱者两手抓住患儿的双手并抱紧患儿双膝。

### 三、肌张力低下患儿的抱法

肌张力低下症状见于肌张力低下型脑性瘫痪，也有时见于不随意运动型患儿的婴儿期。其抱法如图 12－55b 所示，即使患儿两下肢屈曲、并拢，抱者用一手臂托住其臀部，使患儿的头与躯干得以伸展，两上肢伸展垂向前下方。图 12－55a 所示为错误抱法，这种抱法未给患儿任何活动的余地，而且眼睛看不到周围环境，处于被动的地位。

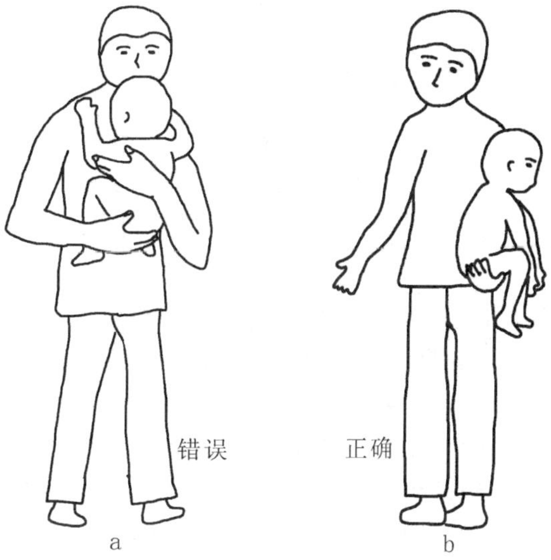


图 12－55　肌张力低下患儿的抱法

总之，抱脑性瘫痪患儿的原则是，要使被抱的小儿的异常姿势得以矫正，同时给予稳定性，另外，注意不要剥夺患儿自身调节姿势及活动的机会。抱时要便于患儿与他人的交流及观察周围，绝不可以顺应患儿的姿势，进行以双方都感到舒适为前提的随意的抱扶方法。

（历　虹）

## 第八节　摄食功能障碍的训练方法

脑性瘫痪等中枢神经系统障碍的患儿均具有不同程度的摄食障碍，表现为摄食功能发育不成熟或用异常的摄食模式来摄取食物，尤其是重症患儿在咬与咀嚼食物、吞咽等方面呈现异常的模式。

摄食障碍的原因是口腔本身发育障碍所致，或者因异常姿势肌紧张波及口腔，以及全身的异常姿势、运动模式累及摄食功能的障碍。

摄食障碍会严重影响患儿的营养摄取，同时会引起患儿及家长的要求得不到满足，给心理上带来一定的压力，给患儿的家庭生活带来相当的影响。

医生与治疗师要及早发现患儿的摄食障碍，早期予以治疗，避免影响患儿的营养状况及生长发育，尽早预防异常的、不良的摄食模式的发展。值得注意的是，目前在我国广大患儿家长对摄食障碍及其危害尚无充分认识。对患儿的摄食障碍采取过度的保护，以喂食代替患儿自行摄取食物，结果导致患儿因完全依赖他人而形成对摄食方面的认知能力的障碍，进而引起社会性的认知与统合的障碍，影响患儿全身心的发育。所以在对摄食障碍进行治疗的同时要对家长予以指导，使之充分认识改善患儿的摄食障碍的必要性及方法，更要使家长了解患儿摄食过程中的相关问题及应采取的相应对策，防止异常摄食模式的恶化。

## 一、摄食功能障碍的原因

从生理学观点来看，摄食功能是一种随意运动，这一随意运动是人与动物对应以触压觉为主的感觉刺激而引发出的多种运动的组合，多种运动相互协调达到摄入食物的目的。正常小儿在出生后的一段时间内通过反复的实践，逐渐地获得感觉－运动功能。

当小儿因疾病或先天发育异常等原因，会发生各种摄食障碍，主要原因如下。

（1）中枢神经系统损伤或疾病：

1）精神（智能）发育迟滞而致摄食障碍。

2）功能（运动）发育迟滞或异常发育而致摄食障碍。

3）与摄食相关的肌群的非协调性运动致摄食障碍。

（2）摄食器官的形态发育不良，如畸形、腭裂。

（3）对感觉－运动体验不足而致摄食障碍。

（4）不适当的饮食环境致摄食障碍。

（5）摄食时的身体姿势、食物的种类与形态、饮食用工具、他人协助的方法也会导致摄食障碍或使存在的摄食障碍恶化。

## 二、摄食功能障碍的特征性症状

（1）经口摄取食物功能准备障碍：患儿可表现为拒食，对食物入口产生过敏症状或过度敏感，进而导致拒食；因口腔功能不全而误咽；因疾病而致原始反射残存如吸吮反射等而致食物摄入障碍。

（2）咽下功能不全：表现为噎食；咽下食物时残留婴儿型的咽下模式；由于舌向前方突出而出现反向咽下；由于舌中央的凹陷形成不全而致食物在口腔中形成食物团块困难；流涎，至2岁以后仍流涎，甚至至成人。

（3）摄取食物功能不全：进食时食物大量撒落，常从口唇处撒落，即食物进入口腔之前撒落；患儿常表现在欲进食时过度的张口；常见舌向前方甚至口腔外突出；就餐时常咬勺、筷子、碗等餐具。

（4）压碎食物功能不全：就餐时见患儿对食物不经口腔处理而囫囵吞入，而且只能吞食软性食物；常见舌突出，顶在上腭皱襞前方；食块形成不全、食块与唾液混合不全，致食物消化发生障碍。

（5）磨碎食物功能不全：患儿表现为吞食，但可吞硬性食物；食物撒落，其原因是食物在口腔前庭储留而从口角处撒落于外；处理食物时口唇闭锁不全。

（6）独立进食功能准备不充分：噎食；用手将食物推入；食物靠重力流入食管。

（7）用手拿食物进食功能不全：患儿用手指将食物推入口腔；食物咀嚼不充分；撒落食物等。

（8）应用餐具功能不全：患儿在用勺与筷子时是应用其推入食物，而不是用勺盛食物或用筷子夹食物直接送入口腔内；咀嚼功能不充分。

## 三、摄食障碍的矫治与训练方法

在改善摄食障碍的训练与指导方面，最重要的是给患儿口腔领域以触觉和压觉为中心的感觉刺激，诱发出生理的、有实际意义的协调摄食运动。

### （一）摄食时的姿势控制

对于摄食障碍的矫治，首先必须考虑的是进食时的姿势与体位，特别是患儿头部的位置对全身的姿势肌紧张的分布、口腔姿势与口腔功能均有相当的影响，所以有摄食障碍的患儿首要的是要设定有利于摄食的头部位置。比如，有些脑性瘫痪患儿因坐位平衡障碍，在就餐时常常出现身体后倾的姿势，这种姿势可导致咽部与食管间的位置关系发生改变，使吞咽食物发生困难。同时，在这种姿势上难以将食物移送到舌的后方，也使咀嚼食物发生困难。因此进食时的正确姿势应该是尽可能地保持身体的竖直位及对称的姿势与体位，更要保持姿势的稳定性，而且在这种状态上喂患儿饭及协助进食都会感到轻松。另外，摄食姿势的改善可以相应地改善患儿的交感神经功能，这样可以防止患儿因吞咽困难而造成的恶心症状。

对于脑性瘫痪患儿来说，摄食姿势与最适当的身体姿势是密切相关的。医生与治疗师必须指导家长根据自己孩子的实际情况采取相应的辅助手段，保证患儿在有利的姿势上进食。

1. 摄食时姿势的控制方法

（1）让患儿坐于后面带靠背、前面附有桌板的椅子中就餐；椅子要根据患儿的身高、坐高及腰腹部的体态来制作。其原则是坐在这个椅子中，其靠背的高矮、角度等能抑制患儿头部的后仰及保持身体姿势对称；臀部以下的高度应是使膝关节屈曲90°，双足全足着地。小桌板放于胸前，两上肢前伸时正好放于其上，不进食时也可坐于其中游戏，椅子的形状结构见图11－33。

（2）患儿不能取上述坐位而需由他人抱着喂饭时，其姿势应该是母亲坐位，患儿侧身坐于母亲两下肢之间。一般情况下是患儿身体侧方向着母亲，母亲用一侧下肢固定患儿的两下肢，使其髋关节适当地屈曲，母亲的另一侧下肢稍屈曲并抬起以支持患儿的背部，同时用一侧上肢固定并抬起患儿的头部，使之呈前屈姿势，修正其头颈的过度伸展姿势。这种姿势使患儿两上肢向前方伸展，并要注意保持肩胛带的适当位置，抑制其内收与外展，不上举也不回缩。在这种姿势上母亲用另一只手喂食就比较轻松（图12－56a）。另外，可如图12－56b所示，母亲将肘部依靠在桌子上，更为舒适。

（3）将三角垫高的一方放于一桌子上，母亲在其前坐于椅子上。让患儿仰卧于三角垫上，适当增加头部的高度，使头部与髋关节均呈屈曲状态，可抑制患儿的伸展模式（图12－57）。或者母亲坐于床上，背后靠床栏杆，双膝并拢并屈曲，两足着床。将三角垫或同类柔软物放于大腿形成的斜坡上，让患儿仰卧其上，同样使患儿头部和髋关节充分屈曲，并保持全身的对称体位。在这样的体位上，母亲两手可以被解放，喂食更为轻松，但对患儿的固定作用要差些。要根据患儿的实际情况，决定患儿和母亲采用哪一种体位进食。

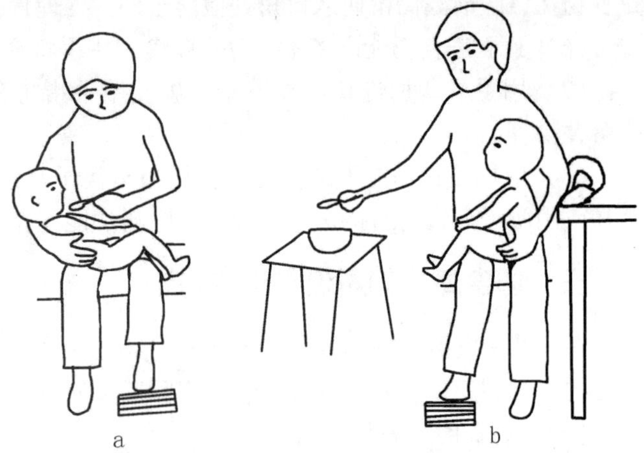


图12－56　喂患儿食物时的姿势

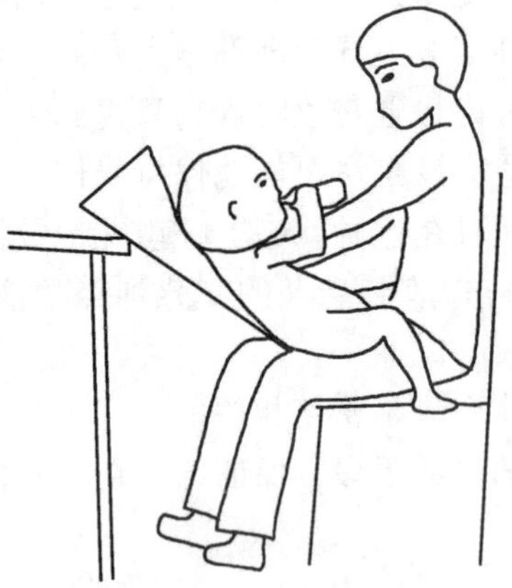

图12－57　患儿喂食的姿势

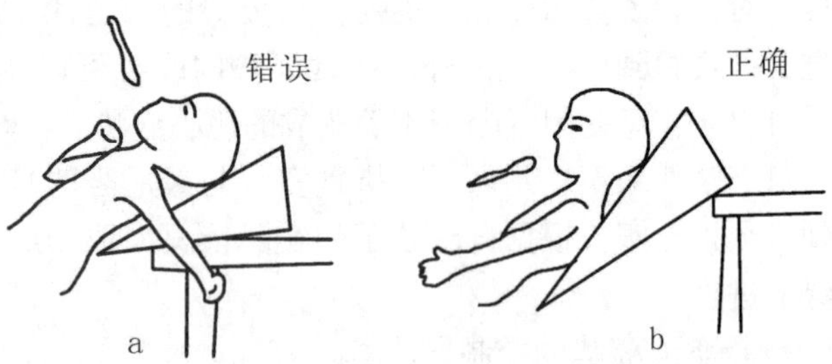


图12－58　用勺喂饭时勺入口腔前的位置

2. 喂饭时应注意的事项

（1）用勺喂饭时，勺在进入口腔前的位置是要低于患儿的口部，要从低于患儿的口唇的位置进入口腔（图12－58b）。如果勺从口唇的上方进入口腔，会引起患儿头部的过伸展（图12－58a）。另外，勺要从患儿口唇的中央部位插入口内，若从口的一侧插入会引起患儿头部向一侧扭转。

（2）母亲接近患儿的方式也会影响患儿头部姿势的改变。比如，当患儿仰卧于三角垫上，母亲如果在患儿头的上方会引起患儿头的过度伸展，在患儿头的一侧会引起头部向一侧回旋。所以，母亲在喂饭或接近患儿时，都要注意避免引起患儿的头部过度伸展或向一侧回旋。

**（二）对口腔的控制方法**

通过上述的姿势管理，可使患儿的口腔功能有一定程度的提高，但是对于重症的患儿来说，仅此改变方式并不能完全改善摄食障碍，因只有姿势管理并不能改善口唇闭合不严、下颌骨前突或退后等障碍，上述异常同样会影响咀嚼和吞咽功能。对此类患儿可以采用以下的口腔控制方法。

对口腔的控制即是对口腔器官功能的调节，控制方法是通过固定下颌，轻压舌根部等方法间接地调节舌的功能。具体方法有两种。

1. 从患儿的头后方调节口腔功能

治疗师或母亲的手从患儿的后头部伸向患儿的面颊部，拇指放于患儿的下颌关节处，食指放于下颏与下唇之间，中指放在颏下，肩部及前臂在患儿的后头部予以支撑，同时控制头部的姿势（图 12－59a）。

2. 从患儿的正面调节口腔功能

治疗师或母亲将左手拇指纵向地抵在患儿下颏与下唇之间的部位，食指放于患儿右下颌关节，防止其颜面扭向一侧，然后将中指、无名指弯曲过来放于患儿下颏部的下方（图 12－59b）。

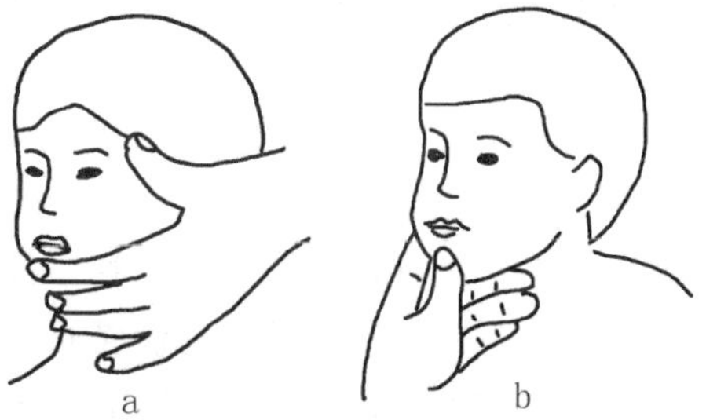
a　　　b

**图 12－59　对口腔的控制法**

上述两种方法是通过拇指的活动来控制口的闭合，向上轻推可促通闭口，向下稍用力可诱发患儿张口，与此同时还可以抑制下颌骨的前突，颏下的三个手指可抑制下颌骨的退后。

值得注意的是，控制口腔所用部位均为非常敏感的部位，即使非常轻柔的刺激，对重症脑性瘫痪患儿来说也可成为强度的刺激，可能会引起姿势紧张的改变，所以操作时手法要轻，要根据患儿的反应来调整压迫的强度与范围。

在进行上述口腔控制时，母亲可以左上肢环绕患儿后头部，抑制头部的过度伸展，控制口腔过程中最容易出现的是头的过度伸展和下颌的前突，这种状况出现时可以在使患儿口腔闭合的前提下将其下颌向患儿胸的方向推，用这种手法修正头的位置。

通过上述口腔控制法不断地控制患儿的进食状态，使患儿逐渐地会学习与掌握控制口腔的方法，这样可以逐渐减少外力的控制。当确立了姿势控制和口腔的反应后，患儿可以做独立进食的准备。

**（三）指导摄食模式**

促通正常的摄食模式、抑制异常的摄食模式是改善摄食功能的重要一环。

1. 吸吮模式

（1）母乳喂养：在脑性瘫痪患儿的婴儿期最好是母乳喂养。在喂哺时一定要使患儿身体呈一直线，注意修正肩与上肢后退等异常模式。如果哺乳困难可以通过对口腔的控制来改善吸吮与咽下模式。

（2）用奶瓶喂奶：在用奶瓶喂奶时要正确地选择适合于患儿的奶嘴，奶嘴的乳头要适合患儿的口腔，不可过长，以免阻碍舌的适当的运动。乳头的孔不可过大，以免乳液过多潴留口腔中而外溢，而且也不利于患儿吸吮运动的调节，对于有咽下困难的患儿最不利的因素是吸入的液体量过多。乳头孔的大小原则上以将奶瓶倒置时奶液不自动流出为宜。

（3）应用吸管：应用吸管吸瓶中或杯中的乳液或水、果汁时，因患儿必须低下头来，这种姿势对脑性瘫痪患儿非常有利，值得提倡。

影响吸吮模式的因素还有液体的浓度、味道、温度等，给予的液体最好不要过浓，味道要无刺激性，温度适中。

2. 用杯子饮水的模式

（1）正常模式：正常小儿生后5～6个月即可用杯子饮水，但是仍然是应用吸吮模式，从口杯的边缘吸水入口，逐渐发育之后吸吮模式才消失。

（2）残留吸吮模式：脑性瘫痪患儿在相当长的时间内只会用奶瓶饮水，即使应用杯子也是长期残留吸吮模式，向成熟的饮食习惯发育延迟。由于常出现舌的过度的舔物动作，加之缺乏唇的运动，所以不能用正常的模式饮用杯中水。

（3）控制方法：对只会用奶瓶饮水的患儿要在早期适当协助患儿用杯饮水，可以抑制不充分的饮食模式，促通向正常的模式发育。具体方法如下。

1）当患儿以吸吮模式占优势时，可以用前述的控制口腔的方法使下颌安定、唇与下颌的运动减少，从而促通唇的分离运动。

2）当患儿的唇接触液体时成为一种感觉刺激，这种刺激可促通吸入液体的运动，为此在喂患儿水时必须将杯口放入口腔的深处。如果将杯口放在患儿的牙齿上将不能诱发吸入的动作，反而会强化吸吮模式和咬的模式。对于年长的患儿要让他清楚地知道在用杯子饮水时不是用舌而是用唇将液体摄入口中，让患儿尽可能地自行调节。

3）以吸吮模式饮水的患儿，难以饮用浓稠的液体，如融化的冰淇淋等，这类饮用物会给口唇的吸入运动以强刺激，而且在咽下时易形成块状物，应避免给患儿这类饮品，必要时稀释后给予。

4）要考虑到饮用液体的味道与温度，甜味液体会强化吸吮模式，液体的味道也会影响唾液的分泌量。比如，苹果汁、柠檬汁、橘子汁、巧克力等可使唾液分泌量增加，所以重症患儿最好不给予这类食物。食物的温度要适宜，过冷过热都会导致口腔周围的过度紧张，影响摄食动作。

5）用杯子饮水时还应考虑到杯子的大小与质地，杯子不宜过大，咬反射仍残存的患儿应该用质地柔软且结实的水杯，不要用易碎的玻璃制的水杯。如果因杯口过软，患儿不能充分吸入液体时，可在杯口上捏成一吸入的口或剪一“V”字形切口，饮水时切口正卡在鼻子的地方易于饮水（图12－60b、c）。另外可用塑料制的边缘突出的广口杯（图12－60a），这种杯适用于刚开始使用杯子饮水时的患儿。

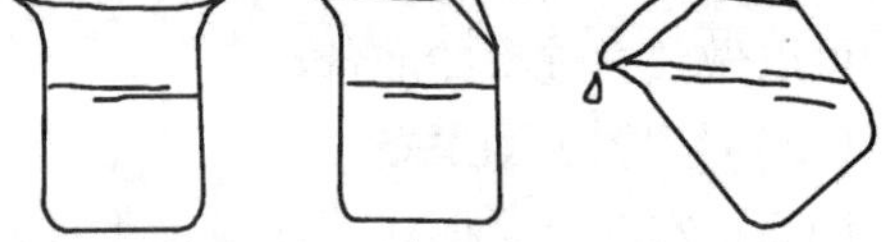


**图12－60　便于饮水的杯子**

3. 用勺进食模式的控制方式

（1）正常模式：正常情况下，多数的母亲会用勺喂3个月左右的小儿蛋黄等食物，这时正是小儿学习随意咽下的时期。至5～6个月时，小儿添加的辅食大部分是母亲用勺喂入的。在不断生长发育过程中，小儿的摄食模式逐渐由吸吮模式向吃固态食物的模式转换。

（2）残存原始的摄食模式：当脑性瘫痪患儿残存原始的摄食模式时，用勺吃饭会相当困难。主要的异常摄食模式有过度张口、舌的过度运动和吸吮模式，应该通过对口腔的控制来修正或减弱这些异常模式。另外，还可以用勺从舌的上方向下压迫之，可以抑制舌的异常的向前伸出。

（3）控制方法：

1）在喂患儿饭时不要将勺过度地放入口腔的深处，在将勺中食物放入口腔后在患儿咀嚼食物之前迅速将勺拿出来。

2）勺无论在进入口腔或从口腔中取出时都必须保持水平位，如果勺居于倾斜位会引起舌的后退而影响食物的咽下。

3）在进食前进行的对口腔的控制手法致使唇与下颌的闭合时间应持续到食物咽下之时，但是不要向下牵拉患儿的上唇，以免因过敏而引起口周肌肉痉挛。

4）在用勺喂饭成功后，还要适当选择食物的种类，食物过稀易导致流涎，尤其是口腔周围有障碍、协调性差的患儿不要给菜汤类食物及过硬的食物。

5）要充分考虑勺的形状及大小、勺的质地选择，确保患儿的安全。当患儿仍然有咬反射时，可在喂饭的勺前端嵌上一块胶皮。

6）勺本身的深度、大小要适当，不可过深以免影响唇的运动。也可使勺的前端窄些，喂饭时勺要放在患儿的舌上面，这样会有利于进食。

4. 咬与咀嚼的模式控制方法

（1）口腔控制：在吃固态食物时，首先要协助患儿抑制吸吮反射和咬反射，可应用前述的控制口腔的方法，抑制患儿下颌的过度低下，促通咀嚼运动。在控制下颌时注意不要使下颌回旋，因为下颌的回旋运动会阻碍唇、舌与下颌间的协调运动。给患儿喂饭时可使食物从侧方进入口腔，直接放于磨牙上，可以抑制吸吮模式并可促通舌向侧方移动。

（2）食物的种类的选择：食物的种类可影响摄食的模式，适当的食物可使进食成功，不适当则会导致失败。比如，甜的、过于稀薄的食物会诱发吸吮模式，饼干类食物在口腔内易散，难以形成食物团块。对有摄食障碍的脑性瘫痪患儿来说，最理想的食物是面包皮或硬面包、干燥的水果、硬的奶酪、烧好的蔬菜和瘦肉等。

（3）食物的味道：食物的味道与温度对摄食模式也有一定的影响，需要予以注意。

摄取食物是摄取营养、保证生长发育的重要一环，对于重症患儿必须注意营养成分的摄入量，保证生长发育的需要。如果有摄食困难可少食多餐，每次进食时间不宜过长。

5. 独立进食指导

正常小儿 2 岁左右即可自己用勺、碗进餐。对于脑性瘫痪患儿要尽量鼓励他独立进食，以免因依赖他人喂食而以后产生情绪、社会问题。为了达到这一目的，可以先由他人予以协助，具体方法如下。

（1）控制患儿的姿势：协助其取对称姿势、扶持握勺的手，或改良饮食用具等。如患儿独自进食时出现了非对称及过度伸展的姿势可导致进食困难（图 12－61a）。这时可如图12－61b所示一只手控制患儿的肩部，另一只手扶持患儿握勺的手，这样即可防止异常姿势的出现，使患儿较顺利地进食。如图12－62所示，当患儿具有前臂旋前异常模式时，母亲可将自己的拇指放于患儿握勺的手拇指的根部，其余4指放于患儿手背上，轻轻地协助患儿做旋后的动作，使勺顺利送到口。患儿用的勺可予以改良，如勺的深度不宜过深，必要时可应用带柄的勺或加上特殊的柄（图12－63），使勺柄固定于手掌上，便于进食。

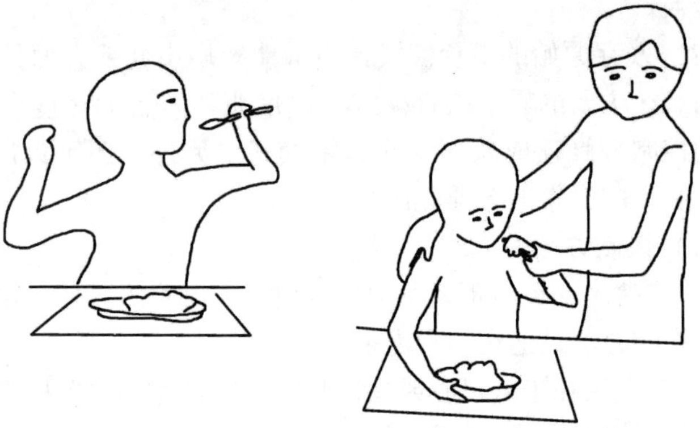

a　b

图12－61　控制患儿进食时姿势

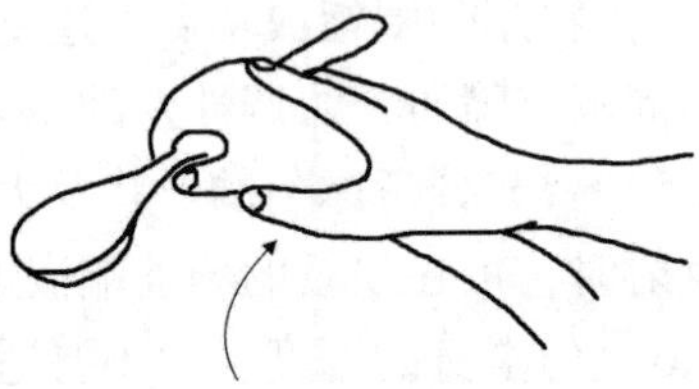

图12－62　扶持患儿握勺手的方法

（2）进食用具的问题：在脑性瘫痪患儿进食中较困难的问题还有不能顺利地将食物盛入勺中，所以患儿常常异常用力地在饭碗中盛取食物，会使碗、盘在桌面上滑行，所以要在桌面上放上防滑垫，另外患儿用的碗以深一些的为好。

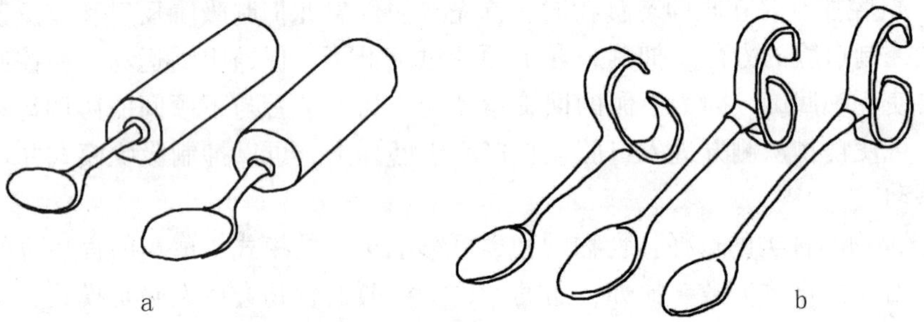

a　b

图12－63　改良的勺

（3）不随意运动型患儿的进食控制：因为不随意运动的缘故，患儿进食较为困难，可采取固定一只手的方法来抑制不随意运动。比如，将一只手放在桌子上，或在桌上竖根木棒或固定的横木棒，一只手握住，用另一只手进食；喝汤时可用双耳的杯子，两手握住，双肘支撑在桌面上，低头去喝杯中汤。偏瘫患儿则应注意防止应用健侧手进食时引起患侧的联合反应，可用上述不随运动型患儿应用的方法，让患手握物来抑制之，尽量用两手去拿餐具，如碗、盘等。

（4）因年龄和异常的不同采取不同的控制方法：脑性瘫痪患儿的异常进食方式因患儿的年龄、临床分型等因素而各异，在患儿达到独立进食阶段时要仔细观察及分析进食困难的原因，根据其原因而确定协助及控制的方式。当然，协助与控制的范围不可过大，要限制在达到患儿进食的最小范围。

**（四）口腔护理**

口腔卫生对摄食障碍的患儿非常重要，因为患儿的摄食障碍使进食种类受限。同时由于患儿缺乏舌的固有运动，不能使牙齿、齿龈及硬腭保持清洁，特别是合并癫痫服用抗癫痫药物的患儿，如果不定期进行适当的口腔护理，会引起细菌繁殖，导致齿龈炎症，有增大误咽的并发症的危险性。对脑性瘫痪患儿必须每餐后进行口腔护理，方法是在手指上卷上湿润的纱布擦拭齿龈，擦拭本身是一种刺激，所以手法要轻柔，并要在手法控制口腔的同时进行，注意避免诱发呕吐反射。也可以用柔软的牙刷用温水轻轻地刷牙，在患儿吐出口中的水时，必须让他呈头前屈位，不要呈头后仰位，否则可致使水误入气管。

**（五）改善摄食功能训练方法**

1. 间接训练方法

此法适用于具有重症咽下障碍的患儿，是不应用食物进行训练的一种基础训练法。

（1）鼻呼吸训练：当食物进入口腔在口腔内处理期间，患儿需要经鼻呼吸，由于咽下障碍，易出现噎食与呛咳，对此类患儿需进行鼻呼吸训练。训练方法是从下向上推患儿的下颌和口唇，使口唇闭合，训练患儿用鼻呼吸，要确认是经鼻呼吸，逐渐增加经鼻呼吸的时间。注意，不要因鼻呼吸训练给患儿带来痛苦。

（2）咽下训练：适用于进食时出现频繁的噎食，或者呛咳，或进入口腔的食物储留其间而难以咽下的患儿。训练的方法是用手指肚、毛笔、冰块等对齿龈进行按摩，按摩要从切牙部开始向磨牙方向进行，要有节奏地进行。这种按摩刺激可促使患儿咽下分泌液，所以按摩时既要在张口状态也要在闭口状态下进行。

（3）肌肉训练：当患儿在进食时即使在他人协助下也不出现口轮匝肌和舌肌的活动时应进行肌肉训练。

1）口唇训练：他动的口唇训练法，使患儿口唇和上、下颌闭合，用手指肚促使其上、下唇的口轮匝肌伸缩。

2）颊训练：颊部肌肉活动差会阻碍口唇的活动，使食物储留于口腔前庭，妨碍咀嚼与咽下功能。训练方法是用手指肚在口腔内、外对颊肌进行揉、捏，使之产生活动。

3）舌训练：对舌的训练有两种方法：一是患儿张口状态下直接用食物诱发舌的活动。比如，用棒棒糖让患儿舔，要将糖分别放于唇中央、左右口角、上下腭等处诱发舌的活动。二是在患儿闭口状态下用手指给予介于颈前肌与下颏之间的舌肌附着处以刺激，训练时要使患儿头部前屈，使颈前肌弛缓，用手指向上方推压，来刺激舌肌。

2. 直接训练方法

所谓的直接训练方法，就是让患儿一边实际进食，一边训练的方法。有效的摄食训练需要一边评定患儿的摄食功能发育的阶段，一边进行训练。

（1）咽下训练：训练时使小儿躯干稍后倾而颈部前屈，每次少量地给予糖或冰类食物，促通患儿的咽下。训练目的是用味觉或温度觉刺激口腔前部，促通舌的活动，同时促通唾液分泌，在下颌与口唇的协助下咽下食物。

取躯干后倾颈前屈位是通过这一摄食姿势使患儿在下颌关闭的状态下咽下，这样舌的背面可以向咽部弛缓而倾斜，使食物易于移送而咽下。

(2) 摄取食物训练：是让患儿在闭口的状态下用口唇摄取勺中食物的训练方法。通过这种闭口的摄取食物动作使舌与硬腭前方易于感知食物的大小、硬度及黏稠性等，也容易引发出压碎食物的动作。训练时用小而平的勺，将食物从下唇的中央部给予患儿。

(3) 咀嚼训练：

1）是用切牙咬断食物，这种训练可以使门齿根膜感觉到食物的硬度、特征，同时训练咀嚼肌的活动。

2）将食物放于患儿磨牙上，使之保留在颊与舌的侧缘之间，诱发磨牙运动的训练。应根据患儿咬合能力的程度来决定食物的硬度和大小。咀嚼训练要在患儿获得压碎食物并使之与唾液混合形成食物团块的能力之后进行。

(4) 饮水训练：脑性瘫痪患儿当有咽下功能障碍时，进食流质食物与水时常出现呛咳和误咽。所以应给予较黏稠的液体，这样会容易咽下，同时在口腔闭合、容量最小的状态下训练患儿咽下的准备动作。

(5) 独立进食训练：获得咀嚼能力后，开始进行患儿自己用手将食物拿到口的训练。开始不使用餐具，训练用手抓食物时的手指与口的协调动作，然后训练用勺、筷子等餐具进食。

对患儿的摄食功能训练同其他训练一样，要知道患儿的摄食功能、摄食器官的形态都是在不断发育、变化之中，所以要不断观察、评定，训练方法要适应各种相应的变化。

（历　虹）

# 第九节　游戏的指导

## 一、游戏的作用

游戏是小儿的天性，它在小儿的生长发育过程中起着相当重要的作用。小儿通过游戏促通其运动能力、平衡能力、协调能力的发育，并可从中学习到许多知识，还可以促通小儿视觉、触觉、听觉、辨色能力、辨别空间方位、分辨左右等能力。可以说小儿是在游戏中成长起来的。对小儿来说，游戏是自发的、愉快的一种工作，游戏样式与方式的选择取决于小儿的意愿。每个小儿都存在发挥自己能力的欲望，如果这种欲望得到了满足，就会增加他的好奇心，会使他体验成功的喜悦，促使他在新的游戏中表现自我。游戏是小儿成长中相当重要的一部分，绝不可忽视。

小儿通过游戏不断提高适应日常生活的各种能力，至学龄期后，游戏会逐渐减少。

## 二、正常小儿游戏的能力的发育

小儿游戏的能力随着小儿的生长发育而不断增强，这要依赖于智能、情绪和社会性的相互作用。一般可将小儿的游戏分为以下三个阶段。

(1) 感觉—运动阶段：0～2岁。

(2) 象征性游戏阶段：2～7岁。

(3) 规律游戏阶段：7～11岁。

小儿随着生长发育，能力水平不断提高，其中包括运动、感觉、知觉、认知能力、模仿能力、记忆力、形象化和语言、智能等多方面。

## 三、脑性瘫痪患儿的游戏障碍的原因与后果

### (一) 游戏障碍的原因

(1) 异常姿势与运动导致：由于患儿的平衡能力不充分、不随意运动的发生、肌肉痉挛等原因，使患儿动作受限。同时，由于身体难以维持对抗重力的、稳定的一定的姿势，所以所得到的感觉信息也是不稳定的、无秩序的，因此难以按自己意愿去游戏。另外，脑性瘫痪患儿因其中枢神经系统的协调、组织功能障碍，不能抑制不必要的感觉传入，也不能组织必要的感觉信息。

(2) 感觉与认知的障碍：随着患儿的生长发育因其本身具有的运动障碍会导致感觉、认知、情绪、社会性等方面产生诸多问题，使游戏能力的发育迟滞。加之，正中位指向的发育障碍，不能在自己的脑中确立自己的身体像，且由视觉、听觉、触觉所组成的空间的方向性不明确，所以妨碍对玩具操作能力的发育。

(3) 视知觉发育：由于脑性瘫痪患儿缺乏操作眼前玩具的能力，所以也缺乏进行视觉探索的眼球活动，因而也阻碍了他注视他人的眼球活动能力，导致视知觉发育的障碍，进而使患儿模仿他人的活动也发生困难。同时，由于视知觉的问题，患儿对自己的身体像认识不甚清晰，加重了模仿他人动作的困难性，影响了游戏向各阶段的发育进程。

以上诸点不单纯对患儿游戏的发育，对患儿的整体发育都有很大的影响。

### (二) 游戏障碍的后果

尽管患儿缺乏操作眼前玩具的能力，脑性瘫痪患儿也同样具有正常小儿的天性，他仍然会努力地去做各种游戏。但游戏常常不能达到预想结果，难以体验到游戏成功的喜悦与满足，反而失败的体验会导致患儿情绪的不稳定、社会性的不成熟、注意力的不集中等不良后果。

## 四、脑性瘫痪婴幼儿的游戏方式与指导方法

### (一) 婴幼患儿的游戏特点

婴幼儿与年长儿相同，需要通过游戏来增强自己与周围环境的关系，体验感觉—运动，这对患儿是至关重要的。

正常小儿在新生儿期出现吮指、用手掌触物、抓握等反射活动，其后自己的手进入自己的视野，看手、活动手、追视物体，因对声音反应而转头，以全身的运动来表达自己的意愿等。随着生长发育出现反复地抓住、放开物体，向物体伸手，拿物到口，出现手、口、眼三方的协调性动作。其后动作出现多样化，各动作间相互协调，可以

为寻找被隐藏的玩具而搬走障碍物，可向远处投掷物品，可以自己调节活动的范围与大小，逐渐地可以事先设计、选择好的游戏方法。生长发育过程中，感觉与运动相互作用，产生新的、高级的协调运动，使游戏越来越丰富。

患有脑性瘫痪的婴幼儿由于自发运动障碍，难以进行预想的游戏，必须由家长、保姆、作业治疗师等协助与诱导，使之实现与年龄发育阶段相适应的游戏，特别是母亲对患儿的游戏起着重要作用。

**(二) 婴幼患儿的游戏方法与协助**

(1) 设法让患儿用手去触摸自己的足，用眼睛看见自己的手与足。可在仰卧位上与坐位上进行（图 12 - 64）。

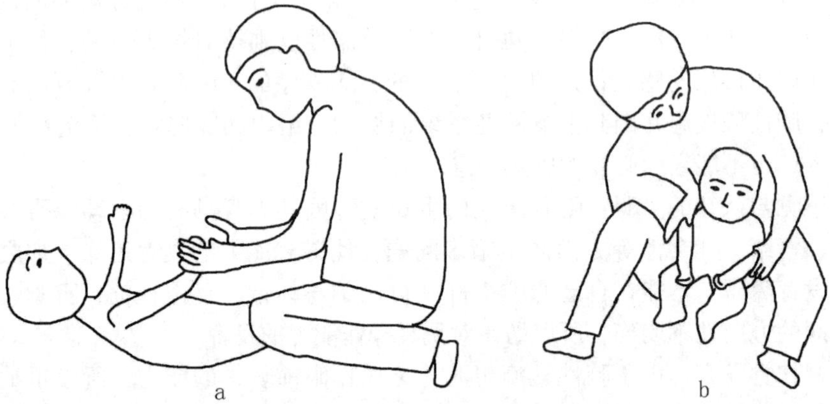
a　　b

图 12 - 64　脑性瘫痪患儿的游戏方式 (1)

在协助患儿做这种游戏时，可同时用语言指点出患儿身体各部位的名字、功能等，形成应用自己身体的游戏。

(2) 使患儿侧卧位，予以适当的扶助，使患儿双肩向前，这样可使患儿体验两手合在一起的感觉，同时还可以通过患儿注视自己的手、手向自己的脸前活动、吮指等动作，让患儿认识到自己手的存在（图 12 - 65）。

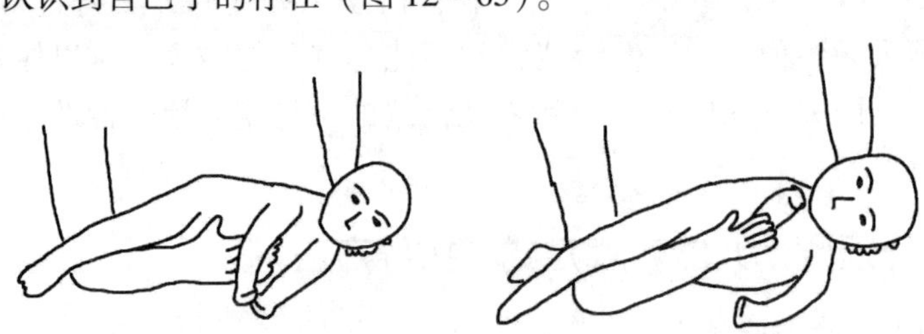
a　　b

图 12 - 65　脑性瘫痪患儿的游戏方式 (2)

(3) 让患儿坐于母亲的膝上，用玩具诱发使患儿能发现与触摸眼前的玩具并抓握玩具，促通手与眼的协调性（图 12 - 66）。

(4) 母亲膝上俯卧位，一只手支撑于床面，用另一只手去翻动书页，母亲可同时指示书中图画物品的名字等（图 12 - 67）。

(5) 母亲伸腿坐位，两下肢分开，患儿坐在对面，两人中间放一适当高度的容器，令患儿向容器内放玩具，摆弄玩具、拿出玩具（图 12－68）。

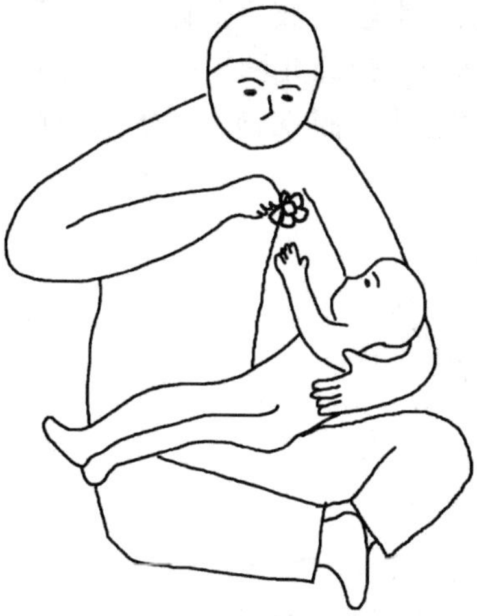

图 12－66　脑性瘫痪患儿的游戏方式（3）

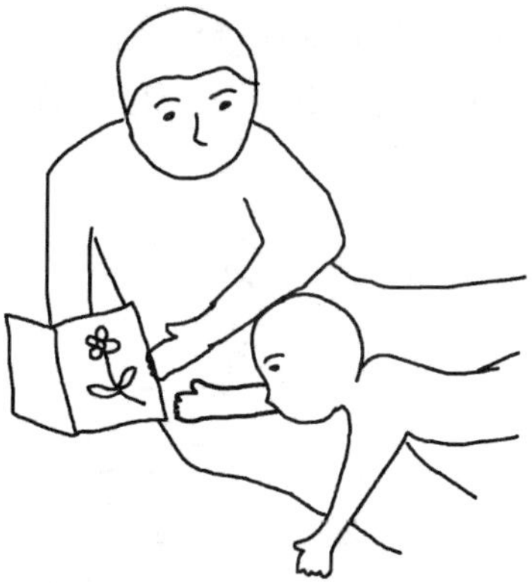

图 12－67　脑性瘫痪患儿的游戏方式（4）

## 五、痉挛型双瘫患儿的游戏方式

### （一）痉挛型双瘫患儿游戏的特点

(1) 缺乏上肢与下肢联合的、协调的活动经验：痉挛型双瘫患儿因下半身障碍重于上半身，下半身的运动障碍会影响上半身的活动，这类患儿下肢与骨盆缺乏可动性，患儿常用上肢与头部来代偿之，这就影响了手的应用。患儿往往缺乏上肢与下肢联合的、协调的活动经验。

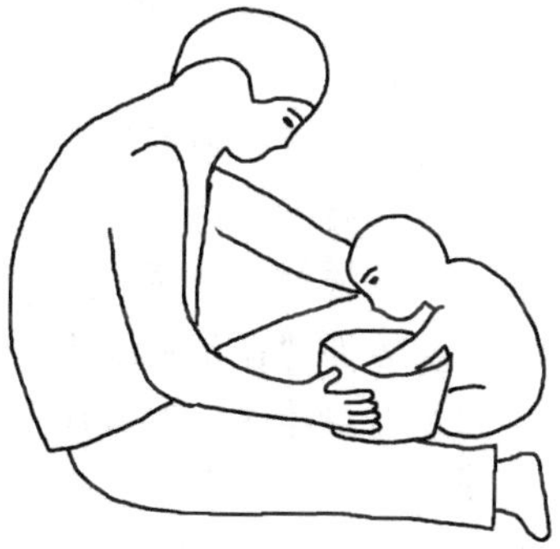

图 12－68　脑性瘫痪患儿的游戏方式（5）

(2) 对自己的身体像认识不全：由于上半身与下半身对感觉刺激冲动的反应有明显差异，且随年龄增长而差异逐渐增大，会导致患儿对自己的身体像认识不全。

(3) 难以用两手共同进行的游戏：这类型患儿常取“W”状坐位，一只手支于床上用另一只手游戏，使两手同时游戏的机会逐渐减少。即使是用两手游戏，也只能在身体的中心部位进行，其游戏的空间与范围也受限。

(4) 视觉与运动不能持续地协调：由于缺乏充分的平衡活动，使视觉与运动不能持续地协调起来，影响患儿对连续的游戏的理解能力，以及解决游戏中发生问题的能力，导致患儿对新的游戏缺乏兴趣，进而讨厌游戏，长此下去会导致将来的学习中产生各种问题，也影响患儿的感觉统合能力的发育。

### （二）痉挛型双瘫患儿游戏方式与指导

对于痉挛型双瘫患儿游戏方法的选择原则是，设法使患儿理解自己的运动方向和运动空间，设计的游戏方法要设法协调患儿上、下肢的活动，有利于促通患儿游戏过程的发育，并通过游戏促通患儿运动功能的发育，抑制异常的姿势模式与运动模式。

(1) 滚球游戏：让患儿坐于木箱上，姿势要对称，使两下肢确实地负荷体重，使躯干稳定。作业治疗师在其后从双侧扶持患儿的骨盆，促通下肢负荷体重。母亲与患儿间有相应的距离的坐在患儿对面，并向患儿滚动圆球，让患儿两手接住后再向母亲方向滚动。这种游戏通过患儿注视滚动的球，可促通他用双眼视物、双手同时运动及在正中线上运动的发育（图 12－69）。

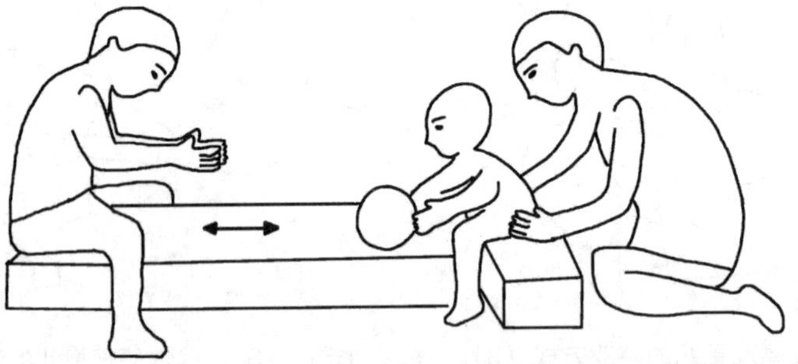

图 12－69　痉挛型双瘫患儿的游戏方式（1）

(2) 积木游戏：患儿坐在三张桌子的中间，在桌子上用积木搭成桥状，然后让玩具小汽车从桥上和桥孔中通过。当然，要通过患儿自己的手来玩小汽车。家长或作业治疗师可在患儿后方扶持患儿的一侧上肢，握住手使其伸展，并扶持肘关节，使患儿这侧上肢伸展，腕关节背屈。这样一来，患儿的躯干和骨盆可得以稳定，易于维持伸展活动，使身体保持在正中线上。这种游戏方式可以促通患儿伴有头部回旋的视觉探索活动，以及在身体的外侧方向和正中线上进行交叉运动，促通体轴回旋及上肢的运动性，以及认识空间关系等。另外可以使患儿理解以身体为中心的各种运动方向（图 12－70）。

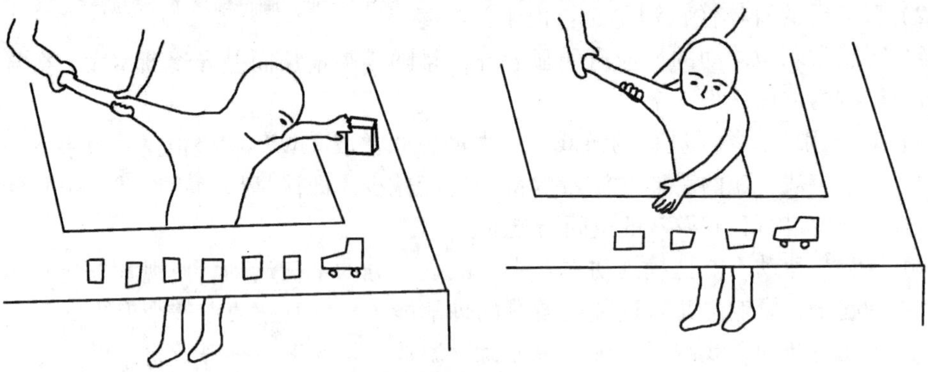

图 12－70　痉挛型双瘫患儿的游戏方式（2）

(3) 跨越平行梯子与骑三轮车：让具有一定步行能力的患儿双手抱球跨越平行梯子，反复在梯间行走，或者让其骑三轮车。这两种游戏是患儿必须在视觉的协同下进行的移动运动，通过这些游戏可以引发下肢的运动性，可以缩小上半身与下半身运动之间的差距，同时有助于患儿学习身体内部空间的运动方向。

## 六、痉挛型偏瘫患儿的游戏方式

### （一）痉挛型偏瘫患儿游戏的特点

痉挛型偏瘫患儿在智能方面的重度并发症较少，所以与其他类型比较，游戏的机会与经验要多一些。但是无论是轻症的偏瘫患儿还是瘫痪尚未固定化的幼小偏瘫患儿，在观察他们游戏的过程中可以发现，他们只用健侧去进行游戏，而且患侧常被拉向后方使身体呈现非对称姿势。健侧越努力地活动，非对称姿势越明显。偏瘫患儿难以进行像同年龄健康儿所进行的需要精细地控制手指和两手协调的游戏，所以难以得到用两手成功游戏的感觉，该类型患儿只希望做粗大运动的游戏和单手进行的游戏。

基于上述特点，加之患侧上、下肢的平衡能力的欠缺及运动的受限，以及触觉、位置觉、运动觉等的障碍，使患儿反复体验到的均为非对称的感觉－运动。另外，偏瘫患儿是以健侧为主体进行单手游戏，健侧手的过剩努力会导致患侧肌紧张的增强。偏瘫患儿同样会因上述原因而导致游戏所需要的智能、情绪及社会性发育的障碍，使患儿不能正确地理解自己的身体像，或者产生多动的现象。

### （二）痉挛型偏瘫患儿游戏的方式与指导

1. 各游戏发育阶段指导要点

（1）感觉－运动游戏阶段：此期患儿已经开始使用健手游戏，且多半在健侧的空间上进行。要设法使患儿在对称的姿势中游戏，同时要让患侧手参与游戏，只有这样才能促使患儿的双目集中注视同一物体，使其运动的空间和方向性定位于正中线。防止患儿的患侧手常不能进入自己的视野，而致无视自己的患侧手的现象发生，以免影响患儿对身体像认识能力的发育。

（2）象征性游戏阶段：这阶段的偏瘫患儿逐渐增多了在幼儿园与健康儿一起游戏的机会，患儿有与其他健康儿同样去游戏的欲望，并且要以同样的速度、同样的灵巧性去游戏，于是健侧手会顽强地努力，结果会加重患侧的肌紧张和向后方的牵拉，加重了非对称的感觉－运动经验。这阶段要指导患儿尽量的根据患侧手的能力应用两手同时游戏，增加自发地应用双手的机会，要创造各种各样用双手游戏的方法。

2. 游戏方法范例

（1）手游戏：患儿与母亲面对面坐于床上，保持对称姿势，母亲双手握持患儿双手，使患儿双目集中注视自己的手，母亲边唱歌边与患儿做手的游戏，如拍手等。这种游戏虽然是被动的，但是是一种健侧与患侧的协同运动，可以预防将来患儿无视或拒绝自己的患侧手的情况发生（图 12－71）。

（2）拍打气球游戏：根据患儿实际情况让其取坐、蹲、跪立或立位，两手拿一硬纸板，向上方拍打一只充满气体的气球。这种游戏可促通患儿双目追视、两手协同动作及视觉和两侧运动的统合，为了便于患手能抓握住纸板，可以用手帕等加厚纸板被握持的部分，便于患儿抓握（图 12－72）。

（3）家务游戏：为了促通游戏印象化的发育，应用与实物相近的玩具进行家务劳动游戏，如切菜、做饭等。在做游戏时让患儿用患侧手固定玩具，母亲或其他人根据患儿情况固定他身体的某部位，原则是使患儿能做到用患侧手固定玩具，如图 12-73 中是固定患侧膝关节及健侧骨盆，这种游戏可促通患儿的视觉，使患儿注意到患侧的空间。

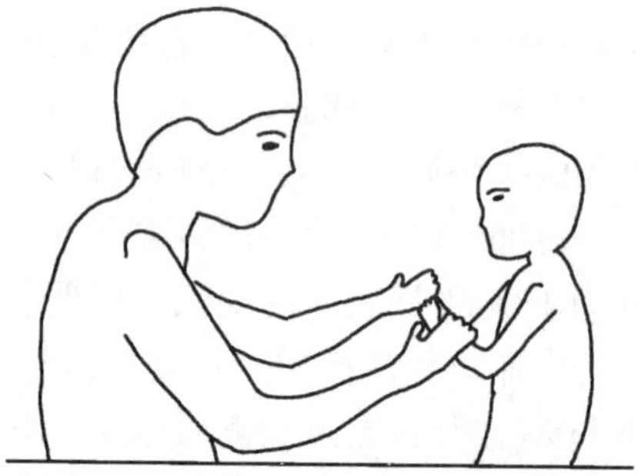

图 12-71　痉挛型偏瘫患儿的游戏方式（1）

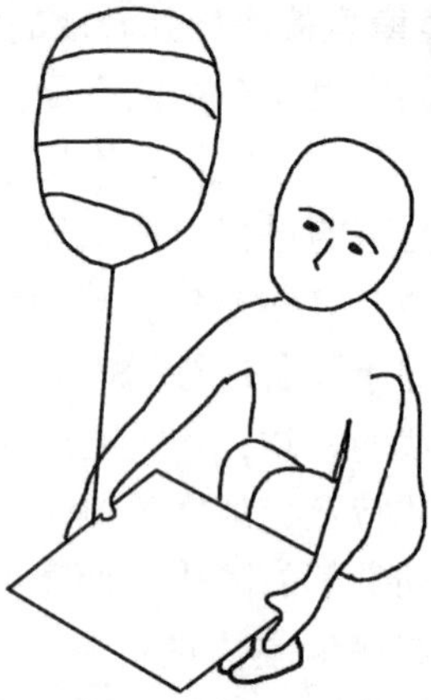

图 12-72　痉挛型偏瘫患儿的游戏方式（2）

（4）钓鱼游戏：钓鱼游戏不是用普通的鱼竿去钓，而是将一木棒上安一长杆，木棒便于两手抓握，使患侧手也参与游戏。让患儿站立在象征为船的木箱上。此游戏可促通患儿眼、手协调，两手共同运动等（图 12-74）。

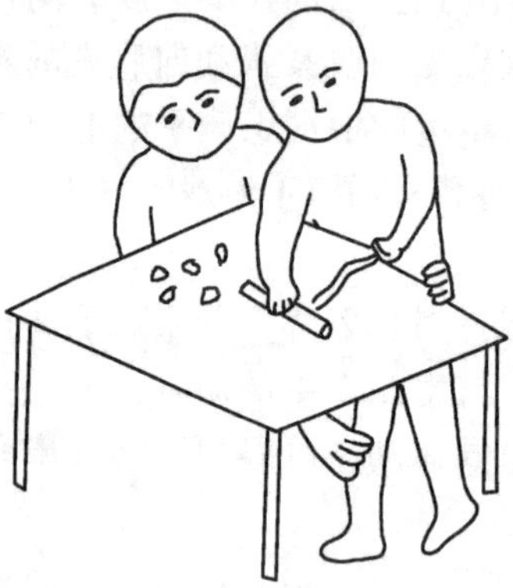

图 12-73　痉挛型偏瘫患儿的游戏方式（3）

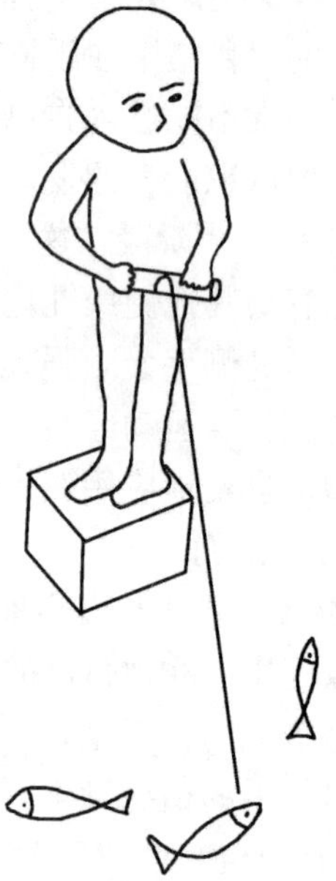

图 12-74　痉挛型偏瘫患儿的游戏方式（4）

（5）橡皮泥游戏：让患儿两手握同一木棒，类似擀面一样去压橡皮泥或黏土，母亲或作业治疗师要给予协助，使患儿保持姿势对称，防止患侧肩胛带的后退。此游戏可促通患侧的分离运动，通过反复的类似运动，可防止肌紧张的增强，同时用健侧手诱导患侧手的运动（图 12－75）。

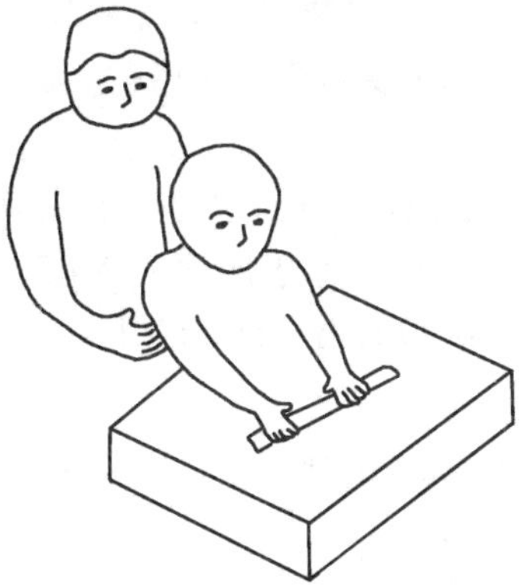

图 12－75 痉挛型偏瘫患儿的游戏方式（5）

## 七、不随意运动型患儿的游戏方式

### （一）不随意运动型患儿游戏的特点

不随意运动型患儿中绝大部分表现为上半身障碍重于下半身，此类型患儿越想要游戏越会加重伴有角弓反张的非对称姿势，如图 12－76 中的患儿想要伸出右手去抓取玩具，结果引起头的过伸展，同时由于右手的不随意运动而不能到达玩具，这时左侧肩胛带与上肢因反射的影响而被拉向后方，这种情况下患儿即使能拿到玩具也只能握一瞬间，不久就会落下（图 12－76）。

阻碍不随意运动型患儿游戏的主要原因是患儿不能进行在左右对称基础上的两侧性活动，不能保持稳定的姿势，不能保证中枢部位的稳定而导致末梢部位的活动和难以进行精细运动。另外，患儿在操作玩具时头部常常左右扭转，不能注视在正中位的玩具上，于是视觉难以与操作侧手的运动达到协调。另外不随意运动型患儿对刺激会产生过敏现象，因而刺激物要柔软、温度适宜。这类型患儿大多数智能较好，其智力水平与功能水平之间有很大差距，所以会因游戏中遇到的挫折而引起情感的爆发。

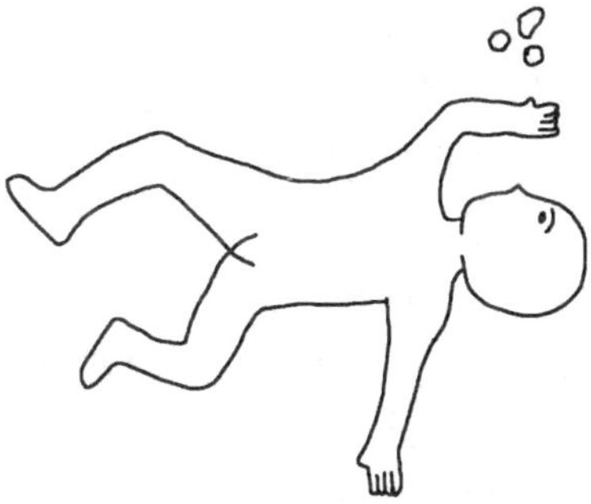

图 12－76 不随意运动型患儿的游戏特征

### （二）不随意运动型患儿游戏的方式与指导

不随意运动型患儿游戏时应该注意的是，在游戏过程中避免产生角弓反张与非对称姿势，无论哪一年龄的小儿在游戏时都要尽可能地保持对称姿势，头前屈、两手向前方伸出、头正中位的姿势，设计游戏时要考虑到这些因素。另外，在患儿游戏时应用的玩具必须放在中间，使患儿两眼都能看到，保持手眼协调。

1. 仰卧位游戏

对于明显角弓反张的患儿，其肩部用毛巾绑敷（图 12－25c），头部枕以柔软且能使头部前屈的适当高度的枕，形成抑制头部后屈和肩胛带后退及躯干过伸展的姿势，这种姿势使两上肢容易伸向前方。在这种姿势上母亲拿玩具在患儿的胸上方，使患儿抓取玩要，玩具的位置要有利于患儿头部保持正中位。

2. 俯卧位游戏

可让患儿俯卧于三角垫上（图 11 –7），这种俯卧位姿势可以抑制非对称姿势，也可使两上肢易于向前方伸出。两上肢支撑于床面或木箱上可促通头部、颈部肌肉的同时收缩，可让患儿在这位置上持续地看书、做各种用手操作的游戏。

3. 母亲怀中的坐位游戏

（1）母亲盘腿坐于床上，让患儿坐其膝上，因膝柔软可抑制患儿的感觉过敏，患儿坐在这位置上游戏易于保持正确姿势，易伸出手做各种游戏。母亲用胸部及肩部抑制患儿的头背屈和肩胛带内收，让患儿两足底着床使骨盆稳定，并使足底体验负荷体重的感觉。

（2）重症患儿抱扶困难时，可让患儿坐在床上，母亲用自己的双腿分别压住患儿的双腿，让患儿在这位置上做各种游戏（图 12 –77）。如图 12 –77a 是用大圆环套在患儿身上。母亲扶持圆环前后，左右摇晃，让患儿双手背屈位握住圆环，这种游戏可以促通患儿头部的控制和腕关节的背屈。图 12 – 77b 为在母亲双腿间置一木箱，让患儿在上面游戏，如用毛线缠绕成球作为玩具，因其柔软可以避免患儿的过敏和过紧张。

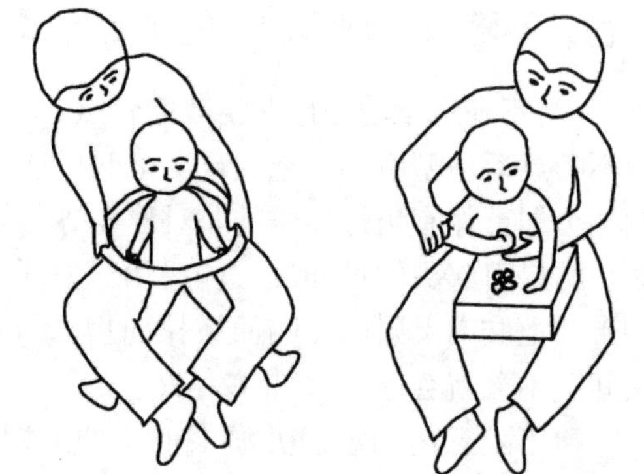
a　　b

图 12 –77　不随意运动型患儿的游戏方式（1）

3. 椅子坐位游戏

（1）尚不能独立坐的患儿，可用泡沫制作一坐垫放于椅子之上，其高度、倾斜度均要使患儿达到头前屈、姿势对称，抑制肩胛带内收及双手向前方伸出的目的，根据患儿情况自行设计与调节（图 12 –78）。

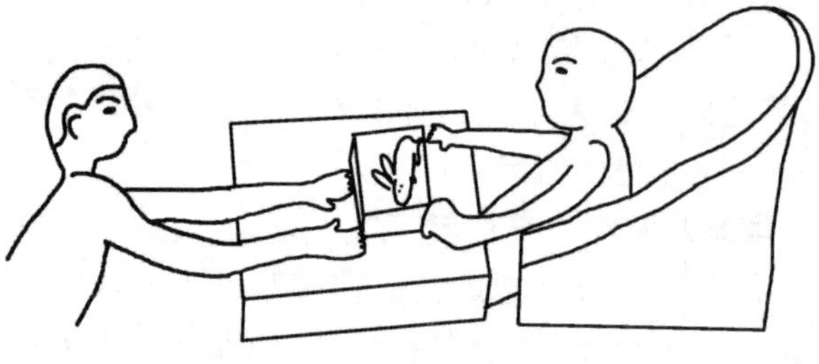

图 12 –78　不随意运动型患儿的游戏方式（2）

（2）可独坐的患儿可坐于椅子和木箱上，在患儿的胸前、腋下放一适当粗细的小滚筒促其躯干的稳定，抑制手的不随意运动，有利于患儿做各种游戏（图 12 –79）。

（3）坐位游戏时固定一只手（图 12 – 80），如手握住固定于桌上的横棒，用右手绘画，这样可保持躯干的对称，可以促通手、眼协调。

游戏是学龄前、婴幼儿脑性瘫痪患儿家庭疗育中相当重要的一部分，正确的游戏可促其发育，错误的姿势或游戏方法可加重患儿的异常姿势与运动。因此一定要了解每个患儿的特点，根据特点设计相应的游戏方法。本书中介绍的方法只是起到抛砖引玉的作用，游戏方法相当多，需要家长与治疗师去创造，要让患儿在游戏中成长，在游戏中取得乐趣，在游戏中促通其各方面即全身心的发育。

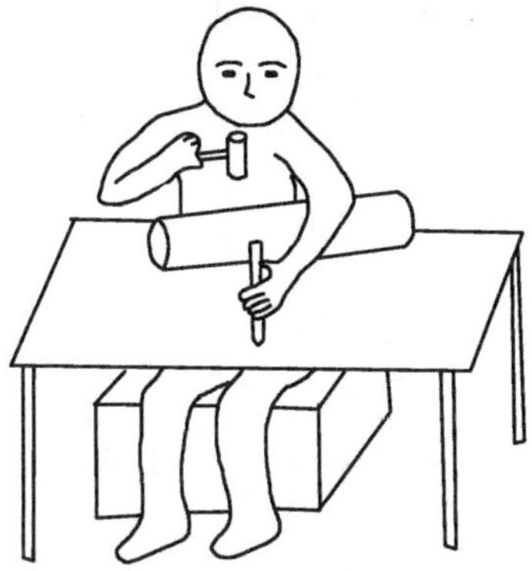

图 12－79　不随意运动型患儿的游戏方式（3）

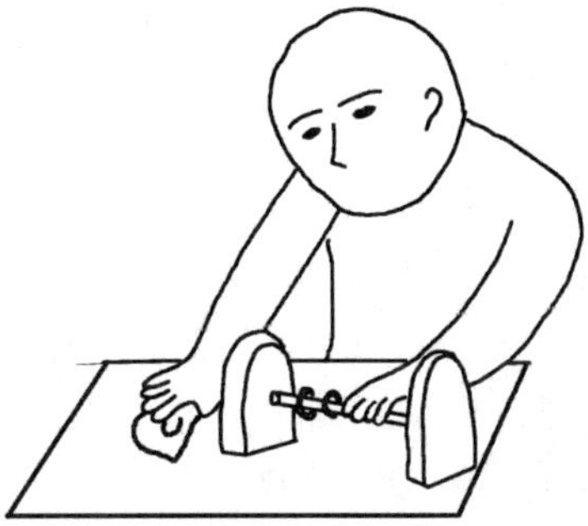

图 12－80　不随意运动型患儿的游戏方式（4）

（吕　洋）

# 参考文献


［1］ 福山幸夫，序論，佐藤孝三，等．脳性麻痺．東京：医学書院，1971：1－2，8.

［2］ 馬場一雄．脳性麻痺の原因と预防．佐藤孝三，等．脳性麻痺．東京：医学書院，1971：16－20.

［3］ 高橋純．脳病変と臨床像．佐藤孝三，等．脳性麻痺．東京：医学書院，1971：178.

［4］ Phelps W M. Cerebral palsy. J. Iowa Med Soc，1948. 38：509.

［5］ The Little elub Memo on terminology and classification of “Cerebral palsy”，Cerebral palsy Bulletin ，1959 ，5：27.

［6］ Bax M C O. Terminolgy and classification of cerebral palsy. Develop. Med. child Neurol ，1964，6：295－297.

［7］ Hawke. W. A. Definition of cerebral palsy. Canad. Med Ass. J，1967，96：1072.

［8］ 文部省脳侵襲後遺症学習班（班長浜本英次），1965.

［9］ 厚生省特別研究：脳性小児麻痺の成因と治療に関する研究（班長高津忠夫）．昭和43年度第2回班会議，1969.

［10］ 福山幸夫．脳性小児麻痺の定義．小児の精神と神経，1961，1：103－111.

［11］ 林庆．江苏七城市小儿脑性瘫痪患病状况调查．全国第五届小儿脑瘫学术研讨会论文汇编，1998：42.

［12］ 林庆．全国小儿脑性瘫痪座谈会纪要．中华儿科杂志，1989，27（3）：162－163.

［13］ 长和彦．第五届全国小儿脑瘫痪康复技术培训班讲学讲义，2000.

［14］ 王仪生．小儿中枢神经系统疾病的CT诊断．吴希如，林庆．小儿神经系统疾病与临床．北京：人民卫生出版社，2000.

［15］ 孙世远，等．佳木斯地区农村残疾儿童调查及防治措施．医学研究与实践，1996，4（4）：314－315.

［16］ 庄荣，等．脑瘫患儿脑的神经病理学及超微结构初步观察．全国第五届神经病理学术会暨国际神经病理学术交流会论文摘要，1993.

［17］ 浅田美江．診断と評価．五味重春編：脳性麻痺．東京：医歯薬出版株式会社，1990.

［18］ Fiorentino M R. 脳性麻痺の反射検查．小池文英訳．東京：医歯薬出版株式会社，1986.

［19］ Marylou R，Rarnes Carolyn A，Crathfield Carolyn B Herizo. 運動発達と反射．真野行生監訳．東京：医歯薬出版株式会社，1985.

［20］ 侯熙德．神经病学．北京：人民卫生出版社，1998.

[21] 五味重春. 脳性麻痺. 東京: 医歯薬出版株式会社, 1990.

[22] 蔡方成. 小儿诱发电位. 吴希如, 林庆. 小儿神经系统疾病与临床. 北京: 人民卫生出版社, 2000.

[23] 北原佶. 発達障害の診断と評価. 理学療法シャーナル, 1995, 29 (6): 359.

[24] 北原佶. 佐伯満. 脳性麻痺の機能予後. 理学療法, 1998, 15 (10): 789 - 794.

[25] 岡锳次. 他: 脳性小児麻痺の経年の病像の変容に関する研究. 脳と発達, 1972, 4: 411 - 412.

[26] Crothers B, et al. The Natural History of cerebral palsy. Harvard University press, cambridge , 1959: 126 - 133.

[27] 平田 淳. 脳性麻痺における歩行機能の予後に関する研究. リハ医学, 1997, 34: 205 - 210.

[28] 佐伯満　他 脳性麻痺の移動予後に関する調查. リハ医学, 1992, 29: 944 - 945.

[29] 中嶋和夫　他 脳性麻痺児の機能障害と能力低下の関係. 総合リハ, 1995, 23: 403 - 406.

[30] 横関仁. 他 : 脳性麻痺の予後予測. 臨床リハ, 1998, 7: 380 - 386.

[31] 北原佶. 小児の姿勢、運動発達の評価. 小児神経学の進歩, 第23集. 別刷 : 平成6年6月9日発行, 121 - 123.

[32] 北原佶, 中村隆一. 乳幼児の運動発達. 津山直一編: 脳性麻痺の研究. 東京: 同文書院, 1985: 151 - 169.

[33] 中村隆一, 斎藤. 基礎運動学. 2版. 東京: 医歯薬出版株式会社, 1998: 64 - 69.

[34] 今川忠男訳. 脳性麻痺の早期治療. 東京: 医学書院, 1991. 17 - 22, 21 - 25, 60 - 62, 67 - 68.

[35] Neuhuser G. Methods of assessing and recording motor skills and movement patterns Dev Med child Neurol , 1975, 17: 369 - 372.

[36] Stera F. The reflex develepment of the infant. Am. J. Occup Ther, 1971, 25: 155 - 158.

[37] 北原佶, 河野義恭. 発育障害児の診断と評価. 理学療法 ジャーナル, 1995, 29 (2): 365 - 369.

[38] 紀伊克昌, 今川忠男訳. 脳性麻痺の類型別運動発達. 東京: 医歯薬出版株式会社, 1987: 66 - 68, 91 - 95.

[39] Andre Thomans Yves chesni and st Anne Dargassies. The neurological examinnation of the infant. Little club clinics in Developmental Medicine, 1960, 1: 29 - 31.

[40] Doran Benyon sheile lntensive programming for Slow learners charles E merrill publishing co columbus, Ohio: 1969: 11 - 24.

[41] 小神博. 全国第五届小儿脑瘫康复技术培训班 (讲学讲义), 1979.

[42] 細田多穂，柳泽健 编修．理学療法 ハンドブック．東京：協同医書出版社，1981：28－31，46－53.

[43] 纪伊昌．脳性マヒ児訓練におけるボバ－ス テクニックの実際．理・作療法，1971，5（8）：171－173.

[44] Brazelton T B. Neonatal Behavioral Assessment Scale. clinics in Developmental Medicine，No. SO. london，The Spastics sociery Medical Education and Information Unit association with Heinemann，1973：104－106.

[45] 梶浦一郎．脳性まひ児の超早期治療とボバ－ス法手足の不自由な子どもたち，1973：173.

[46] 鈴木恒彦．ボバ－ス法の神経生理学の意義．障碍者問題研究（全障研），1977，3（10）：14－18.

[47] 山田贞雄．脳性麻痺児 ADL 訓練－ボバ－ス法を基礎に．理・作療法，1975（9）：195－201.

[48] 長田香枝子．脳性麻痺時の食事訓練．看護技術，1978，23（16）：55－56.

[49] 河村光俊．Bobath 法を用いた步行訓練．臨床理学療法，1977，3（3）.

[50] 周天健，译．康复技术全书．北京：北京出版社，1989. 272，298.

[51] 梶浦一郎監訳．脳性麻痺児の家庭療育 .2 版．東京：医歯薬出版株式会社，1978：60－64，80－84.

[52] 伊藤美佐子．他：家庭療育における成果と限界．理・作療法，1979，13（9）：599－604.

[53] 鈴木恒彦．脳性麻痺の補装具．小児看護，1981，4（9）：1127－1181.

[54] 向井美惠．摂食指導．陣内一保等編集：こどものリハビリテ－ション医学．東京：医学書院，1999：372 －374.

[55] 陈秀洁执笔，李树春审．小儿脑性瘫痪的定义、分型和诊断标准．中华物理医学与康复杂志，2007 年 5 月第 29 卷第 5 期（标准与指南）：309.

[56] 陈秀洁．脑性瘫痪．儿童运动障碍和精神障碍的诊断与治疗．北京：人民卫生出版社，2009：110－114.

[57] 松尾 隆．機能訓練概論．松尾 隆著：脳性麻痹と機能訓練第 2 版．东京：南江堂，2005：55－56.

[58] 古泽正道．ヘンネマンの渐增法则・サイズの法则．ポバスジャナル. 23（2）. 2000：219.

[59] 西川和香．運動强度で决まゐ筋線维のはたらき．「脳百話」．市村出版，2003：48－49.

[60] プル－ム FE・他；新・脑の探检（上）．講談社（プル－パックス）．中村克樹・久保田兢（监訳）. 2004：305－310.

[61] 森茂美．中枢神经系の階層性と運動 . PTジャナル. 1999. 33：621－630.

[62] Sanger TDet ai：Classification and definition of disorders causorders causing hypertonia in children Pediatrics，2003，3：89－97.